COMPÉTENCES POUR MINIMISER LE STRESS CHEZ LES PROFESSIONNELS DE SANTÉ

UN GUIDE POUR

RENFORCER VOTRE RACINES

COMPÉTENCES POUR MINIMISER LE STRESS CHEZ LES PROFESSIONNELS DE SANTÉ

UN GUIDE POUR
RENFORCER VOTRE RACINES

Shannon Dames, B. Sc. inf., MPH, D. Éd.D
Professeur de sciences infirmières
Chercheuse professionnelle de la santé pour la Michael Smith Foundation
for Health Research/Lotte and John Hecht Memorial Foundation
Directrice de la recherche et du développement pour Roots to Thrive
Université de l'Île de Vancouver
Nanaimo, Colombie-Britannique

ELSEVIER

ELSEVIER

Compétences pour minimiser le stress chez les professionnels de santé : un guide pour renforcer votre racines
ISBN : 978-0-443-12103-6

Stratégiste principal de contenu (acquisitions, Canada) : Roberta A. Spinosa-Millman
Gestionnaire du développement de contenu : Lenore Gray-Spence
Spécialiste du développement de contenu : Martina van de Velde
Gestionnaire des services de publication : Deepthi Unni
Chef de projet principale : Manchu Mohan
Orientation de conception : Ryan Cook

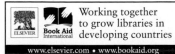

Working together
to grow libraries in
developing countries

www.elsevier.com • www.bookaid.org

Le dernier chiffre est le numéro d'impression :
9 8 7 6 5 4 3 2 1

À ma mère, un petit gâteau au milieu d'un monde de muffins allergiques aux petits gâteaux. En te relevant sans cesse face à l'adversité, tu as toujours incarné la résilience, peu importe les intempéries. Ce n'était pas parfait, mais ce fut suffisant. Suffisant pour m'apporter le courage dont j'avais besoin pour me relever face à l'adversité, et pour former le compost qui fertilise le magnifique jardin que j'ai aujourd'hui le plaisir de cultiver.

À ma communauté, pour m'avoir appris que je suis aimée et que je mérite d'être mon propre petit gâteau. Pour avoir célébré les couleurs parmi nous, en me fournissant le courage nécessaire pour être authentique dans ce monde.

Et enfin, à l'aînée Geraldine Manson. Tu as toujours été là pour me soutenir lorsque je m'égarais, pour me rappeler qui j'étais lorsque je l'oubliais. Ta sagesse et tes prières continuent à alimenter la lampe témoin collective qui est un phare pour beaucoup.

Table des matières

À propos de l'autrice

La Dre Shannon Dames est née et a grandi dans l'Ouest canadien. Au cours des 20 dernières années, elle a vécu et travaillé au Canada et aux États-Unis, occupant divers rôles professionnels, notamment en tant qu'infirmière de première ligne, administratrice, éducatrice et chercheuse. Elle est titulaire d'une maîtrise en santé publique et a terminé son doctorat en éducation, en se concentrant sur les facteurs fondamentaux qui favorisent des communautés de pratique prospères. Ses travaux actuels portent sur la gestion des obstacles à la résilience individuelle par le biais de thérapies assistées par la médecine et sur la promotion de cultures prospères par le biais de communautés de pratique intentionnelles.

La Dre Dames apporte à cet ouvrage son désir de se souvenir de son humanité et de faciliter ce souvenir chez les autres, en soulignant puis en cultivant les éléments nécessaires à l'épanouissement personnel et professionnel. Elle est mère de deux enfants, Piper et Beckett, qu'elle élève avec Phillip Dames, son compagnon de vie depuis 18 ans. Plus important encore, Shannon présente cet ouvrage en tant qu'égale, semblable et participante à ce cheminement. Elle rejoint d'innombrables autres personnes sur ce chemin, se rappelant comment se connecter intérieurement et extérieurement, faire confiance au processus et créer les espaces sûrs nécessaires à l'épanouissement de tous les humains.

Réviseurs

Elizabeth P. Boynton, D.M.V.
Professeure
Collège de médecine vétérinaire
Western University of Health Sciences
Pomona, California

Laura Bulmer, Inf., BScN, MEd
Présidente, Association canadienne des soins de longue durée (ACSLD)
Chercheuse/défenseure en PSSF
Syndicat des employées et employés de la fonction publique de l'Ontario
Professeure
Programme des préposés aux services de soutien à la personne
Sally Horsfall Eaton School of Nursing
Collège George Brown
Toronto, Ontario

Nick Halmasy, MACP
Psychothérapeute
École de justice et de développement communautaire
Sir Sandford Fleming College
After The Call – Premier répondant en santé mentale
Peterborough, Ontario

Heidi Holmes, Inf., MScN, SANE, GNC
Professeure
Faculté des sciences infirmières
Collège Conestoga
Kitchener, Ontario

Suzie J. Kovacs, MSc, Ph. D.
Professeure adjointe
Collège de médecine vétérinaire
Western University of Health Sciences
Pomona, Californie

Manon Lemonde, Inf., Ph. D., CON(C)
Professeure agrégée
Faculté des sciences de la santé
Université Ontario Tech
Oshawa, Ontario

Dre Cheryl Pollard, RPN, Inf., ANEF, Ph. D.
Doyenne
Faculté des sciences infirmières
Université de Regina
Regina, Saskatchewan

Amy L. Ramsay, Ph. D.
Baccalauréat en sociologie, études religieuses et études des femmes; M.A.
(éducation); MSc en criminologie; MDiv; MTh; Doctorats en justice pénale et en
gestion et organisation; EdS(c) Docteure en éducation, spécialiste en curriculum
et enseignement
Professeur
Faculté des sciences humaines et sociales
Université Sir Wilfrid Laurier
Waterloo, Ontario
Sergent de police à la retraite
Police provinciale de l'Ontario

Faith Richardson, DNP, Inf.
Écothérapeute, clinicienne, entraîneuse, éducatrice
North Island College
Port Alberni, Colombie-Britannique

Patricia L. Samson, MSW, Ph. D.
Faculté de travail social
Université de Calgary
Calgary, Alberta

Mina D. Singh, Inf., RP, BSc, BScN, MEd, Ph. D., I-FCNEI
Professeure
Directrice associée de la recherche
École des sciences infirmières
Faculté de santé
Université York
Toronto, Ontario

Renée Sloos, BS, MSW, Ph. D., RSW
Chercheuse postdoctorale
École de travail social
Université de York
Toronto, Ontario

Caroline Tachejian, BA
Professeure
Programme de certificat de préposé aux services de soutien à la vie
École des sciences infirmières
Collège Seneca
Toronto, Ontario

Tracy Thiele, RPN, MN, Ph. D.(c)
Infirmière psychiatrique
Fédération Canadienne des Infirmières et Infirmiers en Santé Mentale
Winnipeg, Manitoba

Ann-Marie Urban, BScN, MN, Ph. D., Inf., RPN
Professeure agrégée
Faculté des sciences infirmières
Université de Regina
Regina, Saskatchewan

Alice Villalobos, DVM
Membre émérite
National Academies of Practice cabinet privé spécialisé dans l'oncologie et les
soins de fin de vie pour les animaux
Hermosa Beach et Woodland Hills, Californie

Préface

Comment ce voyage a vu le jour

Le contenu de ce livre représente l'aboutissement du voyage que j'ai entrepris pour mieux comprendre pourquoi certains d'entre nous, les soignants, s'épanouissent alors que d'autres luttent pour survivre chaque jour, malgré des environnements de travail et de vie similaires. Le travail a commencé avec un groupe multidisciplinaire de soignants ayant une expertise en matière de programmes d'études, d'organisation et d'administration, qui a identifié un besoin parmi les soignants face à la vague croissante d'épuisement professionnel dans les soins de santé, et qui n'a trouvé que peu ou pas de programmes complets, fondés sur des données probantes, pour y répondre. Motivés par ce besoin, nous avons demandé et obtenu une bourse REACH de la Fondation Michael Smith pour la recherche en santé afin de développer un programme d'études portant sur les atouts les plus importants (ressources personnelles et contextuelles) susceptibles de renforcer la capacité à s'épanouir dans des environnements de travail très stressants. Nous avons élaboré le parcours *Roots to Thrive* (Des racines pour s'épanouir) – le fondement de ce livre – comme un parcours de soutien pour tous les soignants afin de développer une plus grande résilience personnelle, en liant la théorie à l'expérience de la vivre.

Un programme de recherche. Le contenu de l'ouvrage continue d'évoluer au fur et à mesure que nous recevons les commentaires de diverses sources : ceux qui suivent le programme de manière indépendante ou en petits groupes informels, ceux qui participent à des ateliers, les experts en la matière et ceux qui participent à un programme de recherche plus vaste. Ce parcours est désormais lié à un programme de recherche qui étudie l'impact sur les scores de santé mentale et de bien-être des soignants, l'autocompassion, le développement de la pleine conscience, la perception des relations avec les collègues, la satisfaction perçue à l'égard de la carrière et l'impact sur le cerveau lorsque les participants s'engagent dans ce travail de développement personnel.

Décoloniser petit à petit. Ce livre utilise des termes et des concepts qui parlent le langage du système colonisé dans lequel beaucoup d'entre nous sont nés, en particulier dans le monde occidental. Les systèmes colonisés dans lesquels beaucoup ont été conditionnés à évoluer et à contribuer continuent à nous influencer et à nous informer d'innombrables façons. Souvent, les conséquences de la non-assimilation sont lourdes et menacent notre besoin d'être acceptés, de nous sentir valorisés et d'appartenir à un groupe. La recherche, la théorie, les hiérarchies, etc. sont considérées comme des normes d'or qui nous permettent d'avancer de manière informée et ordonnée, mais ces piliers peuvent également dévaloriser le pouvoir d'agir de manière plus sincère, en reconnaissant la profondeur et l'étendue des connaissances que nous possédons en nous. La première partie du livre répond aux besoins du système, en fournissant la théorie et la recherche qui forment la base de ce travail, qui à son tour permet l'adhésion nécessaire pour nous investir dans une manière d'être plus vulnérable et plus sincère, afin que nous puissions nous débarrasser des structures qui nous retiennent.

Limiter la (mauvaise) appropriation culturelle. Les fondements théoriques de ce livre s'alignent sur plusieurs pratiques et cadres ancrés dans d'autres cultures moins entravées par l'individualisme. Comme ce livre a été élaboré au sein d'une culture occidentale, fortement influencée par l'individualisme, il y a plusieurs références à d'autres façons d'être que l'on trouve dans des cultures plus collectivistes. Nous avons beaucoup à apprendre des cultures qui reconnaissent que la communauté et les liens sont indispensables à la survie et à l'épanouissement. La richesse de ces cultures favorise une meilleure compréhension de l'épanouissement humain, soutenu par des valeurs et des rituels qui favorisent la connexion intérieure et extérieure. Le risque d'inclure des pratiques, des lectures et des cadres provenant de plusieurs cultures est la tension croissante (et à juste titre) autour de la (mauvaise) appropriation culturelle, par laquelle les membres de la culture dominante et favorisée s'approprient les cultures minoritaires. Pour atténuer ce risque, j'encourage les lecteurs à cultiver une compréhension profonde de l'origine des pratiques qu'ils adoptent. Développez une véritable curiosité sur son origine. Demandez-vous quel est votre lien avec la culture d'origine et quelles sont vos intentions. En abordant ces manières d'être comme un apprenant enthousiaste et reconnaissant, nous sommes plus susceptibles d'incarner l'humilité et le respect nécessaires pour reconnaître ceux qui portent ces manières d'être dans le tissu de leur être, en honorant l'intégralité de la pratique et en évitant les distorsions qui peuvent se produire lorsque nous ne prenons pas en compte le contexte d'où émerge une pratique.

Quelques mots d'encouragement pour le voyage

Puissions-nous être comme le diamant, pressé encore et encore, jusqu'à ce qu'il ne reste plus qu'une pierre précieuse brillante, un phare de lumière pour le monde entier.

Puissions-nous entreprendre ce voyage avec la pleine et profonde conscience que le chemin qui nous a conduits jusqu'à aujourd'hui, la souffrance que nous continuons à ressentir, ne doivent pas nous menacer. Ces malaises sont plutôt un appel à rentrer à la maison, à se souvenir de ce qui a toujours été, afin que nous puissions nous éveiller à notre moi le meilleur et le plus authentique.

Puissions-nous cultiver une communauté qui puisse nous témoigner de notre essence, nous rappelant qui nous sommes lorsque nous l'oublions.

Puissions-nous nous permettre de croire et de recevoir un sentiment de considération positive inconditionnelle si pleinement que nous puissions refléter la même chose à l'intérieur et à l'extérieur. À partir de ce lieu de sécurité et d'acceptation, nous avons le courage d'exprimer librement notre magnifique personnalité.

Puissions-nous cultiver un amour si profond en nous que nous puissions trouver l'acceptation et la compassion nécessaires pour nous reposer dans notre maison intérieure – un lieu sûr qui nous remplit si complètement qu'il déborde, nourrissant la planète et les êtres précieux qui y vivent.

Puissions-nous nous engager dans le fleuve de la vie, en abandonnant l'effort de calculer et de contrôler comment et où il coule, en nous abandonnant au point de trouver de la joie dans le voyage lui-même, en faisant confiance à une fin bienveillante et enrichissante.

Puissions-nous nous débarrasser des vieux systèmes de croyances qui reposent sur la volonté et le perfectionnisme et qui alimentent tant de souffrances inutiles.

Ensemble, réécrivons les vieux récits qui alimentent la peur et la honte, ce qui nous permettra d'utiliser nos expériences, nos comportements et nos apprentissages passés comme un terreau pour la nouvelle croissance qui germe sous la surface.

À partir de ce lieu de plénitude, nous pouvons célébrer la diversité des couleurs et des façons d'être parmi nous.

Remerciements

Ce livre représente l'aboutissement du travail et de la sagesse de nombreux chercheurs talentueux, d'auteurs, d'experts en la matière et d'agents de changement inspirés. Un grand merci à tous ceux qui ont consacré de nombreuses heures à la révision et à l'édition de cet ouvrage, notamment Samantha Magnus, Alexa Garrey, Marti Harder, Tara Raymond, Graham Blackburn, Roisin Mulligan, Andrea Hunter, Wendy Young, Ryan Moyer, Crosbie Watler, Pam Kryskow, Gail Peekeekoot, Wes Taylor, et bien d'autres encore!

Remerciements particuliers à :

Mon partenaire de vie, Phillip Dames. Merci pour ton soutien en tant que coparent, ami et supporter. Plus important encore, je te remercie de t'associer à moi pour créer un espace permettant à notre famille de ressentir et de refléter une considération positive inconditionnelle les uns envers les autres et envers notre communauté.

Mes collègues et amies, Marnie Roper et Lori-Anne Demers. Vos contributions personnelles et professionnelles ont permis d'affiner les éléments essentiels du voyage décrit dans ce livre. Votre sagesse est inspirante et vous êtes des exemples vivants de la magie qui peut se produire lorsque les gens vivent leur vocation de manière authentique.

Dr Crosbie Watler, pour votre travail inspiré dans ce texte. Merci d'avoir introduit la compassion et l'holisme dans la psychiatrie. Vous réécrivez des récits anciens et souvent inutiles. Vos sages paroles et votre façon courageuse d'être sont un phare lumineux bienvenu, alors que nous retrouvons collectivement le chemin vers la maison.

À propos de ce livre

Compétences pour minimiser le stress chez les professionnels de santé : un guide pour renforcer votre racines est destiné à ceux qui travaillent dans les professions de soins, y compris (mais sans s'y limiter) :

- Les élèves en soins de santé et les professionnels en exercice
- Les élèves et praticiens d'autres professions soignantes, comme les fournisseurs de soins en santé mentale
- Les premiers intervenants comme les pompiers, les policiers, le personnel paramédical, le personnel militaire, les pilotes d'évacuation médicale, les répartiteurs, les infirmières, les médecins, les aide-soignants, les techniciens médicaux d'urgence et les gestionnaires d'urgence
- Les vétérinaires
- Les travailleurs des services sociaux

Des racines fortes est bien adapté pour l'inclusion dans des programmes d'études comme :

- Cours en soins infirmiers
- Cours de la santé alliés sur la direction et la gestion, la santé mentale, la communication thérapeutique, l'oncologie, les soins palliatifs, les soins intensifs, la médecine légale, les urgences, les crises et les traumatismes
- Médecine vétérinaire
- Psychologie
- Ateliers de formation en cours d'emploi
- Cours de courte durée sur l'autogestion de la santé pour les professions soignantes et cours administrés par les autorités sanitaires locales

Elsevier eBooks

Ce programme passionnant est disponible pour les professeurs qui adoptent un certain nombre de textes Elsevier, y compris *Compétences pour minimiser le stress chez les professionnels de santé : un guide pour renforcer votre racines*. Elsevier eBooks est un centre d'études électronique intégré qui consiste en une collection de manuels offerts en ligne. Il est soigneusement conçu pour « élargir » le manuel afin de faciliter et d'améliorer l'enseignement et l'apprentissage. Il comprend des aides à l'étude telles que le surlignage, la prise de notes électroniques et des fonctions de copier-coller.

Plus important encore, il permet aux étudiants et aux enseignants d'effectuer une recherche complète dans un texte spécifique ou dans un certain nombre de titres. Veuillez contacter votre représentant Elsevier pour plus d'informations.

Les auteurs et les collaborateurs de ce texte reconnaissent les diverses histoires des Premières Nations ayant peuplé les terres aujourd'hui appelées Canada. Il est reconnu que les communautés individuelles s'identifient de différentes manières; dans ce texte, le terme *Autochtone* est utilisé pour désigner l'ensemble des Premières Nations, des Inuits et des Métis du Canada.

Le langage et la terminologie utilisés dans ce texte s'efforcent d'inclure tous les peuples et reflètent ce qui est actuellement acceptable, à notre connaissance, au moment de la publication.

Apprendre à connaître grâce à la recherche

En développant la congruence et le sens de la cohérence, les deux principaux facteurs qui favorisent l'épanouissement, nous nous rappelons qui nous sommes à partir d'un lieu de plénitude, ce qui nous permet d'accéder à toutes nos ressources de manière créative et confiante. En conséquence, nous acquérons une plus grande capacité à gérer les stimuli avant qu'ils ne deviennent des facteurs de stress chroniques. Une fois la menace potentielle résolue, nous sommes libres de nous occuper de ce qui se passe dans le moment présent.

Le parcours de Jennifer

La profession de soignant est un parcours professionnel qui correspond à mes convictions et à mes valeurs. Mon expérience à ce jour comprend quatre années de travail sur le terrain. Je continue à travailler en première ligne dans le domaine des soins de santé, à différents postes. Bien que j'exerce une profession dont je suis fière, j'ai appris qu'elle est, à certains égards, sous-estimée.

J'ai commencé ma carrière dans le domaine des soins actifs et j'ai depuis fait la transition vers les soins de proximité. Non seulement je connais bien l'épuisement émotionnel, mais il faisait partie intégrante de mon travail dans le domaine des soins actifs. La combinaison des soins aux personnes gravement malades, du manque de personnel et des facteurs de stress sur le lieu de travail ne laissait pas beaucoup de place à la priorisation de l'épanouissement personnel, de la santé et du bien-être. Depuis, j'ai acquis des outils inestimables qui me permettent de créer et d'enrichir le milieu des soins de santé. Je pense que le fait de relever les défis sur le lieu de travail peut permettre de mieux comprendre le processus de collaboration et d'interdisciplinarité.

La fourniture de soins holistiques et optimaux a favorisé l'émergence d'une culture du dépassement de soi, avec des attentes accrues en matière de charge de travail. Travailler au-delà de mes capacités n'était pas viable; cela a fini par avoir un impact sur ma santé mentale et a entraîné un épuisement émotionnel et physique. Les pressions systémiques exercées pour assurer la réalisation des objectifs en matière de soins aux patients ont conduit à des économies et à une augmentation de la charge de travail du personnel de première ligne. Les facteurs de stress environnementaux tels que l'équipement limité, les facteurs de stress sociaux tels que les demandes d'aide de la part des collègues, les facteurs de stress liés au leadership tels que les pressions exercées pour atteindre les objectifs du plan de soins, et les facteurs de stress physiques liés au travail déjà ardu, ont tous fait des ravages.

Le parcours de Jennifer *(suite)*

La combinaison de facteurs de stress multifactoriels a contribué à mon épuisement émotionnel et physique. Comme beaucoup de personnes qui se lancent dans la prestation de soins, j'ai continué à serrer les dents et à endurer. J'ai travaillé dans un environnement qui m'a amené à ressentir du ressentiment, de l'hostilité et un sentiment d'appréhension. En réfléchissant à mon conflit avec le milieu environnemental des soins actifs, j'ai constaté qu'il y avait un besoin incroyable d'un milieu thérapeutique. J'aspirais à une culture qui favoriserait et engloberait un effort de collaboration pour guérir et créer une atmosphère à la fois enrichissante et bénéfique.

Je suis en phase avec les personnes qui souffrent d'épuisement émotionnel, car je me souviens très bien des périodes où je donnais la priorité à mon travail plutôt qu'à ma santé et à mon bien-être. Il m'est arrivé d'innombrables fois de renoncer à une pause bien méritée pour m'occuper de clients qui avaient besoin de moi. Ce n'est qu'après réflexion que je me suis rendu compte que l'institution et les systèmes qui guident notre travail mettent également notre esprit à l'épreuve. Le travail de soignant de première ligne est souvent un cycle sans fin dans lequel nous travaillons jusqu'à l'épuisement, pour ensuite nous réveiller et recommencer. J'ai fini par penser que le travail de soignant professionnel était un travail ingrat, et j'ai voulu trouver des moyens de réfléchir à cette notion et de la confronter.

Je comprends les défis que pose le travail dans le domaine de la prestation de soins, où nous manquons de ressources dans tous les domaines. Ces défis prennent la forme d'une capacité limitée en personnel, d'un manque d'équipement disponible pour nous aider à accomplir nos tâches, ou d'un accès réduit au mentorat et aux éducateurs. Pour réussir, je devais disposer d'outils de résilience, ce que j'ai compris comme la volonté de faire preuve de transparence et d'adaptabilité. La reconnaissance de ce fait était primordiale dans ma pratique. Les pressions exercées pour travailler dans des conditions où l'on attendait de nous que nous répondions à une demande plus importante sans disposer d'effectifs suffisants ont contribué aux difficultés rencontrées pour maintenir des pratiques sûres. Le fait de devoir constamment travailler au pied levé et de faire des pieds et des mains pour assurer la sécurité des soins a aggravé mon sentiment de mécontentement. Travailler sous pression multiplie les occasions de commettre des erreurs et diminue les performances de la ligne de front.

L'art de prodiguer des soins professionnels ne devrait pas être synonyme de perte de contact avec mon moi profond. Le stress accumulé sur le lieu de travail continuant à s'accumuler, je me suis sentie découragée. Je n'arrivais pas à atteindre en toute confiance le niveau que je m'efforçais d'atteindre chaque jour. J'en suis arrivée à un point où l'épuisement commençait à avoir un impact sur mon bien-être. J'ai senti que ma personnalité changeait. Je suis devenue irritée et prompte à l'escalade pour des conflits insignifiants. Mes proches ont remarqué ce changement et ont fait des commentaires sur mon bien-être. J'ai été frappé par le fait que, systématiquement, le monde des soins actifs était devenu impitoyable. Les exigences des soins actifs ont continué à progresser et le travail a continué à s'accumuler. Telle une machine bien huilée, elle ne s'arrêterait pas si un seul rouage n'était pas tout à fait en place. Les facteurs de stress liés à la prestation de soins en première ligne ont progressivement et insidieusement imprégné tous les

Le parcours de Jennifer *(suite)*

aspects de ma vie. Je me suis retrouvée à chercher du réconfort dans l'isolement et à fuir les interactions sociales qui, autrement, m'auraient dynamisée.

Aujourd'hui, je pense qu'il existe de meilleurs moyens de faire face aux facteurs de stress que l'on ne peut pas changer. Il est primordial de changer de perspective afin de réfléchir aux institutions qui exercent les pressions qui, à leur tour, ont un impact sur le travail des soignants. Du point de vue de la première ligne, je souhaite m'appuyer sur des stratégies qui peuvent permettre aux soignants de reconnaître leur rôle. Grâce à cette reconnaissance, les soignants peuvent agir en fonction de leurs capacités et développer leur résilience afin de s'assurer qu'ils disposent des stratégies nécessaires pour réussir et s'adapter de manière saine. Ce n'est pas l'épuisement qui m'y a contraint. Action – c'est la prise de conscience que le système était une entreprise qui s'efforçait d'atteindre des objectifs, quelles qu'en soient les conséquences.

Je veux remettre en question l'idée que le travail de soignant est ingrat parce que je vois des possibilités de démystifier les structures systémiques qui contribuent à créer un milieu de travail insoutenable. Je vois les possibilités de croissance qu'offre une vision qui collabore et donne un sens à la notion de notre travail. La culture des soins de santé, qui consiste à baisser la tête pour achever le travail, quel qu'en soit le coût, doit être revitalisée et repensée pour inclure une pratique saine et équilibrée. Une culture de travail où les contributions sont non seulement appréciées, mais aussi valorisées par la direction et l'encadrement est essentielle.

Ce qui me motive à rester engagée dans cette entreprise vitale, c'est la possibilité de participer à des stratégies de changement visant à prévenir l'épuisement professionnel et à renforcer la résilience des soignants, dans l'intention de créer une culture professionnelle qui favorise la pérennité des soins. La possibilité d'offrir un espace aux travailleurs de première ligne et de représenter une approche collaborative et avant-gardiste me motive à travailler. Je reconnais que mon privilège de soignante professionnelle me permet de remettre en question le statu quo. Dans ce rôle, je peux donner un nouveau sens à ce que nous pouvons accomplir lorsque nous travaillons collectivement, et je suis motivée à continuer de relever ce défi.

Introduction : humains d'abord, soignants ensuite

Au plus profond du cœur de l'humain, le reflet du miroir est plus brillant.

Rumi

La nature humaine est complexe, ce qui fait de l'intégration de concepts tels que la résilience, le stress, le traumatisme et l'adaptation dans un cadre global un objectif ambitieux. Toutefois, au risque de simplifier à l'extrême, il peut également favoriser une meilleure compréhension de la manière dont l'orientation de chacun vers soi (congruence) et vers le monde (sens de la cohérence) influe sur la capacité de chacun à s'épanouir en tant qu'être humain dans un monde complexe. J'espère que les lecteurs exploreront et élargiront leurs perspectives au fur et à mesure qu'ils seront guidés dans ce parcours. Mon objectif est de fournir suffisamment de bases théoriques et cognitives pour établir un fondement scientifique (se manifestant sous la forme de la « théorie des racines pour prospérer »), mais pas trop pour ne pas détourner l'attention de la nature centrée sur le cœur du travail.

À qui s'adresse ce livre?

Ce livre s'adresse à tous les humains, car nous sommes collectivement liés par des besoins humains communs. La plupart des recherches et des statistiques présentées dans ce texte s'appliquent aux personnes qui fournissent des services de soins professionnels et qui sont particulièrement vulnérables sur des lieux de travail très stimulants et souvent chargés de traumatismes. Les soignants incluent les personnes dont la vocation professionnelle est de servir les autres, que ce soit dans le domaine de la santé, du bien-être, de la protection ou de la sécurité. Bien que ce large public puisse sembler excessivement ambitieux, il y a une base commune au « je » qui se cache derrière nos rôles professionnels. L'épanouissement au travail et à la maison se produit lorsque nous utilisons nos ressources – la congruence et le sens de la cohérence. Ce faisant, nous nous protégeons contre les facteurs de stress externes, nous réduisons le risque de détresse mentale et physique, nous améliorons les relations entre collègues, nous augmentons la satisfaction au travail et nous réduisons notre tendance à recourir à des substances ou à des tâches distrayantes pour faire face au stress.

Qui sont les soignants?

Dans ce travail, les soignants sont les personnes responsables de s'occuper des autres. Les recherches menées dans cet ouvrage s'adressent aux soignants professionnels (infirmiers/ères, médecins, travailleurs sociaux/travailleuses sociales, éducateurs/éducatrices, auxiliaires médicaux, aide-soignants, vétérinaires et soignants animaliers, dentistes, forces de l'ordre, etc.), mais les principes s'appliquent également aux personnes qui offrent des soins à des personnes dépendantes.

Bien que le contenu se concentre sur le bien-être psychologique et spirituel des soignants individuels, le maintien d'un changement collectif exige que nous portions également notre attention sur le système dans son ensemble. Comme l'illustre la figure 1.1, les gens ne peuvent pas s'épanouir si le sol dans lequel ils sont plantés ne leur fournit pas les nutriments essentiels et si les conditions météorologiques menacent constamment leur bien-être. Tout changement durable nécessite des structures organisationnelles de soutien qui s'efforcent de minimiser le stress au travail et donnent la priorité à la culture des ressources personnelles – la congruence et le sentiment de cohérence – afin d'atténuer l'impact du stress au travail (Ruotsalainen et coll., 2016).

Dans les chapitres d'introduction qui suivent, je décris les racines de ce livre ainsi que sa métaphore centrale, ses concepts de base, ses objectifs (Annexe C) et ses applications.

Comment utiliser ce livre?

Il y a plusieurs façons d'aborder ce livre. Il peut être utilisé comme texte théorique dans les établissements d'enseignement supérieur, comme document pour un atelier de développement professionnel, comme sélection pour un club de lecture ou un autre petit groupe, ou par des personnes qui préfèrent travailler de manière indépendante ou en binôme. En fonction de sa personnalité et des possibilités qui s'offrent à lui, chacun peut, dans n'importe quel contexte, utiliser le cadre ci-joint pour commencer à travailler le sol et à forger des racines plus profondes, tant sur le plan individuel que sur le plan collectif. D'après mon expérience du développement de la résilience, la manière la plus efficace de forger des racines plus profondes est de s'engager dans ce travail avec d'autres personnes. Vous pouvez le faire avec un pair que vous intégrez à votre équipe ou un mentor que vous admirez. Quoi qu'il en soit, le rythme auquel vous évoluerez vers des façons d'être plus utiles est lié au développement de la confiance en vous et dans les autres. En tant que telles, les relations bénéfiques offrent un cadre sûr qui vous permet de vous sentir en confiance lorsque des défis se présentent inévitablement. Les relations saines nous fournissent des personnes qui peuvent nous rappeler qui nous sommes lorsque nous l'oublions, ainsi que des personnes qui peuvent servir d'organe de réflexion plus objective lorsque nous n'avons pas les pieds sur terre.

Pour ceux d'entre nous qui sont conditionnés à s'appuyer plus fortement sur l'esprit de réflexion, apprendre à connaître la recherche et la théorie qui sous-tendent les pratiques est une étape nécessaire pour cultiver la volonté d'investir en nous-mêmes. Pour les personnes motivées et prêtes à se lancer, le tunnel théorique qui précède le travail expérimental peut constituer un obstacle à l'effort qui érode la motivation. Avec cette compréhension, j'espère que chaque lecteur se sentira habilité à utiliser le travail d'une manière qui nourrisse l'inspiration, permettant une certaine facilité grâce à laquelle la récompense dépasse l'effort.

Équité et sécurité culturelle

Bien que ce travail porte sur les besoins communs de tous les êtres humains, les « priorités », le « comment », le « quand » et la question de savoir s'il est nécessaire de traiter divers aspects seront influencés par plusieurs facteurs, notamment la culture, les valeurs, les croyances et les circonstances; ces facteurs agissent comme le terreau culturel dans lequel nous avons grandi et dont nous tirons notre force. J'espère vivement que les fondements théoriques et les pratiques suggérées s'alignent de telle sorte que des principes comme l'humilité, la célébration de diverses façons d'être et la promotion de l'**autonomie** personnelle soient soulignés encore et encore.

Les composantes théoriques et expérientielles de ce travail sont fortement influencées par un cadre occidental, individualiste et humaniste. Malgré les limites implicites de ces influences contextuelles et culturelles, l'intention ultime est de promouvoir la guérison dans le contexte de communautés caractérisées par une **considération positive inconditionnelle**. De cette manière, nous pouvons aller au-delà de l'accent mis sur l'individu, en nous développant pour renforcer et souligner l'importance de la connexion à l'intérieur et à l'extérieur. Que l'on commence par l'intérieur et que l'on tende vers l'extérieur, ou que l'on commence par l'extérieur et que l'on avance vers l'intérieur, l'objectif ultime est de promouvoir un plus grand sentiment de connexion, de communauté et d'appartenance pour tous.

Humains d'abord

En tant qu'autrice de ce texte, j'ai l'expérience et le plaisir d'avoir servi tout en portant plusieurs chapeaux personnels et professionnels. Même s'il est tentant de se cacher sous ces chapeaux, le « je » qui s'y cache est la véritable motivation de ce travail. Comme beaucoup d'autres, mon histoire est pleine d'espoir et de chagrin. J'ai quitté la maison à 15 ans et je suis devenue infirmière à 18 ans, traînant derrière moi un lourd bagage. J'ai passé de nombreuses années à porter les bons chapeaux et à obtenir tous les prix, diplômes et promotions nécessaires. Au cours de ma carrière dans le secteur de la santé, comme beaucoup d'autres, j'ai appris à prospérer et à survivre par des essais et des erreurs, en naviguant sur des terrains et dans des rôles différents. Après avoir peiné pendant de nombreuses années pour obtenir mes lettres de noblesse, j'ai compris que les réalisations et les titres ne m'ont jamais apporté et ne m'apporteront jamais une satisfaction durable, que l'épanouissement est plus une question de voyage que de destination, et qu'en chemin, j'ai besoin d'une communauté de personnes qui témoignent et célèbrent le vrai moi et qui peuvent me rappeler qui je suis lorsque je l'oublie. Le « je » est plus important que les chapeaux que nous portons et les chaussures que nous remplissons. Mon plus grand espoir est que nous, en tant que soignants, en tant qu'êtres humains qui donnent des soins, prenions conscience que nous sommes, nous aussi, dignes d'être soignés.

Je vous accompagne dans ce voyage. Nous voyageons ensemble. En tant que soignants, nous portons un chapeau commun, mais plus important encore, nous partageons notre humanité. C'est le courage, la foi et les possibilités qui nous poussent à aller de l'avant malgré nos peurs, et c'est l'autocompassion qui nous rappelle d'être doux dans ce processus. Comprendre qu'il y a du désordre dans le voyage nous permet de nous concentrer sur le progrès plutôt que sur la perfection. Changer ce que nous pouvons et accepter ce que nous ne pouvons pas. Je vous promets que le voyage en vaut la peine, quelles que soient les difficultés rencontrées en cours de route. Au-delà des tempêtes, il y a des arcs-en-ciel qui nous rappellent la beauté du processus. Au bout de chaque arc-en-ciel se trouve un cadeau qui ne demande qu'à être ouvert, vous invitant à vous rapprocher de votre moi le plus élevé et le plus **authentique**.

Ne laissons pas nos rôles cacher notre humanité.

Soignants ensuite

Bien que la prestation de soins exige le port de divers chapeaux professionnels, je me réfère fréquemment à des conditions culturelles bien établies dans des populations bien étudiées, telles que les médecins et les infirmières travaillant dans le secteur des soins de santé, mais cela ne vise pas à exclure d'autres professions qui sont aux prises avec des problèmes similaires. Bien que les chapeaux puissent prendre différentes formes, en tant que soignants professionnels, nous avons beaucoup en commun.

Bien que les recherches menées dans cet ouvrage soient centrées sur la profession d'infirmière, j'utilise les termes « professionnels des soins » ou « soignants » pour désigner les médecins, les infirmiers/ères, les aide-soignantes, les dentistes, les premiers intervenants, les policiers et les autres disciplines qui fournissent des soins au public. Le stress est un point commun à de nombreuses professions de soignants. Le stress au travail est un problème majeur chez les soignants, avec des conséquences alarmantes sur leur santé physique et mentale (Leiter et coll., 2010). De nombreux soignants subissent un épuisement émotionnel grave dû aux conflits et au stress sur le lieu de travail (Laschinger et coll., 2015; Parker et coll., 2014).

En 2017, l'enquête nationale sur la santé des médecins de l'Association médicale canadienne a révélé que 49 % des résidents et 33 % des médecins ont été dépistés positifs pour la dépression, et 38 % des résidents et 29 % des médecins pour l'épuisement professionnel (Simon & McFadden, 2017). En 2015, le Syndicat des infirmières et infirmiers du Manitoba a lancé une stratégie officielle pour répondre aux 64 % de soignants qui souffrent d'épuisement émotionnel et aux 52 % qui subissent un stress lié à un incident critique et un **trouble post-traumatique (TSPT)** (Syndicat des infirmières et infirmiers du Manitoba, 2015).

Lorsque nos besoins humains fondamentaux ne sont pas satisfaits, nous subissons un stress chronique (qui se manifeste par de l'anxiété ou la dépression) jusqu'à ce qu'ils soient satisfaits. En tant que soignants, nous ne pouvons pas nous épanouir si nous sommes distraits par le nuage inquiétant qui nous hante lorsque nos besoins humains fondamentaux se sentent menacés. Lorsqu'elle n'est pas maîtrisée, cette forme de stress chronique entraîne une **blessure morale**, un épuisement émotionnel et, en fin de compte, un épuisement professionnel. Selon le Centre de toxicomanie et de santé mentale (CAMH, 2017), le préjudice moral survient lorsque des personnes ou des événements transgressent nos valeurs morales et nos croyances. La dissonance morale et éthique qui émerge de cette forme de blessure perturbe notre capacité à nous faire confiance et à faire confiance aux autres. Les événements qui peuvent conduire à un préjudice moral comprennent les erreurs qui causent un préjudice, le sentiment d'incapacité à prévenir un préjudice et le sentiment de trahison morale ou éthique de la part des pairs et des dirigeants de l'organisation (CAMH, 2017).

Avec plus de 20 ans de pratique professionnelle, je me suis épuisée une fois de manière assez spectaculaire, et j'ai passé beaucoup de temps sur le bord de **l'épuisement**. D'après les recherches, je ne suis pas la seule. L'exposition prolongée au stress, alimentée par des sentiments d'insécurité, est un aspect normal du travail pour de nombreux soignants. L'épuisement professionnel touche tous les prestataires de soins, si ce n'est directement, du moins indirectement, car ils ressentent les effets d'entraînement de leurs collègues en difficulté. Comme le montrent de nombreuses études, notamment la recherche de Shier et Graham (2015) sur les travailleurs sociaux, lorsque l'environnement de travail ne répond pas aux besoins humains fondamentaux, il favorise l'omniprésence et la gravité du stress des soignants et, en fin de compte, érode leur bien-être. À son tour, le stress des soignants alimente la dépendance, l'anxiété, la dépression, le suicide et les taux d'abandon.

Les retombées de l'épuisement

Un Canadien sur deux souffrira ou aura souffert d'une maladie mentale avant l'âge de 40 ans (CAMH, 2019), et les soignants professionnels courent un risque encore plus élevé de maladie mentale. Des études montrent que 40 à 60 % des soignants professionnels sont confrontés à l'épuisement professionnel à un certain moment de leur carrière (Olson et coll., 2015; Rabb, 2014). Au Canada, 500 000 personnes, soit 3 % des travailleurs canadiens, s'absentent chaque jour du travail en raison d'une maladie mentale (CAMH, 2019). Les prestataires de soins de santé sont 1,5 fois plus susceptibles d'être aux prises avec une maladie mentale, y compris l'épuisement professionnel (Commission de la santé mentale du Canada, 2018). En outre, une étude réalisée aux États-Unis a révélé que les soignants agissant en tant que premiers intervenants sont plus susceptibles de perdre la vie par suicide que dans l'exercice de leurs fonctions (Heyman et coll., 2018). Les vétérinaires sont également confrontés à un risque exceptionnellement élevé d'épuisement professionnel, qui se manifeste par l'anxiété et la dépression, un diplômé sur six ayant eu des idées suicidaires après avoir quitté l'école vétérinaire (Nett et coll., 2015). Une autre étude portant sur 10 % des vétérinaires canadiens a révélé des taux d'épuisement professionnel et de fatigue compassionnelle, d'anxiété et de dépression significativement plus élevés et des scores de résilience significativement plus faibles (Perret et coll., 2020). En 2016, les infirmiers/ères représentaient 12 % des demandes de prestations de santé mentale de WorkSafeBC (British Columbia Nurses' Union [BCNU], 2019). Bien que les infirmiers/ères représentent une grande partie de la main-d'œuvre du secteur de la santé (US Bureau of Labor Statistics, 2015), tous les soignants sont exposés au risque d'épuisement émotionnel et professionnel. Pour chaque dollar dépensé dans le système de santé canadien, environ 70 cents sont consacrés aux ressources humaines, sans compter les frais de formation (ministère de la Santé de la Colombie-Britannique, 2014). Le coût final, hormis les milliards de dollars, concerne la sécurité des patients, car les prestataires de soins de santé en mauvaise santé sont plus susceptibles de commettre des erreurs, de prendre des congés de maladie et, en fin de compte, de quitter la profession, ce qui représente un lourd tribut financier en termes de recrutement et de formation.

Les statistiques varient considérablement dans la recherche sur les soignants qui ont quitté leur lieu de travail ou qui ont carrément quitté la profession. En ce qui concerne les infirmiers/ères, par exemple, les taux d'attrition s'élèvent à près de 20 % chaque année au Canada et aux États-Unis (Nursing Solutions Inc., 2018; O'Brien-Pallas et coll., 2008). Les taux d'attrition des soignants novices sont presque deux fois plus élevés que ceux des infirmiers/ères expérimentés/ées, plus de la moitié d'entre eux quittant leur emploi en raison de la violence entre collègues et de l'expérience de longues périodes pendant lesquelles ils n'ont pas de sentiment d'appartenance (Mahli, 2013; McKenna & Newton, 2007; Thomas & Burk, 2009; Zarshenas et coll., 2014). Si l'on prend l'exemple des travailleurs sociaux, les taux élevés d'épuisement professionnel et d'attrition sont une tendance depuis des décennies. En 2006, Siebert a mené une étude auprès de 1 000 travailleurs sociaux en activité et a constaté un taux d'épuisement actuel de 39 % et un taux d'épuisement au cours de la vie de 75 %. L'épuisement professionnel est lié à des facteurs personnels tels que les antécédents traumatiques, les difficultés liées à l'enfance et le sentiment d'être responsable des résultats obtenus auprès des clients, ainsi qu'à des facteurs professionnels tels que le nombre d'heures travaillées, la lourdeur de la charge de travail, le soutien du superviseur et, surtout, le fait de travailler dans un environnement stressant et riche en stimuli.

En raison du stress chronique, certains soignants changeront de cadre de travail, d'autres quitteront complètement la profession, et beaucoup resteront sur leur lieu de travail malgré leur état d'épuisement, ce qui aura un impact sur le moral de l'équipe et les soins aux clients (Boamah & Laschinger, 2016; Currie & Carr Hill, 2012; Rush et coll., 2013). Le personnel qui assume la charge de travail supplémentaire liée aux postes vacants non pourvus ou aux appels de maladie liés à l'épuisement émotionnel subit une pression supplémentaire pour continuer à fournir des soins de qualité avec moins de temps pour le faire. En conséquence, les clients pâtissent également du manque de personnel, qui est plus pressé et dont la qualité des soins est réduite (Clark et coll., 2007). Outre les problèmes de moral et de qualité des soins, la charge financière qui pèse sur le système est considérable. Lorsqu'un soignant démissionne, une procédure de recrutement doit avoir lieu, suivie de l'embauche et de la formation des nouveaux soignants qui occuperont le poste vacant. Au Canada, il y a dix ans, le remplacement d'un(e) infirmier/ère coûtait en moyenne 25 000 dollars et celui d'un(e) infirmier/ère spécialisée jusqu'à 64 000 dollars (O'Brian-Pallas et coll., 2008, 2010). Aux États-Unis, les coûts de remplacement sont similaires, allant de 10 098 $ US à 88 000 $ US par infirmier/ère (Li & Jones, 2012). Avec l'inflation, ces coûts sont aujourd'hui plus élevés et continuent d'augmenter chaque année. En 2014, l'offre d'infirmiers/ères autorisés(es)/immatriculés(es) canadiennes a connu sa première baisse en deux décennies (Institut canadien d'information sur la santé [ICIS], 2015), ce qui a aggravé les coûts élevés liés à l'attrition. En Amérique du Nord, les pénuries actuelles et croissantes de personnel infirmier continuent de susciter l'inquiétude face au vieillissement de la population (AACN, 2020; Chachula et coll., 2015; ICIS, 2018).

Si certains soignants professionnels quittent leur emploi pour cause d'épuisement professionnel, beaucoup restent, contribuant ainsi à créer des environnements de travail toxiques. La plupart d'entre nous qui travaillons dans ce domaine depuis suffisamment longtemps connaissons les symptômes de l'épuisement professionnel et avons contribué à l'hostilité sur le lieu de travail en conséquence; ces expériences sont devenues une norme dans la culture actuelle des soins de santé. L'épuisement professionnel est reconnu comme un risque professionnel pour de nombreuses professions orientées vers le service qui nécessitent un contact personnel et émotionnel permanent et intense. En fait, la province canadienne de la Colombie-Britannique a récemment étendu la couverture présumée du trouble de stress post-traumatique aux demandes de prestations de santé mentale de tous les types d'infirmiers/ères (Providence Health, 2019).

Maladies mentales résistantes au traitement

La prévalence des problèmes de santé mentale chez les soignants professionnels, y compris les taux de TSPT et de troubles dépressifs majeurs (TDM), semble être beaucoup plus élevée que dans la population générale. Dans une récente étude pré-pandémique menée auprès d'infirmiers/ères canadiens/nes, 23 % ont été dépistés/es positifs/ves pour le SSPT et 36,4 % pour le TDM (Stelnicki & Carleton, 2020). Les estimations nationales des taux de prévalence annuelle des épisodes de TSPT et de TDM dans la population générale suggèrent que les infirmiers/ères canadiens/nes en particulier souffrent de ces troubles à des taux bien supérieurs à ceux de la population générale (Statistique Canada, 2013). De nombreuses données préliminaires suggèrent que les facteurs de stress et les événements traumatisants associés à la pandémie mondiale de COVID-19 ne feront qu'exacerber cette crise de la santé mentale et les coûts qui y sont liés (Stelnicki et coll., 2020). Si les taux de maladie mentale dans la population canadienne en général restent préoccupants (Dückers et coll., 2016), les taux disproportionnés de maladie mentale chez les prestataires de soins de santé sont encore plus alarmants compte tenu de leur rôle vital dans la protection de la santé et du bien-être de tous les Canadiens.

À mesure que les taux de TSPT et de dépression résistante au traitement augmentent, il en va de même pour leurs coûts sociaux et économiques importants (Chiu et coll., 2017; Vasiliadis et al, 2017), notamment l'augmentation des coûts directs des soins de santé, déjà astronomiques, ainsi que l'épuisement professionnel et l'absentéisme (Dyrbye et coll., 2019; Laposa et al., 2003). Par exemple, en Colombie-Britannique, les infirmiers/ères ont été à l'origine de 12 % des demandes de prestations de santé mentale de WorkSafeBC en 2016, alors qu'ils/elles ne représentent que 2 % de la main-d'œuvre de la province (BCNU, 2019; ICIS, 2018). Cette situation est préoccupante, car un effectif de prestataires de soins de santé vivant avec un TSPT ou une dépression résistante au traitement contribuera directement à réduire la sécurité des patients et la qualité des soins (Gong et coll., 2014; Letvak et coll., 2012; Welsh, 2009). En effet, notre capacité à fournir des soins de santé adéquats à tous les Canadiens repose sur notre capacité collective à fournir un soutien adéquat, efficace et effectif en matière de santé mentale à nos prestataires de soins de santé. Malgré l'augmentation des dépenses, les prestataires de soins de santé (McKinley, 2020) et d'autres (Sunderland & Findlay, 2013) au Canada continuent d'exprimer leur besoin de soutien supplémentaire, suggérant que les traitements disponibles sont insuffisants. À l'appui de cette suggestion, des estimations suggèrent que plus d'un quart des personnes atteintes de TDM ne répondent pas au traitement et sont alors classées comme souffrant d'une dépression résistante au traitement (Rizvi et coll., 2014). Reconnaissant l'impact disproportionné du TSPT sur les prestataires de soins de santé ainsi que les limites des options de traitement disponibles, l'Agence de santé publique du Canada (ASPC) a récemment accordé la priorité à la recherche d'interventions émergentes et novatrices (ASPC, 2020).

Malgré les progrès significatifs réalisés dans les options de traitement du TSPT ou de la dépression résistante au traitement, de nombreux patients continuent de souffrir d'un grand nombre de limitations. Comme le TSPT et la dépression résistante au traitement sont souvent cooccurrents, présentent un chevauchement notable des symptômes et peuvent être traités avec des interventions similaires (Campbell et coll., 2007; Flory & Yehuda, 2015), ils souffrent également de limitations de traitement similaires. En effet, les effets de divers traitements pharmacologiques de première intention pour le TSPT et le TDM sont limités (Hoskins et coll., 2015; Khan et coll., 2012). Par exemple, la recherche a mis en évidence l'incapacité des médicaments antidépresseurs à démontrer de manière cohérente des avantages par rapport aux placebos (Fournier et coll., 2010; Melander et al., 2003; Turner et coll., 2008). Alternativement, les psychothérapies souffrent d'un engagement limité des patients et de taux élevés de non-réponse et d'abandon prématuré (Najavits, 2015; Rosen et coll., 2016; Swift & Greenberg, 2012; Watkins et coll., 2018). Par exemple, des études indiquent que les taux de non-réponse pour la **thérapie cognitivo-comportementale (TCC)** – recommandée en première intention pour la prise en charge du TSPT (Katzman et coll., 2014) – atteignent 50 % (Green, 2013), et les taux de guérison moyens dans les analyses en intention de traiter ne sont que de 40 % (Hoge et coll., 2014). En réponse, une foule de recommandations ont été formulées concernant les modalités de traitement optimales et les innovations nécessaires, y compris des appels à un traitement qui soit informé des traumatismes (Bisson et coll., 2007), qui soit basé sur la communauté plutôt qu'axé sur l'individu (Costa & Moss, 2018), et qui combine des interventions pharmacologiques et psychothérapeutiques (Khan et coll., 2012).

Les promesses ratées de la psychiatrie moderne

Par Crosbie Watler, MD, FRCPC

Cet article de Crosbie Watler, psychiatre et leader d'opinion canadien, met en évidence les failles du système vers lequel beaucoup d'entre nous ont appris à se tourner pour guérir. D'après la recherche, les traitements actuels ne sont pas à la hauteur. Il est temps de tourner la page, d'apprendre de nos erreurs et de tracer une nouvelle voie, fondée sur des données probantes et éclairée par la spiritualité.

La dernière décennie du vingtième siècle a été une période faste pour la psychiatrie moderne. La fluoxétine a été mise sur le marché au milieu des années 80 et de nombreux autres soi-disant antidépresseurs ont suivi. Bien que cela n'ait jamais été prouvé, nous avons vanté le modèle de déficit en neurotransmetteurs pour la dépression et nous avons vraiment cru que nous étions à la veille d'une avancée majeure en psychiatrie et en neurosciences. Dans notre enthousiasme collectif, nous avons surnommé les années 1990 « la décennie du cerveau ».

Revenons à nos jours. En dépit d'une prescription généralisée et souvent aveugle, le nombre de personnes en incapacité de travail pour troubles anxieux et dépressifs n'a jamais été aussi élevé. L'augmentation se poursuit et est exponentielle.

Les promesses ratées de la psychiatrie moderne *(suite)*

Il y a deux mythes en jeu qui servent à perpétuer le statu quo. Le premier est le mythe du *diagnostic* en psychiatrie. Dans d'autres domaines de la médecine, un diagnostic est un état discret, objectivement vérifiable. Il reste de nombreux groupes de symptômes qui ne satisfont pas à cette norme. Faute de tests objectifs – et encore moins de traitements – le reste de la médecine classe ces affections dans la catégorie des *syndromes*.

Le syndrome de fatigue chronique et le syndrome du côlon irritable sont des exemples de syndromes courants. Dans une tentative désespérée de rehausser le prestige de la psychiatrie – et comme condition pour facturer les Health Maintenance Organizations (HMO) aux États-Unis – le *Manuel diagnostique et statistique des troubles mentaux* (DSM) de l'American Psychiatric Association incorpore davantage de diagnostics à chaque édition. La croyance selon laquelle les diagnostics psychiatriques sont des constructions définies, au même titre que les diagnostics dans d'autres domaines de la médecine, est le mythe au cœur de la pratique psychiatrique moderne. Le simple fait d'appeler quelque chose un *trouble* ne le rend pas plus réel (Paris, 2015).

L'image d'un groupe d'endocrinologues débattant de la question de savoir si le diabète de type 1 devrait être un diagnostic légitime est risible, mais c'est précisément de cette manière que sont créés les « diagnostics » psychiatriques. Si quelque chose est objectivement réel, nous ne discutons pas de son existence, et ce qui était une vérité ne devient pas simplement une contre-vérité avec la prochaine édition du DSM. Les réunions du comité DSM constituent des forums où les soi-disant experts font pression pour obtenir leurs « diagnostics » favoris, ceux qu'ils se sentent à l'aise de traiter et qui renforceront leur crédibilité et leur prestige.

En outre, si ces diagnostics étaient réels et crédibles, pourquoi les psychiatres sont-ils si souvent en désaccord entre eux? Il est courant d'entendre parler du « style » particulier d'un psychiatre. Le trouble de la personnalité limite d'un psychiatre est le trouble bipolaire de type 2 d'un autre, avec des protocoles de traitement totalement différents.

En l'absence de consensus sur le diagnostic, il n'est pas surprenant que la trajectoire des soins psychiatriques soit très variable, en fonction du parti pris du psychiatre traitant. Les systèmes de production très variables fonctionnent au détriment de la qualité. Et qui supporte le coût d'un système de soins très variable? Certainement pas le médecin traitant. La plupart des médecins sont payés en fonction de leur temps de présence et non de leurs résultats. C'est un peu comme si un entrepreneur se rendait chez vous et était rémunéré pour sa simple présence.

Si le premier point – pour ainsi dire – est que nos diagnostics sont des syndromes, le deuxième point est que nos traitements médicaux manquent d'efficacité. Étant donné que nous n'avons aucune idée de ce *que* nous traitons, ce n'est pas une surprise! Une statistique embarrassante et rarement mentionnée est que nos soi-disant *antidépresseurs* se distinguent à peine de l'impact des placebos. En outre, nous avons appris depuis que de nombreuses études négatives ont tout simplement été mises en sommeil (Lancet, 2012).

Ce qui est vraiment incroyable, c'est que ces médicaments sont encore commercialisés comme étant *anti* quoi que ce soit. Si nos antidépresseurs et nos antipsychotiques tenaient leurs promesses, la plupart des psychiatres seraient

Les promesses ratées de la psychiatrie moderne *(suite)*

au chômage et les patients « résistants au traitement » qui encombrent nos unités d'hospitalisation et de soins tertiaires seraient rapidement renvoyés. Ce n'est évidemment pas le cas.

Malheureusement, le public continue de boire dans le bol de punch que lui sert encore la psychiatrie traditionnelle. Combien de fois avez-vous entendu un ami raconter une visite chez le médecin ?

« Le médecin dit que je souffre d'une maladie du cerveau appelée trouble dépressif majeur. Il n'y a pas assez de sérotonine dans mon cerveau, apparemment. Il m'a mis sous Cipralex ».

Deux mois plus tard, vous lui demandez comment elle va.

« Oh, ce médicament n'a pas très bien fonctionné, je suis toujours en arrêt de travail. Mon médecin a ajouté un deuxième médicament, le Wellbutrin, pour « renforcer » le premier, et je prends aussi quelque chose pour m'aider à dormir… l'insomnie est un effet secondaire du Wellbutrin ».

Deux mois plus tard, votre amie vous rend visite.

« Mon médecin pense que si mes médicaments n'agissent pas, c'est que je souffre peut-être d'un trouble bipolaire. Il précise qu'il existe un type « doux » qui est de plus en plus souvent diagnostiqué de nos jours. Il a ajouté un stabilisateur d'humeur. Je suis maintenant sous quatre médicaments et toujours en arrêt de travail. Je commence à perdre espoir ».

Ce scénario se répète à l'infini, jour après jour. En tant que psychiatre du baby-boom formé à l'époque de la « psychiatrie biologique », je me suis vite rendu compte que nos médicaments ne guérissaient pas les patients de manière substantielle. Nous créons au contraire des *consommateurs* de soins de santé mentale à vie.

Nous prescrivons des traitements médiocres pour des affections fantômes. Nous nous accrochons désespérément au manteau de l'expertise et de la connaissance. Nous sommes devenus moins intéressés par les histoires personnelles complexes qui pourraient expliquer la souffrance d'un patient et éclairer les approches non pharmaceutiques. Nous sommes prompts à identifier un « trouble » alors que le problème du patient pourrait être une manifestation naturelle et logique en aval de causes primaires en amont. Il s'agit là d'une critique qui s'applique à d'autres domaines de la médecine.

Le paradigme médical conventionnel est ancré dans le principe de spécificité – un traitement spécifique pour chaque *maladie*. Dans le langage courant, *une pilule pour chaque maladie*. Nous sommes à l'ère d'une médecine de plus en plus spécialisée, où le médecin met sur un piédestal l'organe qu'il a choisi, traitant souvent les symptômes en aval comme s'il s'agissait de l'affection primaire. En cas d'échec – et c'est souvent le cas – les psychiatres ont souvent recours à une polypharmacie désespérée et toxique.

Une telle prescription est souvent le résultat d'un *désespoir thérapeutique* de la part du médecin traitant. Lorsqu'un patient ne répond pas au traitement – et que l'ego du médecin est en jeu – le médecin est prêt à tout pour *faire quelque chose*, n'importe quoi. Il semble que l'action non informée soit jugée meilleure que l'inaction.

Les promesses ratées de la psychiatrie moderne *(suite)*

Cela démontre un modèle de comportement bien trop familier et qui n'est pas propre aux métiers : *lorsque le seul outil dont on dispose est un marteau, tout ressemble à un clou*. Dans ce cas, le marteau est le bloc d'ordonnances. Après de nombreux essais de médicaments infructueux, le psychiatre traitant conclut que le problème réside dans le patient, qui est considéré comme « résistant au traitement ». La responsabilité de l'échec du traitement est rejetée sur le patient – *il* est résistant au traitement.

Qu'en est-il de la possibilité que nous utilisions simplement les mauvais traitements? Quelque chose nous échappe-t-il? Ces questions sont rarement posées à la table des négociations. La curiosité et l'humilité sont tout simplement mises à l'écart. Avant tout, ne pas nuire? Également jeté en pâture aux lions. Malgré toutes les déclarations en faveur de soins fondés sur des données probantes et centrés sur le patient, la conclusion inévitable et tragique est que le statu quo fonctionne très bien pour l'*industrie des soins*. Pour les patients? Pas tant que cela.

Une grande partie de ce que nous faisons dans la pratique clinique consiste simplement à « chasser la fumée ». Nous considérons les symptômes en aval comme l'affection primaire. Tout étudiant en première année de médecine comprend que la fièvre n'est pas une maladie ou un trouble; c'est le signe que quelque chose d'autre ne va pas, quelque chose d'assez éloigné de la fièvre elle-même. En médecine, et plus particulièrement en psychiatrie, nous chassons souvent la fumée.

La majorité des personnes qualifiées de *dépressives* sont en fait *déprimées* par les événements de leur vie et des histoires qu'elles se racontent sur elles-mêmes. Comme on pouvait s'y attendre, elles ne répondent pas à notre pharmacopée. Dans la course à une médecine de plus en plus spécialisée, l'appréciation de l'organisme humain dans son ensemble s'est perdue. Nous sommes la somme de nos systèmes complexes et interfacés, où les symptômes dans n'importe quel domaine peuvent être secondaires à des médiateurs *en amont* éloignés. La question clinique primordiale qui se pose alors est la suivante : « Ce symptôme est-il la poule ou l'œuf? ».

Dans notre recherche d'un meilleur paradigme, nous pourrions nous tourner vers la sagesse de nos anciens ancêtres, des Grecs, des Chinois traditionnels et des maîtres yogis vivant il y a des milliers d'années en Inde. Ces enseignements partagent l'idée qu'il y a beaucoup plus en nous qu'il n'y paraît. Suis-je mes pensées? Est-ce aussi simple que « je pense, donc je suis »? Qui suis-je vraiment? Cette question reflète notre quête éternelle de liens, d'identité, de sens et de raison d'être.

La connexion avec nous-mêmes et avec le monde qui nous entoure constitue le fondement de la *santé spirituelle*. Cette nouvelle spiritualité transcende les appartenances religieuses spécifiques et a donné naissance à l'expression « spirituel, mais pas religieux ». Un paradigme holistique reconnaît l'importance de la connectivité et est au cœur de la Constitution de l'Organisation mondiale de la santé (OMS), selon laquelle « la santé est un état de complet bien-être physique, mental et social, et ne consiste pas seulement en une absence de maladie ou d'infirmité ». Le bien-être social découle du sentiment d'être connecté à soi-même et au monde qui nous entoure.

La vérité est que nous n'avons pas évolué pour vivre comme nous le faisons. Nous avons évolué pour vivre en clans, avec une myriade de liens avec les autres, chaque membre ayant un objectif qui soutient l'ensemble. Le prix que nous avons payé pour le *mode de vie* moderne, avec tous ses avantages et pièges du *succès*, est une profonde déconnexion. Il y a une pandémie de détresse et de désespoir existentiel. Nous

Les promesses ratées de la psychiatrie moderne *(suite)*

avons couru après le bonheur pendant des décennies. Et pourtant, nous y voilà. De plus grosses voitures, des maisons monstrueuses, des vacances extravagantes, des achats en ligne, de la chirurgie esthétique… quelque chose, n'importe quoi, pour nous *rendre* heureux.

Lorsque notre bonheur nous échappe, nous consultons notre médecin. On nous donne ensuite une simple liste de contrôle qui confirme que *nous sommes déprimés*. Peu importe que nous n'ayons aucune idée de ce qu'*est* la dépression ni de la façon dont elle s'articule avec la normalité. Conscients de ce dilemme, les Grecs de l'Antiquité ont créé une frontière entre l'*angoisse* et la *mélancolie*. La colère est une réponse à un défi de la vie et est inhérente à l'expérience humaine normale. La mélancolie est un état dépressif distinct, profond et continu qui semble indépendant des circonstances de la vie.

Jusque dans les années 1980, les plaintes dépressives d'un patient étaient classées comme étant soit *réactives*, soit *endogènes*. Cela correspond à l'ancienne frontière entre l'angoisse et la mélancolie. Les symptômes dépressifs réactifs étaient beaucoup moins susceptibles de répondre aux médicaments et étaient orientés vers une psychothérapie. Cette distinction importante a été abandonnée dans le DSM-3 (1980). Nous entrons dans la cinquième décennie d'un concept de troubles mentaux toujours plus étendu et trop inclusif. Le fait que cela coïncide avec l'introduction et la commercialisation agressive de nouveaux « anti » dépresseurs n'est pas une coïncidence. Nous sommes dans une ère de médicalisation de la *détresse*, où la plupart des patients à qui l'on prescrit des médicaments n'en tireront aucun bénéfice (Melander et coll., 2003). Au lieu de cela, ils s'épuiseront vers une voie inconnue dont l'échec est prouvé et garanti.

Éléments d'un modèle holistique

Nous avons tendance à ne voir que ce que nous sommes formés à voir ou que nous sommes à l'aise de gérer. La décennie du cerveau ne nous a pas rapprochés de la guérison des maladies mentales. Au cours de la dernière décennie, la mise sur le marché de nouveaux médicaments psychotropes a considérablement diminué. Il semble que même l'industrie pharmaceutique jette l'éponge. Modifier les récepteurs cérébraux, séparés de l'organisme dans son ensemble, c'est tout simplement faire fausse route. Il existe une meilleure solution.

Le corps

Les bienfaits du mouvement et de l'exercice pour notre bien-être mental et physique sont largement reconnus. Nous connaissons tous le dicton « un corps sain, un esprit sain ». Un corps vraiment sain va au-delà de l'apparence ou de l'IMC. La santé vitale vient de l'intérieur. Le lien entre l'esprit et l'intestin est essentiel. Si la sérotonine produite dans l'intestin ne traverse pas la barrière hématoencéphalique, les cytokines inflammatoires, elles, la franchissent et perturbent gravement le renouvellement de la sérotonine. Qu'est-ce qui déclenche ce processus inflammatoire? Il suffit de regarder le mode de vie occidental moderne. Le régime américain standard est inflammatoire. La réponse au stress est inflammatoire.

L'alimentation en tant que médicament n'est pas un concept nouveau. Hippocrate, considéré par beaucoup comme le père de la médecine moderne, implorait ses patients : « Que la nourriture soit ton médicament et le médicament ton aliment ».

Les promesses ratées de la psychiatrie moderne *(suite)*

Outre une connaissance superficielle de nos guides alimentaires nationaux, qui sont obsolètes alors même que des versions révisées sont publiées, les médecins d'aujourd'hui ne reçoivent que peu ou pas de formation en matière de santé nutritionnelle.

Combien de psychiatres tiennent un journal alimentaire avec leurs patients? Combien d'entre eux savent que l'inflammation peut être un facteur important de perpétuation des symptômes dépressifs d'un patient, et encore moins le testent-ils? Combien d'entre eux peuvent prescrire un plan nutritionnel spécifique qui favoriserait la guérison et la santé vitale? Au-delà d'être des bénéficiaires passifs de *soins*, combien de psychiatres demandent à leurs patients d'être des partenaires actifs dans leur plan de rétablissement holistique? Mes patients sont toujours étonnés qu'un psychiatre leur demande ce qu'ils mangent et les renvoie chez eux avec une demande de laboratoire et un plan de remédiation nutritionnelle.

L'esprit

Si notre cerveau peut être compromis par des processus extérieurs à la barrière hématoencéphalique, l'inverse est-il également vrai? Comment nos pensées et nos émotions influencent-elles notre corps? Dans le monde occidental, nous sommes souvent dans un état de tonus sympathique élevé – un état de lutte, de fuite ou de gel. Cette adaptation est profondément ancrée dans notre cerveau et nous a bien servi pendant la majeure partie de notre évolution, où les menaces imminentes pour la vie ou l'intégrité physique n'étaient pas rares. La menace se présentait, mais une fois qu'elle était passée – et si nous avions survécu – notre système nerveux revenait à l'état de repos nécessaire pour que le corps guérisse et se répare.

Les menaces modernes ne se présentent plus sous la forme d'un tigre discret et tangible ou d'un membre d'une tribu rivale. Les menaces d'aujourd'hui viennent du fait que nous avons le luxe de nous asseoir et de réfléchir, ou plus exactement de *ruminer* sur toutes les calamités potentielles qui pourraient nous arriver. Le *stress* n'existe pas, il n'y a que la *réponse* du stress à un défi extérieur. La vie est un défi, mais elle ne doit pas être stressante – le stress est une *possibilité*.

Le stress est une *réponse* réflexe de protection au niveau de notre cerveau limbique, et plus précisément de l'amygdale. En l'absence d'une menace objective pour la vie ou l'intégrité physique, la réponse au stress est généralement déclenchée par les *histoires* que nous nous racontons à nous-mêmes, ce que l'on appelle le *détournement de l'amygdale* (Goleman, 1996). Si nous ne sommes pas en mesure d'éliminer complètement le détournement de l'amygdale, nous pouvons certainement influencer ce qui se passe ensuite. Plutôt que de nous contenter de suivre le mouvement, nous pouvons apprendre à faire une pause, à observer et à réfléchir : *est-ce que j'utilise mon cerveau ou est-ce que mon cerveau m'utilise?* (Tanzi & Chopra, 2013). Nous pouvons détourner notre esprit des pensées qui ne nous servent pas, en reconnaissant que le stress n'existe pas dans le monde extérieur – il n'y a que le stress que nous *créons* en réponse aux défis quotidiens de la vie.

La réponse au stress épuise l'organisme de multiples façons. Comme dans le cas du régime occidental, le stress est inflammatoire. L'inflammation chronique est une composante essentielle des maladies chroniques (Liu et coll., 2017). Au-delà de son impact négatif potentiel sur l'humeur, des niveaux élevés d'inflammation sont

Les promesses ratées de la psychiatrie moderne *(suite)*

couramment observés dans le cadre du trouble de stress post-traumatique, ainsi que dans toute une série de pathologies, notamment les maladies coronariennes, le diabète, le cancer et la démence. Le stress compromet notre réponse immunitaire et, associé à notre régime alimentaire pauvre en nutriments, il accroît notre vulnérabilité aux maladies. Même lorsque nous ne souffrons pas d'une maladie diagnostiquée, nous nous sentons épuisés, en manque de santé vitale.

Le patient se plaint souvent d'être anxieux, voire de souffrir d'un trouble anxieux. Le trouble anxieux généralisé est le diagnostic couramment posé. Plutôt que d'invoquer un autre trouble, nous pourrions nous demander si la *réponse* d'anxiété est une conséquence naturelle et logique du fait de s'attarder à des contextes qui échappent à notre contrôle immédiat. L'épicondylite n'est pas considérée comme une maladie. L'épicondylite est une blessure due au surmenage. L'anxiété peut être considérée comme une blessure due au surmenage – un surmenage de l'esprit.

Si j'ai la main sur un élément chaud, je peux prendre du Tylenol pour soulager la douleur ou retirer ma main de l'élément. Si je suis anxieux, je peux prendre du Lorazepam ou apprendre à réduire mon stress en utilisant la pleine conscience. Je peux apprendre à méditer. Je peux évoluer, en abandonnant les schémas qui ne me servent plus. Je peux reprendre mon pouvoir, en redirigeant mon esprit pour qu'il ne se préoccupe plus des résultats que je ne peux pas contrôler directement. Je peux apprendre à calmer mon esprit, à ne penser que lorsque cela me sert. Je peux faire l'expérience de la guérison qui découle de *l'absence de pensées alertes* (Tolle, 2005).

L'esprit

L'esprit – défini ici comme une connexion – est l'identification avec quelque chose au-delà du monde matériel, le monde de la *forme* (Chopra, 2004). Cette connexion a deux pôles – connexion à l'intérieur (l'*intra*personnel) et à l'extérieur (l'*inter*personnel). Nous avons tendance à nous laisser distraire par le bruit qui nous entoure, les relations extérieures. Nous nous sentons blessés ou rabroués lorsque nous percevons une blessure narcissique. En ruminant sur la façon dont les autres nous traitent, nous ne reconnaissons pas que nous sommes notre propre critique la plus sévère. Nous avons intégré de nombreux messages, tant subtils qu'explicites. Nous ne nous souvenons même pas de l'origine de l'histoire, mais nous continuons à la raconter :

« Je ne suis pas assez ».

« Je suis un raté ».

« Si les autres me connaissaient vraiment, ils ne m'aimeraient pas ».

« Je me sens tellement coupable de mes erreurs ».

« Je me déteste. »

Comment la guérison est-elle possible dans un espace intrapersonnel aussi toxique? Elle ne l'est pas. Sans compassion pour soi, rien d'autre ne peut s'installer et s'épanouir. Ni la TCC, ni le prochain essai d'antidépresseur, ni même le régime biologique à base d'aliments complets. Après presque trois décennies de pratique psychiatrique, je continue à être étonné par la prévalence de la haine de soi. Dans la pratique clinique, il s'agit souvent de l'éléphant dans la pièce, un peu comme dans l'expression « ne rien demander, ne rien dire ». Le patient ne va certainement pas se porter volontaire pour dire : « Au fait, docteur, je pense que vous devriez savoir que je

Les promesses ratées de la psychiatrie moderne *(suite)*

me déteste vraiment ». Inversement, il est peu probable que le psychiatre demande : « Comment vous sentez-vous? ». N'ayant pas conscience de lui-même, le psychiatre serait très mal à l'aise de savoir comment répondre de manière utile au désespoir intrapersonnel d'un patient.

Fondamentalement, la plupart d'entre nous ne savent pas qui ils sont. Comment pouvons-nous avoir de la compassion pour quelque chose que nous ne connaissons pas? La conscience de soi est le fondement de l'autocompassion. Notre sentiment d'identité est fortement conditionné. Nous nous identifions à nos rôles, à nos relations, à nos succès et à nos échecs. « Je suis psychiatre ». Non, je ne suis pas cela. Psychiatre est un rôle temporaire que je joue dans le film de *ma vie*. Qui suis-je lorsque je ne joue pas ce rôle? Quel que soit le pseudonyme auquel nous nous identifions, celui-ci capture-t-il l'essence de ce que nous sommes ou est-il susceptible de changer? Si « je réussis », qui suis-je lorsque j'échoue?

Nous nous sommes tellement identifiés au *faire* que nous avons perdu la conscience de l'*être* qui est notre essence. Le jour de notre naissance, nous ne pouvons pas éviter la conscience d'être. Il n'y a pas de dialogue intérieur ou d'*histoire* qui nous dise qui nous sommes ou où nous allons. Sans être distraits par le flux des pensées, nous sommes immergés dans le témoignage silencieux qu'est notre nature essentielle. Ce témoignage silencieux est au cœur de la pratique de la méditation. Dans le calme du *non-esprit*, nous sommes satisfaits et entiers. Nous sommes libérés de la quête insatiable de quelque chose qui doit *faire* notre bonheur.

Synthèse

Un changement radical nécessite une action radicale. L'action radicale est d'une grande portée et d'une grande rigueur – rien n'est laissé au hasard. Si nos traitements échouent, ce n'est pas parce que nos patients sont résistants aux traitements. Nos traitements échouent parce qu'ils ne sont pas suffisamment radicaux. Nous sommes une interface complexe de composantes biologiques, psychologiques, sociales et spirituelles. Une intervention radicale impose de traiter toutes les composantes de la santé de manière assertive et simultanée. Dans ce contexte, un modèle reposant sur de simples listes de contrôle des symptômes comme preuve de *n'importe quel* trouble primaire est voué à l'échec. Comment pourrait-il en être autrement?

Sources d'information

Chopra, D. (2004). *The seven spiritual laws of success*. Amber-Allen Publishing/New World.

Goleman, D. (1996). *Emotional intelligence: Why it can matter more than IQ*. Bantam Books.

Liu, Y. Z., Wang, Y. X., & Jiang, C. L. (2017). Inflammation: The common pathway of stress-related diseases. *Frontiers in Human Neuroscience, 11*, 316. https://doi.org/10.3389/fnhum.2017.00316.

Melander, H., Ahlqvist-Rastad, J., Meijer, G., et al. (2003). Evidence b(i)ased medicine—selective reporting from studies sponsored by pharmaceutical industry: Review of studies in new drug applications. *British Medical Journal, 326*(7400), 1171–1173. https://doi.org/10.1136/bmj.326.7400.1171.

Paris, J. (2015). *The intelligent clinician's guide to the DSM-5*. Oxford University Press.

Tanzi, R. E., & Chopra, D. (2013). *Super brain: Unleashing the explosive power of your mind to maximize health, happiness, and spiritual well-being*. Harmony.

Tolle, E. (2005). *A new earth: Awakening to your life's purpose*. Dutton.

Répondre à l'appel : forger une nouvelle voie pour l'avenir

Pour les soignants, leurs familles et leurs proches. Pour les populations qu'ils servent. Pour l'avenir du service public et des systèmes plus larges dans lesquels nous opérons. Nous pouvons faire mieux. Nous devons faire mieux.

Le système de santé est en crise. Il ne s'agit pas des délais d'attente en chirurgie, des paiements de transfert fédéraux, des bactéries résistantes aux antibiotiques ou même des décès par surdose d'opioïdes. La crise est l'épidémie de soignants professionnels souffrant de troubles mentaux, causés ou exacerbés par le stress élevé et les traumatismes qu'ils subissent. Les statistiques sont alarmantes : jusqu'à 94 % des soignants travaillant dans des situations d'urgence et des contextes traumatisants présentent un dépistage positif au TSPT (Iranmanesh et coll., 2013). Près de la moitié de nos soignants professionnels sont dépistés positifs à la dépression et déclarent ne pas se sentir bien en raison du stress au travail, ce qui a un impact sur le moral, l'absentéisme, les taux de rétention et les soins aux patients (BMG Research, 2013; Chandler, 2012; Simon & McFadden, 2017).

La résilience est importante pour permettre l'épanouissement. Comme l'a dit Confucius, « Notre plus grande gloire n'est pas de ne jamais tomber, mais de nous relever chaque fois que nous tombons ». De même, pour ce travail, la **résilience** se traduit par une façon d'être qui considère les défis avec optimisme, comme des occasions d'apprendre et de grandir. La résilience promeut une capacité d'adaptation face à l'adversité, émergeant d'une orientation bienveillante et d'une confiance ressentie dans le fait que nous disposons des ressources et du système de soutien nécessaires pour faire face aux défis qui se présentent. Au cours de ce voyage, les deux principaux atouts de développement qui favorisent une manière d'être plus résiliente sont le sens de la cohérence (Antonovsky, 1979) et la congruence (Rogers, 1959).

Pour renforcer la résilience, nous revenons sans cesse à la recherche, aux cadres conceptuels et à plusieurs pratiques de développement qui favorisent le sens de la cohérence (la pleine conscience, la gratitude et l'optimisme) et la congruence (l'autocompassion, le pardon et la résolution des traumatismes). Les travailleurs qui font preuve de congruence et de cohérence se sentent généralement positifs quant à leurs contributions à l'organisation, sont plus efficaces et productifs et font preuve de moins d'absentéisme (Dames, 2018; Salt et coll., 2008; Steege & Rainbow, 2017; Steger et coll., 2012). En outre, étant donné que les travailleurs canadiens passent en moyenne 10,5 heures à travailler et à faire la navette chaque jour, la promotion de comportements sains au travail est essentielle pour diminuer le fardeau et le coût de l'absentéisme lié au stress, de la perte de productivité et des demandes d'indemnisation pour invalidité (Bodenheimer & Sinsky, 2014; WorkSafeBC, 2018). La recherche montre que le travail sur la congruence et la cohérence avec les prestataires de soins de santé a naturellement une influence sur la culture du lieu de travail, en particulier si les employés sont bien soutenus par les dirigeants (Dixon-Woods et coll., 2014; Steger et coll., 2012; West, 2018).

Cependant, la résilience personnelle n'est qu'une partie de l'équation. L'autre partie, tout aussi importante, est le travail externe : résilience contextuelle, culturelle et systémique. Nous ne pouvons pas espérer nous épanouir si nos racines ne nous fournissent pas les besoins humains primaires qui nous permettent de nous épanouir. Pour cette étape du voyage de retour vers la plénitude personnelle, nous nous concentrons sur le travail intérieur : la résilience personnelle. Lorsque nous tendons vers la résilience au niveau personnel, nous avons beaucoup plus de chances de nous sentir habilités et de disposer des ressources nécessaires pour mettre en œuvre les changements requis au niveau contextuel.

CHAPITRE 1

Des racines fortes : sens de la cohérence et de la congruence

Celui qui regarde à l'extérieur rêve, celui qui regarde à l'intérieur s'éveille.

Carl G. Jung

Tout au long du livre, j'utilise la métaphore de l'arbre pour décrire la relation entre les soignants et les facteurs externes qui génèrent du stress et de l'épuisement dans le travail des soignants (Figure 1.1). Les racines de l'arbre représentent des atouts intérieurs intrinsèques qui donnent à l'arbre la force de survivre, voire de prospérer, au milieu des éléments. Les forces extérieures qui s'opposent à l'arbre représentent les adversités quotidiennes du travail de soignant. Ces adversités sont en grande partie inutiles et improductives, et pourtant elles existent en tant que facteurs de stress sur le lieu de travail de pratiquement tous les soignants, à un degré ou à un autre. Dans ce livre, je ne me concentre pas sur les intempéries, mais sur les racines. Les tempêtes organisationnelles (espaces de travail chargés de traumatismes, lourdes charges de travail, violence, manque de soutien administratif) dans le système de soins de santé sont explorées ailleurs. Il suffit de dire que la réparation du système produisant les conditions météorologiques est une entreprise louable et essentielle. Cependant, l'accent est mis ici sur le développement du calme du soignant dans la tempête, sachant en partie que des soignants centrés et confiants exigeront et faciliteront le changement du système.

La théorie des racines décrit comment l'orientation vers le monde intérieur et extérieur influe sur la capacité d'une personne à s'épanouir. En outre, elle décrit comment la connexion à la communauté fournit la médecine nécessaire pour guérir les traumatismes et adopter des modes d'être plus compatissants. Il y a deux concepts de base, ou caractéristiques, que j'utilise pour étayer la nature calme, tranquille, stable et enracinée des racines fortes. Les deux principales caractéristiques de ces racines sont (1) un **sens de cohérence** et (2) une **congruence** (voir l'Annexe A). Le développement d'un sentiment de cohérence est centré sur l'amélioration de notre orientation vers la vie; la congruence consiste à approfondir nos racines de manière autocompassionnelle en améliorant notre orientation vers nous-mêmes. Ensemble, ces deux caractéristiques nous permettent de nous épanouir et de devenir le meilleur et le plus authentique de nous-mêmes; elles nous donnent les moyens de prospérer.

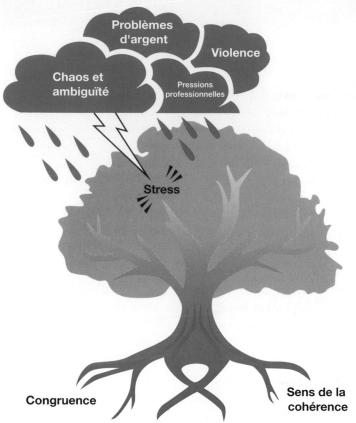

Remarque. Congruence = orientation vers soi; sens de la cohérence = orientation vers le monde.

Fig. 1.1   La force des racines. La profondeur et la force de nos racines (ressources personnelles et collectives) déterminent notre perception des « intempéries » (stimuli externes), qui peut être considérée soit comme un stimulus que nous pouvons gérer, soit comme une menace stressante pour nos besoins fondamentaux et notre survie. Les « intempéries » prennent de nombreuses formes et incluent le racisme, la discrimination, les traumatismes et les préjudices moraux, qui peuvent également activer des traumatismes internes non résolus et le stress de notre passé, contribuant ainsi à des niveaux de stress plus élevés. Lorsque nous sommes profondément enracinés, nous sommes plus susceptibles d'envisager les défis avec optimisme, en les considérant comme des occasions significatives/synchroniques de guérison et de déblocage pour favoriser l'épanouissement futur. Lorsque les racines sont peu profondes, nous ne pouvons pas faire la distinction entre le passé et le présent, et les « intempéries » nous semblent accablantes. En conséquence, la capacité à prospérer est entravée. Ce mode de survie épuise rapidement notre énergie.

Notre sens de la cohérence inclut la pleine conscience et l'autoefficacité. Elle façonne nos relations avec le monde extérieur et notre confiance en nous face aux défis de la vie. Le développement d'un sentiment de cohérence améliore notre capacité à gérer les stimuli internes et externes avec confiance, sachant que nous disposons des ressources nécessaires pour résoudre les menaces potentielles qui pèsent sur notre bien-être. Lorsque notre sens de la cohérence est élevé, il nous pousse à nous aligner sur nos désirs et sur une vocation qui va au-delà de nous-mêmes.

La congruence inclut l'autocompassion et détermine la manière dont nous nous relions, répondons et exprimons les stimuli provenant de notre monde intérieur. Plus nous sommes congruents, plus nous exprimons librement notre moi authentique. Si nous avons une considération positive inconditionnelle envers nous-mêmes, nous pouvons alors faire preuve d'autocompassion face aux tensions intérieures lorsque des défis se présentent.

Lorsque nous manquons de congruence et de cohérence, nous sommes plus enclins à sombrer dans des états de stress, ce qui nuit à notre capacité à nous épanouir et entraîne toute une série de problèmes de santé mentale et physique. Ensemble, la congruence et le sens de la cohérence nous permettent de prospérer dans des environnements de travail à forte stimulation, mais peu de programmes de formation expliquent leur importance, et encore moins fournissent les outils nécessaires pour y parvenir. Cet ouvrage propose des idées et des outils fondés sur des données probantes qui favorisent la congruence et le sentiment de cohérence, essentiels pour établir les racines profondes nécessaires pour protéger les soignants des nombreux facteurs de stress endémiques sur le lieu de travail. Si certains ont eu l'avantage d'accumuler ces ressources personnelles dans leur enfance, la recherche (et mon expérience de vie) démontre que lorsque nous nous reconnectons à l'essence de ce que nous sommes et aux ressources innées qui sont en nous, ces atouts peuvent également être développés à l'âge adulte.

Le cadre conceptuel de la théorie de l'enracinement

Sens de la cohérence (Antonovsky, 1979) : le sens de la cohérence est centré sur notre orientation vers la vie, notre capacité à recadrer et à nous ressourcer avec confiance et optimisme. Notre degré de cohérence influe sur notre sens de l'action, de la signification, de la compréhension, de la prévisibilité, de la confiance et de l'autoefficacité. La présence et la réorientation consciente sont des facteurs essentiels au développement d'un plus grand sens de la cohérence.

Congruence (Rogers, 1959) : la congruence est centrée sur notre orientation et notre connexion à soi et aux autres. C'est l'harmonisation entre notre moi « réel » (actuel) et notre moi « idéal » (potentiel). L'expression authentique et l'approfondissement de l'autocompassion sont essentiels pour développer la congruence.

La congruence et le sentiment de cohérence, lorsqu'ils sont combinés, nous permettent de prospérer. Les racines prospères sont celles qui sont profondément enracinées dans l'authenticité personnelle et dans la connexion avec le monde. À partir de ce point d'ancrage, nous pouvons vivre en pleine conscience avec un but, de la joie, du courage et de la compassion.

Ces deux concepts se développent mieux dans un cadre relationnel qui favorise la prise de conscience, l'autorégulation, l'autocompassion, la compassion et la connexion avec les autres, ainsi que l'harmonisation à la vocation de chacun. La **théorie polyvagale** fournit le cadre théorique qui décrit la capacité de guérison des communautés de pratique qui incarnent la théorie des racines. En fin de compte, lorsque les gens éprouvent un sentiment de considération positive incondition-nelle, ils s'attachent à eux-mêmes et aux autres en toute sécurité, ce qui favorise une plus grande tolérance à l'égard des stimuli passagers. Un système nerveux calme permet de mieux ressentir les ressources intérieures et extérieures qui permettent à l'humain de s'épanouir.

Vision pour un monde enraciné

Cultivez un puits profond en vous et vous n'aurez jamais soif.

Bien que ce livre s'appuie sur des recherches axées sur les soignants professionnels, il s'applique également aux rôles d'aidants informels que nous assumons, par exemple, dans l'éducation des enfants et la prise en charge des personnes dépendantes. Dans un monde idéal – le monde que nous imaginons pour les générations qui nous suivront – nous commençons notre vie en dépendant des autres pour être apaisés et pour que nos besoins fondamentaux soient satisfaits. Nous devenons alors des adultes indépen-dants et apaisés. Dans ce monde idéal, nous ferions l'expérience, en tant qu'enfants, d'un sentiment de considération positive inconditionnelle, qui nous permettrait de nous exprimer de manière authentique. En conséquence, nous développerions des niveaux élevés de congruence et d'autocompassion, ce qui nous permettrait d'accepter et d'embrasser nos caractéristiques populaires et moins populaires. Nous évoluerions dans un environnement qui favorise la confiance en soi pour assumer des rôles de soi-gnants significatifs, en étant convaincus que nous disposons des ressources nécessaires pour relever les défis qui peuvent se présenter et qu'en fin de compte, tout se passera raisonnablement bien (sentiment de cohérence). Avec des ressources matérielles et développementales adéquates (congruence et sens élevé de la cohérence), nous nous apaiserions face à la souffrance, sachant que notre monde intérieur contient toujours le médicament adéquat en cas de besoin. Nous en viendrions à connaître ce monde intérieur comme un lieu de tranquillité, l'œil de la tempête lorsque les vents hurlent autour de nous : ce sont là des racines florissantes. Avec l'intention et l'harmonisation, nous en venons à voir le monde et à agir à partir de cette façon d'être. Dans un monde profondément enraciné, chacun dispose des ressources nécessaires pour faire face à la pluie et, mieux encore, pour utiliser la pluie afin de stimuler notre croissance et d'inspirer le service aux autres.

Faire face aux menaces mondiales

Tout comme les arbres (voir Figure 1.1), nous sommes les membres d'une forêt plus vaste qui nous offre la possibilité de nous ressourcer collectivement, en pre-nant ce dont nous avons besoin dans les périodes difficiles et en donnant ce que nous pouvons dans les périodes d'abondance. Les menaces mondiales qui pèsent sur l'humanité, comme une pandémie, sont l'occasion pour les humains du monde entier de se rassembler pour relever collectivement un défi commun avant qu'il ne devienne un facteur de stress chronique. Dans les régions qui ont été durement touchées par la première vague de la pandémie de COVID-19, les soignants professionnels et les travailleurs des services essentiels de première ligne ont subi un impact considérable sur leur santé mentale (Lai et coll., 2020; Tsamakis et coll., 2020). Nombreux sont ceux qui ont eu du mal à trouver leur place dans leur travail et dans leur vie lorsque la première vague de l'épidémie s'est calmée.

Chacun d'entre nous possède un degré variable de résilience personnelle, qui se reflète dans la profondeur de son système de « racines ». Par conséquent, les systèmes « météorologiques » transitoires sembleront plus menaçants (stressants) à certains qu'à d'autres. Les « intempéries », ce sont les événements, les pensées et les émotions qui nous entourent et qui prennent de nombreuses formes, au niveau individuel et mondial. Dans ces situations en évolution rapide et souvent chaotiques, l'ambiguïté est une forme courante d'« intempérie ». Lorsque l'ambiguïté est grande, elle fait basculer nombre d'entre nous dans des états de peur qui s'enveniment au milieu d'une mer de scénarios potentiellement menaçants. Pour ajouter à l'ambiguïté, les actions collectives entreprises pour faire face à la menace potentielle peuvent provoquer une insécurité encore plus grande, en particulier pour ceux dont les besoins physiologiques (nourriture, abri) ou le sentiment de sécurité sont menacés. En conséquence, les niveaux de stress sont élevés, ce qui peut conduire à une anxiété chronique (système nerveux sympathique bloqué en mode « marche ») ou à un gel, nous laissant déconnectés et déprimés (système nerveux parasympathique bloqué en mode « marche »). En nous enracinant collectivement, plutôt qu'en nous isolant individuellement, nous sommes plus à même de gérer ces défis humains communs avant qu'ils ne se transforment en facteurs de stress chroniques.

Au risque de compliquer à l'excès un sujet complexe, il existe, sur le plan pratique, trois qualités fondées sur des données probantes que nous pouvons cultiver pour promouvoir la résilience personnelle et collective en ces temps d'incertitude collective :

1. Selon la théorie polyvagale (Porges, 2011), nous sommes plus à même de réguler notre stress et de gérer les défis avec confiance lorsque *nous nous sentons en sécurité avec les autres*. Par exemple, dans un scénario de pandémie, si la distance physique peut être une exigence, la distance sociale ne l'est pas. À l'ère de la technologie, nous pouvons rester en contact avec les autres malgré les restrictions physiques.

2. Pour renforcer notre sens de la cohérence (Antonovsky, 1979), *nous pouvons développer notre conscience de la pléthore de ressources intérieures et extérieures à notre disposition*. Nous pouvons nous ancrer en faisant l'inventaire des structures (famille, travail, loisirs), des biens (lieu de vie sûr, nourriture, chaleur), des activités (exercice, respiration, passe-temps qui apportent de la joie) et des relations (personnes avec lesquelles vous vous sentez en sécurité et authentique) qui vous aident à vous sentir ressourcé et en sécurité au milieu du chaos ressenti. Lorsque nous avons l'impression de perdre le contrôle et de nous perdre dans un océan d'insécurité, il est impératif de nous rappeler nos ressources. Ce sont nos ressources qui nous aident à interrompre la réponse au stress et qui renforcent notre confiance en nous, afin que nous puissions relever de manière créative les défis qui se présentent avant qu'ils ne se transforment en facteurs de stress chroniques.

3. Pour nous maintenir en contact, et ainsi éviter les états de lutte, de fuite ou de gel, *nous pouvons utiliser ces émotions inconfortables pour cultiver des habitudes qui favorisent l'autocompassion* (Rogers, 1959). En d'autres termes, nous pouvons accroître notre capacité d'autorégulation et d'apaisement en cas d'inconfort. Nous y parvenons en nous montrant authentiques avec les personnes avec lesquelles nous nous sentons en sécurité, celles qui peuvent reconnaître et normaliser notre souffrance. Lorsque nous prêtons attention à ce qui surgit en nous, nous avons la possibilité de nous offrir l'amour bienveillant nécessaire pour ressentir et soigner les blessures passées et présentes. Ce processus commence par l'observation des pensées et des émotions difficiles, puis par la prise de recul pour reconnaître ces stimuli comme des messagers transitoires, plutôt que de s'y identifier de manière excessive. Grâce à cette prise de recul (non-attachement), nous sommes plus à même de nous accorder de l'amour bienveillant, comme nous le ferions pour un ami cher.

Bien que les urgences mondiales semblent souvent menaçantes, elles constituent d'excellentes occasions de puiser dans nos ressources, de renforcer notre sentiment d'appartenance à une communauté plus large et de cultiver une plus grande résilience personnelle et collective.

La spiritualité dans les racines

Nous ne sommes pas des êtres humains vivant une expérience spirituelle, mais des êtres spirituels vivant une expérience humaine.

Teiylhard de Chardin

Certains éléments de l'écriture peuvent être interprétés comme étant spirituels. Cependant, j'ai écrit ce livre sans avoir à l'esprit une religion ou un point de vue religieux particulier. Au contraire, j'encourage les lecteurs à se référer au matériel d'une manière qui leur convient, indépendamment de leur religion ou de l'absence de religion. Les mots entourant la spiritualité sont utilisés de manière philosophique et ne sont pas affiliés à un dieu ou à une religion. Le terme de spiritualité reconnaît qu'il existe une « réalité immatérielle imperceptible par les sens » (Encyclopaedia Britannica, 2020). Avec cette définition, l'engagement dans notre spiritualité est différent d'une personne à l'autre. Il peut vous amener à communier avec la forêt, à assister à la messe du dimanche ou à contempler un tableau avec émerveillement. L'auteur incontournable Richard Rohr (1999) décrit cet espace sacré comme la **liminalité**, représentant le seuil entre ce qui est connu et le mystère de ce qui est encore à venir. C'est dans cet espace qu'émergent la plupart de nos transformations significatives incarnées. Il est essentiel de rester incarné dans cet espace pour passer d'une manière d'être à une autre. Pour ce faire, nous devons naviguer dans le chaos ressenti qui surgit dans l'entre-deux, et non pas l'étouffer.

Ce texte vous emmène dans un voyage né en grande partie des théories humanistes (Maslow, 1943; Rogers, 1959), transpersonnelles (Porges, 2011; Rogers, 1959) et des théories transcendantales et intégrales (Wilber, 2001). La spiritualité est la composante essentielle qui alimente nos capacités transpersonnelles et transcendantales. Neuman (1995) et Watson (1988), deux grands théoriciens des soins infirmiers, ont intégré la spiritualité comme un élément essentiel de la prise en charge globale de la personne. Plus d'une décennie de recherche établit un lien entre la spiritualité et les résultats en matière de santé, comme en témoigne une étude de Loeb et coll. (2003) montrant qu'une approche spirituelle permet aux personnes âgées de mieux gérer les multiples comorbidités. De même, l'étude de Brady et coll. (1999) a montré qu'une orientation spirituelle était positivement corrélée à une meilleure qualité de vie. Malgré les preuves substantielles des effets positifs de la spiritualité, nous, les soignants, abordons souvent le sujet avec beaucoup d'appréhension.

La spiritualité est présente dans le contenu présenté ici sous la forme de termes tels que l'essence, le pouvoir supérieur, le moi supérieur ou l'Esprit. Si l'un de ces termes est une pierre d'achoppement pour vous, explorez d'autres termes avec lesquels vous vous sentez à l'aise. Si les différences religieuses peuvent nous diviser, je crois que nous pouvons trouver un terrain d'entente dans l'idée que nous sommes tous liés à une essence ou à une interconnectivité qui transcende les limites de notre humanité. Le développement de nos racines nécessite un attachement à cette essence, auquel on accède et que l'on renforce en se plongeant dans notre monde intérieur. De cette manière, j'aborde la spiritualité comme une porte permettant de se connecter à l'essence, c'est-à-dire au cœur de ce que nous sommes vraiment, au-delà de notre conditionnement culturel.

Tous les changements de comportement significatifs et durables découlent d'une réorientation ou d'un changement spirituel – de ces moments où tout notre cadre de référence change. Une fois que nous avons changé spirituellement, avec le temps et avec cette nouvelle façon d'« être », les anciennes façons de « faire », qui ne sont pas utiles, disparaissent naturellement.

Se connecter à une source spirituelle qui nous procure un sentiment de considération positive inconditionnelle permet de cultiver l'autocompassion, l'amour bienveillant pour les autres, l'objectivité, le sens et l'orientation au milieu d'une mer de sentiments, de pensées et d'expériences éphémères. L'intégration de la spiritualité, quelle que soit la forme qu'elle revêt pour chacun d'entre nous, renforce les bienfaits de la pratique de la méditation sur la santé mentale et physique (Wachholtz et coll., 2017). Pour développer les conditions essentielles à l'épanouissement, je vous emmène au-delà de la connaissance cognitive (l'esprit « qui comprend »), en promouvant une capacité à laisser tomber les choses à l'arrière-plan d'une réalité beaucoup plus vaste et spirituellement inclusive. Ce fil spirituel commun relie toutes les parties du livre.

Et maintenant, voici mon secret, un secret très simple : ce n'est qu'avec le cœur que l'on peut voir juste; l'essentiel est invisible à l'œil.

Antoine de Saint-Exupéry, Le Petit Prince

Maladie mentale ou détresse spirituelle?

S'engager dans l'épanouissement requiert à la fois un mélange et une évolution de nos cadres physiques et cognitifs, inspirés et alimentés par un éveil spirituel révolutionnaire.

Le corps agit comme un vaisseau qui permet à l'esprit de s'actualiser dans le monde physique, fournissant un reflet tangible de la façon dont l'individualisme et le collectivisme s'entrelacent. Lorsque nous sommes en phase avec notre esprit individuel, la force indomptable et abondante qui est en nous, nous nous étendons au-delà du vaisseau qu'il habite pour nous aligner collectivement et avec compassion sur tous les êtres. Nous sommes tous cette glorieuse combinaison d'esprit et de corps, entiers en tant qu'individus, et faisant collectivement partie de quelque chose qui est bien plus grand que les limites de notre forme physique.

La biologie et le conditionnement de notre système nerveux se sont développés dans un schéma de pénurie et de peur il y a des millions d'années. Lorsque nous nous en remettons à cette peur, nos pensées, nos émotions et les comportements qui en découlent apparaissent comme des projections des anciens systèmes de croyances liés aux blessures non guéries. Notre moi spirituel est le conduit qui nous relie à un pouvoir plus grand que notre moi physique, nous rappelant notre plénitude et permettant une connexion authentique et compatissante avec les autres et avec la planète qui nous héberge.

Sans esprit, les efforts du corps manquent d'inspiration. Sans l'adhésion du corps, l'esprit se retrouve piégé, incapable de s'actualiser dans le monde physique.

Lorsque nous sommes immergés dans un monde obsédé par les ornements et l'évaluation des autres, notre orientation vers l'esprit se modifie. Le moi spontané, rempli d'esprit, se sent en contradiction avec les exigences du monde extérieur. En conséquence, l'esprit devient une menace pour le corps qui ressent le besoin de gagner l'approbation du monde conditionné. Comme l'esprit s'affaiblit avec chaque couche de conditionnement, le système nerveux défensif devient notre principale préoccupation. Les signaux de détresse spirituelle deviennent une source d'anxiété pour le corps, nous rappelant que nous avons oublié qui nous sommes. En conséquence, le besoin incessant de *faire* manque d'inspiration spirituelle, érode nos réserves d'énergie émotionnelle et provoque le mal-*être*. Lorsqu'il est séparé de l'esprit et qu'il n'est pas en phase avec lui, le corps ne peut pas naviguer dans le monde de manière objective. Cette séparation entraîne une détresse spirituelle qui persiste jusqu'à ce que nous nous syntonisions à nouveau. La syntonisation est le processus de réapprentissage de ce que signifie *être* un humain.

Pour faire face à la détresse spirituelle, il faut d'abord s'engager dans un nouveau schéma, passer de la peur à l'abondance. Pour ce faire, nous trouvons des contenants qui favorisent l'expression spirituelle et nous permettent de nous sentir en sécurité pour *être* authentiques. Avec le temps, nous retrouvons la confiance nécessaire pour permettre au corps d'entrer en relation avec l'esprit. Grâce à cette confiance, les conditionnements tombent et l'esprit s'illumine. Nous atteignons un point de bascule, la résistance du corps se dissipe et nous sommes en mesure de voir le conditionnement pour ce qu'il est. Nous libérons notre *être* des conditions illusoires du monde physique, et notre orientation passe de la peur à l'abondance. À partir de cet espace, l'esprit informe le *faire* du corps, fournissant l'aisance, la confiance, la direction et l'inspiration nécessaires pour vivre cette courte vie en abondance. Enfin, il est important de normaliser les frustrations en cours de route. Lorsque nous vivons des expériences spirituelles, les changements incarnés (changements durables de comportement) prennent souvent plus de temps. Plutôt que de laisser la honte s'envenimer en raison de l'**incongruité** ressentie, c'est l'occasion de cultiver consciemment l'autocompassion. Avec l'autocompassion, le corps se détend. Et lorsque le corps se détend, nous commençons à cultiver l'environnement nécessaire pour incarner l'essence de ce que nous sommes.

Le voyage à venir

Ce livre est divisé en 12 chapitres. Nous commençons par discuter de l'actualisation du « vrai » moi et, en explorant les facteurs de stress et les pratiques de développement de la résilience, nous apprenons à nous engager dans l'épanouissement. En étudiant ce livre et en vous engageant dans les exercices, vous essaierez une variété d'outils, en remarquant ce qui résonne et en mettant de côté ce qui ne résonne pas. La première partie de l'ouvrage est largement consacrée à *apprendre à connaître*, à expliquer pourquoi ce travail est nécessaire, à explorer les composantes de la culture des soins de santé qui, ironiquement, ne sont pas favorables à la santé et au bien-être, et enfin à convaincre l'esprit que le voyage vaut vraiment la peine qu'on y consacre du temps et de l'attention. Une fois que nous nous sentirons motivés et prêts, la deuxième partie nous emmènera plus profondément dans des pratiques expérientielles, favorisant le développement de la congruence et du sens de la cohérence à travers une variété des pratiques d'harmonisation, de renforcement, de déblocage et d'harmonisation.

Voici un aperçu général des sujets abordés dans chaque chapitre :

- Première partie : apprendre à connaître grâce à la recherche
  - Chapitre 1 : des racines fortes : sens de la cohérence et de la congruence : présente les concepts de base et le cadre qui sous-tendent la nature expérimentale de ce travail.
  - Chapitre 2 : apprendre à s'épanouir : décrit le concept d'épanouissement et les éléments nécessaires pour s'y engager
  - Chapitre 3 : apprendre à connaître le stress : décrit le concept et les complexités du stress et les sources communes qui y conduisent.

- Deuxième partie : apprendre à connaître grâce au ressenti
  - Chapitre 4 : s'harmoniser à ses « racines » : nous entrons dans le domaine du ressenti, par lequel nous commençons à explorer la force de nos racines.
  - Chapitre 5 : renforcer la congruence par l'autocompassion : décrit l'importance de l'autocompassion et fournit les composantes et les outils de base pour promouvoir son développement.
  - Chapitre 6 : naviguer parmi les facteurs de stress : éliminer le « bruit » et gérer les intempéries : ce chapitre donne un aperçu de la gestion des facteurs de stress externes, qui s'appuient tous sur des outils qui font appel à nos ressources intérieures pour ressentir et libérer les émotions non résolues (traumatismes) que nous n'étions pas en mesure de gérer auparavant.
  - Chapitre 7 : renforcer le sentiment de cohérence : la réorientation consciente : se concentre sur la pleine conscience – rester connecté à l'intérieur de soi, construire des habitudes de pleine conscience, et laisser aller nos tendances à ruminer des pensées du passé et de l'avenir. Le sens de la cohérence se développe à mesure que nous reconnaissons nos ressources intérieures et que nous apprenons à leur faire confiance, cultivant ainsi une plus grande capacité à voir le monde à partir de cette lentille plus objective.
  - Chapitre 8 : renforcer nos racines alors que nous labourons le sol de notre enfance : nous continuons à nettoyer les zones d'incongruité. Ainsi, sans nous enfermer dans des récits qui nous déresponsabilisent, nous remontons doucement vers notre éducation, en cultivant le sol de notre enfance.
  - Chapitre 9 : renforcer nos capacités d'autoapaisement : le calme à la racine : nous explorons les outils et les techniques qui favorisent la capacité à s'autoapaiser au lieu de se tourner vers des produits chimiques et des activités pour se distraire. L'autoapaisement est le résultat naturel de la connaissance, de la confiance et du confort de notre monde intérieur.
  - Chapitre 10 : effacer les traumatismes du passé : le passé non résolu : approfondit la résolution des traumatismes, l'utilisation de la pleine conscience pour nous réorienter face à des expériences difficiles et la connexion, le renforcement et l'approfondissement de notre sens du soutien et de l'ancrage à nos racines spirituelles.
- Troisième partie : s'harmoniser à la vocation de la communauté
  - Chapitre 11 : s'harmoniser à la vocation : les racines avant les fruits : décrit comment « vivre notre vocation » est ce à quoi ressemble l'épanouissement. Nous harmonisons nos choix à notre essence (valeurs et désirs) et au but unique de notre vie qui découle de cette essence.
  - Chapitre 12 : s'harmoniser à la communauté : relier les systèmes racinaires : se tourne vers l'extérieur pour se concentrer sur le service et le leadership. Pour soutenir tout changement significatif dans la culture des soins de santé, les priorités et la prise de décision sont fondées sur la compréhension du fait qu'un changement durable nécessite une transformation spirituelle à tous les niveaux de l'organisation.

Tirer le meilleur parti du parcours

Si le voyage à travers ce cursus de vie est éclairé par la science, la manière dont nous évoluons va bien au-delà de la connaissance de la recherche. La science nous aide à connaître en nous montrant les indices qui jalonnent le chemin. Mais la connaissance profonde, celle qui nous amène à adopter de nouvelles façons d'être, se produit en apprenant par l'expérience, ce qui nous permet de développer notre sens du ressenti (Figure 1.2).

Le processus par lequel nous développons une nouvelle trajectoire – de la connaissance à l'harmonisation à la vocation (Figure 1.3) – reflète les méthodes d'apprentissage qui favorisent le sens de la cohérence et de la congruence (voir Figure 1.3). Cette approche d'apprentissage suit les principes de l'apprentissage des adultes et du développement des compétences métacognitives (Stolovitch & Keeps, 2011). Tout en vous imprégnant des outils et des techniques, vous ferez des exercices en rapport avec les cinq pratiques de transformation – connaître,

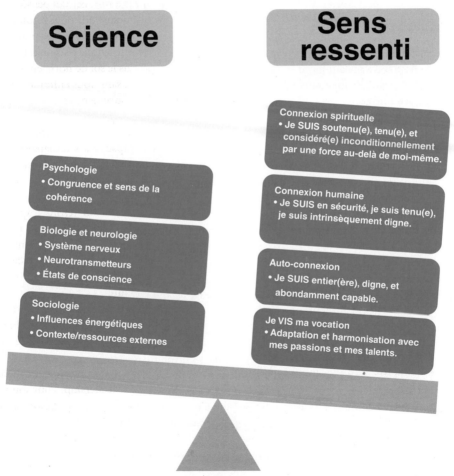

Fig. 1.2 Ce voyage s'appuie sur la science et sur des concepts et des principes largement adoptés. Les outils fournis au cours du voyage sont en corrélation avec des stratégies fondées sur des données probantes afin de renforcer le sens de la cohérence et de la congruence. Une fois que nous connaissons la science, nous pouvons nous abandonner à une connaissance beaucoup plus profonde, permettant au monde intérieur de diriger nos pas à mesure que nous nous adaptons et renforçons notre ressenti.

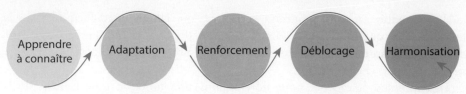

Fig. 1.3   Une nouvelle trajectoire. De la connaissance à l'harmonisation à sa vocation.

s'accorder, renforcer, débloquer et harmoniser – chacune d'entre elles développant davantage notre sens du ressenti. Dans cette section, j'explique comment ces pratiques transformatrices ont émergé d'un cadre fondé sur des données probantes, afin que vous puissiez tirer le meilleur parti de ce voyage. Ce faisant, j'espère que vous ferez confiance au processus, en passant de la connaissance scientifique à une connaissance expérimentale plus profonde. Les cinq pratiques transformatrices sont les suivantes :

- **Apprendre à connaître**
  - Apprentissage autonome : s'adapter à votre style d'apprentissage
  - Les exigences fondamentales en matière d'atténuation du stress et de survie
- **S'harmoniser**
  - Réflexion à partir du cœur
  - Relier les nouveaux apprentissages aux expériences et au contexte
  - Pratiquer une variété d'exercices pour intégrer l'apprentissage
  - Remarquer ce que l'on remarque : distinguer le signal du bruit
  - Ajuster en mettant l'accent sur les nouveaux apprentissages : élaguer l'arbre de la connaissance
- **Renforcer**
  - Développer un sentiment de cohérence par le biais d'activités qui favorisent :
    - Création de sens
    - Autoefficacité
    - Pleine conscience
  - Développer la congruence par le biais d'activités qui favorisent :
    - Expression authentique
    - Compassion de soi
- **Effacer**
  - Identifier les anciens systèmes de croyances : pivoter par la réorientation
  - Identifier et digérer les zones d'incongruité et de traumatisme
- **Harmoniser**
  - Se pencher sur son « vrai » moi : se connecter à ses valeurs et désirs authentiques
  - Adopter la connectivité au-delà de votre conteneur
  - Vivre sa vocation
  - Fixation d'objectifs en adéquation avec votre vocation, vous propulsant vers votre vision
  - S'engager sur une nouvelle trajectoire à travers de nouvelles habitudes et de nouvelles façons d'être
  - S'engager dans un leadership empreint de compassion

Les activités et les exercices permettent de modifier notre façon d'être, en remettant en question les anciennes croyances à l'aide d'outils et de techniques fondés sur des données probantes et en offrant de nouvelles perspectives pour se réorienter. Comme l'illustre la Figure 1.3, nous *apprenons à connaître* notre biologie, notre psychologie et nos tendances humaines en nous sensibilisant et en comprenant la recherche. Nous appliquons la recherche à nos expériences et à nos contextes uniques. En nous exerçant, nous cultivons la formation d'habitudes, pour *devenir* plus entiers en transformant une connaissance superficielle en une connaissance profonde et intégrée. En procédant à ces petits changements, nous nous sommes engagés sur une nouvelle voie. Comme un avion qui ajuste son orientation d'un degré, ces changements sont à peine perceptibles au début, mais au cours du vol, ces changements progressifs conduisent l'avion à sa destination finale. Les *nouvelles trajectoires* consistent à faire de petits ajustements intentionnels à notre orientation au monde et à notre orientation à soi, qui, avec le temps, modifieront le cours de notre vie.

Parce que nous sommes tous différents, certains exercices trouveront un écho et d'autres non. Gardez ce qui vous plaît et laissez tomber le reste, en espérant que l'outil dont vous avez besoin viendra à vous quand vous en aurez besoin. En outre, si nous interprétons les outils comme des solutions miracles, issus d'une mentalité de « réparateur », nous favorisons l'incongruité. Cependant, si nous abordons le travail avec curiosité et compassion, nous renforçons notre confiance en nous, notre intégrité personnelle et notre sens de la cohérence et de la congruence dans le processus.

La connaissance n'est pas ce dont on se souvient, mais ce qu'on ne peut pas oublier.

Comme le montrent la Figure 1.3 et l'Annexe B, ce livre suit un cadre dans lequel les participants « apprennent à connaître » en se rappelant le cœur de leur identité. Ce processus de connaissance, décrit plus haut, favorise l'autonomie, la capacité de recadrage et de réorientation, ainsi qu'un sens profond de la connexion intérieure et extérieure. Nous cultivons la capacité d'agir, la réorientation et la connexion en.. :

- **S'adaptant** aux ressources personnelles et collectives. Nous nous adaptons en nous plongeant dans notre corps et notre monde intérieur et en nous mettant au diapason de nos valeurs uniques, de notre vocation, de notre spiritualité et de nos capacités sensorielles intérieures et extérieures (par exemple, l'intuition, la perspicacité, les sens physiques). L'adaptation favorise l'action et nous aide à faire la distinction entre les empreintes du conditionnement social et les comportements habituels de survie et de stress. Il s'agit également de se mettre à l'écoute d'un soutien relationnel sain : la sagesse, la compassion, le témoignage et le reflet des participants au groupe.
- **Renforcer** en cultivant la connexion et la pleine conscience : comprendre « les intempéries » de nos environnements de travail ainsi que les traumatismes, le stress et le processus de rétablissement; utiliser des outils et des exercices pour la régulation physique et émotionnelle; et cultiver des relations de considération positive inconditionnelle avec nous-mêmes et les autres participants.

- **Effacer** les stratégies d'adaptation qui ne nous servent plus grâce à l'autocompassion, à l'introspection, au travail de l'ombre et à la libération de la honte. Nous régulons le système nerveux pour éliminer la réponse au stress. Nous éliminons les vieux systèmes de pensée qui ne nous servent plus.
- **Harmoniser** et **recadrer/réorienter** notre identité personnelle et professionnelle avec notre authenticité, notre « vocation » à vivre de la manière la plus significative, la plus joyeuse et la plus saine possible.

Les exercices ne sont pas des prescriptions

Ce livre contient de nombreuses suggestions et exercices; ceux-ci ne sont pas conçus comme des solutions miracles, mais pour améliorer la conscience de soi par l'exploration, l'expérimentation et la réflexion critique sur la façon dont chaque exercice peut ou non résonner avec nos besoins et nos désirs uniques. Partir du principe que les exercices conviendront à tout le monde ne fait qu'engendrer l'homogénéisation. Notre chimie cérébrale, nos expériences passées, nos projections et nos vulnérabilités sont toutes différentes. Compte tenu de nos besoins et désirs uniques, il ne peut y avoir de prescription générale qui convienne à tous. Les exercices sont plutôt des outils à essayer : vous pouvez décider vous-même s'ils résonnent avec cœur et s'ils sont utiles dans votre cheminement vers un plus grand sens de la cohérence et de la congruence.

Répondez à tous les appels qui stimulent votre esprit.

Rumi (1997)

L'adaptation est une pratique de réflexion qui consiste à filtrer les événements, les opinions et les pratiques à travers la lentille de notre cœur. L'utilisation de cette forme de réflexion (prendre note de ce qui résonne) au fur et à mesure que vous travaillez sur les concepts et après chaque exercice est la partie la plus importante. Grâce à la réflexion, nous apprenons à nous connaître et à savoir ce qui anime notre cœur et notre esprit, y compris nos désirs ou notre absence de désir de poursuivre certains exercices. Soyez attentif à ce qui se présente à vous lors de chaque exercice; laissez tomber ce qui ne résonne pas et retenez ce qui résonne. Lorsque vous constatez que vous vous « attachez » à un exercice ou à un outil, rappelez-vous qu'il s'agit de points de repère sur le chemin de la découverte de soi et de l'autoguérison. Remarquez ceux qui semblent mettre en lumière des dissonances non digérées du passé qui sont peut-être prêtes à guérir; remarquez comment ils suscitent vos émotions et vos désirs.

Faire le tour avec une considération positive inconditionnelle : cultiver une communauté de pratique

Une **communauté de pratique** décrit un groupe de personnes qui partagent une intention pour quelque chose qu'elles font et apprennent à l'intégrer dans leur vie quotidienne, apprenant à mieux le faire à mesure qu'elles interagissent régulièrement

(Wenger-Trayner & Wenger-Trayner, 2015). Dans le contexte de ce travail, il décrit un groupe de personnes ayant l'intention commune de cultiver un espace de considération positive inconditionnelle, visant à minimiser le stress et d'autres obstacles à l'épanouissement et à maximiser la capacité de chacun à s'épanouir individuellement et en communauté. En tant que groupe, la communauté de pratique facilite la capacité à opérer à partir de ce lieu dans leur vie quotidienne grâce à des relations et des exercices qui élargissent la conscience et favorisent l'autorégulation et l'atténuation du stress, la connectivité avec le cœur et la capacité à vivre sa vocation.

C'est au sein d'une communauté de pratique que nous apprenons l'autocompassion, qui décrit l'incarnation d'une considération positive inconditionnelle, nous permettant de refléter la même chose à l'intérieur. Il est important de cultiver votre cercle de soutien, ces personnes dans votre vie qui vous considèrent de manière inconditionnellement positive, qui vous voient comme une personne entière et intrinsèquement digne d'amour et d'appartenance, quoi qu'il arrive. Je développe ces relations plus loin dans le livre, mais il est important d'entamer cette partie du voyage le plus tôt possible, car une grande partie de ce travail exige une volonté d'être vulnérable. Pour être disposés, nous devons nous sentir en sécurité. Cultiver un environnement intérieur et extérieur sûr nous permet de nous sentir en sécurité, voire soutenus, ce qui alimente le courage nécessaire pour s'aventurer en terrain inconnu.

Cocréer un contenant qui favorise la guérison

Le cercle est né autour des feux de cuisine des ancêtres de l'humanité et nous accompagne depuis lors. Nous nous souvenons de cet espace. Lorsque nous écoutons, nous parlons de manière plus réfléchie. Nous nous appuyons sur un objectif commun.
The Circle Way (2019)

Rester dans l'isolement ne peut nous mener que jusqu'à un certain point. La recherche des personnes qui peuvent nous rappeler qui nous sommes et nous aider à nous attacher plus solidement nous permettra de faire le reste du chemin. La guérison se produit au rythme de la confiance et, parce que nous sommes des êtres relationnels, la confiance se construit dans la relation avec soi-même, avec les autres et avec soi-même et les autres (en étant témoin de la façon dont nous nous exprimons dans le monde). Comme l'illustre la Figure 1.4, l'un des moyens de cultiver la confiance consiste à s'entourer officiellement d'autres personnes animées des mêmes intentions. C'est notre cercle de soutien qui nous soutient, nous stabilise dans les moments les plus difficiles du voyage. En outre, le fait d'être témoin de l'adoption de nouvelles façons d'être accélère notre capacité à opérer des changements significatifs, qui nous permettent d'incarner de nouvelles idées et intentions dans notre vie quotidienne. Chaque fois que nous faisons preuve de courage en disant ce que nous pensons ou en répondant à ce que nous ressentons en compagnie d'autres personnes, notre confiance dans le contenant et en nous-mêmes s'accroît. Ceux qui nous voient tels que nous sommes et qui célèbrent l'authenticité nous aident à nous détendre dans le processus de guérison. Bien qu'*aucun* cercle ne permettra à toutes

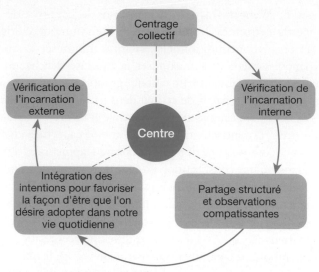

Fig. 1.4   La voie du cercle. *The Circle Way : A Leader in Every Chair* (Baldwin et coll., 2010).

les personnes de se sentir en sécurité à chaque instant, nous pouvons maximiser le sentiment de sécurité de tous en suivant une structure prévisible et en développant des accords collectifs auxquels chaque membre contribue et avec lesquels chaque membre est d'accord.

L'un des moyens d'encourager l'action individuelle consiste à conclure des accords explicites qui favorisent l'acceptation et la confiance dans les besoins de régulation émotionnelle de chacun. Par exemple, certains n'aiment pas dire au revoir ou faire des câlins, d'autres ont besoin de s'éloigner des stimuli intenses pour éviter d'utiliser la dissociation comme mécanisme d'adaptation, et d'autres encore ont besoin de se déplacer pour répondre à leurs besoins physiques. Permettre aux membres de gérer en toute conscience les distractions biologiques, les transitions et les activateurs potentiels en faisant ce qui leur semble bon et sûr, c'est faire preuve d'une considération positive inconditionnelle. En outre, la célébration de ces exercices d'autocompassion au sein du cercle favorise la congruence et le sens de cohérence. Outre les accords, l'existence d'une structure réduit l'ambiguïté (un facteur de stress courant) et renforce les intentions communes du groupe. Les exercices fondamentaux de l'encerclement encouragent à parler avec intention, à écouter avec attention et à veiller au bien-être du cercle.

Réconciliation : sortir du cadre

En tant que colon de troisième génération au Canada, j'ai eu du mal à m'associer aux efforts de vérité et de réconciliation. Bien que je soutienne la cause, elle ne m'a jamais semblé applicable à ma vie quotidienne jusqu'à récemment.

Alors que j'ai commencé à m'éveiller à ce que je suis, séparée de mon conditionnement, je m'éveille également à la nature déshumanisante du système dans lequel nous vivons et travaillons. Ce système rigide et perfectionniste est le résultat vivant de la colonisation (établir un contrôle sur les gens, forcer l'assimilation à une façon d'être). Et la vérité, c'est que je passe une bonne partie de ma journée à la renforcer.

La colonisation fait mal (à tout le monde)

Paradoxalement, j'ai passé des années à travailler sur la réconciliation intérieure, à faire la paix avec les adversités de l'enfance, à faire amende honorable avec ceux que j'ai lésés et à mettre à jour d'anciens systèmes de croyance inutiles. Quel que soit le travail intérieur, je reconnais que je marche chaque jour en me forçant à entrer dans les petites boîtes bien rangées qui m'ont été prescrites dès mon plus jeune âge. Je n'aime pas entrer dans ces boîtes. Elles sont rigides, prévisibles et sans vie. Pour y entrer, je dois me faire petite, faire taire ma voix intérieure afin de pouvoir m'assimiler. Une fois à l'intérieur de la boîte, je ne me sens pas bien. Je me sens opprimée, tenue à l'écart, honteuse parce que mon vrai moi ne s'y sent pas le bienvenu. Je dois faire taire mon moi authentique, au lieu d'adopter l'image idéale qui m'a été prescrite. À l'intérieur de cette boîte, mes émotions me semblent menaçantes parce qu'elles me disent de sortir, que ce n'est pas sûr, que je n'y ai pas ma place. Je me sens menacée parce que je sais que ces émotions sont des messagers importants : elles me disent ce qu'il faut faire pour guérir, pour m'épanouir et devenir la personne la plus authentique et la meilleure qui soit. Mais cette boîte est tout ce que je connais depuis tant d'années, et j'ai trop peur d'en sortir. Et si je me retrouve seule? Et si je me débarrassais des murs qui m'entourent, révélant ma vraie personnalité, pour me heurter à un refus? Puis, après avoir ruminé ces pensées, je me fige, incapable d'agir. Je reste donc dans la boîte. Je me réfugie dans un sentiment de sécurité, je m'accroche aux murs familiers, je trouve du réconfort dans la prévisibilité qu'ils m'apportent.

Dans cette culture individualiste, nous aimons nos boîtes. Il y a la boîte dans laquelle nous travaillons, que nous passons une grande partie de notre vie à servir fébrilement, récompensés par des lettres supplémentaires qui renforcent le pouvoir et le respect de nos noms de naissance. Il y a ensuite toutes les autres boîtes dans lesquelles nous entrons et sortons : la boîte de l'église, la boîte des parents et la boîte « je dois avoir l'air socialement compétent ».

Je passe la majeure partie de ma journée à passer d'une boîte à l'autre, à les porter comme une veste bien isolée, puis à retirer chaque boîte lorsqu'elle n'a plus d'utilité. Et à quoi cela sert-il? Je veux être acceptée et aimée; je veux sentir que j'appartiens à quelque chose de plus grand que moi. Chaque boîte contient la promesse d'un sentiment d'appartenance et, d'une certaine manière, ce besoin primaire profond semble justifier l'endormissement de mon « vrai » moi. Le réveil est dangereux. J'ai servi ce système colonisé pendant si longtemps que j'ai peur de m'en libérer. J'ai peur que si je sors des murs, je... je... je ne sais pas. Et cette ignorance me terrifie.

C'est alors que cela s'est produit. J'ai trouvé des gens comme moi, des gens qui veulent sortir, être libres, être vus, et dans ce regard, aimer et être aimés, sans boîtes. Ce qui est encore plus passionnant, c'est que ce travail d'enfumage est contagieux et qu'une communauté entière est en train de naître autour de nous.

Il est temps d'ouvrir les yeux sur les conséquences du conformisme et de la colonisation. Nous sommes tous traumatisés par le système d'homogénéisation dans lequel nous vivons. Pour nous réconcilier véritablement avec les autres, nous devons d'abord affronter notre propre vérité, nous réconcilier avec ce que nous sommes dans ce monde et avec la façon dont nous continuons à contribuer à la colonisation dans notre somnolence.

Je commence à savoir que nous sommes plus que les boîtes dans lesquelles nous nous cachons. Nous sommes bien plus…

S'adapter au voyage à venir : cultiver les habitudes et se centrer

Le centrage est ce qui se produit lorsque nous cessons de faire, ce qui nous permet de ressentir et de nous adapter à l'esprit de notre être. Lorsque nous nous mettons à l'écoute, nous trouvons un terrain stable dans l'essence de ce que nous sommes.

Imaginez que chaque partie de vous-même est une pièce essentielle de l'ensemble qui aspire à s'exprimer de manière authentique. Tout comme un récipient qui existe pour être rempli, ces pièces sont complétées lorsque nous les reconnaissons, les autorisons et les nourrissons jusqu'à ce qu'elles atteignent leur plénitude. Avec chaque pratique nourricière, nous ajoutons une nouvelle goutte d'eau à ces parties de nous-mêmes en attente, ces vaisseaux à l'intérieur de nous qui aspirent à être remplis et comblés. Finalement, la tension superficielle du récipient augmente à un point tel qu'il ne peut plus rester limité par les parois de la tasse et qu'un change-ment indéniable se produit. À cette fin, essayez plusieurs exercices, trouvez ce qui résonne en vous. Vous cultiverez des habitudes qui, avec le temps, rempliront et combleront les parties de votre moi qui aspirent à être acceptées, autorisées, expri-mées et aimées. N'oubliez pas de gérer vos attentes, car ces changements prennent du temps; pour certains, il faudra beaucoup plus de gouttes pour que la coupe se remplisse avant qu'ils ne se déversent enfin hors du contenant auquel ils sont liés. Faites confiance au processus.

Se centrer, c'est revenir à son centre, à l'essence immuable de ce que l'on est. Il existe plusieurs façons de revenir à son centre, et je recommande d'en faire une habi-tude fondamentale à développer. Voici quelques techniques de centrage à essayer :

- **Sentir le contact entre ses pieds et le sol**, n'importe où (si possible, mettre ses pieds nus sur la terre).

- **Lever les yeux vers le ciel**, imaginer ce ciel comme son témoin, l'entité omnisciente qui *nous connaît*, le *nous* qui existe au-delà du conditionnement. Pour certains, regarder le ciel est un rappel d'un Dieu aimant et omniscient ou d'une puissance supérieure qui nous fait sentir aimés et acceptés tels que nous sommes.
- **Se concentrer sur la respiration, ou mieux encore, se concentrer sur la pause entre vos respirations.** Laissez votre respiration vous ancrer, vous rappelant que *vous* existez en dehors du bruit des stimuli internes et externes. *Vous* n'êtes pas le bruit; vous êtes l'espace, l'observateur du bruit. Chaque fois que vous vous concentrez sur votre respiration, vous prenez du recul par rapport au bruit, vous cultivez le non-attachement et l'objectivité.
- **Amour bienveillant**. Grâce à la pratique de l'amour bienveillant (plusieurs exercices sont proposés dans ce livre), nous apprenons à diriger avec le cœur, notre centre physique et spirituel. En Occident, nous sommes si souvent conditionnés à diriger avec la tête, à analyser le plan d'action le plus efficace et le plus socialement acceptable. En conséquence, nous pouvons perdre notre sentiment d'identité et les désirs qui nous animent et nous excitent. En nous reconnectant au cœur, nous accédons à la partie la plus puissante de nous-mêmes, en nous centrant sur des pratiques d'amour bienveillant dirigées vers l'intérieur et vers l'extérieur.

En plus de la théorie et de la recherche, vous aurez l'occasion de développer un sens de la cohérence et de la congruence en choisissant parmi une variété de pratiques expérientielles et réflexives présentées dans les sections Occasion d'exercice expérientiel et Opportunité d'adaptation et de réflexion.

> ### Occasion d'adaptation et de réflexion
>
> La recherche d'un sens et d'une joie dans ce travail est nécessaire pour nous centrer et nous soutenir dans les moments les plus difficiles du voyage. Il s'agit de se rappeler qui nous sommes et ce qui compte vraiment pour nous. En étant attentif à simplement prendre note (en s'abstenant d'analyser ou de juger en bien ou en mal), qu'est-ce qui, dans le fait d'entreprendre ce voyage de mémoire, suscite votre désir? Que craignez-vous?

S'adapter au voyage à venir : apprendre à s'épanouir

Au fur et à mesure que vous avancerez dans le texte, j'espère que vous vous pencherez pour développer votre confiance dans le processus. Vous pouvez le faire en prêtant attention aux sensations, en remarquant quand votre corps se dilate et quand il se contracte. Écoutez les signaux subtils, en vous mettant à l'écoute de votre sagesse intérieure. C'est votre guide le plus fiable dans ce voyage.

En dépit de ce que vous avez pu apprendre dans la culture dans laquelle vous couvez, pour forger les « racines » profondes et résistantes nécessaires pour naviguer dans les « intempéries » qui passent, nous devons prendre soin de notre corps et des sens qui nous habitent. Cette forme de connaissance incarnée renforce le processus de guérison. Pour cultiver cette forme de connaissance, essayez les exercices expérientiels décrits dans le texte. Ils vous guideront loin de l'esprit « qui cherche à comprendre » afin que vous puissiez revenir à votre corps (le « sens ressenti »). Conformément à cette intention, les chapitres 1 à 3 sont axés sur la satisfaction de votre « esprit de compréhension ». Une fois la confiance développée au niveau de l'esprit, nous sommes plus enclins à nous investir dans le processus au niveau du corps et de l'esprit (vos « sens ressentis »), ce qui est nécessaire à la guérison et à l'orientation de l'action Chapitres 4 à 12.

Pour résumer le processus (voir Figure 1.3), vous allez *apprendre à connaître* les besoins humains communs, l'impulsion du stress et les atouts fondamentaux de l'épanouissement. En guise de rappel, nous approfondissons ensuite la connaissance par l'*adaptation*, le *renforcement*, l'*effacement* et l'*harmonisation* :

- Apprendre à connaître en explorant la recherche, en se concentrant sur les exigences de l'épanouissement (chapitres 1 et 2)
- S'adapter au monde intérieur, en laissant le monde extérieur passer à l'arrière-plan. Distinguer le « signal » de votre personne du « bruit » du monde conditionnel vous permettra de vous mettre au diapason de votre objectif le plus élevé (Chapitres 3 et 4).
- Renforcer par des exercices d'apaisement centrés sur le cœur qui renforcent la connexion en améliorant la congruence (y compris l'autocompassion – Chapitres 5, 8 et 9) et un sentiment de cohérence (y compris la pleine conscience – Chapitre 7) en tant que facteurs de développement qui favorisent l'épanouissement.
- Faites le ménage dans votre espace intérieur en développant des outils et des techniques pour réorienter les anciens systèmes de croyances et résoudre les zones d'incongruité et de traumatisme (Chapitres 3, 6, 9 et 10)
- S'harmoniser à sa vocation, sa vision et son potentiel de leadership en s'engageant dans des exercices qui harmonisent et renforcent sa capacité à se connecter à son « vrai » moi et à lui donner les moyens d'agir (Chapitres 11 et 12)

Continuez à voyager en relation avec d'autres personnes animées des mêmes intentions – cela vous rappellera physiquement que vous n'êtes pas seul. Chaque étape de ce voyage est une nouvelle occasion de se rappeler ce que signifie être humain, en résolvant ce qui s'est passé auparavant pour se préparer à quelque chose de nouveau. Nous allons maintenant *apprendre à connaître* les exigences de l'épanouissement.

CHAPITRE 2

Apprendre à s'épanouir

Des racines fortes

Puissiez-vous trouver votre équilibre entre l'ordre et le chaos.
Assez d'ordre pour faire confiance à l'amour et assez de chaos pour danser librement avec les mystères de la vie.

Puissiez-vous développer la sagesse et la compassion nécessaires pour naviguer dans les tensions internes, de pouvoir et d'impuissance, d'indépendance et d'intimité, de satisfaction et d'aspiration.

Puissiez-vous vous enraciner profondément dans votre monde intérieur, permettant à toute la vie d'être une méditation, vous protégeant du paysage toujours changeant du monde extérieur.

À cette fin, quelles que soient les conditions présentes à la surface, puissiez-vous vous enraciner profondément dans la force de vos racines et ressentir la connexion et la nourriture de la forêt qui vous porte.

Chaque jour, nous rencontrons de nombreuses bifurcations. La voie que nous empruntons, influencée par toute une série de facteurs, détermine notre capacité à nous épanouir. Les bifurcations représentent les moments quotidiens où, en tant que soignants, nous donnons et recevons, remplissons et sommes remplis. Prendre le chemin de l'épanouissement décrit ces moments où nous sommes honnêtes à propos de qui nous sommes et de la manière dont nous nous exprimons dans le monde. Ce sont les moments de la vie quotidienne où nous nous immergeons dans une conversation intéressante, où nous nous perdons dans le plaisir d'accomplir nos tâches et où notre journée de travail passe à toute allure. Lorsque nous prenons l'habitude d'être dans l'instant présent, les expériences de facilité, de fluidité et d'écoulement se multiplient. En conséquence, nous nous fatiguons moins pour ce qui a été et ce que nous attendons de l'avenir. Lorsque des difficultés surviennent, nous faisons appel aux pratiques qui nous ancrent, ce qui nous permet de retrouver un sens à notre vie et de nous sentir enthousiastes (plutôt que stressés) face aux défis professionnels que nous nous sentons désormais capables de relever.

Si nous rencontrons un embranchement et que nous prenons l'autre chemin, ignorant l'appel intérieur à satisfaire les besoins des autres, les efforts ressentis seront plus importants que les récompenses ressenties. À partir de ce lieu d'érosion, nous commençons à nous épuiser, à ressentir un manque d'énergie qui fait que les tâches nous paraissent obligatoires et onéreuses. Dans cette optique, le temps a tendance à s'écouler en faisant de notre mieux pour ignorer les signaux de détresse qui s'allument en nous. Les mystères de la journée semblent imprévisibles et mena-çants, remplis de l'insécurité de ce qui va arriver et de la question de savoir si nous avons les ressources nécessaires pour y faire face. Les défis qui se présentent mena-cent nos dernières gouttes d'énergie et, par conséquent, nous nous sentons fatigués, émotionnellement épuisés, irrités par les choses et les personnes qui requièrent notre attention. Nous craignons de devenir *cette* personne soignante, celle que nous avons toujours juré de ne jamais devenir. Et donc, pour éviter une telle atrocité, nous affichons un visage souriant et nous repoussons les émotions négatives qui brûlent en nous. C'est un endroit familier pour beaucoup d'entre nous. Comment en sommes-nous arrivés là?

Pour moi, s'épanouir, c'est vivre une vie professionnelle et personnelle épanouie. C'est vivre pleinement sa vie, être authentique et présent dans l'instant, et ressentir du contentement malgré les inévitables péripéties de la vie. À partir d'un lieu de sécurité intérieure, en cas de souffrance ou de tristesse, nous reconnaissons que les sentiments et les émotions sont une partie saine et libératrice de la vie.

En accord avec les travaux de Rogers (1951), l'acte d'épanouissement signifie « actualiser, maintenir et améliorer l'organisme qui fait l'expérience » (p. 487). Lorsque nous agissons en fonction de notre inspiration et de notre authenticité, nous nous engageons dans une activité de réalisation de soi. Une personne qui s'accomplit est une personne dont

> *… le contact avec la réalité est tout simplement plus direct. Ce contact direct, non filtré et sans intermédiaire avec la réalité s'accompagne également d'une capacité considérablement accrue à apprécier, encore et encore, fraîchement et naïvement, les biens fondamentaux de la vie, avec admiration, plaisir, émerveillement et même extase, même si ces expériences sont devenues ennuyeuses pour d'autres… Pour ces personnes, même le travail quotidien, les affaires courantes de la vie peuvent être palpitantes, excitantes et extatiques. (Maslow, 1968, p. 214-215)*

Les personnes qui se réalisent acceptent leur nature humaine faillible et tolèrent mieux l'incertitude et l'ambiguïté sur le lieu de travail. Ces soignants auront des relations de travail interpersonnelles importantes et accepteront librement les pen-sées et les comportements spontanés de leurs collègues. Ils ont un sens clair de la réalité et une tolérance objective de l'incongruité des idéaux professionnels. Ils abordent les événements imprévisibles avec créativité et sens de l'humour. Ils con-tinuent à apprécier la vie, malgré sa nature imprévisible, et envisagent avec opti-misme les occasions illimitées qui se profilent à l'horizon (Maslow, 1954).

Le processus de réalisation de soi est centré sur la capacité à s'engager dans la vie à partir d'un lieu congruent. Être authentique (congruent) est la manifestation de la connexion entre notre esprit, notre corps et notre âme. Il s'agit de s'approprier notre vie et d'y participer pleinement. Plutôt que de recevoir des ordres d'autorités exté-rieures, nous nous appuyons sur une boussole interne qui nous guide en s'appuyant sur nos sens, ce qui nous permet de voir le monde et les actions dans le monde avec nos propres yeux plutôt qu'avec ceux des autres (Rowen, 2015). Lorsque nous nous sentons en sécurité pour nous exprimer de manière cohérente, nous avons plus de chances de nous sentir épanouis. En conséquence de notre épanouissement, au lieu de nous occuper uniquement de nos propres besoins, nous commençons à répondre avec plaisir aux besoins des autres à partir de ce lieu d'abondance (Starcher, 2006). À l'inverse, lorsque nous sommes motivés par un rôle qui nous est attribué par d'autres, nous agissons par obligation d'obtenir l'approbation, en cherchant à satisfaire notre besoin d'être aimés et acceptés par les autres. À partir de ce lieu de pénurie, nos propres besoins continueront d'être éclipsés par les besoins des autres.

Épanouissement

D'après l'imbrication des termes dans la littérature, la réalisation de soi et l'épanouissement sont des termes interchangeables. Tous deux partagent des définitions utilisant des descripteurs similaires. Par exemple, ceux qui s'épanouissent se sentent vivants, pleins d'énergie et optimistes quant à leurs progrès et à leur apprentissage. (Mortier et coll., 2016; Porath et coll., 2012)

Pourquoi certaines personnes s'épanouissent-elles alors que d'autres luttent pour survivre chaque jour, même si elles travaillent et vivent dans des environnements similaires? Il existe des atouts personnels clés qui déterminent si les gens peuvent s'exprimer de manière authentique et s'ils se sentent menacés par des **stimuli** externes (événements qui se déroulent autour de nous). Étant donné que la plupart des stimuli ne provoquent pas de stress en soi, mais plutôt l'interprétation que nous en faisons, le fait de renforcer notre confiance en nos atouts personnels améliore nos chances de nous épanouir.

Si certaines personnes acquièrent ces compétences dès l'enfance, elles peuvent également être acquises à l'âge adulte. Le « temps » (voir Figure 1.1) représente les facteurs externes qui peuvent aider ou nuire à notre capacité à nous épanouir. Toutefois, les facteurs internes jouent un rôle tout aussi important, voire plus important, dans l'épanouissement.

Même si ce texte est axé sur le développement de la résilience personnelle, il est tout aussi important d'envisager les stratégies qui permettraient de modifier les éléments de l'environnement professionnel (ou notre rôle dans cet environnement) qui continuent à nous empêcher de nous épanouir. En ce qui concerne les systèmes météorologiques menaçants, quelle que soit la profondeur des racines d'un arbre, en cas de tornade, tous les arbres risquent d'être déracinés. Nous devons reconnaître les deux, car la résilience personnelle et les facteurs environnementaux ne s'excluent pas mutuellement.

Tant notre résilience personnelle (racines) que les facteurs externes (climat) contribuent à notre capacité à nous épanouir. Cependant, lorsque nous nous engageons à nous épanouir, nous sommes moins susceptibles de percevoir le climat comme une menace. Par exemple, nous sommes moins vulnérables à l'ambiguïté des rôles (attentes floues), aux tensions interpersonnelles et à la nature imprévisible de notre environnement personnel et professionnel. Lorsque l'environnement de travail présente des conditions climatiques moins extrêmes, telles que moins d'hostilité entre collègues, une charge de travail gérable, moins d'ambiguïté, plus d'ordre et de prévisibilité, il favorise l'épanouissement. Les deux sont interdépendants. Si des racines solides nous protègent des facteurs de stress, elles ont un impact sur l'équation et s'y entremêlent. Pour vivre régulièrement dans un état d'épanouissement, il doit y avoir un équilibre entre les environnements systémiques qui nous donnent un sentiment de confiance que nos besoins humains fondamentaux seront satisfaits *et* nous devons nous engager dans le profond travail intérieur nécessaire pour nous réaliser dans notre meilleur et plus authentique moi.

Dans cette section, j'aborde trois facteurs intrinsèques fondamentaux que nous rencontrons tous : (1) les *exigences humaines fondamentales pour s'épanouir*; (2) la *congruence* (orientation vers soi), qui nous permet de concilier notre monde « réel » et notre monde « idéal »; et (3) le *sens de la cohérence* (orientation vers le monde extérieur), qui détermine notre capacité à comprendre et à gérer avec confiance les stimuli extérieurs. Enfin, nous examinons la manière dont les trois concepts se combinent et s'entrecroisent. La figure 2.1 illustre la relation entre nos besoins

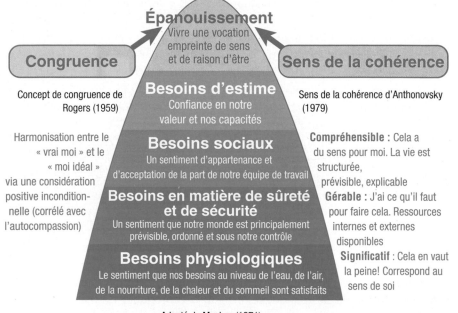

Adapté de Maslow (1971)

Fig. 2.1 Formule pour s'épanouir. La hiérarchie des besoins de Maslow (adaptée) est étroitement liée aux concepts d'épanouissement, de congruence et de sentiment de cohérence. Ces trois concepts suggèrent que des conditions de base doivent être remplies pour que nous puissions nous engager dans l'épanouissement. Que ce soit dans un contexte professionnel ou personnel, ces besoins fondamentaux s'appliquent. Par exemple, nous aspirons à ressentir un sentiment d'appartenance et d'acceptation de la part de notre équipe de travail.

fondamentaux, la congruence et le sentiment de cohérence. Si l'on part du principe que nous avons tous des besoins communs et que les êtres humains, et donc les soignants, sont en fin de compte motivés par l'épanouissement et la réalisation de soi, on peut également supposer que si un besoin primaire n'est pas satisfait, nous subirons un stress qui nous distraira et nous empêchera souvent de nous épanouir, jusqu'à ce que le besoin soit satisfait. La congruence et le sentiment de cohérence déterminent si nous interprétons les stimuli internes (émotions) et externes (pensées et événements inattendus) comme des obstacles à franchir ou comme des facteurs de stress menaçants.

La satisfaction des besoins humains en tant que précurseur de l'épanouissement

Si l'on est incapable de se réaliser en raison d'un besoin non satisfait, on éprouvera du stress jusqu'à ce que ce besoin soit satisfait. (Maslow, 1943)

Reconnaissant que l'épanouissement est un sujet complexe influencé par une variété de facteurs culturels, la plupart d'entre nous peuvent convenir qu'il y a certaines exigences humaines qui doivent être satisfaites avant que nous puissions nous engager dans l'accomplissement de soi/l'épanouissement. Lorsque nous ne parvenons pas à satisfaire ces besoins fondamentaux, le facteur de stress (stimulus menaçant) nous détourne, voire nous empêche complètement de nous épanouir (Maslow, 1943). En continuant à développer ses théories, Maslow a reconnu que l'humanisme traditionnel, dont la finalité est l'accomplissement de soi, est incomplet. Au-delà de l'humanisme, la psychologie transpersonnelle reconnaît les états mystiques ou spirituels. Ce processus décrit comment nous franchissons le seuil d'une manière d'être à une autre – en nous déplaçant dans des espaces liminaux – où nous quittons ce que nous connaissions auparavant, transcendant le moi pour incarner un sentiment plus collectif de sécurité dans ce que nous sommes et dans notre place dans la mosaïque humaine plus large. Le psychologue Ken Wilber décrit cette approche intégrative comme un besoin de développement et de transcendance, ou le besoin de « grandir et de se réveiller », ce qui donne une image plus complète des exigences et de l'expérience de l'épanouissement (MacDonald & Friedman, 2020).

Bien que la hiérarchie des besoins de Maslow (1943) ait fait l'objet de nombreuses critiques en raison de sa nature linéaire et de ses lacunes liées à la spiritualité et aux influences culturelles, la plupart d'entre nous conviennent que nous avons des besoins humains fondamentaux et que ces besoins doivent être satisfaits. S'ils ne sont pas satisfaits, nous serons au moins distraits et potentiellement empêchés de nous épanouir. Malgré les lacunes de la théorie, la hiérarchie de Maslow est adaptée à la description des causes du stress. Maslow décrit les besoins humains fondamentaux en cinq catégories classées par ordre de priorité. Ces besoins sont la survie physiologique, la sécurité, l'appartenance, l'estime et l'épanouissement. Étant donné que des facteurs culturels entrent en ligne de compte, je ne me concentre pas sur la nature hiérarchique de la pyramide, car elle n'est pas étayée empiriquement et n'aide pas à comprendre la nature du stress. Par la suite, Maslow a ajouté la transcendance comme niveau supplémentaire, reconnaissant la spiritualité comme un facteur important et montrant également qu'au fur et à mesure que nous nous réalisons, nous nous transcendons naturellement pour nous tourner davantage vers l'extérieur (Maslow, 1968). La théorie des besoins non satisfaits est un cadre adéquat pour comprendre que nous sommes motivés à satisfaire nos besoins humains fondamentaux et que nos besoins de survie les plus primaires, tels que la faim, la soif, la chaleur et le sommeil, sont très distrayants et invalidants s'ils ne sont pas satisfaits. Pour les soignants, ces besoins incluent des pauses adéquates pour s'hydrater, manger et se reposer, à l'écart des stimuli du lieu de travail. Les soignants ont également besoin d'une alimentation, d'un sommeil et d'un logement adéquats en dehors de leur travail. Si des stimuli sur le lieu de travail (par exemple, un temps orageux dans la Figure 1.1) menacent la capacité à répondre à nos besoins, les laissant insatisfaits, les soignants auront du mal à s'épanouir, distraits par le besoin primaire de satisfaire leurs besoins insatisfaits.

Une fois qu'un ensemble de besoins fondamentaux est satisfait, comme les besoins physiologiques (aucune menace physique ne pèse sur notre survie), il devient plus facile de se concentrer sur nos besoins de sécurité émotionnelle, de sécurité, d'appartenance et d'estime. Si, en tant que soignants, nous ne parvenons pas à atteindre la sécurité émotionnelle, le sentiment d'appartenance et l'estime de soi, y compris la confiance nécessaire pour relever les défis au travail, il est peu probable que nous nous engagions dans la voie de l'épanouissement. Lorsque nous commençons quelque chose de nouveau, nous avons tendance à avoir l'impression que nos racines sont moins profondes (faible sentiment de cohérence et d'homogénéité). Par conséquent, les soignants novices sont plus susceptibles de déclarer avoir un ou plusieurs besoins non satisfaits sur le lieu de travail (Rhéaume et coll., 2011). En raison de ce manque d'ancrage et de confiance dans leurs ressources, les soignants novices sont plus susceptibles de percevoir les événements/stimuli comme une menace pour leurs besoins primaires. Par exemple, Janice, une infirmière nouvellement diplômée, a fait part de son expérience au moment où elle entrait dans la vie professionnelle :

[Au début], j'étais tellement stressée par mon travail que je rentrais à la maison et je pleurais. Je me couchais directement… Je ne pouvais pas ajouter une chose de plus [à ma vie en dehors du travail], même si cela aurait pu m'aider. J'étais trop débordée. Je ne prenais pas de pause. Il y avait trop de monde. J'étais tellement stressée… nous étions tous en train de nous noyer… Vous êtes tellement submergé par le besoin de vous sentir comme si vous deviez faire vos preuves que j'ai… raté beaucoup de pauses. On a l'impression que si l'on demande trop d'aide ou si l'on soulève des questions, on sera perçu comme « Hé, qu'est-ce qui ne va pas ici, qu'est-ce qui ne va pas chez toi ? » (Dames, 2018)

Selon la théorie de Maslow, si nous continuons à endurer des conditions *météorologiques menaçantes* telles que des repas et des pauses manqués, si nous subissons l'hostilité de membres plus anciens ou si nous ne nous sentons pas suffisamment en sécurité sur le plan émotionnel pour faire entendre notre voix, il peut en résulter un préjudice moral. Si elle n'est pas résolue, elle continuera à nous empêcher de nous épanouir. Par conséquent, nous sommes plus exposés au risque d'épuisement professionnel. À l'inverse, avec des racines plus profondes, établies par des niveaux élevés de congruence et de sentiment de cohérence, nous sommes tout aussi vulnérables aux menaces physiologiques, mais nous aurons un seuil de stress plus élevé dans les domaines de la sécurité émotionnelle, de l'appartenance et des besoins d'estime.

Une hiérarchie ou un tipi? individualisme et collectivisme

Si la culture individualiste dont ce livre est issu influence largement l'optique dans laquelle il est écrit, il convient de noter qu'une composante essentielle de l'épanouissement exige un changement vers une manière d'être plus collectiviste. La controverse Maslow/Blackfoot illustre la différence fondamentale entre deux cadres qui se ressemblent, mais qui sont en principe très différents. Certains chercheurs historiques, tels que Ryan Heavy Head, supposent que la hiérarchie des besoins de Maslow est largement informée par la nation des Blackfoot (Siksika) qu'il a visitée en 1938 alors qu'il développait ses théories (Feigenbaum & Smith, 2019). Alors que sa hiérarchie des besoins représentait à l'origine la voie collectiviste des Blackfoot, Maslow a mal représenté le cadre culturel fondateur à partir de sa lentille individualiste (Heavy Head, 2018). L'adaptation potentielle par Maslow du mode de vie des Blackfoot reflète une tentative d'adaptation d'un modèle collectiviste (tipi) à une structure de pouvoir individualiste (hiérarchie). Si les structures de pouvoir hiérarchiques sont une caractéristique dominante des cultures individualistes occidentales, avec l'accomplissement de soi placé au sommet, il ne semble pas que cela ait été l'intention initiale. Dans la pyramide originale, connue aujourd'hui sous le nom de hiérarchie des besoins non satisfaits de Maslow, la voie des Blackfoot incarnait le collectivisme, l'accomplissement personnel étant placé au bas de l'échelle et constituant le fondement de l'actualisation de la communauté (voir Figure 2.2).

Théorie polyvagale et besoins non satisfaits perçus

Selon la théorie polyvagale (Porges, 2011), illustrée dans la figure 2.3 et décrite plus en détail dans le chapitre 3, le système nerveux est constamment à l'affût des menaces. Ce balayage se produit en dehors de notre esprit pensant et dicte souvent

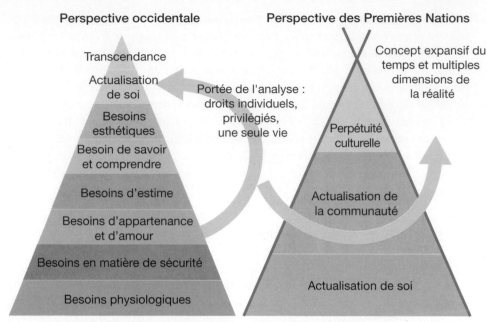

Fig. 2.2   La hiérarchie des besoins de Maslow, éclairée par la nation Blackfoot, Alberta, Canada (Utilisé avec l'autorisation de Cindy Blackstock, PhD.)

notre réaction en fonction de la façon dont nous interprétons les événements qui se produisent autour de nous et du degré de confiance que nous avons dans nos ressources à un moment donné. Lorsqu'il est menacé, notre système nerveux s'active, distrayant, voire empêchant notre capacité à rester incarné dans le moment présent (une condition nécessaire à l'épanouissement). Cependant, selon la théorie polyvagale, lorsque nous ressentons un sentiment de considération positive inconditionnelle de la part des autres, nous acquérons à ce moment-là une plus grande capacité à nous ancrer solidement, ce qui favorise une plus grande tolérance à l'égard des stimuli passagers. Avec un système nerveux calme, nous avons une plus grande capacité à ressentir les ressources intérieures et extérieures qui nous aident à surmonter les difficultés, ce qui nous permet de revenir rapidement à l'épanouissement dans l'instant présent.

Cultiver le choix : goutte à goutte jusqu'à ce que la coupe déborde

Vu sous l'angle des principes de la pratique informée des traumatismes, le choix est un luxe pour beaucoup. Lorsque nous abordons un défi avec confiance, enthousiasme et optimisme (sens élevé de la cohérence), nous sommes mieux à même de considérer les stimuli de manière objective et sommes plus susceptibles d'agir d'une manière conforme à nos valeurs et à nos objectifs. Lorsque nous abordons un défi

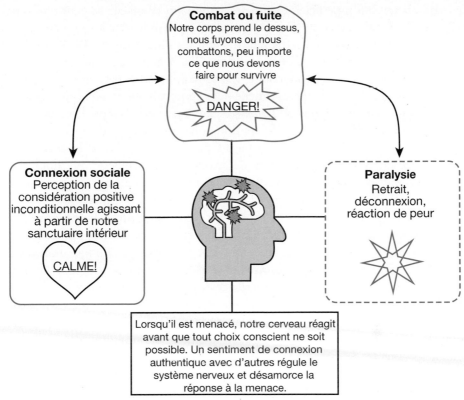

Fig. 2.3 Théorie polyvagale. Nous pouvons réentraîner nos voies neuronales par le biais d'interactions sociales sécurisantes. Lorsque nous nous sentons en sécurité, nous pouvons nous montrer authentiques, confiants dans le fait que nous serons accueillis avec une considération positive inconditionnelle. Le fait de s'ancrer plus solidement dans des relations caractérisées par une considération positive inconditionnelle régule notre système nerveux, ce qui nous permet de rester connectés aux sensations de notre corps (incarnation) et d'élargir notre fenêtre de tolérance au stress.

avec un faible sentiment de cohérence, souvent en raison de blessures non résolues (traumatismes) et d'anciens systèmes de croyances, nous sommes enclins à percevoir les stimuli comme menaçants. Lorsque les menaces sont intenses, le système nerveux s'active et nous pousse à réagir par la lutte, la fuite ou le gel, ce qui limite, voire empêche tout choix. Dans ce cas, nous sommes beaucoup plus enclins à réagir inconsciemment, à faire ou à dire des choses qui ne sont pas en accord avec nos valeurs et nos objectifs.

Pour cultiver le choix, imaginez que chaque effort de connaissance, d'adaptation, de renforcement, de clarification et d'harmonisation est une goutte de plus dans notre coupe de ressourcement. Plus la coupe est pleine, plus notre sens de la cohérence et de la congruence se développe, chaque goutte représentant un investissement dans la culture d'un plus grand choix dans nos perceptions quotidiennes et les actions qui en découlent. Nous n'avons peut-être pas l'impression que les gouttes individuelles que nous ajoutons à la coupe font une différence, mais avec le temps, la tension superficielle augmente à un point tel qu'elle ne peut plus rester telle quelle. En fin de compte, l'une de ces gouttes individuelles provoquera un changement indéniable, qui nous fera franchir les murs dans lesquels nous nous sommes sentis confinés. Il y a beaucoup de vieilles histoires que nous dépasserons, chaque histoire ayant sa propre coupe, qui se remplit lentement, goutte à goutte. Lorsque nous investissons intentionnellement en nous-mêmes, nous ajoutons une goutte supplémentaire. Nous pouvons être sûrs qu'avec le temps, l'émancipation viendra, nous apportant un nouveau sentiment de conscience et de liberté. Lorsque ces débordements se produisent, se montrant peut-être plus comme des révélations, cela signifie que les anciens systèmes de croyances ont évolué et que nous nous éveillons à une nouvelle façon de savoir qui change profondément et complètement nos perceptions et la trajectoire qui en résulte.

Lorsque nous comprenons cette capacité et cette incapacité à choisir, nous pouvons offrir compassion et pardon à nous-mêmes et aux autres. Parce que nous partageons tous cette expérience humaine, nous pouvons, à un certain niveau, ressentir le sentiment d'impuissance et de **honte** qui se manifeste lorsque nous réagissons par la peur. Ainsi, nous faisons tous l'expérience de cette forme de **transfert émotionnel**, lorsqu'une expérience révèle une vieille blessure du passé et qu'elle semble soudainement fraîche. Même des défis apparemment mineurs peuvent nous ramener à l'intensité des sentiments associés à cette première blessure centrale, soulignant d'anciens systèmes de croyances souvent erronés et entraînant des projections spontanées qui se manifestent de diverses manières néfastes. Et si nous pouvions regarder au-delà de la honte de nos réactions, en soignant avec compassion et curiosité la blessure sous-jacente? Et si nous considérions cette expérience comme un cadeau, une occasion de guérison? En guérissant les blessures sous-jacentes, nous favorisons une plus grande capacité à réagir avec une orientation différente à l'avenir. C'est ainsi, goutte à goutte, que nous cultivons le choix.

La congruence, une condition nécessaire à l'épanouissement : réconcilier notre « vrai » moi et notre moi « idéal »

Notre vocation la plus profonde est de nous épanouir dans notre authenticité, qu'elle soit ou non conforme à une certaine image de ce que nous devrions être. Ce faisant, nous ne trouverons pas seulement la joie que tout être humain recherche — nous trouverons également notre voie de service authentique dans le monde. (Palmer, 2000)

L'épanouissement passe par l'authenticité (congruence), qui est le gardien de l'accomplissement de nos désirs et des états de conscience supérieurs; c'est là que l'on accède aux modes d'existence transpersonnels et spirituels. Le concept d'**intégrité de soi**, qui est interchangeable avec la congruence, provient du fait de vivre honnêtement, lorsque nos paroles et nos actions sont en accord avec nos valeurs, nos croyances et nos préférences. Si les expériences de vie et l'environnement de travail procurent des sentiments de sécurité émotionnelle et d'acceptation, permettant aux soignants de se sentir en sécurité et d'être authentiques, alors ils seront plus susceptibles de s'épanouir. L'intégrité personnelle, notre capacité à être authentique et à nous sentir entiers, n'a pas de prix. Faire ou dire quoi que ce soit qui érode votre sentiment d'identité, qui vous prive de votre paix intérieure, est trop coûteux.

L'autocompassion et la congruence sont intimement liées. Pour atteindre la congruence, nous devons faire preuve d'un degré élevé d'autocompassion, ce qui nous permet d'agir de manière authentique malgré le risque de désapprobation de la part des autres. Lorsque nous faisons preuve d'autocompassion, nous sommes plus enclins à agir de manière cohérente, à exprimer notre « vrai » moi en laissant libre cours à nos émotions spontanées, en acceptant et en assumant nos défauts en cours de route.

La congruence décrit notre orientation vers nous-mêmes, une harmonisation entre le cœur et l'esprit qui se traduit par une capacité à s'exprimer de manière authentique. La plupart d'entre nous peuvent mettre en évidence certaines différences entre ce qu'ils sont et ce qu'ils pensent devoir être. L'influent psychologue et chercheur Carl Rogers (1959) a développé ses théories sur la congruence, l'épanouissement et la personnalité parallèlement à ses travaux de recherche empirique. Le concept de congruence entre le soi « réel » et le soi « idéal » permet de comprendre les besoins fondamentaux d'appartenance et d'estime nécessaires pour s'engager dans l'épanouissement.

Lorsque vous acceptez vos défauts, vous vous libérez de la peur de la honte. Lorsque vous n'avez pas honte, le regard des autres perd de son acuité.

Rogers a suggéré que pour qu'une personne atteigne la congruence, elle a besoin d'un environnement qui lui apporte une considération positive inconditionnelle. La considération positive inconditionnelle, qui est décrite plus en détail au Chapitre 8, émerge de la grâce, nous permettant de nous apprécier et de nous accepter les uns les autres en dépit de nos faiblesses. Lorsque nous croyons que nous sommes inconditionnellement et positivement considérés, nous devenons désireux et capables d'agir de manière authentique sans, ou malgré, la peur du rejet. Dans cet espace de sécurité, d'acceptation et d'empathie, il faut être prêt à s'ouvrir et à se dévoiler.

La considération positive inconditionnelle nous rappelle que nous sommes suffisants tels que nous sommes, indépendamment des conditions culturelles, des comportements passés et des réalisations. C'est à partir de cet espace nourricier et régulateur que nous commençons à guérir.

Pour mieux comprendre comment nous assimilons notre perception de nous-mêmes et des autres humains en termes de conditions, imaginez un nouveau-né. Voir son essence même et son sens inné de la valeur, son esprit précieux, indépendamment de toute condition. Nous pouvons facilement associer à ce nouveau-né un sentiment de considération positive inconditionnelle. Imaginez maintenant que vous posiez des conditions à la valeur innée de ce bébé. Ce bébé doit atteindre plusieurs objectifs, conserver un certain type de corps, obtenir les bons diplômes, vivre dans un certain logement et conduire une certaine voiture pour être accepté et aimé. Aussi ridicule que cela puisse paraître d'appliquer des conditions de valeur à un bébé, nous perdons de vue ce sens de la valeur inhérente au fur et à mesure que nous nous assimilons, et nous attendons souvent des autres qu'ils s'assimilent de la même manière. Ces conditions enculturées masquent souvent notre capacité à accepter l'essence innée d'autrui en dehors des idéaux de la société. Lorsqu'une personne croit que les autres sont dignes d'une considération positive inconditionnelle, elle peut alors refléter la même chose à l'intérieur; c'est ce qu'on appelle l'**autocompassion**. Elle agit comme un tampon contre les sentiments de menace qui apparaissent lorsque nous ne sommes pas sûrs que nos besoins fondamentaux sont satisfaits. Lorsque nous réagissons par l'autocompassion, nous interrompons la réponse au stress en nous accordant la considération positive inconditionnelle que nous attendons des autres. L'autocompassion répond à ce besoin. Nous sommes donc plus susceptibles de garder la menace potentielle en perspective, d'agir pour la résoudre et, par conséquent, d'empêcher les stimuli de devenir stressants. Dans ce contexte, l'autocompassion se mêle à la congruence dans l'acceptation du « vrai » moi, malgré l'immersion dans une culture qui met fortement l'accent sur le moi « idéal ». L'acceptation de soi nous permet de fonder nos décisions sur ce que nous pensons être le mieux pour nous, malgré les opinions divergentes et souvent dérangeantes des autres. Avec ce sentiment de sécurité intérieure, l'autocompassion répond à nos besoins d'estime de soi, favorisant une plus grande capacité à s'engager dans l'épanouissement.

> **L'autocompassion** nous permet de maintenir la conscience à partir d'un lieu d'abondance, car nous fournissons une considération positive inconditionnelle à l'intérieur. C'est à partir de là que nous pensons que nous sommes suffisamment bons. La **prise de conscience sans compassion** conduit au perfectionnisme, qui est alimenté par la honte. De ce point de vue, nous sommes aux prises avec l'insécurité liée au fait de ne pas se sentir à la hauteur.

Comme Maslow (1943), Rogers soutient que des conditions contextuelles sont nécessaires pour qu'une personne puisse se développer pleinement. Plutôt que d'illustrer ces besoins par une hiérarchie, il les a comparés à un arbre qui ne s'épanouit pas sans soleil et sans eau (Rogers, 1959). L'épanouissement exige que nous grandissions dans des environnements nourriciers qui cultivent l'authenticité et favorisent un sentiment d'appartenance, où nous nous sentons connus et acceptés. Ces espaces nourriciers nous permettent de nous épanouir. Ce même principe s'applique à la capacité des soignants à s'épanouir dans leur(s) rôle(s).

Pour mieux décrire la congruence, le niveau de congruence d'une personne entre son moi « réel » et son moi « idéal » est un indicateur principal de sa probabilité de s'engager dans l'épanouissement (Rogers, 1986). L'incongruité professionnelle (illustrée dans la figure 2.4) est le décalage entre les expériences réelles et l'image « idéale » (Rogers, 1986). Par exemple, si les idéaux de soins que nous apprenons au cours de notre formation ne peuvent pas être mis en pratique sur le terrain, il en résulte souvent de la honte. Si nous ne parvenons pas à résoudre cette incongruité, nous éprouverons une honte chronique, souvent ressentie comme un sentiment chronique d'anxiété ou de stress dans notre travail. Notre degré d'incongruité dépend de la distance qui sépare le soi « réel » perçu du soi « idéal ». Ces incongruités affectent la prise de décision, car nous sommes susceptibles de faire des choses pour plaire aux autres plutôt que pour satisfaire nos propres besoins. Ceux qui présentent un écart plus important entre le « réel » et l'« idéal » courent un plus grand risque d'inadaptation, ce qui se traduit par des sentiments de honte et d'insatisfaction (Rogers, 1959). En outre, les personnes ayant des **traumatismes** non résolus ou des ressentiments à l'égard d'elles-mêmes ou des autres sont susceptibles de se sentir et d'agir de manière incongrue en raison des projections inconscientes qui en résultent et qui, si nous les refusons en nous-mêmes, finiront par se répercuter sur les autres.

En ce qui concerne le contexte professionnel, la congruence entre le soi « réel » et le soi « idéal » est liée à la perception d'une considération positive inconditionnelle que nous avons connue dans l'enfance, une expérience qui permet à des racines profondes de se développer. C'est à partir de ce lieu de sécurité en tant qu'adultes que nous pouvons nous exprimer de manière authentique sur le lieu de travail. En outre, le sentiment d'être considéré de manière inconditionnelle par au moins un collègue nous encourage à exprimer notre « vrai » moi (plutôt qu'un « idéal » prescrit), même s'il diffère du statu quo. Ce concept est mis en évidence dans la recherche sur les soignants, où ceux qui ont des relations fortes et de confiance

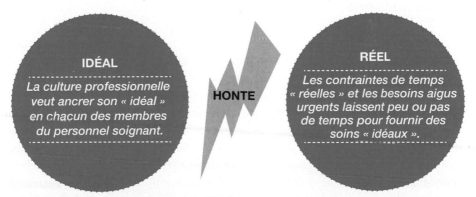

Fig. 2.4   Incongruité entre le moi « idéal » et le moi « réel ». Plus nous ressentons d'incongruité entre le moi « idéal » et le moi « réel », plus ces deux cercles sont éloignés l'un de l'autre et plus nous aurons honte de ne pas être ce que nous croyons devoir être. Un sentiment de *considération positive inconditionnelle* à l'égard de soi et des autres favorise notre capacité à vivre avec la vulnérabilité nécessaire pour agir de manière congruente.

avec leurs collègues sont plus autonomes et ont une meilleure qualité de vie et de travail (Casole, 2016). À l'inverse, lorsque l'estime de soi et le sentiment de valeur au travail sont conditionnels, cela érode notre confiance, notre capacité à nous fier à nos émotions et notre capacité de décision. Lorsque nous travaillons dans des environnements qui nous semblent conditionnels, nous sommes plus susceptibles de donner la priorité aux opinions et aux valeurs des autres plutôt qu'aux nôtres, ce qui aggrave l'incongruité. En conséquence, le stress qui émerge de cette orientation moins sûre nous empêche d'être dans le moment présent, ce qui entrave notre capacité à nous épanouir.

Congruence entre le cœur et l'esprit

Des chercheurs novateurs, Beatrice Lacey et John Lacey (1974), ont découvert que le cœur est en communication constante avec le cerveau, une connexion qui a des effets psychologiques et physiologiques puissants. Alors que nous comptons souvent sur notre capacité cognitive à analyser et à réorienter nos pensées pour faire face au stress, c'est en fait par le cœur que nous nous orientons véritablement dans le monde. Le cœur est le centre à partir duquel nous apprenons à réagir de manière authentique au monde qui nous entoure. Par ailleurs, le psychophysiologiste Rollin McCraty (2015) a décrit que le champ magnétique du cœur est 100 fois plus puissant que celui du cerveau et que ce champ peut être ressenti à 3 pieds de distance. Sur le plan énergétique, le cœur est 60 fois plus puissant que le cerveau! La science est claire : le fait d'engager son cœur en pleine conscience tout au long de la journée a un impact puissant sur tous les aspects de notre santé. Ce faisant, nous pouvons également avoir une influence positive sur le monde qui nous entoure.

Exercice de renforcement : cultiver la cohérence sociale sincère

Parce que nous, les humains, sommes toujours en relation et en communication avec les complexités de notre fonctionnement interne, mais aussi entre nous et avec le monde naturel, la cohérence sociale influe sur notre capacité à nous épanouir. Comme pour de nombreux sujets importants, il existe plusieurs termes inventés pour décrire des concepts similaires. Le sens de la cohérence (Antonovosky, 1979), notre orientation dans la vie, et la cohérence sociale, notre degré d'alignement relationnel harmonieux, sont tous deux des concepts liés, mais différents.

Rollin McCraty (2010), chef de l'équipe de recherche de l'Institut HeartMath, décrit la cohérence sociale comme un alignement harmonieux avec les autres qui permet un flux optimal d'énergie et de communication pour faciliter une action coopérative et synchronisée. Cette forme de cohérence comprend la synchronisation physiologique, la connexion émotionnelle et la coopération avec les autres, qui ont toutes un impact sur notre capacité d'action coordonnée.

> ⊚ *Occasion d'exercice expérientiel*
>
> En cultivant individuellement l'appréciation et la compassion, nous engageons le cœur, en passant à un état physiologique et énergétique plus cohérent (McCraty, 2017). Comme le champ électromagnétique du cœur s'étend au-delà de notre corps physique, nous influençons intrinsèquement l'état énergétique de ceux qui nous entourent. Lorsque des groupes s'efforcent intentionnellement de s'engager avec plus de cœur, ils ont la possibilité d'acquérir une plus grande capacité d'action synchronisée. Ce livre propose plusieurs activités qui font appel au cœur. Par exemple, vous pouvez vous concentrer sur l'inspiration et l'expiration du cœur, en vous immergeant dans un sentiment de considération positive inconditionnelle pour vous-même ou pour les autres. Vous pouvez également vous engager dans tout autre exercice d'amour bienveillant qui cultive une compassion et une appréciation sincères.
>
> Nous générons une plus grande cohérence sociale en groupe ou en binôme. Pour ce faire, commencez par cultiver intérieurement l'amour bienveillant en vous immergeant dans des sentiments de considération positive inconditionnelle, soit en imaginant qu'un être cher nous l'offre, soit en le dirigeant intérieurement vers nous-mêmes, puis en l'irradiant vers les autres membres du groupe.

Ces techniques qui font appel au cœur (voir Occasion d'exercice expérientiel) peuvent également être utilisées pour passer d'un état incohérent à un état cohérent pendant les périodes de stress relationnel. Par exemple, lorsque nous nous sentons menacés ou frustrés par quelqu'un, cela nous plonge souvent dans un état physiologique et social incohérent (McCraty, 2017). En engageant intentionnellement notre cœur à générer de l'appréciation et de la compassion, nous pouvons souvent nous réorienter vers un état plus cohérent (et souvent plus objectif).

Un esprit épanoui : travailler avec notre neurologie

Les cerveaux épanouis relèvent les défis avant qu'ils ne deviennent des facteurs de stress. Ils s'autorégulent et font des choix conscients qui favorisent le bien-être. Nous portons souvent des adversités passées non guéries et nous vivons et travaillons dans des environnements surstimulants et souvent toxiques sur le plan énergétique, ce qui a un impact considérable sur notre neurologie. Pour travailler de manière objective et créative avec notre neurologie, nous pouvons avoir besoin d'explorer et d'accepter des vulnérabilités qui ne sont peut-être pas immédiatement modifiables, afin de nous concentrer sur ce que nous *pouvons* changer. À partir de ce lieu d'acceptation, nous pouvons passer à l'action d'une nouvelle manière.

Nos cellules cérébrales communiquent par le biais de schémas électriques appelés ondes cérébrales, qui sont classés en alpha, bêta, delta, gamma et thêta. Chacun de ces schémas représente différents états de conscience selon que nous sommes détendus, endormis, en train de méditer, de nous concentrer, en état d'alerte, effrayés, etc. Ces ondes sont souvent mesurées par électroencéphalographie (EEG) non invasive. Lorsque nous sommes en état de stress et d'anxiété, le cerveau a tendance à fonctionner avec des ondes bêta à haute fréquence. Lorsqu'il est détendu, le cerveau fonctionne avec des ondes cérébrales de plus basse fréquence. La bonne nouvelle, c'est que nous pouvons passer d'un état à l'autre grâce à la pleine conscience, aux exercices de méditation et aux rythmes binauraux. Entraîner notre cerveau de cette manière présente de nombreux avantages tels que la promotion de la relaxation, l'amélioration des performances et la réduction du stress, de la douleur, des migraines et d'une foule de problèmes de santé mentale (Cruceanu & Rotarescu, 2019; Lee et coll., 2019; Rebadomia et coll., 2019). En entraînant notre cerveau par la méditation, le neurofeedback, les battements binauraux ou d'autres outils d'entraînement cérébral, nous apprenons à reconnaître lorsque nous entrons dans des états d'ondes cérébrales de basse fréquence. Avec de l'entraînement, nous pouvons passer en toute conscience à des états plus productifs. Nous passons la majeure partie de notre journée à fonctionner principalement dans des états d'ondes bêta, ce qui est souvent approprié, car cela nous permet de rester alertes et concentrés. Cependant, lorsque les ondes bêta sont dominantes, en particulier à des fréquences élevées, elles limitent la créativité et peuvent provoquer une hypervigilance, qui alimente le stress et l'anxiété et brûle notre énergie. Dans cet état d'alerte, notre système nerveux est plus susceptible de s'activer, nous poussant à combattre, à fuir ou à nous figer et réduisant notre capacité à agir objectivement.

En fonction de notre neurologie, de nos antécédents en matière de pleine conscience ou de méditation et de nos préférences, ce qui fonctionne pour une personne afin de sortir de l'état d'ondes bêta – ce qui nous permet de nous détendre et d'acquérir des connaissances importantes – peut ne pas fonctionner pour une autre. Par exemple, les personnes qui pratiquent régulièrement la méditation auront une plus grande capacité à maintenir la concentration nécessaire pour expérimenter un changement avec les méthodes traditionnelles de méditation assise. Certains ont besoin d'un rituel physique tel que la course, la marche, le yoga, le balayage, etc. pour passer à des fréquences plus basses. D'autres préfèrent la répétition et la vibration en utilisant des chants tels que « Om » pour passer à d'autres états (Anand, 2014; Harne & Hiwale, 2018). À partir des ondes bêta, nous pouvons passer à ces autres états :

- Les **ondes alpha**, auxquelles on accède couramment via la pleine conscience, favorisent un état de vigilance détendue qui permet la réflexion, la relaxation et l'amélioration des performances cognitives (Cruceanu & Rotarescu, 2013; Rebadomia et coll., 2019). Avec de l'entraînement, nous pouvons nous enfoncer plus profondément dans les fréquences inférieures.
- Les **ondes thêta** favorisent la consolidation de la mémoire (Reiner et coll., 2014) et une plus grande capacité à reconnaître les préjugés indésirables à l'égard d'autrui. Cet état nous permet d'agir à l'encontre de nos instincts ancrés, ce qui nous permet de reconnaître la différence entre le plan d'action rationnel et l'instinct ancré (Cavanagh et coll., 2013). En thêta, nous sommes plus enclins à pratiquer le non-attachement, ce qui nous permet de relever objectivement les défis et de nous réorienter par le biais du renommage et du recadrage.

- Les **ondes gamma** sont les plus subtiles des fréquences cérébrales. Elles nécessitent un esprit tranquille. Pourtant, lorsque nous sommes dans cet état, nous sommes très actifs, avec une meilleure concentration, des sens, une conscience et une compassion accrus, ainsi qu'une plus grande sensation de connexion intérieure et extérieure. Nous pouvons accéder aux ondes gamma et les maintenir en pratiquant l'amour bienveillant (Berkovich-Ohana et coll., 2012; Lutz et coll., 2004). Lorsque notre cerveau est à cette fréquence, qui favorise l'ouverture d'esprit, nous sommes susceptibles de nous sentir plus connectés et d'éprouver un plus grand sentiment de bien-être. Comme les ondes gamma favorisent les sentiments de bien-être et de connexion à soi et aux autres, les personnes qui ne passent pas suffisamment de temps dans des états gamma sont plus susceptibles de se sentir déconnectées et déprimées (Khalid et coll., 2016).
- Les **ondes delta** favorisent la relaxation profonde et les modes de sommeil. Il est logique que les personnes qui fonctionnent en état bêta à haute fréquence, brûlant rapidement leurs réserves d'énergie, se tournent inconsciemment vers des rituels pour passer à un état plus relaxant.

Notre santé mentale et les comportements et rituels qui y sont liés sont étroitement liés aux états des ondes cérébrales (Newson & Thiagarajan, 2019). Certains troubles, tels que le trouble déficitaire de l'attention avec hyperactivité et le trouble obsessionnel compulsif, surviennent généralement chez des personnes qui ont tendance à avoir plus d'ondes cérébrales de basse fréquence, delta et thêta, avec une diminution des ondes alpha, bêta et gamma (Newson & Thiagarajan, 2019; Travis, 2019). En ce qui concerne les dépendances alimentées par des états bêta à haute fréquence, le comportement addictif modifie probablement le cerveau d'une manière utile. Nos comportements et nos rituels couvrent une variété d'activités et de substances psychotropes culturellement acceptables et moins acceptables. Qu'ils soient qualifiés de bons ou de mauvais, si nous examinons objectivement nos comportements, nous pouvons constater qu'ils nous amènent à l'état de concentration ou de repos que nous recherchons. Ces changements peuvent être décrits comme « distraire » ou « changer de vitesse », mais en termes neurologiques, nous passons d'un état d'ondes cérébrales à un autre (Newson & Thiagarajan, 2019). Étant donné que ces comportements ou rituels peuvent nous servir de cette manière, si nous voulons les modifier et réduire ainsi les dommages, nous réussirons beaucoup mieux si nous pouvons les remplacer par de nouveaux rituels qui nous servent de la même manière. En outre, pour interrompre des habitudes non désirées, nous devons souvent nous réorienter, en abordant le comportement d'une manière nouvelle et non menaçante. Une réorientation authentique et durable se produit généralement dans des états d'ondes cérébrales de fréquence inférieure, lorsque notre sentiment de menace est faible et que nous sommes détendus et ouverts; c'est pourquoi l'hypnose peut être si efficace pour interrompre les habitudes (Li et coll., 2017). Essentiellement, si nous espérons changer de comportement, il est important de réfléchir à la manière dont nous pouvons travailler avec compassion et créativité avec notre neurologie pour nous préparer à la réussite.

Occasion d'adaptation et de réflexion

Pensez à une activité qui vous aide à vous détendre. Il est fort probable que l'activité et les comportements dans lesquels vous êtes plongé favorisent des états d'ondes cérébrales de basse fréquence, ce qui vous permet de vous détendre. À partir de cet état de relaxation, vous pouvez ressentir l'abondance de vos ressources intérieures, ce qui vous permet de pratiquer à *être* au lieu de *faire* – ou, pour le dire plus précisément, de *faire* à partir d'un état d'*être* plus connecté et plus puissant. Parfois, les comportements qui favorisent les états de repos peuvent en fait nous être préjudiciables. Lorsque c'est le cas, même si nous voyons le mal, parce que nous ressentons une récompense malgré le mal, nous pouvons ressentir une résistance si nous essayons de rompre avec l'habitude sans un substitut sain. Par exemple, si vous voulez changer l'habitude de vous tourner vers la nourriture pour vous réconforter, vous devrez trouver un substitut qui offre une récompense similaire afin de réduire la dépendance à l'égard de l'ancien comportement indésirable. C'est l'occasion d'essayer plusieurs outils, de jouer avec eux et de voir ce qui fonctionne pour nous aider à passer à des états d'ondes cérébrales plus utiles. À partir de là, nous pouvons cultiver une nouvelle habitude. En gardant ces connaissances à l'esprit, quelle habitude vous aide à vous détendre ces jours-ci?

La danse : surmonter les obstacles à la congruence

La danse exige de s'abandonner à la musique du moment, ce qui permet une expression spontanée et authentique. L'incongruité entre les valeurs ou désirs personnels et les obligations professionnelles est un obstacle à l'épanouissement, car elle empêche l'expression authentique. Nous devenons conscients de nous-mêmes, ce qui nous pousse à nous concentrer sur notre esprit et à sortir de notre corps. Notre capacité à donner du sens est limitée lorsque nous élaborons nos actions en fonction d'un sentiment d'obligation, ce qui nous prive de l'inspiration qui émerge d'un état d'esprit florissant. Une étude canadienne portant sur 23 infirmières nouvellement diplômées illustre la manière dont ce phénomène peut se manifester sur le lieu de travail. La principale motivation des nouveaux diplômés pour quitter leur lieu de travail était le manque d'autonomie, mesuré par l'incapacité à intérioriser les objectifs et à se sentir en sécurité pour exprimer leur personnalité authentique sur le lieu de travail (Rhéaume et coll., 2011). Basé sur la théorie de Rogers (1986), ce scénario courant reflète l'incongruité entre les « idéaux » appris de notre profession et la « réalité » du travail sur le terrain. Plus le « réel » et l'« idéal » sont éloignés, plus l'incongruité et la honte qui en résulte sont importantes (Rogers, 1986). La figure 2.4 illustre l'incongruité entre les idéaux de la profession et la réalité du travail, incongruité qui entrave notre capacité à nous engager dans l'épanouissement (Rogers, 1986). Nous nous efforçons tous d'être les meilleurs et les plus inspirés au travail, ce qui nous permet d'encourager naturellement les autres à faire de même. Si nous sommes empêchés de transcender de cette manière, nous nous sentirons trop gênés pour nous engager dans la danse, ce qui produira un sentiment d'incongruité, qui conduira à la honte et, en fin de compte, au stress chronique. Ce stress peut nous motiver à changer les choses et à faire tout ce qui est en notre pouvoir pour lever le blocage. Si les facteurs de stress sont immuables, deux scénarios sont possibles : d'une part, nous chercherons une autre fonction ou un autre environnement de travail qui nous permettra de nous épanouir; d'autre part, étant donné que de nombreuses situations rendent impossible le fait de quitter un emploi bien rémunéré, nous attendrons notre heure et succomberons souvent à de fréquents moments d'épuisement émotionnel et d'hostilité. La plupart d'entre nous, qui travaillons dans ce domaine depuis suffisamment longtemps, peuvent s'identifier à ces deux scénarios.

S'épanouir dans les transitions de rôles

Un autre aspect essentiel de l'épanouissement est l'imbrication de notre parcours personnel et professionnel, qui nécessite de multiples transitions de rôles. Il est difficile d'équilibrer notre énergie lorsque nous enlevons un chapeau pour en mettre un autre. Pour ceux d'entre nous qui ont ou ont eu des enfants en bas âge, vous connaissez peut-être le sentiment de culpabilité que vous ressentez lorsque vous rentrez à la maison et que vous êtes trop épuisé pour vous occuper de vos enfants. Pour les personnes plus introverties, il peut être difficile d'entretenir des amitiés en dehors d'environnements de travail très stimulants, alors qu'elles ont besoin d'être seules à la maison pour se ressourcer en dehors du travail.

Taylor et Dell'Oro (2006) comparent l'équilibre des rôles à une danse : nous apprenons des rythmes nouveaux et variés lorsque nous enlevons un chapeau et en mettons un autre. Ce livre se concentre sur le développement des atouts fondamentaux nécessaires pour trouver notre rythme en s'engageant dans l'épanouissement tout en gérant les stimuli et les stress personnels et professionnels :

> *Avoir et faire preuve d'intégrité, c'est plutôt être capable d'agir de manière cohérente avec les thèmes d'origine et de développement de notre vie. Les professeurs, les guides et la répétition font de nous de meilleurs danseurs parce qu'ils nous aident à écouter plus attentivement et à suivre la musique que nous entendons avec plus de confiance. Nous apprenons quels mouvements correspondent aux rythmes et lesquels n'y correspondent pas. Il y a rarement une seule façon d'exécuter une excellente danse pour s'adapter à une mélodie particulière – et parfois, lorsque nous avons appris à entendre la musique plus clairement, à la comprendre plus profondément, nous nous apercevons que nous devons changer nos pas. (Taylor & Dell'Oro, 2006, p. 95)*

Dans le même ordre d'idées, Desmond (2012) a décrit ce processus artistique comme une intelligence vivante qui est « ouverte, attentive, consciente et à l'écoute de l'occasion dans tout ce qu'elle a d'insaisissable et de subtil » (p. 192). Il s'agit d'une expérience qui contribue à la situation et qui est satisfaite au même moment.

Pour s'épanouir, il faut un équilibre constant entre remplir et être rempli, ce qui exige un certain degré de flexibilité et un sentiment de sécurité dans les cultures de travail des soignants. Les cultures florissantes produisent un environnement gracieux où les soignants peuvent trouver leurs marques face à un environnement de travail qui évolue rapidement. Il est possible d'apprendre de ses erreurs et d'ajuster ses pas pour s'adapter à son rythme unique.

S'épanouir dans des systèmes rigides : comment les systèmes de soins de santé peuvent favoriser l'incongruité

Un autre élément de la congruence concerne la capacité des soignants à être authentiques sur le lieu de travail. O'Callaghan (2013) a décrit un programme caché dans les cultures médicales, où l'expression cognitive est louée et l'expression émotionnelle largement supprimée, ce qui alimente l'incongruité. Ce programme caché est omniprésent dans les établissements d'enseignement supérieur et influence les habitudes professionnelles, les relations entre collègues et les soins prodigués aux patients/clients. Le message implicite délivré par ce programme caché est que notre « vrai » moi (émotionnel) n'est pas le bienvenu dans le cadre de la pratique, ce qui est instillé par la honte et l'intimidation et aboutit en fin de compte à des praticiens incongrus. Lorsque les étudiants incubent dans un environnement d'intimidation et de honte pendant leur formation, ils entrent sur le marché du travail avec des habitudes bien ancrées, repoussant leur « vrai » moi dans l'ombre et perpétuant les mêmes attentes envers leurs collègues, leurs mentorés et leurs clients (O'Callaghan, 2013). À l'inverse, les modèles de congruence émotionnelle favorisent les comportements réciproques, ce qui encourage les manifestations authentiques d'émotions et perpétue les comportements nourriciers et respectueux à l'égard des collègues et des clients. L'élément « réel » se manifeste par la transparence, soutenue par la compassion et la fiabilité (Rogers, 1968; Venise et coll., 2015). Ces mêmes comportements implicitement appris favorisent la congruence sur le lieu de travail et la formation de l'identité.

La socialisation et l'intégration des « idéaux » professionnels commencent dans le cadre de l'enseignement postsecondaire (Benner et coll., 2010). Le degré de congruence entre notre « vrai » moi (racines) et nos « idéaux » professionnels dépend de l'harmonisation de nos valeurs personnelles et professionnelles. Lorsque nous ne nous sentons pas en sécurité sur le plan émotionnel pour exprimer notre « vrai » moi, nous agissons souvent de manière à aggraver l'incongruité. Cette incongruence, un état dans lequel nous sommes moins connectés à nos racines, crée en outre un état constant d'ambiguïté (temps menaçant) par rapport à qui nous sommes vraiment. Cela se traduit par un travail émotionnel important.

Arlie Hochschild, sociologue et leader d'opinion féministe, a inventé le terme de travail émotionnel, le décrivant comme la pratique d'émettre des états d'être incongrus par rapport à nos sentiments authentiques. (Hochschild, 2012)

Sur le lieu de travail, le degré d'incongruité entre nos émotions « réelles » et l'« idéal » que nous sommes censés afficher est en corrélation avec la vitesse à laquelle nous brûlons notre énergie émotionnelle. Les personnes qui ont tendance à afficher des comportements incongrus, causant une forme de préjudice moral, sont plus sujettes à l'épuisement émotionnel et au surmenage. Cette compréhension est centrée sur notre capacité, ou notre incapacité, à être authentique, ce qui est une caractéristique essentielle de l'épanouissement (Maslow, 1987).

Un obstacle à l'épanouissement : la méconnaissance de soi

Lorsque la pratique consistant à être ce que nous devrions être plutôt que ce que nous sommes devient un mode de vie bien établi, nous ne pouvons plus compter sur nos émotions pour nous guider avec précision. Nos valeurs et nos sentiments authentiques à l'égard des événements et des autres personnes s'embrouillent au point de devenir généralement inaccessibles. « Ils ont appris à se tromper eux-mêmes et ne savent plus qui ils sont vraiment » (Bergquist, 1993, p. 73). En se basant sur les travaux de Rogers (1959), le sentiment d'ambiguïté à propos de soi, de ce que l'on ressent et des valeurs qui nous animent nous empêche de résoudre la dissonance émotionnelle. Cette ambiguïté, qui se traduit par une incongruence, se retrouve dans les déclarations des soignants novices (Dames, 2018) :

Tout ce qui s'est passé était en quelque sorte de ma faute. [Mary]

Je n'aime pas affronter les tensions, je pense que j'ai peur d'être accusée d'avoir tort ou d'être mauvaise. [Rhonda]

Si quelque chose se passe mal dans la chambre… je pense automatiquement que c'est ma faute… j'étais terrifiée à l'idée de ne pas être ce que les autres attendaient de moi, ou même ce que j'attendais de moi… terrifiée à l'idée d'échouer. J'avais l'impression que cela allait me détruire. [Tabitha]

Inversement, dans les lieux de travail qui encouragent et célèbrent la diversité des façons d'être, de penser et d'agir, il est probable que les individus exerceront leurs traits de personnalité et leurs valeurs personnelles dans leur rôle professionnel. Ce livre se concentre sur l'amélioration de la congruence par le développement de l'expression authentique, de l'autocompassion et des méthodes de pardon. Pour favoriser une prise de décision cohérente, vous vous efforcerez d'harmoniser vos objectifs, vos actions et vos rôles dans la vie sur vos valeurs et vos désirs.

S'adapter au voyage à venir : approfondir le sens de la cohérence et de l'épanouissement

Si nous ne pouvons pas toujours changer ce que nous faisons, nous pouvons changer la manière dont nous le faisons. Ce ne sont pas les événements extérieurs qui produisent le stress; c'est plutôt notre orientation face aux stimuli (menace ou défi que nous pouvons relever en toute confiance) qui détermine si nous nous sentons stressés.

Outre la congruence (notre orientation vers nous-mêmes), le sentiment de cohérence (Antonovsky, 1979) décrit les composantes cognitives de l'épanouissement, qui ont une influence sur notre orientation vers nos pensées et notre monde extérieur et sur notre capacité à gérer les stimuli avant qu'ils ne deviennent des facteurs de stress. Lorsque nous interprétons des stimuli comme une menace, ils activent la réaction de stress de l'organisme, ce qui nous empêche de nous épanouir. Aaron Antonovsky a développé le concept de sens de la cohérence il y a plus de 40 ans, alors qu'il travaillait avec des survivants de l'Holocauste. Il a cherché à comprendre pourquoi certaines personnes semblaient résister au « mal-être » lorsqu'elles étaient confrontées à des événements stressants, alors que d'autres étaient plus susceptibles de succomber à la maladie. Ses travaux s'opposent aux théories du statu quo défendues par les chercheurs, où la culture médicale commune perçoit le stress comme négatif et comme une menace pour la santé (Eriksson & Lindström, 2007). À l'inverse, Antonovsky considérait le stress comme un élément naturel de la vie. Ainsi, alors que la congruence reflète notre orientation vers le soi (notre capacité à nous exprimer de manière authentique), le sentiment de cohérence reflète notre orientation vers le monde extérieur. Le sentiment de cohérence d'Aaron Antonovsky (1979) prédit notre capacité à nous engager dans l'épanouissement, comme le montrent ses corrélations avec les résultats en matière de santé et le fait que les stimuli soient ou non interprétés comme stressants. Le sens de la cohérence est largement reconnu comme significatif et fiable à travers les cultures (Eriksson & Lindström, 2005).

Les composantes du sentiment de cohérence

Le sentiment de cohérence est un descripteur de l'orientation de la vie et un outil prédictif des résultats en matière de santé. Il décrit la confiance d'une personne à gérer les facteurs de stress de la vie et les sentiments d'**optimisme** que les événements se dérouleront raisonnablement bien (Antonovsky, 1979). Le sentiment de cohérence comprend trois composantes :

- Compréhensibilité
- Facilité de gestion, et
- Signification (Antonovsky, 1987).

Premièrement, la compréhensibilité décrit la mesure dans laquelle nous pouvons donner un sens logique aux événements qui se produisent dans notre vie et si ces événements nous semblent cohérents et structurés. Deuxièmement, la facilité de gestion est déterminée par la confiance que nous avons dans notre capacité à faire face à des stimuli, qui peuvent être stressants ou non. Troisièmement, la signification décrit la création de sens et la gratitude, qui donnent aux événements difficiles l'impression d'être dignes de leur engagement.

Antonovsky (1987) a constaté que les individus différaient dans leur sens de la cohérence et que ces différences avaient des effets immédiats et à long terme sur notre santé mentale et physique. Les personnes qui ont des scores élevés en matière de cohérence sont moins susceptibles de considérer un stimulus comme un facteur de stress. Le facteur de stress est perçu comme compréhensible et soluble, ce qui donne le sentiment d'avoir les pieds sur terre et de maîtriser la situation (Pallant & Lae, 2002). Lorsqu'un stimulus produit du stress, ces personnes sont plus susceptibles de choisir des mécanismes d'adaptation qui favorisent la santé et gèrent les tensions (Antonovsky, 1979).

Dans une étude portant sur 51 étudiants en soins infirmiers de quatrième année dans l'ouest du Canada, ceux dont les scores de sentiment de cohérence étaient plus faibles étaient moins satisfaits des soins infirmiers en tant que choix de carrière et plus susceptibles de consommer des substances pour faire face à la situation (Dames & Javorski, 2018). L'impact du sentiment de cohérence a été documenté dans de nombreuses études : les personnes ayant un faible sentiment de cohérence sont plus susceptibles d'éprouver des niveaux de stress plus élevés en raison de stimuli sur le lieu de travail (Eriksson & Lindström, 2006; Erim et coll., 2010; Nahlen & Saboonchi, 2009; Streb et coll., 2014) et sont plus susceptibles de s'engager dans la consommation de substances pour y faire face (Dames & Javorski, 2018; Larm et coll., 2016). Inversement, les personnes qui ont un sentiment de cohérence plus élevé sont plus susceptibles de s'engager dans l'épanouissement, de faire des choix d'adaptation plus sains, de faire plus d'exercice, de choisir des aliments plus sains, d'avoir des sentiments plus forts d'optimisme, de résilience, de résistance et de contrôle, et de vivre avec une qualité de vie globalement plus élevée (Andersen & Berg, 2001; Bergh, et coll., 2006; Eriksson & Lindström, 2007; Hassmén et coll., 2000; Myrin & Lagerstrom, 2006; Wijk & Waters, 2008).

D'après une étude longitudinale de 21 ans portant sur 1 265 enfants de Nouvelle-Zélande, les autres qualités qui tendent à augmenter le sentiment de cohérence sont un tempérament positif, des compétences intellectuelles plus élevées et une vision positive de soi (Fergusson & Horwood, 2003). Dans une étude qualitative récente (Dames, 2018), les participants qui avaient un degré élevé de confiance (une composante du sentiment de cohérence) et qui pouvaient facilement trouver un sens (également une composante du sentiment de cohérence) dans d'autres rôles de la vie se sont sentis protégés d'une partie de l'ambiguïté qu'ils ressentaient en tant que soignants novices. Par exemple, la confiance de Tabitha dans un autre rôle de sa vie a eu une influence positive sur son rôle professionnel :

Parce que je suis si nouvelle, que je ne sais pas tout et que je me pose des questions en permanence, il est facile de se demander si l'on y arrivera un jour, mais il faut ensuite se rappeler qu'en dehors des soins infirmiers, je sais que je suis très douée pour ceci et cela, et qu'en termes d'identité, je suis avant tout une mère et une [athlète]. C'est normal de se sentir mal au travail quand je sais que je suis vraiment géniale ici! (Dames, 2018)

Antonovsky (1979) a décrit comment les atouts développementaux et matériels favorisent l'épanouissement, ce qui est similaire aux exigences de Maslow (1971) en matière d'épanouissement. Plus nous avons d'atouts, plus notre sentiment de cohérence est élevé et plus notre capacité à nous engager dans l'épanouissement est grande. Ces atouts comprennent l'estime de soi et le soutien social en dehors du travail, qui ont une influence sur notre capacité à tolérer et à gérer des environnements de travail socialement défavorables. Ces atouts peuvent également être matériels, comme notre situation financière, et nous permettre de quitter un environnement de travail qui nous cause un stress chronique. Notre capacité à acquérir des atouts développementaux, sociaux et matériels maximise nos ressources personnelles et est en corrélation positive avec notre niveau de cohérence. Un sens élevé de la cohérence favorise la capacité à gérer les stimuli avant qu'ils ne deviennent stressants. En tant que soignants, nous pouvons donc renforcer notre capacité à gérer le stress et à nous épanouir en développant ces ressources.

Enfin, le sentiment de cohérence est lié au développement de l'**autoefficacité** et de la **pleine conscience**. L'autoefficacité décrit notre niveau de confiance et de motivation à gérer les événements de la vie (le temps qui passe). La pleine conscience est définie en profondeur plus loin dans le texte, mais à titre indicatif, il s'agit du processus qui consiste à prendre du recul par rapport aux pensées et aux émotions passagères afin de cultiver le non-attachement. De ce point de vue, nous pouvons examiner les stimuli de manière objective, ce qui évite qu'ils nous paraissent stressants ou menaçants. Si nous ne pouvons pas les considérer objectivement (non-attachement), nous sommes plus susceptibles d'éviter nos émotions et d'y résister, ce qui entrave notre capacité à les résoudre ou, du moins, à les gérer. Un sens élevé de la cohérence empêche souvent les stimuli de se sentir stressants et, par conséquent, constitue un facteur de protection contre les environnements de travail stressants (Gillespie et coll., 2007). Ce livre se concentre sur le développement de la pleine conscience parce qu'elle est la porte d'entrée vers la réorientation. La façon dont nous nous orientons dans le monde détermine notre capacité à nous épanouir. Par exemple, cultiver la gratitude et l'optimisme améliore le sentiment de cohérence, nous protégeant du stress en améliorant notre capacité à gérer de manière créative les stimuli avant qu'ils ne se transforment en facteurs de stress.

Pour résumer les exigences de l'épanouissement, nous cultivons une plus grande capacité à nous épanouir en développant la congruence (harmonisation entre le soi « réel » et le soi « idéal ») et le sens de la cohérence (une orientation plus confiante, plus significative et plus prévisible de la vie). La congruence est liée au degré d'ancrage dans le monde intérieur. Le sens de la cohérence décrit notre capacité à naviguer dans le monde extérieur avec confiance et créativité. L'appel nous permet de lever les yeux vers une étoile polaire, de nous immerger dans notre vision et de nous propulser vers l'avant. Lorsque nous développons ces trois caractéristiques, nous minimisons le stress et maximisons notre capacité à nous épanouir.

En approfondissant nos racines par la congruence et le sentiment de cohérence, nous puisons dans les ressources nécessaires pour gérer nos émotions et faire face aux stimuli extérieurs avant qu'ils ne deviennent des facteurs de stress.

 Occasion d'adaptation et de réflexion

Considérez votre confiance en vous pour gérer les défis, votre compréhension des événements qui se produisent autour de vous, votre capacité à prédire de nombreux événements de la vie et le degré auquel les tâches de la vie vous semblent significatives. Comment décririez-vous votre sens de la cohérence?

S'adapter au voyage à venir : apprendre à connaître le stress

En avançant dans le texte, j'espère que vous vous pencherez sur la question pour développer votre confiance dans le processus. Vous pouvez le faire en prêtant attention aux sensations, en remarquant quand votre corps se dilate et quand il se contracte. Écoutez ces signaux subtils, en syntonisant votre sagesse intérieure. C'est votre guide le plus fiable dans ce voyage.

Malgré ce que vous avez pu apprendre dans la culture dans laquelle vous évoluez, nous devons prendre soin de notre corps et de nos sens afin de forger les « racines » profondes et résistantes nécessaires pour naviguer dans les « intempéries » qui passent. Cette forme de connaissance incarnée renforce le processus de guérison. Pour cultiver cette forme de connaissance, essayez les exercices expérientiels décrits dans le texte. Ils vous guideront loin de l'esprit « qui cherche à comprendre » afin que vous puissiez revenir à votre corps (le « sens ressenti »). Conformément à cette intention, les chapitres 1 à 3 sont axés sur la satisfaction de l'esprit qui cherche à comprendre. Une fois la confiance développée au niveau de l'esprit, nous sommes plus enclins à nous investir dans le processus au niveau du corps et de l'esprit (vos

« sens ressentis »), ce qui est nécessaire à la guérison et constitue l'objet de l'étude Chapitres 4 à 12.

Pour résumer le processus (Figure 1.3), vous apprendrez à connaître les besoins humains communs, l'impulsion du stress et les atouts fondamentaux de l'épanouissement. Nous approfondissons ensuite la connaissance par l'adaptation, le renforcement, le dégagement et l'harmonisation :

- Apprendre à connaître en explorant la recherche, en se concentrant sur les exigences de l'épanouissement (chapitres 1 et 2)
- S'adapter au monde intérieur, en laissant le monde extérieur passer à l'arrière-plan. Distinguer le « signal » de qui vous êtes du « bruit » du monde conditionnel vous permettra de vous mettre au diapason de votre objectif le plus élevé (Chapitres 3 et 4).
- Renforcer par des exercices d'apaisement centrés sur le cœur qui forgent une connexion en améliorant la congruence (y compris l'autocompassion –Chapitres 5, 8 et 9) et le sentiment de cohérence (y compris la pleine conscience – Chapitre 7) en tant que facteurs de développement favorisant l'épanouissement.
- Faites le ménage dans votre espace intérieur en développant des outils et des techniques pour réorienter les anciens systèmes de croyances et résoudre les zones d'incongruité et de traumatisme (Chapitres 3, 6, 9 et 10)
- S'harmoniser à sa vocation, sa vision et son potentiel de leadership en s'engageant dans des exercices qui harmonisent et renforcent sa capacité à se connecter à son « vrai » moi et à lui donner les moyens d'agir (Chapitres 11 et 12)

Maintenant que nous avons réfléchi à notre sens de la cohérence, le facteur essentiel qui détermine si un événement est stressant, nous sommes prêts à passer au Chapitre 3, où nous *apprenons à connaître* le concept de stress et les facteurs d'activation communs qui émergent dans les environnements de travail des prestataires de soins.

CHAPITRE 3

Apprendre à connaître le stress

Nous avons maintenant suffisamment de données scientifiques à l'appui pour confirmer que nos émotions font partie intégrante du maintien de l'équilibre biologique. Lorsque nous réprimons nos émotions et que nous les empêchons de se manifester, elles deviennent un facteur de stress biologique et compromettent ainsi notre système immunitaire. Cette réponse active notre système nerveux, ce qui nous prédispose à une foule de problèmes de santé aigus et chroniques.

Jusqu'à présent, nous avons exploré ce qui est nécessaire pour nous épanouir et les défis que nous devons surmonter, individuellement et collectivement, pour retrouver la plénitude. Pour cultiver cette plénitude, nous devons accorder au système nerveux la place qui lui revient et collaborer avec lui dans le cadre de notre écosystème collectif.

Nous ne pouvons pas guérir l'esprit en étant séparés du corps. Comme l'anxiété psychique se traduit souvent par des symptômes physiques (somatisation), nous devons rester connectés aux sensations dans notre corps pour incarner la guérison. Incarner la guérison requiert de l'exprimer ou de la manifester d'une manière tangible. Cependant, lorsque nous nous sentons menacés (stress), nous avons tendance à nous accrocher à la sécurité trouvée dans le monde extérieur et, de ce fait, de nous déconnecter de notre corps. Il s'agit du mécanisme d'adaptation, ou de défense, connu sous le nom de dissociation. Lorsque le stress n'est pas géré, il mine notre capacité à nous épanouir. La réaction au stress est omniprésente : 23 % des adultes canadiens déclarent que la plupart de leurs journées sont très stressantes (Statistique Canada, 2014). Bien que nous considérions souvent le stress comme une construction mentale qui n'affecte que l'esprit, lorsque rien n'est fait pour l'éliminer, il a des effets profonds sur le corps qui conduisent à une foule de symptômes mentaux et physiques chroniques (O'Malley et coll., 2015). Ces symptômes rendent souvent impossible tout diagnostic médical spécifique et sont décrits dans le DSM-5 sous la nouvelle rubrique *Symptômes somatiques et troubles connexes*.

Au fil de ce chapitre, nous passerons en revue les facteurs de stress courants qui, ensemble, créent le parfait ouragan menant à l'épuisement professionnel des soignants. Nous passerons ensuite à la théorie de l'épanouissement et de l'atténuation du stress, ainsi qu'aux pratiques qui vous aideront à trouver l'œil de tels ouragans.

Stress

Storm Watching (À l'affut des ouragans de stress)

Par Crosbie Watler, M.D., FRCPC, un leader d'opinion canadien et psychiatre chevronné

Les défis sont des événements objectifs externes que nous rencontrons. Les résultats de plusieurs défis combinés nous sont impossibles à prédire ou à contrôler directement. Nous croyons que nous sommes en contrôle lorsque nous nous créons un « problème » à gérer et que nous employons notre esprit à s'efforcer d'en prédire les résultats possibles, alors qu'en réalité tout ce que nous contrôlons est le processus lui-même. Un étudiant peut soit s'inquiéter du résultat d'un examen, soit faire le choix de s'engager dans le processus d'étude. Bon nombre des défis de la vie sont liés aux processus, que ce soit au niveau de la santé, des relations, ou de la planification financière. Pour chaque défi, nous devons déterminer si nous contrôlons le résultat directement ou seulement le processus. Dans le second cas, nous pouvons alors nous engager pleinement dans les étapes du processus, en nous détachant des résultats que nous ne pouvons pas contrôler directement. C'est la psychologie du sport 101. Il est profitable d'aborder les défis de la vie de cette manière. Pensez à une athlète d'élite s'engageant dans le processus d'entraînement et de préparation. Le jour du match, elle doit se présenter empreinte d'un détachement serein de ce que sera le résultat. Ce faisant, elle préserve sa concentration, qui n'est pas illimitée, pour être plus performante.

Les défis externes vont et viennent comme les événements météorologiques, mais vous n'êtes pas la météo. Vous êtes *témoin* du temps qu'il fait. Métaphoriquement parlant, vous vous trouvez sur une chaise, à regarder l'ouragan à partir d'un endroit sûr et sécuritaire. Les événements météorologiques ne vous atteignent pas. Un espace s'étend entre vous et eux. Quoi qu'il arrive dans la météo de votre vie, à votre essence, rien ne *vous* élève ni ne vous diminue. C'est la pratique de la pleine conscience.

La pleine conscience est plus qu'une simple attention particulière portée au moment présent. Cela signifie aussi avoir conscience de *qui porte attention* à ce moment. Les témoins silencieux réagissent au moment sans attachement ni jugement. C'est le domaine du « Je suis capable de faire face à tout ce qui arrive », où les défis deviennent des occasions de développement de la conscience de soi et de la résilience.

D'où vient le stress?

Jusqu'à récemment, la science occidentale comprenait mal la façon dont un défi externe déclenche une réponse au stress. La vie est par définition faite de défis. Comme l'illustre le Dr Watler (voir l'encadré « À l'affut des ouragans »), le stress est une *réponse* aux défis. Les défis sont réels et objectifs, tandis que le stress est subjectif. Cela revient à dire que le stress n'est qu'une possibilité. Le stress n'est pas *inhérent* à nos vies; nous le créons lorsque nous utilisons des outils d'adaptation mésadaptés, des modèles de réactivité qui ne nous servent pas.

À mesure que la communauté scientifique occidentale en est venue à mieux comprendre l'esprit et le cerveau, et plus particulièrement la façon dont les neurotransmetteurs réagissent aux modes de pensées menaçantes (Figure 3.1), nous avons développé des outils qui nous permettent de réfléchir de manière plus critique à la réponse au stress et qui peuvent souvent la réguler en nous aidant à changer consciemment nos perceptions. Cette nouvelle compréhension du stress nous permet d'utiliser notre attention avec intention et de renforcer nos outils et nos techniques pour gérer la réponse au stress.

Le stress peut être déconstruit comme suit : après avoir rencontré un défi externe objectif, nous pouvons utiliser une réponse d'adaptation elle-même adaptative, ou alors notre réponse au stress sera déclenchée. Dans ce livre, nous distinguons le défi lui-même de l'expérience de réponse au stress. Une combinaison de facteurs extrinsèques et intrinsèques active la perception d'une menace. Les facteurs extrinsèques sont des éléments qui se produisent hors de notre contrôle immédiat ou direct; c'est-à-dire, métaphoriquement parlant, la *météo* de notre vie. Parmi les exemples courants, notons entre autres les relations, les rôles, les finances, les réussites et les échecs.

Le stress peut être défini de deux manières : comme facteur de stress (source externe de « mauvais temps ») ou comme l'expérience de la **détresse**. Nous pouvons distinguer la *source* du stress de l'*expérience* du stress. Une combinaison de facteurs extrinsèques et intrinsèques active la perception d'une menace. Les facteurs extrinsèques sont des éléments qui se produisent hors de nos rouages intérieurs (la « météo »), tels que la solidité des relations, la sécurité financière, la sécurité

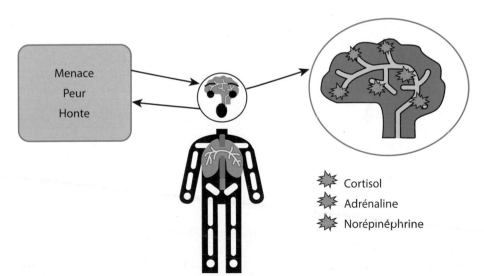

Fig. 3.1 Réponse au stress. Sous la surface de notre perception consciente, le cerveau travaille en permanence à détecter les menaces (neuroception). Lorsqu'une menace potentielle est détectée, des substances chimiques sont libérées, entraînant une cascade d'événements biologiques et émotionnels. Une fois celles-ci intensément activées dans le corps, nous ressentons généralement de la peur ou de la honte, voire les deux simultanément.

physique, etc. Les facteurs intrinsèques décrivent la solidité avec laquelle nous sommes ancrés en nous-mêmes (nos « racines »), ce qui se reflète dans notre congruence et notre sens de la cohérence. Nous avons souvent peu de contrôle sur les facteurs extrinsèques, mais les personnes qui ont des facteurs intrinsèques bien développés sont moins susceptibles de se sentir intimidées et menacées par des « conditions météorologiques » imprévisibles et souvent difficiles. En présence de facteurs extrinsèques donnant l'effet d'être menaçants, les personnes qui ont des racines solides auront plus de confiance pour résoudre ces menaces avant que celles-ci ne deviennent des facteurs de stress chronique.

Pour illustrer une perception de menace, examinons l'exemple suivant. Rhonda était une participante de recherche dans la mi-vingtaine. Elle était nouvelle dans le milieu des soins de santé et avait du mal à s'épanouir dans son rôle de novice. Son récit, dans lequel elle décrit la contrainte de faire face à des événements perturbateurs au travail sans la confiance ou les ressources nécessaires pour fonctionner efficacement, saisit la quintessence de ce qu'est le stress professionnel :

> *[Ma sécurité] me semble à risque à pratiquement chaque quart de travail. Lors de mon dernier quart, un patient s'est rué sur moi en poussant un chariot médical (...) La veille, un patient avait pris un drap et me l'avait mis sur la tête (...) Un membre de la famille d'un patient s'est tiré une balle à l'extérieur de l'hôpital, et l'hôpital n'a rien fait, pas le moindre retour sur l'événement ni quoi que ce soit d'autre; tout cela fait que je ne me sens vraiment pas en sécurité et que je ne peux compter sur aucun soutien. À pratiquement tous les quarts de travail, des gens nous menacent, nous disent qu'ils vont revenir avec un fusil (...) Il arrivait qu'après un quart de nuit, je n'aie que deux jours pour me remettre et revenir pour un quart de jour. J'étais comme une loque. J'étais tellement à bout de forces. Après deux quarts de nuit, je me transformais chaque fois au troisième en infirmière folle. J'étais tellement émotive que je ne pouvais pas fonctionner, et je ne pouvais pas dormir. (Dames, 2018a)*

Comment le stress agit-il?

Sur le plan cognitif, le stress agit comme suit : si nous croyons qu'un besoin primaire n'est pas satisfait ou qu'il est menacé, nous éprouverons du stress jusqu'à ce que ce besoin non satisfait soit comblé, ou jusqu'à ce que le stimulus qui le menace se dissipe. L'expérience du stress chez nos soignants indique un besoin non satisfait ou une menace envers nos besoins. Des besoins constamment non satisfaits minent notre capacité à nous épanouir.

Biologiquement, la réponse au stress fonctionne comme suit : lorsque nous nous sentons menacés, notre amygdale envoie un signal à notre hypothalamus, qui en envoie ensuite un à notre système nerveux, ce qui active la libération d'hormones de stress : l'épinéphrine, la norépinéphrine et le cortisol. Les hormones du stress sont conçues pour concentrer notre attention de manière importante, de sorte à garantir que nous prendrons des mesures pour résoudre la menace perçue. Ceci entraîne une réponse biologique automatique, engageant notre système nerveux sympathique. Nous éprouvons une augmentation de notre niveau métabolique et de notre tension musculaire; une montée de notre rythme cardiaque, de notre pression artérielle et de nos respirations; un accroissement de notre glycémie; et une excitation du système immunitaire. Ces changements physiologiques, collectivement appelés les réponses **combat, fuite, gel et soumission**, ont évolué pour nous aider à identifier et à échapper aux dangers. Cependant, comme nous le savons bien, les réponses combat, fuite, gel sont souvent activées à des moments où il nous serait plus profitable de rester calmes et détendus, par exemple lorsque nous avons à parler en public. En outre, plus nous sommes sensibles au stress, plus notre système nerveux est susceptible de s'activer lorsqu'il n'y a pas de véritable danger pour nous.

Voici un exemple de la réponse « combat » : imaginez que vous communiquiez honnêtement, et peut-être un peu trop franchement, votre frustration à l'égard des inégalités au niveau des charges de travail entre les membres de votre équipe. En réponse, l'un de vos collègues réagit d'un ton tranchant et défensif. Les deux parties ont maintenant adopté une position de « combat », à laquelle sont associées les caractéristiques suivantes :

- Mâchoire serrée et tendue, dents qui grincent
- Yeux et ton de voix belliqueux
- Désir de claquer, cogner, frapper du pied
- Sentiments de colère ou de rage
- Sentiments meurtriers ou suicidaires
- Maux d'estomac ou nausées
- Pleurs

Voici maintenant un exemple de la réponse « fuite » : un administrateur qui vous semble vous regarder de haut vous intimide. Chaque fois que cette personne est dans les parages, vous avez tendance à parler nerveusement, ce qui alimente davantage votre insécurité. Par conséquent, lorsqu'elle se trouve à proximité, vous avez tendance à chercher rapidement une occasion de vous dérober. Les caractéristiques suivantes sont associées à la réponse « fuite » :

- Agitation
- Anxiété
- Respiration superficielle
- Sentiment de chaos dans la vie avec peu d'espace pour s'ancrer entre les événements
- Exercice excessif

Quant à la réponse **gel**, elle pourrait ressembler à ceci : c'est une journée occupée au travail et il y a beaucoup plus de besoins qu'il n'y a d'employés présents pour répondre à la demande. Entre le bruit de fond et le chaos ressenti, vous avez été au bord de l'accablement pendant une bonne partie de la journée. Un client vient vous voir, criant des accusations dont il semble vous rendre responsable avec ses gestes du doigt. Ce qui était jusque-là de l'anxiété gérable se transforme tout à coup en lourdeur engourdissante dans tout votre corps et qui vous laisse l'esprit vide. Les caractéristiques suivantes sont associées à la réponse « gel » :

- Sensation de froid et d'engourdissement
- Sentiment de lourdeur et de rigidité
- Respiration coupée
- Sentiment d'effroi
- Diminution de la fréquence cardiaque ou battements de cœur très forts
- Recherche constante de menaces possibles
- Sentiment de « coincement » dans le corps

Enfin, voici un exemple de la réponse « soumission » : depuis déjà un certain temps maintenant, votre environnement de travail est un champ de bataille émotionnel où les remarques stigmatisantes sont plus la norme que l'exception. Vous remarquez que peu importe à quel point on vous traite mal, vous dépensez toute votre énergie à essayer d'apaiser les autres plutôt que de vous occuper de vos propres besoins émotionnels dans le moment. Il s'agit de la réponse de « soumission », à laquelle sont associées les caractéristiques suivantes :

- Dire « oui » quand l'envie est plutôt de dire « non »
- Changer nos valeurs selon la personne avec qui nous interagissons
- Concentrer davantage notre attention sur les émotions des autres que sur les nôtres
- Accorder davantage de poids aux opinions des autres qu'aux nôtres
- Ressentir de la culpabilité et de la peur du rejet lorsque nous nous exprimons authentiquement

Nous pouvons mesurer le stress en suivant les niveaux de cortisol dans le corps. Souvent appelé « hormone du stress », le cortisol est produit par le cortex surrénal en réponse au stress physique et psychologique. Le cortisol affecte de nombreux processus métaboliques ainsi que le système immunitaire, ce qui peut contribuer de façon importante à entraîner toute une gamme de maladies aiguës et chroniques. Il y a libération de cortisol lorsque nous sommes assaillis par des pensées menaçantes, en réponse auxquelles le système nerveux sympathique s'active pour libérer de grandes quantités de cortisol dans le sang. Les chercheurs utilisent les mesures de cortisol pour quantifier l'expérience qu'une personne fait des facteurs de stress aigus et chroniques. Il existe de nombreuses façons d'interrompre l'activation du système nerveux sympathique et d'activer à la place le système parasympathique, qui quant à lui permet au corps de se détendre. Tout au long du livre, je ferai référence au cortisol comme étant le meilleur indicateur biologique de l'expérience du stress, et je mettrai l'accent sur les pratiques qui activent le système nerveux parasympathique pour contrer ses effets.

Détresse

La réponse au stress n'est pas toujours négative. L'expérience du stress peut nous alerter relativement à des situations qui exigent notre attention et nous motiver à les résoudre. Cela dit, lorsque notre expérience du stress s'étend au-delà de l'événement menaçant ou dépasse notre capacité à nous adapter, elle devient de la détresse. Lorsque la détresse n'est pas maîtrisée, elle devient chronique et nous perdons rapidement toute perspective. Bien que certains types de stress puissent améliorer notre capacité à résoudre les facteurs de stress, la détresse mine cette capacité. Le stress chronique, lorsqu'il devient détresse, entraîne de nombreuses conséquences mentales, physiques et spirituelles négatives.

Les facteurs en milieu de travail qui interagissent de manière à multiplier le stress comprennent les traumatismes passés, **les traumatismes indirects**, le travail émotionnel non géré, les déséquilibres effort-récompense, l'hostilité au travail, la violence physique et les charges de travail accablantes. En termes d'atouts de développement, notre sens de la cohérence (soit notre orientation par rapport aux stimuli) et notre congruence (soit notre capacité à nous exprimer authentiquement) affectent notre perception des stimuli, c'est-à-dire s'ils nous paraissent menaçants ou non. Un stimulus paraissant menaçant sera ressenti comme un facteur de stress. Sinon, le stimulus ne nous paraîtra que comme un défi à relever. Il y a interaction entre l'intensité de notre expérience des facteurs de stress et de notre confiance à pouvoir les résoudre d'un côté et, de l'autre, la probabilité que nous utilisions des substances ou des activités nous procurant une distraction pour nous adapter, de même qu'avec notre capacité à être objectifs et créatifs ainsi qu'à connecter avec les autres à partir d'un état de plénitude. Tous ces facteurs produisent des effets d'entraînement dans nos relations personnelles et professionnelles, ainsi que dans le système plus large dans lequel nous vivons et travaillons (Dames, 2018b; Schwabe et Wolf, 2013).

Désamorcer : prendre du recul par rapport à la réponse au stress (non-attachement)

Non-attachement

Lorsque nous sommes fusionnés ou attachés aux sentiments qui résultent de l'activation de notre système nerveux, nous sommes susceptibles de réagir, ce qui limite notre capacité à choisir l'action la plus bénéfique (pour nous-mêmes et les autres) à ce moment-là. Le **non-attachement** est la qualité d'avoir un sens de la cohérence et la capacité de prendre du recul pour garder de la perspective. À partir de cet état plus objectif, nous pouvons consciemment travailler avec les émotions qui résultent des menaces potentielles et souvent passagères. Notre corps est conçu pour nous protéger de ces menaces potentielles. Il fait exactement ce qu'il est censé faire, soit nous alerter et nous aider à nous occuper des menaces potentielles avant qu'elles ne deviennent des menaces réelles. Avant que la moindre pensée n'ait la chance de se former dans notre esprit, notre corps bien intentionné répond à ces menaces potentielles, nous préparant à nous battre, à fuir ou, s'il se trouve dépassé par la situation, à geler. La réponse au stress n'a jamais été notre ennemi; bien au contraire, c'est une protectrice, une alliée dans notre parcours. Cependant, cette alliée est souvent confuse : il lui arrive de confondre le passé avec le présent, ce qui provoque une forme de transfert émotionnel qui peut paraître plutôt menaçant. Par exemple, quelqu'un dans notre vie actuelle peut nous rappeler quelqu'un qui nous a fait du mal dans le passé. En conséquence, nous réagissons à cette personne comme s'il s'agissait de la personne de notre passé plutôt que celle qui est présente, ce qui nous empêche de voir à la fois la personne en face de nous et la situation pour ce qu'elles sont réellement. De cette façon, si nous nous identifions trop aux réactions physiologiques créées par le système nerveux, nous devenons confus; plutôt que de travailler avec le système nerveux, nous commençons à nous sentir son esclave.

Une autre forme de non-attachement relativement à autrui est le **détachement rationnel**. Cette forme de non-attachement est caractérisée par une capacité à ne pas réagir personnellement aux comportements des autres. Cela nous permet de reconnaître que les comportements hostiles des autres n'ont pas tant à voir avec nous qu'avec des blessures non résolues de leur passé, projetées sur la situation actuelle. De ce point de vue, nous pouvons garder les choses en perspective et ne pas rester confinés à nos propres suppositions et peurs. Parce que nous ne réagissons pas personnellement au comportement des autres, celui-ci n'est pas non plus considéré comme une menace par le système nerveux. Lorsque nous sommes ancrés dans cet état de non-attachement, nous pouvons concentrer notre attention sur ce qui peut être fait plutôt que sur ce qui ne va pas. Dans le même ordre d'idées, et comme il est expliqué plus en détail au chapitre 10, le détachement rationnel peut également être appliqué aux situations où nous projetons nos blessures passées sur le présent. Si nous confondons l'un avec l'autre, nous sommes susceptibles de nous enfoncer dans des états de stress, simplement parce que l'esprit confond un événement passé avec le présent.

La réponse au stress attire notre attention sur les menaces perçues qui doivent être gérées. Nous ne choisissons pas consciemment d'adopter une réponse de combat, de fuite ou de gel; tout cela se produit avant même que la moindre pensée prenne forme. Certaines personnes commencent par adopter une réponse de lutte ou de fuite, pour figer aussitôt après. D'autres vont adopter une réponse de lutte ou de fuite et s'y tenir, sans jamais figer. Idéalement, nous pouvons rester en réponse de lutte ou de fuite, car nous avons toujours accès à nos ressources intérieures et extérieures, ce qui nous permet de gérer la menace ressentie afin que nous puissions revenir à un état d'équilibre. Lorsque nous nous mettons à figer, notre capacité à nous connecter à nos ressources intérieures et à puiser de manière créative dans nos ressources extérieures est extrêmement limitée.

Nos tendances de réponse au stress sont liées à nos expériences passées et aux suppositions qui leurs sont liées. Ces suppositions proviennent de la capacité de notre cerveau à organiser les idées et les apprentissages passés en motifs de sorte à nous permettre de réagir intuitivement et spontanément avant que la moindre pensée consciente se forme, selon un processus appelé « **granularisation** » (Neath et Surprenant, 2003).

Granularisation : nos suppositions intuitives

À titre de rappel, un événement n'est pas généralement ce qui cause du stress. La source de notre stress est la façon dont nous interprétons l'événement en question. Un facteur de stress se développe lorsque nous considérons un événement comme une menace à l'égard de nos besoins humains primaires. La granularisation est un moyen utile de comprendre comment nous formons nos suppositions en dehors de tout choix conscient. Elle représente notre intelligence intuitive, la compilation de notre expérience vécue et de la compréhension que nous nous sommes faite du monde. C'est la granularisation qui explique comment nous pouvons agir rationnellement avant toute pensée consciente de notre part. Cette connaissance intuitive est utile lorsque nous devons intervenir rapidement en cas d'urgence, mais pas si utile lorsque nous essayons de briser les réactions de stress habituelles. Si notre réponse intuitive au stress en est une de combat, de fuite ou de gel, notre capacité à maintenir une perspective objective s'en trouve entravée, voire réduite à néant. De cette façon, lorsque nous nous sentons menacés, notre biologie et notre neurologie nous obligent à réagir en fonction d'un cadre basé sur la peur. Pour nous réorienter, nous devons cultiver un espace entre nous et le sentiment de menace. Cet espace est celui du non-attachement. De ce point de vue plus objectif, cultivé par le biais du non-attachement, nous avons l'occasion de reprogrammer de vieux réflexes et d'aborder les choses consciemment avec notre intelligence intuitive. Ce faisant, nous pouvons interrompre l'impulsion involontaire de réagir à partir d'un état de peur. En conséquence, nous cultivons le choix et pouvons donc agir à partir d'un cadre différent, plus créatif et optimiste. La granularisation est explorée plus en détail au chapitre 5.

Dissociation par opposition à non-attachement

La dissociation est une réaction subconsciente à la peur. Le non-attachement est le fait pour une personne de prendre du recul par rapport à ses émotions afin de pouvoir travailler avec elles objectivement. L'une se produit inconsciemment et conduit à des réactions impulsives et involontaires. L'autre se produit en toute conscience, ce qui permet d'agir délibérément. Cette dernière cultive donc le choix. Agir délibérément permet aux émotions d'aller et venir au besoin, sans faire en sorte que nous nous sentions liés ou menacés par elles.

Le non-attachement cultive le choix

Notre confiance en nos choix et nos ressources renforce notre sens de la cohérence. La capacité de prendre du recul se concrétise lorsque nous nous dissocions de l'événement, notamment par nos pensées et nos émotions à l'égard de l'événement. Nous devenons l'observateur curieux. Nous nous identifions davantage d'après l'espace à partir duquel nous observons, plutôt qu'avec la chose ou la sensation que nous examinons. Nous pouvons remarquer les pensées et les émotions, les accueillir en tant qu'invités partiaux (informés par le biais de la granularisation effectuée par le cerveau), tenir compte de leur message, puis les laisser tomber à l'arrière-plan. Lorsque nous prenons du recul, créant ainsi un espace entre nous, les stimuli, et le bruit qui découle de ceux-ci, nous atteignons un état de non-attachement. *Je ne suis pas cela : je suis le témoin de cela.* Encore une fois, nous devenons comme l'observateur détaché du temps orageux. Sans la capacité de créer cet espace ou cet ancrage en réponse à un événement menaçant, nous nous retrouvons à la merci de nos pensées et de nos émotions, nous nous abandonnons à la réponse au stress, et nous laissons la peur influencer notre réaction. Ce manque au niveau d'un tel espace rend impossible tout choix conscient. Atteindre le non-attachement est ce qui nous permet d'agir consciemment par choix et nous empêche de réagir de manière involontaire aux stimuli qui passent.

Trouble de stress post-traumatique

Le trouble de stress post-traumatique (TSPT) est une affection courante, en particulier chez les soignants qui travaillent dans des environnements professionnels à hauts degrés de stimuli et chargés de traumatismes. Par exemple, en cas d'urgence, les premières personnes sur les lieux, comme les pompiers, les policiers, les ambulanciers paramédicaux et une variété d'autres personnes, ont tendance à vivre les moments les plus chaotiques et souvent les plus effrayants de la vie d'autrui.

Les critères de diagnostic du TSPT comprennent les symptômes qui reflètent le fait de revivre une expérience traumatisante, l'évitement, la réactivité, ainsi que les impacts sur les fonctions cognitives et l'humeur (National Institute of Mental Health, 2019b). À la différence du TSPT, qui est lié à un événement spécifique, le **TSPT complexe** découle d'un sentiment d'incapacité à échapper à des événements traumatisants qui continuent d'être rencontrés, tels que la violence et la négligence chroniques (National Health Service, 2018). Ses symptômes sont semblables à ceux du TSPT, mais ils peuvent aussi comprendre des sentiments de honte ou de culpabilité, de la difficulté à contrôler les émotions, de la dissociation, de l'isolement, des difficultés relationnelles, des comportements à risque, de l'automutilation et des pensées suicidaires.

Le stress post-traumatique survient lorsqu'une menace du passé affecte notre perception d'événements se produisant dans le présent, ce qui nous empêche de garder les choses en perspective. Même si l'événement actuel n'est pas une menace réelle, il nous rappelle néanmoins inconsciemment une époque du passé où un besoin n'a pas été satisfait, nous causant une blessure si profonde qu'elle continue d'affecter (par mesure d'autoprotection) notre expérience actuelle. Vu sous cette lentille, lorsqu'il n'est pas géré, le TSPT limite notre capacité à prendre du recul, ce qui rend difficile, voire impossible, le non-attachement et la prise de décisions objectives. Lorsque le système nerveux est intensément menacé ou activé, un symptôme courant du TSPT, soit l'attachement physiologique intense à la réponse au stress, conduit souvent à des réactions involontaires. Une fois la cascade entamée, il peut arriver que nous ayons conscience de ce qui s'est passé qu'une fois la poussière retombée. Cependant, nous pouvons travailler avec l'expérience, chercher à comprendre ce qui nous a activés et tâcher de nous créer un plan d'autocompassion qui pourra nous aider à prévenir ou à remarquer l'activation plus tôt la prochaine fois.

Malgré ce que les cultures occidentales individualistes nous enseignent, partager ce parcours avec d'autres personnes facilite et accélère notre guérison. La guérison requiert le développement de la confiance, et le moyen le plus rapide d'y parvenir, que ce soit envers nous-mêmes ou autrui, passe par la vulnérabilité dans les relations. Lorsque nous en venons à croire que nous avons la considération positive inconditionnelle des autres, nous sommes beaucoup plus susceptibles de nous libérer de la honte qui nous maintient fusionnés à la réponse au stress. En élargissant notre prise de conscience de la façon dont fonctionne le stress, nous sommes mieux à même de reconnaître l'événement, ce qui nous donne l'occasion de prendre du recul par rapport à lui. Ce faisant, nous cultivons un espace entre *lui* et *nous*. Dans cet espace, nous pouvons voir l'événement pour ce qu'il est et l'examiner plus objectivement, ce qui nous permet de le maintenir en perspective. Nous voyons l'expérience pour ce qu'elle est, soit une tendance ou une supposition basée sur une adversité passée. À partir de là, nous pouvons travailler sans jugement avec la supposition, laquelle est le résultat d'une granularisation subconsciente opérée par le cerveau, et tâcher de voir à quel point elle est appropriée ou vraie dans le moment. La plupart du temps, nous constaterons que nous ne sommes pas réellement menacés dans l'immédiat. Lorsque nous nous sentons moins attachés à la menace passagère, nous découvrons un nouveau sentiment de choix. Forts de cette confiance dans notre recherche, nous pouvons ensuite consciemment et avec compassion reconnaître et panser la blessure passée, la reconnaissant comme étant à la fois distincte et intégrée dans le moment présent. C'est là une démonstration de congruence et de sens de la cohérence.

Retrouver notre voie en communauté : théorie polyvagale

Nous avons tous besoin d'autrui. Soyons présents les uns pour les autres.

Comme l'illustrent le chapitre 2 et la figure 2.3, la théorie polyvagale (Porges, 2011) et la théorie des besoins non satisfaits de Maslow (Maslow, 1943) ainsi que la théorie de l'attachement (dont il est question plus en détail au chapitre 8; Bowlby, 2012) sont entremêlées, ce qui a un impact sur la façon dont nous percevons les stimuli et notre capacité à nous réguler émotionnellement, à maintenir des relations authentiques, et à atténuer ou à interrompre la réponse au stress. La théorie polyvagale nous écarte de l'idée que les comportements compulsifs reflètent un manque de volonté. Bien au contraire, le système nerveux dirige notre comportement avant même que notre esprit pensant puisse intervenir. Les comportements reflètent l'état de notre système nerveux autonome (Flores & Porges, 2017). Reliant ce processus à ce qu'on appelle le TSPT, le système nerveux réagit dans ce cas à une menace passée avant que l'esprit conscient ait le temps d'évaluer objectivement la situation. Une fois notre cerveau inondé des substances chimiques libérées, nous sommes souvent incapables de prendre des décisions objectives, ce qui nous fait réagir avant que tout choix conscient puisse se produire. Dans ces circonstances, lorsque le système nerveux est activé, en fonction de l'intensité de la menace ressentie, aucun choix conscient ni volonté n'entrent dans l'équation.

Nous pouvons rééduquer nos voies neuronales grâce à des interactions sociales dans lesquelles nous nous sentons en sécurité. Lorsque nous nous sentons en sécurité, nous pouvons nous présenter authentiquement, sûrs que l'on nous traitera avec une considération positive inconditionnelle. S'ancrer plus solidement dans des relations caractérisées par une considération positive inconditionnelle régule notre système nerveux, ce qui nous permet de rester connectés aux sensations de notre corps (« incarnées ») et d'élargir notre fenêtre de tolérance au stress.

En ce qui concerne la façon dont le corps atteint l'homéostasie, selon la théorie polyvagale, nous pouvons rééduquer nos voies neuronales grâce à des interactions sociales dans lesquelles nous nous sentons en sécurité. Lorsque, en tant que communauté, nous comprenons la théorie polyvagale, cela nous fournit une excellente occasion de reprogrammer nos voies neuronales à travers des relations de considération positive inconditionnelle. La reprogrammation des voies neuronales dans une communauté caractérisée par une considération positive inconditionnelle améliore notre capacité à former des liens solides et réduit les réactions anxieuses ou d'évitement. Lorsque nous pratiquons cette nouvelle façon d'être avec les autres, d'être témoins et célébrés avec une considération positive inconditionnelle, nous sommes mieux à même d'intégrer ensuite le même ressenti dans nos relations avec nous-mêmes et avec les autres. Incarner cette façon d'être sécurisante nous donne la force de continuer à nous présenter authentiquement, nous permettant ainsi d'exprimer consciemment ce qui se passe à l'intérieur de nous au reste du monde.

Lorsque nous nous présentons authentiquement en communauté avec d'autres avec qui notre corps se sent en sécurité, nous travaillons en tandem avec (plutôt qu'en conflit avec) notre cerveau (**neuroception**), ce qui inhibe la réponse au stress et favorise une plus grande capacité à l'épanouissement (Flores et Porges, 2017). Parce que la connexion à travers les relations est au cœur de la guérison et de la réorientation, nous devons nous éloigner de nos façons d'être individualistes et souvent déconnectées. C'est en communauté avec les autres que nous guérissons. Bien que nous ayons pu en venir à croire que nous sommes plus en sécurité seuls, les failles inhérentes à cette orientation apparaissent clairement alors que nous travaillons à nous sortir d'une crise de santé mentale d'envergure internationale. Les relations caractérisées par une considération positive inconditionnelle nous rappellent qui nous sommes, distinctement de notre conditionnement culturel. Comme nous l'avons mentionné précédemment, cela permet de lever le voile sur notre confusion, nous permettant de redécouvrir notre plénitude.

> *En période de stress, la meilleure chose que nous puissions faire les uns pour les autres est d'écouter avec nos oreilles et nos cœurs, et d'être assurés que nos questions sont tout aussi importantes que nos réponses.*
>
> Fred Rogers

Trouver un terrain d'entente et célébrer la diversité

Un sentiment de confiance se développe lorsque nous *croyons* qu'il existe un terrain d'entente entre nous et les autres, dans lequel nous ressentons un sentiment d'appartenance. Grâce à ce terrain d'entente relationnel, nous assumons la responsabilité des accords et des attentes entre les parties. De cette façon, nous développons un « récipient relationnel » plus prévisible et plus sûr, un qui peut être compris et sur lequel on peut compter. Lorsque nous sommes bien ancrés dans cet environnement, nous pouvons nous détendre dans la relation, ce qui nous permet de mettre davantage l'accent sur l'incarnation mutuelle de notre *être*, plutôt que d'agir selon une façon d'*être* de type transactionnel qui émane de la peur et de l'obligation.

En termes de diversité, cela peut trop souvent être interprété comme une menace à l'encontre de notre besoin d'appartenance. Lorsque nous manquons d'un sentiment de considération positive inconditionnelle, nous sommes plus enclins à contribuer à l'homogénéisation, ce qui se reflète dans la façon dont nous nous attachons aux caractéristiques de surface (couleur de peau, langue, systèmes de croyances, sexe, etc.). Quand nous adoptons cette orientation d'insécurité, nous avons tendance à imposer subtilement (ou pas si subtilement) un terrain d'entente, étouffant la diversité partout où nous le pouvons. La culture des soins de santé est connue pour avoir des travailleurs qui exercent un contrôle au moyen de tactiques d'homogénéisation, comme surveiller de près ceux qui remettent en question le statu quo et stigmatiser ceux qui menacent les règles culturelles tacites (Cho et coll., 2006; Jackson et coll., 2002; Jacobs et Kyzer, 2010; Laschinger et coll., 2010; Lively, 2000; Porath et Pearson, 2012).

Revenir à la compassion nous permet de retrouver l'équilibre. Cela nous permet de trouver le terrain d'entente dans notre humanité commune, le signal intérieur qui nous connecte malgré tout le bruit ambiant à la surface. Par exemple, nous aspirons tous à avoir de quoi nous nourrir et un toit sur la tête, à être acceptés, à aimer et à être aimés, et en fin de compte à être vus et célébrés pour ce que nous sommes vraiment. Ce sont par ces façons que nous pouvons trouver un terrain d'entente. Dans cet espace d'abondance, nos différences sont une raison de nous pencher sur les mystères qu'il y a entre nous. Avec de la curiosité, nous pouvons savourer les différentes façons d'*être* par lesquelles notre *être* peut s'exprimer, et apprendre d'elles, en un habile mélange entre nature et culture, inné et acquis. Nous pouvons célébrer la diversité comme une belle mosaïque à contempler, avec d'immenses occasions d'apprendre et de grandir ensemble.

Empathie et traumatismes indirects : blessures au for intérieur

L'**empathie** est la capacité de se mettre à la place d'autrui, surtout en période de souffrance. Selon une étude récente de Buffone et coll. (2017), il existe deux façons de cultiver l'empathie. Nous pouvons imaginer ce que l'autre personne ressent, ou nous imaginer en train de ressentir ce que l'autre personne ressent, en éprouvant le sentiment comme s'il s'agissait du nôtre. Bien que ces deux approches puissent sembler similaires, l'incidence à long terme que chacune d'elles peut avoir sur nous est particulièrement différente. La première fournit un degré de non-attachement qui nous empêche de nous suridentifier à la situation; elle est davantage harmonisée à la compassion.

Dans son récit (2019) où elle relate son expérience alors qu'elle marchait aux côtés d'un être cher atteint de la maladie de Parkinson, Claire Blatchford illustre très bien l'engagement empathique :

> *… lorsque votre cœur est piétiné par la vie au point de fendre, il y a des moments où vous pouvez sentir votre cassure fusionner avec la cassure éprouvée par d'autres. C'est un peu comme lorsque des vagues venant de différentes directions, créées par différentes perturbations, se rencontrent et se fondent en une seule dans une rivière ou à la surface d'un plan d'eau. Un simple regard vers l'autre, et vous savez ce qu'il ressent. Ses sentiments vous recouvrent et vous envahissent, devenant aussi les vôtres. (Blatchford, 2019)*

Il est couramment attendu des soignants qu'ils fassent preuve d'empathie désintéressée, ce qu'ils font souvent sans être conscients de l'incidence à long terme de cette seconde forme d'empathie. Lorsque ces « idéaux » culturels tacites sont prescrits aux soignants, malgré les préjudices potentiels, ils contribuent à des taux élevés de blessures morales, d'épuisement émotionnel et professionnel. Bien que nous félicitions les soignants d'écouter leurs clients avec empathie, il est important de cultiver également une prise de conscience des risques liés à une identification excessive avec les clients, car cela peut entraîner un traumatisme indirect. Un traumatisme indirect se produit lorsque l'expérience traumatique d'une autre personne a un impact négatif sur l'identité et les croyances du prestataire de soins, et lorsque ce traumatisme indirect n'est pas résolu, cela peut conduire au cynisme et au désespoir (Saakvitne et Pearlman, 1998).

Par exemple, dans mon travail, les situations où je fais preuve d'empathie envers une autre personne peuvent se dérouler comme suit :

Je travaille comme infirmière légiste, ce qui comprend de m'occuper d'adultes et d'enfants qui ont récemment vécu un événement traumatique. Lorsque je travaille avec des enfants dont l'âge est similaire à celui de mes propres enfants, j'ai tendance à m'identifier de manière excessive à eux et à leurs parents désemparés. Plus le parent ou l'enfant me font penser à moi-même ou à mes enfants, plus il m'est difficile de séparer mes émotions des leurs, ce qui entraîne un transfert émotionnel. En plus de cet état émotionnellement activé, il y a souvent une dissonance morale ou éthique qui vient s'ajouter lorsque nous sentons que la situation traumatique n'est pas entièrement résolue. Par exemple, cela peut se produire lorsqu'il nous semble que nous renvoyons des clients dans des situations où ils ont clairement des besoins non satisfaits. Lorsque ces sentiments exacerbés me submergent et que je ne peux pas les résoudre dans ces moments-là parce que mon travail consiste à m'occuper des émotions des clients, je risque de figer inconsciemment (de me *dissocier*). Bien que cet état puisse sembler similaire au non-attachement, dans des cas comme ceux-ci, il s'agit plus souvent d'une réaction subconsciente basée sur la peur, où mon corps compartimente les émotions parce que je sens qu'il n'est pas sécuritaire de les exprimer. Je me rappelle encore quelques cas où, même un an ou deux plus tard, les émotions que ressenties à l'époque refont surface. J'ai appris au fil des ans que si je m'identifie trop au client, comme si moi ou un être cher étions victime de la situation, et que je me dissocie des émotions qui en résultent, ces émotions refoulées sont traitées comme un traumatisme jusqu'à ce que je les résolve. Lorsque ces émotions remontent à flot, même des années plus tard, il me faut prendre le temps de les ressentir et de les digérer afin de les libérer.

Lorsque nous connectons avec les autres par l'empathie, nous sommes vulnérables et ouverts, ce qui entraîne souvent un changement intérieur qui peut modifier la façon dont nous nous rapportons au monde. Cet effet peut être cumulatif et permanent, nous affectant personnellement et professionnellement. L'empathie nous permet de nous connecter profondément à l'expérience des autres, ce qui présente à la fois des avantages et des inconvénients. Les recherches montrent que lorsque nous nous sentons connectés à une autre personne, cela peut atténuer la souffrance (Sturgeon et Zautra, 2015). Partager notre douleur ou partager la douleur d'autrui a deux avantages : cela augmente notre sentiment de connexion, ce qui réduit l'isolement ressenti, et favorise la capacité à mettre la situation en perspective, pour peu que la personne avec qui nous partageons notre histoire puisse fournir une certaine objectivité. De plus, la personne qui offre son empathie se trouve bénéficier d'un sentiment d'utilité et de bonheur (Steger et coll., 2008) ainsi que d'un bien-être psychologique général (Manczak et coll., 2016) accrus. Cependant, en partageant la souffrance d'autrui, nous sommes également vulnérables aux aspects stressants de la souffrance, y compris une poussée du niveau de cortisol ainsi qu'une aggravation des profils inflammatoires (Manczak et coll., 2016).

L'impact lié au stress découlant de partager la souffrance d'autrui est aggravé par le fait que les personnes qui sont plus sensibles (c.-à-d. capables de lire et de ressentir les émotions des autres) ont également tendance à avoir un **préjugé de négativité plus prononcé** (Chikovani et coll., 2015). Avoir un préjugé de négativité signifie que les événements négatifs ont un impact émotionnel beaucoup plus grand sur nous que les événements positifs, faisant que l'effet des événements négatifs persiste plus longtemps que celui des événements positifs. Les personnes ayant un préjugé de négativité sont plus susceptibles d'être touchées par la peur et la tristesse que par les émotions agréables; par conséquent, elles auront probablement tendance à être plus sujettes à l'usure de compassion et aux traumatismes indirects.

Comme facteur de protection contre les traumatismes indirects, la capacité d'une personne à séparer ses émotions de celles d'autrui en se concentrant sur la compassion, soit en *imaginant* ce que ressent autrui plutôt qu'en s'imaginant à sa place, fait qu'elle sera moins susceptible de subir les effets néfastes de la suridentification par l'engagement empathique (Electris, 2013). Cela dit, tout dépendant de nos compétences en gestion émotionnelle, de notre tendance à avoir un préjugé de négativité et de ce que la situation dans laquelle une autre personne se trouve nous rappelle ou non la nôtre, il peut arriver que nous soyons incapables de séparer nos émotions de celles d'autrui. En conséquence, nous aurons plus tendance à nous attacher de façon excessive, à ressentir le traumatisme comme s'il était le nôtre et à nous dissocier des émotions par nécessité ressentie de rester concentrés sur les besoins de notre client. Trouver notre équilibre propre entre les moments où nous nous livrons à l'empathie, à la compassion ou à la dissociation nécessite de la prise de conscience, de la pratique et de l'autocompassion alors que nous travaillons avec nos tendances uniques et que nous faisons des ajustements au fur et à mesure.

Pratique d'harmonisation : l'empathie et moi, nuisible ou utile?

Y a-t-il moyen de ressentir de l'empathie sans subir de traumatisme indirect dans le domaine de la prestation de soins, lorsque les gens souffrent et meurent? En en mot, oui. Tout dépendant de la situation, de notre degré d'identification à la trame de l'autre personne, et de la présence ou non de blessure non cicatrisée en nous, faire preuve d'empathie n'est pas toujours la meilleure marche à suivre. Cependant, si nous parvenons à gérer consciemment l'empathie, les bienfaits l'emporteront sur les risques et, dans la plupart des cas, ils protégeront les soignants de l'épuisement professionnel (Wilkinson et coll., 2017). Cela dit, il y a quelques points importants à savoir. Pour commencer, il n'est pas utile d'afficher de l'empathie coute que coute, si celle-ci n'est pas authentique. Simuler ne fait qu'ajouter au travail émotionnel (lequel sera traité plus loin dans ce chapitre). Deuxièmement, si votre empathie est authentique et que vous pouvez séparer votre processus de celui de l'autre personne, l'empathie gérée en pleine conscience vous permettra d'être là avec la personne sans (au sens figuré) l'emmener chez vous après le travail, ou éprouver une souffrance si profonde que celle-ci pourrait être la vôtre. Grâce à la pleine conscience (une composante du sens de la cohérence), nous pouvons prendre du recul par rapport à la situation, ce qui favorise l'objectivité, puis déterminer au cas par cas quelle voie est la meilleure pour nous. Si vous remarquez que votre tendance d'adaptation vous empêche de prendre suffisamment de recul pour en arriver à l'objectivité nécessaire, il peut être utile d'obtenir cette objectivité d'un conseiller professionnel, d'un collègue de confiance ou d'un ami.

Occasion de réflexion et d'adaptation

Réfléchissez à une situation de travail où la souffrance d'une autre personne continue de susciter des émotions difficiles pour vous. Si vous n'avez rencontré aucune de ces situations, c'est peut-être signe que l'empathie vous est plus utile que nuisible. Si vous pouvez trouver un cas ou deux, réfléchissez à ce qui a rendu ces cas différents des autres en termes de l'effet que la souffrance de la personne a eu sur vous. Vous souvenez-vous s'il y avait des similitudes dans votre vie, vous mettant peut-être à risque de suridentification? Réfléchissez à la façon dont vous pourriez aborder les choses différemment la prochaine fois : à quoi ressemblerait pour vous le fait d'aborder la personne avec compassion (en établissant une limite claire entre sa douleur et vos émotions) plutôt qu'avec empathie (en ressentant ce qu'elle ressent)? Pouvez-vous voir et sentir une différence?

Parfois, les expériences des autres nous touchent de trop près, ce qui rend impossible d'ériger une frontière émotionnelle. Pour ces cas, une solution serait d'avoir un plan de sécurité émotionnelle sur lequel vous rabattre. Ce plan n'a pas besoin d'être dressé de manière formelle, mais il est utile de savoir comment nous pouvons demander de l'aide. Par exemple, vous pourriez prévoir de changer de patient ou de client avec un collègue. Si vous retirer de la situation n'est pas une option, avez-vous des collègues avec qui vous pourriez faire un retour sur la situation? Avoir un plan de sécurité émotionnelle aidera à empêcher votre propre expérience de traumatisme de se transformer en traumatisme non résolu ou en TSPT.

Exercice de renforcement : échapper au piège de l'empathie

Dans les professions de prestation de soins, nous passons souvent une grande partie de notre journée de travail à nous concentrer sur les besoins des autres, ce qui, en l'absence de mesures, peut entraîner un épuisement émotionnel. En développant une plus grande prise de conscience de ce qui nous est propre et de ce qui est propre à nos clients, nous augmentons notre **intelligence émotionnelle** et, en fin de compte, nous pratiquons l'empathie à partir d'un état de plénitude.

L'empathie est une combinaison de notre désir humain naturel de nous connecter avec les autres, et de notre conditionnement social, dont elle est un sous-produit. Harmoniser nos interactions avec les autres via l'empathie nous permet de nous en rapprocher, et de nous sentir vraiment entendus et compris. Lorsque nous choisissons de ressentir de l'empathie pour autrui, le lien d'attachement s'en trouve renforcée; cependant, lorsqu'il nous semble que les émotions d'une autre personne nous sont imposées en dépit de notre volonté, ce lien peut être éprouvé comme une violation, ce qui peut alimenter le ressentiment relationnel.

Trouver l'équilibre entre les besoins émotionnels des autres tout en respectant les nôtres requiert de l'intelligence émotionnelle. Nous développons cette intelligence émotionnelle avec de la pratique, en nous accordant consciemment avec nos propres émotions, en apprenant à les distinguer des sentiments des personnes à qui nous sommes connectés, puis en prenant du recul lorsque nous perdons notre équilibre. Il est à la fois irréaliste et injuste d'attendre des autres qu'ils répriment leurs émotions pour nous procurer un répit. Cela signifie qu'il nous incombe de prendre note lorsque nous commençons à nous sentir piégés, puis de faire le choix de nous retirer émotionnellement, dans une certaine mesure, jusqu'à ce que nous puissions retrouver notre équilibre.

Il nous est possible de passer du sentiment de nous sentir piégés par une obligation, à incarner l'empathie en choisissant d'adopter cet état d'esprit. Pour aborder les choses à partir de cet état de plus solide préparation, il est nécessaire de posséder la capacité de prendre du recul (non-attachement), une compétence que nous pouvons acquérir par la pleine conscience et la pratique (Stern et Divecha, 2015). De cette façon, nous pourrons prendre note consciemment de notre état émotionnel alors même que nous faisons preuve d'empathie envers autrui. Élargir notre prise de conscience de la source et du message de notre sentiment émotionnel nous permet de distinguer les subtilités entre les émotions d'autrui et les nôtres. Nous apprenons de ce fait à distinguer notre « signal » (essence) du « bruit » externe (pensées, conditionnement, énergie émotionnelle des autres) en venant à connaître l'air de notre monde intérieur, qui fredonne à sa propre fréquence unique. À mesure que nous recevons des émotions, que nous les accueillons en tant qu'invités importants, nous pouvons nous accorder avec leur message. Passer tour à tour entre le travail intérieur et le travail extérieur, s'accorder avec le signal au milieu du bruit, nous empêche de nous sentir involontairement pris en otage par l'expérience émotionnelle d'autrui. Cette prise de conscience nous permet de choisir de continuer à ressentir les choses avec les gens; mais dès que cela semble néfaste, nous pouvons également choisir de prendre du recul, dans un acte d'autocompassion.

Prendre du recul ne signifie pas nécessairement se retirer physiquement, bien que cela soit aussi possible! Au contraire, cela crée un espace subtil qui nous permet de passer d'un état où nous ressentons les choses *avec* quelqu'un, comme si les émotions de cette autre personne étaient les nôtres, à un état où nous compatissons *pour* elle, avec une distinction claire entre son expérience émotionnelle et la nôtre. Sur un plan plus pratique, surtout au début, nous devrons peut-être créer une frontière physique ou verbale distincte. Par exemple, nous éloigner le temps d'une pause rapide peut être un excellent moyen de nous séparer physiquement sans tirer une quelconque sonnette d'alarme sociale. Nous pouvons aussi fixer une limite en reconnaissant verbalement la souffrance des autres tout en respectant où nous nous situons par rapport à la situation. Un exemple pourrait être de dire : « Oh mon dieu, ça doit être vraiment difficile! J'adorerais vous entendre m'en dire plus, mais je suis à court d'énergie présentement. Pourrions-nous nous rencontrer demain? » Ou, si un être cher souhaite partager un besoin émotionnel urgent, nous pouvons pratiquer la transition de l'empathie à la compassion. Nous pouvons prendre un moment pour nous ancrer (une grande respiration ou deux est une excellente stratégie pour y parvenir rapidement), puis reconnaître verbalement ce qui lui appartient et ce qui nous appartient. Par exemple, nous pouvons reconnaître sa souffrance en disant : « Oh mon dieu, ça doit être difficile », puis demander comment nous pouvons aider en disant : « Y a-t-il quelque chose que je peux faire pour aider? » Bien que cela soit subtil, nous répondons avec compassion, et pourtant cela indique clairement qu'il s'agit de son expérience, pas de la nôtre.

Fixer de telles limites peut donner l'impression que nous rendons les choses plus difficiles aux autres, mais les avantages relationnels sont énormes. En fixant des limites et en prenant ainsi soin de nous-mêmes, nous faisons savoir à nos proches qu'ils peuvent aussi fixer des limites et prendre soin d'eux-mêmes. L'établissement de ces limites est un élément essentiel d'une culture de relations où nous pouvons fournir et recevoir une considération positive inconditionnelle. Cela nécessite de la pratique et de la vulnérabilité, et peut nous demander de communiquer ce sur quoi nous travaillons, en particulier lorsque d'autres perçoivent ces limites comme un rejet. Faire savoir aux autres que nous avons parfois du mal à distinguer nos émotions de celle d'autrui et que nous travaillons à gérer nos émotions d'une manière plus saine les rassure sur le fait que la limite est là pour nous, pas pour eux. S'exprimer de cette manière peut susciter de l'empathie chez les autres, approfondir le lien relationnel et cultiver des relations qui encouragent l'expression authentique.

En parlant de considération positive inconditionnelle, cultiver des relations dans lesquelles nous sentons que l'on se soucie de nous et où nous pouvons recevoir de l'empathie est un excellent moyen de nous aider à atteindre un équilibre entre donner et recevoir. Cependant, tout comme nous apprenons à fixer des limites, il est important que nous puissions également respecter les limites des autres, en reconnaissant que le besoin d'espace émotionnel de l'autre n'est pas dirigé vers nous. Ceci aussi prend de la pratique!

Ceux et celles d'entre nous qui passent une grande partie de notre journée plus concentrés sur les émotions des autres ont souvent des antennes émotionnelles hypersensibles qui captent l'énergie émotionnelle ambiante. En plus de développer une plus grande conscience de ce qui nous est propre et de ce qui est propre aux autres, et de fixer des limites lorsque nous perdons notre équilibre, nous pouvons nous réorienter lorsque nous tombons en proie à supposer que nous savons ce que les autres ressentent et pourquoi. Cette compétence est un atout lorsque nous prenons soin des autres à partir d'un état de plénitude, où nous sommes notre moi le plus objectif. Elle s'avère toutefois moins utile lorsque nous supposons faussement que nous savons ce qui se passe et que nous agissons ou réagissons en conséquence. Nous pouvons vérifier nos suppositions en commençant par en prendre note dès leur naissance, puis en demandant plus d'informations ou simplement en confirmant ce que nous avons compris.

À mesure que nous renforçons nos muscles émotionnels, nous devenons mieux à même d'incarner une considération positive inconditionnelle. Tout comme la pratique de la compassion et de l'autocompassion sont des compétences que nous pouvons développer, il en va de même pour l'expression de l'empathie et de l'autoempathie. Gérer et rééquilibrer nos émotions pour nous remettre sur les rails nous permet de connecter à partir d'un état de plénitude, ce qui est nécessaire si nous voulons pouvoir être pleinement présents avec les autres. Nous pouvons parvenir à l'homéostasie grâce à des interactions sociales dans lesquelles nous nous sentons en sécurité. Tel que décrit dans la théorie polyvagale, lorsque nous nous présentons authentiquement en communauté avec d'autres personnes nous faisant nous sentir en sécurité, nous travaillons en tandem avec notre cerveau (neuroception), ce qui inhibe la réponse au stress et favorise notre capacité à nous épanouir de manière authentique (Flores et Porges, 2017).

Le travail émotionnel en milieu de travail : faire semblant jusqu'à la cassure?

Le **travail émotionnel**, un terme inventé par Hochschild (2012), se produit lorsque nous faisons un effort pour agir différemment de la façon dont nous nous sentons. C'est afficher le visage joyeux que les autres attendent, même lorsque le cœur n'y est pas. En milieu de travail, un travail émotionnel excessif mine notre capacité à nous épanouir, parce que l'épanouissement requiert de l'authenticité. L'authenticité est également une caractéristique essentielle de la théorie de Maslow (1987) et du concept de congruence de Rogers (1959) entre le soi « réel » et le soi « idéal ».

Une méta-analyse de 109 études a clairement montré que les états émotionnels incongruents (jeu de surface) ont une gamme de conséquences négatives liées à l'épuisement professionnel, à la satisfaction au travail, à la capacité d'accomplir efficacement les tâches de travail, et aux taux de rétention des soignants. À l'inverse, les personnes ayant maintenu une bonne congruence émotionnelle n'ont pas subi ces mêmes conséquences négatives (Mesmer-Magnus et coll., 2012).

Hochschild (2012) a décrit trois façons d'être et d'agir qui déterminent la quantité d'énergie émotionnelle utilisée pendant les interactions. La première est le jeu de surface, qui brûle la plus grande quantité des réserves d'énergie et représente une déconnexion par rapport aux émotions authentiques. Le jeu de surface est un détachement complet des émotions, qui peut être fait inconsciemment comme une habitude d'adaptation basée sur la peur, ou consciemment, lorsque nous savons qu'il nous faut afficher une façade émotionnelle ne correspondant pas à la façon dont nous nous sentons vraiment. La deuxième, qui est plus en ligne avec le fait de prendre consciemment du recul, est le jeu profond, par lequel nous nous accordons avec une émotion authentique dans le même temps où il nous faut afficher une façade émotionnelle de convenance prescrite.

Dans une étude réalisée par Brotheridge et Grandey (2002), le jeu de surface a entraîné une diminution du sentiment d'accomplissement personnel. Toutefois, lorsque le jeu profond est utilisé, les employés ont ressenti un plus grand sentiment d'efficacité au travail. Le jeu profond atténue l'épuisement émotionnel en nous permettant de rester connectés à l'émotion authentique tout en affichant les émotions que notre rôle professionnel exige. Par exemple, Cherie, une nouvelle infirmière diplômée et participante à la recherche, nous explique plus bas comment elle gère les erreurs, qu'elle lie à sa capacité à se connecter aux sentiments d'acceptation inconditionnelle de sa mère. Dans son récit, Cherie explique comment ces sentiments positifs l'empêchent de se sentir personnellement menacée lorsqu'elle fait des erreurs au travail, et comment ils lui permettent d'agir à partir d'un état d'esprit objectif et ancré :

> *Ma mère et moi avons toujours été très proches, et elle a toujours été pour moi une base solide sur laquelle m'appuyer. Mon acceptation de moi-même a commencé là (...) Je veux dire, je fais des erreurs au travail, mais ça ne me mine pas vraiment le moral. Il y a généralement quelque chose dans l'environnement qui permet à l'erreur de se produire, il est donc plus important d'analyser la cause en premier lieu. Il ne s'agit pas que de moi. (Dames, 2018a)*

Dans une situation similaire, où son estime d'elle-même peut se sentir menacée, plutôt que de se dissocier par peur, Janice trouve de la force et se connecte authentiquement à travers sa foi, en s'appuyant sur cette force pendant les moments de travail difficiles :

> *Ma foi m'aide à sentir qu'il n'y a pas à me morfondre, que j'ai fait ce qui était en mon pouvoir pour bien faire les choses, que j'ai changé ce que je pouvais changer; je sais que je suis pardonnée, et je peux passer à autre chose. (Dames, 2018a)*

En plus du jeu de surface et du jeu profond, la troisième façon d'agir est de nous exprimer authentiquement, sans filtrer quoi que ce soit ni façonner des émotions particulières à afficher pour autrui. Être authentique élimine d'avoir à lutter contre la conscience de soi, ce qui nous permet de maintenir nos réserves d'énergie émotionnelle. Plus nous devons afficher artificiellement des émotions positives pendant que nous éprouvons des émotions négatives, plus nous devons forcer le jeu de surface, ce qui conduit à l'incongruence et finalement à l'épuisement émotionnel. Lorsque le jeu de surface devient une habitude de travail enracinée, nous sommes plus à risque d'épuisement. Pour résoudre le problème, vous pouvez apprendre à utiliser des compétences de jeu profond, qui atténuent les conséquences de l'incongruence. Cette capacité d'utiliser le jeu profond permet de connecter avec de « vraies » émotions tout en adhérant aux règles culturelles régissant la façon « idéale » de se présenter. Un exemple de jeu profond est de cultiver l'enjouement en pensant à une chose dans votre vie qui vous enthousiasme ou pour laquelle vous avez de la reconnaissance même pendant que vous ressentez de la fatigue. Les employeurs qui exigent des façades émotionnelles particulières peuvent former les employés à utiliser le jeu profond, qui réduit l'épuisement émotionnel et professionnel en milieu de travail (Tracy, 2005).

Pratique d'harmonisation : pratique du jeu profond avec ce qui vous rend heureux

Le jeu profond est utile lorsque nous devons afficher une émotion qui ne correspond pas à notre émotion authentique. Cet outil s'applique à tous les domaines de notre vie, car les attentes pleuvent à l'égard des façades émotionnelles, que ce soit au travail ou à la maison. Le jeu profond est une meilleure solution que la dissociation émotionnelle, dans laquelle nous refoulons nos émotions authentiques et nous nous déconnectons de notre monde intérieur, ce qui peut conduire à des traumatismes non résolus et des projections subconscientes. Dans le jeu profond, nous essayons de nous connecter à quelque chose ou à quelqu'un qui suscite en nous une émotion positive, que nous savourons et dans laquelle nous nous immergeons afin que nous puissions voir la situation à travers une lentille plus souple et plus aimante.

Occasion de réflexion et d'adaptation

Pensez à quelque chose dans votre vie qui vous remplit de joie. Vous n'avez pas à vous limiter à une seule chose. Peut-être un être cher vous vient-il à l'esprit, ou bien un souvenir agréable, ou encore un événement que vous attendez avec impatience. Pouvez-vous en écrire quelques-uns dont vous vous souviendrez facilement en cas de besoin? C'est ainsi que nous nous engageons dans le jeu profond. Cela demande de la pratique! Avec de l'intention, vous pouvez vous faire une habitude de cette forme d'incarnation et mettre un frein à la tendance au jeu de surface.

Au niveau organisationnel, s'assurer que le « vrai » moi des soignants est bien accueilli réduira la nécessité pour nous d'user du jeu de surface (avoir à afficher un idéal prescrit) et minimisera l'effort émotionnel inutile qu'il faut néanmoins pour maintenir des façades émotionnelles artificielles. Cette compétence peut être apprise dans le cadre d'une formation. Dans de nombreux cas, en tant que formateurs, nous formons les élèves à imiter les normes de comportement professionnel. Or, lorsque surgissent des émotions incompatibles avec l'image prescrite, de nombreux élèves ne sont pas prêts à gérer la dissonance non résolue qui en découle (Gray, 2009). Bien que le maintien de normes professionnelles nécessite une certaine cohérence entre la façon dont les membres préservent l'image collective, nous devons trouver un meilleur équilibre pour limiter le jeu de surface et la dissociation émotionnelle ainsi que protéger nos réserves d'énergie émotionnelle.

Conserver un espace pour les émotions, malgré les pressions sociales perçues, est une importante compétence de gestion émotionnelle (Russ, 1998; Taylor et Cranton, 2012). Par exemple, lorsque je travaille avec des enfants qui ont vécu un traumatisme, je ressens souvent le besoin d'écarter mes propres émotions pour m'occuper de l'enfant. Si je n'arrive pas à conserver un espace pour mes messagers émotionnels, je risque d'ajouter une couche de traumatisme non résolu qui se projettera très probablement dans un moment futur. Si ce traumatisme n'est pas résolu, il pourra continuer à me hanter et à me venir à l'esprit à des moments imprévisibles, ce qui ne fera qu'ajouter à mon travail émotionnel jusqu'à ce que je m'en occupe. Tout compte fait, lorsque le fardeau du travail émotionnel éclipse les récompenses en milieu de travail, il provoque un déséquilibre effort-récompense (Lewig et Dollard, 2003), lequel est d'ailleurs le prochain facteur de stress dont je parlerai ici.

Les projections et les émotions qu'elles provoquent sont nos meilleurs professeurs.

Déséquilibre effort-récompense : quand le jeu n'en vaut pas la chandelle

Les soignants qui vivent constamment un déséquilibre effort-récompense peuvent être plus à risque de répercussions néfastes sur leur santé physique et mentale ou d'un potentiel épuisement professionnel (Bakker et coll., 2000; Eriksson et Lindström, 2006; Jesse et coll., 2015). Selon une analyse systématique internationale du déséquilibre effort-récompense chez les soignants (Nguyen Van et coll., 2018), ce déséquilibre continue d'être élevé, en particulier parmi les soignants ayant moins de pouvoir en milieu de travail. Par exemple, les aide-soignants sont susceptibles d'éprouver un déséquilibre effort-récompense plus élevé que les infirmières autorisées, et, à leur tour, les infirmières autorisées sont susceptibles d'éprouver un déséquilibre plus élevé que les médecins. Le déséquilibre effort-récompense continue d'être un facteur qui contribue de façon importante à l'intention des soignants de quitter leur poste (Boamah et Laschinger, 2016). Ceux qui ont un déséquilibre vers l'extrémité « effort » du spectre s'épanouissent rarement, et beaucoup sont susceptibles d'abandonner complètement la profession (Currie et Carr Hill, 2012). Il existe de nombreux types de récompenses, notamment, la rémunération, et la valeur accordée aux récompenses varie d'une personne à l'autre. Parmi les exemples courants de récompenses mentionnés dans la littérature, citons le travail gratifiant, l'établissement d'une identité professionnelle, le sentiment d'appartenance et le sentiment d'autonomisation et de contrôle pendant la journée de travail. Ces récompenses se traduisent par une plus grande satisfaction au travail et de meilleurs taux de rétention (Zurmehly et coll., 2009). Le sentiment de contrôle et d'autonomisation fait souvent défaut dans le domaine de la prestation de soins. Comme l'illustrent ces infirmières participantes de recherche, leur besoin d'un certain degré de contrôle et de prévisibilité (sens de la cohérence) est menacé :

Ils peuvent décider de notre horaire à leur guise et nous n'avons pas notre mot à dire. Je ne me sens pas entendue, et je n'ai aucun contrôle. J'ai l'impression que nous sommes des pions qu'ils bougent d'un endroit à l'autre comme bon leur semble. (Sarah)

Je ne me sens pas soutenue parce que je ne connais pas les gens. Je n'ai pas obtenu une bonne orientation dans les secteurs où on m'assigne (...) Je me sens constamment bouleversée et stressée, et ça a un impact sur mon travail et sur la façon dont j'interagis avec mes collègues. J'ai l'impression d'être une mauvaise infirmière, mais je sais que ce n'est pas le cas. C'est juste que je ne suis pas dans ma zone de confort. Je ne sais juste pas comment ils fonctionnent; je ne connais pas leur routine. (Janice)

La question du personnel est un problème énorme; il n'y en a pas assez et les employés sont réassignés dans des secteurs où ils n'ont pas d'expérience. (Mary)

[Sur les étages où je suis réassignée], les aide-soignants sont totalement différents; il n'y a pas de communication, ils ne répondent pas aux sonneries d'appel (...) Il n'y a pas d'organisation de plancher, pas de flux, pas de cohérence, pas d'infirmières-cadres, mais beaucoup de nouveaux diplômés, un taux de roulement élevé, c'est super stressant. (Sarah) (Dames, 2018a)

Un sentiment d'engagement à l'égard de la vision organisationnelle et des occasions de promotion perçues réduit également les taux d'attrition (Beecroft et coll., 2008; Kovner et coll., 2009). Si certains soignants quittent bel et bien la profession, beaucoup d'autres y demeurent dans un état d'épuisement professionnel, ce qui entraîne de l'hostilité au travail (Schaufeli et Buunk, 2003).

Hostilité au travail : dévorer la relève

L'hostilité au travail est le résultat de la honte qui émerge de l'incongruence individuelle. L'influent psychiatre et psychanalyste Carl Jung a dit de la honte qu'elle était « une émotion qui dévorait l'âme ». Si nous creusons assez profondément sous chaque inconfort émotionnel durable, nous trouverons souvent que sa racine est la honte. Comme me l'a dit une participante de recherche, Tabitha :

Une infirmière-cadre m'a littéralement dit : « Nous dévorons littéralement la relève; je ne sais pas pourquoi nous le faisons, mais nous le faisons, alors prends-en ton parti ». Les jeunes infirmières avaient (...) peur d'être ciblées. Il y a beaucoup de choses dites dans le dos des gens. J'ai entendu à quelques reprises qu'on ne pouvait pas dire la moindre chose sans que ça se retourne en procès pour intimidation (...) Les gens ont peur de dire quoi que ce soit; ils intimident en coulisses maintenant (...) Ce n'est pas du tout un lieu sécurisant. (Dames, 2018a)

Le dicton selon lequel les soignants « dévorent la relève » reflète la façon dont notre honte individuelle déborde pour éclabousser les autres. Le résultat est qu'il en émerge de la **violence** en milieu de travail. Il existe plusieurs formes courantes de violence, comme critiquer, rabaisser ou faire des gestes ou des commentaires blessants à un ou une collègue, ou à son sujet, devant d'autres personnes, ou exclure intentionnellement un ou une collègue (Mitchell et coll., 2014). Ces expressions d'hostilité entre collègues produisent du stress, résultant d'une menace ressentie à l'égard de notre besoin d'estime et d'appartenance. Les soignants auront de la difficulté à s'épanouir dans des environnements où les collègues sont hostiles les uns envers les autres. Ces déclarations de soignants novices tirées de mes recherches récentes (Dames, 2018a) illustrent la réalité que l'hostilité entre collègues est toujours « bien vivante » en milieu de travail.

Cherie a parlé de l'hésitation des nouveaux soignants, de partager leur sentiment d'intimidation. Ils avaient peur de remettre en question le statu quo, ce qui la poussait à se taire. Elle craignait que si elle signalait quelque chose et que personne n'intervienne pour la protéger, elle soit pénalisée par les soignants-cadres qui maintiennent le statu quo culturel.

Le signalement à outrance est une autre forme d'hostilité en milieu de travail. Voir en permanence ses moindres faits et gestes surveillés par des soignants avec plus d'ancienneté peut éroder l'estime de soi (qui est un besoin primaire). Comme Candice l'a partagé : « Il y a une infirmière qui me suit tout le temps, et chaque petite chose qu'elle pense que j'ai manquée ou mal faite est signalée. Je ne pense pas qu'elle le faisait pour m'attaquer personnellement, c'est son profil d'infirmière ».

L'assimilation aux façons d'être d'une culture particulière commence pendant notre formation comme soignants. Nous apprenons les normes et nous apprenons à jouer le jeu si nous voulons être acceptés dans cette culture (besoin primaire d'appartenance). Comme Marie l'a déclaré : « ... Même les infirmières-cadres sur l'étage, quand je les observais comme étudiante, elles se faisaient couvrir de honte si elles disaient quoi que ce soit (...) Quand vous êtes étudiante, vous n'avez tout simplement pas le droit de revendiquer la moindre chose. On développe cette culture (...) parce qu'on y baigne (...) J'ai peur d'être publiquement couverte de honte. Je l'ai vécu en tant qu'étudiante; j'ai été publiquement humiliée dans le couloir par deux infirmières (...) Une m'a enguirlandée, et l'autre s'est tenue là, a regardé, et elle n'a rien dit. C'était parce que je n'avais pas préparé le dossier d'un patient assez vite ».

Le facteur déterminant faisant qu'un stimulus est soit une simple distraction dont nous pouvons nous remettre rapidement, soit quelque chose qui nous fait complètement dérailler, est notre sens de la cohérence. Lorsque nous savons que nous avons les ressources nécessaires pour gérer un stimulus problématique, il est moins probable qu'il nous paraisse menaçant. Lorsque nous ne percevons pas le stimulus comme une menace, nous pouvons gérer le défi avec confiance et objectivité sans nous sentir paralysés par celui-ci. À l'inverse, les personnes qui ont un sens de la cohérence moindre manquent souvent de confiance en leur capacité à gérer les stimuli. Cela les rend plus enclins à percevoir un stimulus comme une menace, laquelle est alimentée par la honte. Nous aborderons cela plus loin dans ce chapitre. À l'inverse, un sens élevé de la cohérence rend l'objectivité possible, ce qui favorise une plus grande capacité à résoudre, ou du moins à gérer, les sentiments de dissonance et la capacité de s'engager ou de se réengager rapidement dans la voie de l'épanouissement (Dames, 2018a).

Madeleine Leininger (1994), une éminente théoricienne dans le domaine des soins de santé et de la culture infirmière, a défini la culture comme les valeurs, les tendances et les pratiques normatives dominantes qui sont transmises par ceux qui s'identifient au rôle professionnel. La culture infirmière est devenue notoire pour le risque de violence transversale auquel les soignants sont exposés, comme en témoigne le fait que 85 % des soignants ont déclaré avoir été victimes d'incivilité (Jacobs et Kyzer, 2010). Dans une étude longitudinale canadienne menée auprès de 415 soignants novices, le tiers d'entre eux ont déclaré se sentir victimes d'intimidation au moins deux fois par semaine (Laschinger et coll., 2010). Une autre étude canadienne menée auprès de 226 soignants novices a révélé que près de 70 % d'entre eux ont connu un épuisement professionnel grave lié à des environnements de travail négatifs (Cho et coll., 2006). Lively (2000) a constaté que les soignants-cadres, avec un statut plus élevé, avaient plus de soutien social pour exprimer leurs émotions que ceux d'un statut inférieur. Les personnes ayant un statut plus élevé établissent les règles quant aux façades émotionnelles à afficher et déterminent quand ces façades sont appropriées (Lively, 2000; Porath et Pearson, 2012). Les personnes qui remettent en question ces déséquilibres de pouvoir, qui perturbent le statu quo, peuvent devenir elles-mêmes des cibles. Ce modèle est subtilement soutenu par la direction, qui discrédite les perturbateurs de diverses

manières. Par exemple, ils surveillent à la loupe le travail d'un employé ou le rid-
iculisent publiquement, ce qui finit par le faire taire (Jackson et coll., 2002). La
pression pour maintenir le statu quo, qui est menacé par ceux qui ne se conforment
pas aux règles culturelles implicites, est une force d'homogénéisation au sein des
prestataires de soins de santé.

En ce qui concerne l'hostilité au travail, trois phénomènes sous-jacents méritent
d'être approfondis : la honte, le perfectionnisme, et l'homogénéisation. Alors que
l'homogénéisation est un processus, le perfectionnisme est un trouble, et la honte
est une arme de choix pour ceux qui sont motivés par des besoins inconscients et
mésadaptés de contrôler les comportements et les identités des autres.

Honte : quand nous ne sommes pas à la hauteur

*Tout ce qui nous irrite chez les autres peut nous conduire à une meilleure
compréhension de nous-mêmes.*

Carl G. Jung

Selon Carl Jung, presque toutes les irritations persistantes que nous ressentons à
propos des autres sont une **projection** de notre « ombre » et peuvent donc être
retracées jusqu'à une partie non acceptée et donc non intégrée de notre « vrai »
moi. Ces parties non intégrées de notre « vrai » moi sont ces parties que nous avons
commencé à cacher quand nous étions enfants pour nous assurer que nous étions
aimés et acceptés par les autres. Ce n'était pas un choix, mais un besoin de survie
primaire. Plus grande la partie de notre « vrai » moi demeure cachée dans l'ombre,
plus grande est notre incongruence. Lorsque nous voyons un reflet de cette partie
cachée de nous-mêmes chez les autres, cela nous rappelle notre incongruence, et il
en résulte de la honte (Jung, 1970).

La honte est l'un des motivateurs et des handicaps les plus puissants de
l'expérience humaine (Bond, 2009). Elle représente les sentiments douloureux que
nous éprouvons lorsque nous prenons conscience que certains de nos comportements sont incompatibles avec nos croyances et nos valeurs fondamentales.

« Dans la honte, la perfection est recherchée : il y a place à la perfection ou à
l'échec total; il n'y a pas d'entre-deux » (Bond, 2009, p. 134). Chez de nombreux
soignants, la honte survient lorsque l'« idéal » socialement prescrit est incompatible avec notre « vrai » moi, ce qui entraîne une blessure morale. L'« idéal » socialement prescrit correspond aux règles affichées en matière de connaissances, de
comportements et de savoir-faire professionnels. Dans les professions de soignant,
ces règles deviennent souvent entremêlées et confondues avec nos « vraies » valeurs.
Par exemple, les soignants comme les ambulanciers paramédicaux, les dentistes, les
pompiers, les vétérinaires, les conseillers, les infirmières et les médecins portent leur
identité professionnelle à l'intérieur et à l'extérieur de leur lieu de travail. Parmi

leurs amis, leur famille et leurs groupes communautaires, ils sont des soignants, même lorsqu'ils ne sont pas officiellement présents à ce titre. Les soignants ont rarement l'occasion de laisser leur titre professionnel au travail. En raison de la façon dont nos vies professionnelles et personnelles sont entremêlées, si nous sommes censés afficher une façade joyeuse et stoïque au travail, même lorsque nous nous sentons grincheux et mal à l'aise à l'intérieur, nous sommes susceptibles de refléter ces mêmes façades incongruentes dans notre vie personnelle. L'entremêlement des valeurs personnelles et des règles régissant la façade à afficher au travail correspond au concept de congruence de Rogers (1986) et aide à comprendre les raisons pour lesquelles les sentiments de ne pas être à la hauteur des idéaux professionnels peuvent correspondre à des sentiments intenses de honte personnelle.

Dans sa recherche de solutions à la honte, Brené Brown (2006), une éminente chercheuse sur la honte, décrit les compétences de base nécessaires pour reconnaître et accepter la vulnérabilité et renforcer la résilience à la honte en (1) nous validant et en pratiquant l'autocompassion, (2) en maintenant une conscience critique des « idéaux » socialement prescrits, et (3) en établissant des relations qui favorisent la capacité de parler de la honte, de sorte à permettre à la honte de faire surface, d'être traitée et être libérée. Les milieux de travail qui offrent l'occasion de réfléchir à la stigmatisation lorsqu'elle se produit sont plus susceptibles d'exposer les « idéaux » socialement prescrits à la racine (Jahromi et coll., 2012).

> *Tout ce qui est humain peut être cité, et tout ce qui peut être cité peut être plus facile à gérer. Lorsque nous pouvons parler de nos sentiments, ils deviennent moins accablants, moins bouleversants et moins effrayants.*
>
> Fred Rogers

Perfectionnisme : la pression de performer

Une méta-analyse récente effectuée auprès de plus de 40 000 étudiants en Amérique du Nord et au Royaume-Uni a révélé que le perfectionnisme, que celui-ci soit dirigé envers soi-même, ou prescrit socialement ou de quelque autre façon, est en hausse, en particulier chez nos jeunes générations (Curran et Hill, 2019).

En termes simples, le **perfectionnisme** est la poursuite obsessionnelle de l'absence absolue de faille (Frost et coll., 1990) et la force motrice derrière l'hostilité entre collègues. Le perfectionnisme mésadapté et tout particulièrement le perfectionnisme socialement prescrit peuvent créer des environnements toxiques et stressants pour ceux qui ne s'intègrent pas parfaitement dans le statu quo (Jahromi et coll., 2012). La culture actuelle des soins de santé favorise souvent les tendances au perfectionnisme; par conséquent, des niveaux élevés d'anxiété et de dépression sont monnaie courante (Jahromi et coll., 2012).

La plupart d'entre nous feront d'une façon ou d'une autre l'expérience du perfectionnisme. Certains n'y toucheront qu'au passage, dans ses formes plus douces et plus adaptatives, tandis que d'autres passeront jusqu'au moindre instant de leurs journées poussés par une compulsion à atteindre une norme déraisonnablement élevée. Dans sa forme plus adaptée, la recherche de la perfection peut être bénéfique, car elle nous motive à terminer le travail et à produire le meilleur résultat possible (Harari et coll., 2018). Dans cette même forme, le perfectionnisme nous amène aussi à maintenir des normes élevées pour nous-mêmes, plutôt que de prescrire socialement nos idéaux aux autres. Nous sommes ainsi plus susceptibles de trouver la motivation en nous-mêmes, d'être axés sur les objectifs, de nous adapter aux obstacles qui peuvent retarder les réalisations et d'être satisfaits de nos accomplissements (Ellis, 2002). L'inconvénient du perfectionnisme, évident dans ses formes mésadaptées, est l'inclination naturelle à tenir les autres aux mêmes normes idéalistes, ce qui peut causer des attentes déraisonnablement élevées (Melrose, 2011). Si nous ne pouvons pas respecter ces normes idéalistes, il en résulte souvent des effets néfastes sur la santé mentale (Melrose, 2011). Ces effets sur la santé sont souvent en corrélation avec des craintes de critiques et d'échecs et, lorsqu'ils ne sont pas traités, ils peuvent entraîner des blessures morales, un épuisement émotionnel et, potentiellement, un épuisement professionnel (Chang, 2012; Gould et coll., 1996; Sevlever et Rice, 2010).

Deux portes parfaites

Il existe deux dimensions au perfectionnisme : la « recherche de l'excellence », où une force nous pousse à atteindre des normes élevées, et l'« évitement de l'échec », où une force nous pousse à éviter les défauts. Les deux versions sont en définitive motivées par les mêmes facteurs fondamentaux tels que la pensée en noir et blanc, un besoin compulsif d'atteindre des normes élevées et des évaluations de l'estime de soi qui dépendent de l'atteinte de leurs normes idéalisées (Harari et coll., 2018; Hewitt et Flett, 1993).

Le perfectionnisme au travail

Lorsque nous sommes embourbés dans le perfectionnisme, nous sommes susceptibles d'être menacés par notre système d'alerte interne (c.-à-d. nos émotions), ce qui nous pousse souvent à ignorer et à intérioriser des sentiments de futilité, de honte et d'échec (Petersson et coll., 2014; Shafran et coll., 2002). Au fil du temps, cette façon d'être, habituellement défensive, entraînera une tolérance globale plus faible au stress (Ellis, 2002; Petersson et coll., 2014). Ces formes mésadaptées de perfectionnisme conduisent à des comportements autodestructeurs, qui s'étendent jusqu'à prescrire les mêmes attentes irréalistes aux autres (un phénomène appelé perfectionnisme socialement prescrit). Le perfectionnisme socialement prescrit utilise des tactiques de honte pour faire pression sur les autres afin de les forcer à respecter des normes irréalistes. Lorsqu'il est renforcé sur le plan culturel, il a des effets toxiques sur le moral en milieu de travail, ce qui fait que le perfectionnisme est un facteur de stress chronique en milieu de travail.

> *Le perfectionnisme est en corrélation inverse avec le sens de la cohérence : ceux qui obtiennent un faible score en termes de sens de la cohérence obtiennent des scores de perfectionnisme plus élevés; par conséquent, l'amélioration du sens de la cohérence nous protège des formes extrêmes de perfectionnisme. (Rennemark et Hagberg, 1997)*

Homogénéisation : un monde en noir et blanc

Bien que nous puissions tous nous accorder sur l'idée qu'il y a en effet de la beauté dans notre individualité et sur celle voulant que nos différences peuvent contribuer à une main-d'œuvre riche et diversifiée, lorsque nous sommes assimilés dans des environnements homogénéisants, nous développons une peur de l'altérité. La peur et les tendances homogénéisantes qui suivent sont un résultat naturel de notre éducation professionnelle. Nous homogénéisons le milieu de travail en stigmatisant ceux qui menacent la culture établie (Adamson et Clark, 1999). Le refus de reconnaître l'altérité est le carburant qui alimente et soutient l'homogénéisation culturelle (Palmer et coll., 2010). **L'homogénéisation** est un processus « perdant-perdant » : ceux qui défendent la diversité s'exposent à la surveillance et deviennent vulnérables, mais ceux qui se conforment à l'assimilation se sentent souvent instables et équivoques (incongrus). Le refoulement chronique ou la suppression de notre « vrai » moi afin de nous assimiler résulte en de l'incongruence et constitue un obstacle à l'épanouissement (Rogers, 1959). Palmer et coll. (2010) ont suggéré que, dans l'homogénéisation des cultures, la diversité produisait des craintes implicites de conflit, ce qui pousse davantage les différences dans l'ombre et les rend encore plus conflictuelles. Les attentes élevées (perfectionnisme) dans le secteur des soignants alimentent l'homogénéisation. D'une certaine manière, cette forme d'hostilité est le côté sombre du perfectionnisme dans la profession.

L'approbation et l'acceptation par les pairs jouent un rôle fondamental dans notre bien-être psychologique et notre santé physique à long terme (Baumeister et Leary, 1995; Dickerson et coll., 2009). Dans le domaine des soins de santé, obtenir l'approbation de notre équipe de travail, et en particulier des cadres qui donnent implicitement le ton en fait de culture, est souvent une question de survie professionnelle. Par conséquent, les membres les plus vulnérables (ceux qui se situent en dehors du statu quo) contestent rarement l'homogénéisation.

La violence physique : une nouvelle normalité troublante

La violence physique est une préoccupation courante dans de nombreux environnements de soins de santé (Gates et coll., 2011; Roche et coll., 2010). Cherie, une soignante novice et participante de recherche, a été surprise et s'est sentie dépourvue de voir comment il était fréquent que des patients maltraitent physiquement des soignants au travail :

La quantité de violence que je vois est tellement plus grande que ce à quoi je m'attendais. Et lorsque je songe à signaler un événement, je me demande ce qui sera fait? Le rapport va être renvoyé à mes [gestionnaires], et ils vont dire : « Eh bien, il est atteint de démence », puis ça devient normalisé. Les signalements me semblent tout simplement inutiles (...) Rien ne va changer. (Dames, 2018a)

La sécurité est un besoin humain

Le besoin non satisfait de sécurité dans le secteur des soignants est un problème majeur. La recherche montre que de nombreux soignants qui travaillent dans des domaines de soins de courte durée sont victimes de violence au travail, ce qui a des effets néfastes sur leur santé mentale et leur capacité à prendre soin de leurs clients (Gates et coll., 2011; Roche et coll., 2010). Des expériences de violence fréquentes mènent à une normalisation de la violence, où le personnel se sent incapable de résoudre la menace et l'accepte donc comme « une partie du travail ». La normalisation de la violence physique empêche de nombreux prestataires de soins de santé de se sentir en sécurité au travail (Gates et coll., 2011; Roche et coll., 2010). Ces sentiments de menace seront à tout le moins une très forte source de distraction, et peuvent aller jusqu'à rendre impossible l'épanouissement des travailleurs. Typiquement, les un ou deux premiers événements violents activent une réponse aiguë au stress, et les choses évoluent alors généralement de sorte que les événements similaires sont acceptés comme normaux, souvent sous le couvert de l'humour. Bien que la normalisation de cette menace puisse résoudre le problème de l'intensité du stress, elle ne résout pas ses effets persistants. Le stress provoqué par des événements violents fréquents précipite les conséquences à long terme sur la santé mentale et physique.

Pour que les soignants réfléchissent à leurs expériences, traitent leurs émotions et s'expriment, ils ont besoin de temps et d'espace loin de l'environnement de soins de santé à haut degré de stimuli. Ils ont également besoin de sensibilisation et d'outils pour faciliter ces activités. Malheureusement, les lourdes charges de travail et la normalisation de la violence peuvent empêcher les soignants de trouver le temps ou de reconnaître leur besoin de résoudre ce facteur de stress commun.

Lourdes charges de travail : pas le temps de souffler

En ces temps de financement insuffisant et de ressources limitées, de nombreux praticiens essaient de faire plus avec moins. Ces forces systémiques plus importantes sont un facteur de stress qui pèse souvent plus lourd sur les prestataires de pre-mière ligne, qui se situent entre les pénuries systémiques et les demandes croissantes de soins de santé. Une étude menée en 2004 auprès de 393 soignants représentant de nombreux lieux de travail aux États-Unis a révélé que moins de la moitié d'entre eux pouvaient prendre des pauses ininterrompues pendant un quart de travail typ-ique de 12 heures (Rogers et coll., 2004). Pour les nouveaux soignants, il est cou-rant de manquer des pauses et de rester tard pour faire face à la charge de travail des soignants dans les soins de santé, où le volume de travail pour les nouveaux prestataires de soins est le même que pour leurs collègues plus expérimentés (Lea et Cruickshank, 2017; Rhéaume et coll., 2011). Parce qu'ils manquent d'expérience, ces nouveaux soignants doivent souvent vérifier par deux fois leurs décisions, une mesure de protection nécessaire contre les erreurs. Toutefois, il se peut que l'employeur ne reconnaisse pas la charge de travail associée à ces étapes supplémen-taires. Au cours de ma propre carrière, j'ai observé que bien souvent les employeurs ne tiennent pas compte des courbes d'apprentissage lorsqu'ils attribuent une charge de travail aux soignants débutants, et s'attendent à ce que ceux-ci assument des charges de travail égales à celles des employés plus expérimentés. Par conséquent, les nouveaux soignants deviennent encore moins susceptibles de prendre des pauses et craignent souvent d'être surveillés (honte) s'ils n'assument pas la même charge de travail que leurs collègues plus expérimentés.

Les lourdes charges de travail contribuent aux besoins non satisfaits, aux manques de pauses et aux longues heures de travail. De même, les soignants sont incapables de trouver de l'espace loin des stimuli externes pour répondre à leurs besoins mentaux et physiques. Il est peu probable que les soignants parviennent à s'épanouir au tra-vail tant que ces besoins ne sont pas satisfaits.

Les impacts du stress chronique

Même lorsque les nombreux facteurs de stress mentionnés plus tôt dans ce chapitre sont absents et que le lieu de travail est généralement sain et empreint de con-tentement, il reste que travailler dans des environnements à haut degré de stimuli et où les enjeux sont élevés (vie ou mort) peut provoquer un accablement sen-soriel, activant la réponse au stress. Les événements qui se combinent de sorte à créer un environnement à haut degré de stimuli comprennent les longues listes de tâches auxquelles s'ajoutent des interruptions, des alarmes et des sonnettes d'appel constantes, des patients et des membres de leur famille demandant de l'aide, des groupes de personnes en mouvement, et des activités dynamiques et évolutives. Il n'est pas étonnant que ces environnements de travail produisent souvent un senti-ment ressenti de menace et activent la réponse au stress. Par exemple, des soignants pourraient remettre en question leurs décisions, des décisions qui, si elles sont mau-vaises, risqueraient d'avoir des conséquences en termes de vie ou de mort, mais néanmoins sentir qu'ils n'ont pas le temps de les vérifier, car d'autres patients en péril ont besoin de soins immédiats.

Comme décrit précédemment, ceux qui ont un sens plus élevé de la cohérence seront plus susceptibles d'éprouver les facteurs de stress comme des distractions momentanées sur le chemin de leur épanouissement plutôt que de se sentir complètement désorientés par eux. Cependant, certaines « conditions météorologiques » (facteurs de stress externes) doivent être gérées. Par exemple, dans une étude comparant les soignants des unités générales et les soignants des unités des soins intensifs néonatals, plus les enjeux dans l'environnement de travail sont élevés, plus les niveaux de cortisol et de stress ressentis chez les travailleurs sont élevés (Fujimaru et coll., 2012). Une autre étude de Vessey et coll. (2010) a révélé que la fréquence et les taux d'hostilité entre collègues avaient des effets néfastes sur la santé psychologique et physique des soignants. Par conséquent, cela a un impact négatif sur la satisfaction au travail, les taux de rétention, la qualité des soins, et les résultats pour les patients.

La plupart d'entre nous peuvent comprendre les impacts mentaux que le stress a sur notre capacité à penser et à nous adapter; cependant, nous sommes peut-être moins conscients des risques mentaux et physiques à long terme qui peuvent nous guetter si le stress n'est pas géré. Des niveaux élevés de stress sont en corrélation avec un dysfonctionnement endocrinien et immunitaire, des réponses vaccinales plus faibles, des maladies cardiovasculaires, la polyarthrite rhumatoïde, une cicatrisation retardée des plaies, et une progression rapide des maladies (Baum et coll., 1993; Castle et coll., 1995; Dickerson et coll., 2004, 2009; Kiecolt-Glaser et coll., 2002; Smith et Zautra, 2002). Ces sentiments soutenus de stress constituent un problème de santé important, conduisant à l'épuisement professionnel s'ils ne sont pas gérés (Cowin et Hengstberger-Sims, 2006; Deary et coll., 2003; Garrosa et coll., 2011; Luthans et Jensen, 2005).

Épuisement professionnel

L'épuisement professionnel est un état de surcharge émotionnelle chronique liée au travail (Thunman, 2012) ou un « état d'épuisement dans lequel une personne voit la valeur de son emploi avec cynisme et doute de sa capacité à bien faire son travail » (Maslach et coll., 1996, p. 20). Il y a chevauchement entre les composantes pathologiques de l'épuisement professionnel et celles de la dépression clinique (Bianchi et coll., 2015). L'épuisement professionnel est considéré comme le danger le plus courant pour la santé au travail, juste après les blessures musculo-squelettiques. De plus, on estime que l'incidence de l'épuisement professionnel a doublé au cours des 10 dernières années (Thunman, 2012).

Lorsque notre façon d'*être*, ce que nous faisons dans le monde manque de sens ou va à l'encontre de notre système de croyances, il en résulte une incongruence et, en fin de compte, une blessure morale, qui est l'un des principaux contributeurs à l'épuisement professionnel. Moins les soignants peuvent s'exprimer authentiquement, exprimer leurs émotions, plus ils éprouvent de honte. Plus ils éprouvent de dissociation et de dissonance émotionnelles, plus il est probable que cela se manifeste par de l'anxiété ou de la dépression. Les soignants déprimés et anxieux sont moins en mesure de gérer leurs émotions, ce qui rend leur risque d'épuisement professionnel exponentiellement plus élevé.

Les soignants novices qui abandonnent la profession déclarent souvent qu'ils ont quitté en raison de l'épuisement professionnel (Suzuki et coll., 2010). De même, les recherches suggèrent que les facteurs de stress menant à l'épuisement professionnel commencent pendant les années de premier cycle. Les soignants qui en font l'expérience à l'école sont beaucoup plus à risque de quitter leur poste après seulement 10 à 15 mois (Rudman et Gustavsson, 2012). Selon l'Organisation mondiale de la santé, l'épuisement professionnel des soignants est un problème mondial (Perry et coll., 2012) qui nécessitera un effort généralisé (visant à la fois les racines et les « conditions météorologiques ») pour y remédier. L'épuisement professionnel d'une personne a un effet d'entraînement qui s'étend au personnel environnant, lequel devra composer avec un moral affaibli sur le lieu de travail, et souvent prendre sur lui une charge accrue en raison des taux élevés d'attrition et d'absentéisme.

Moral dégonflé

De nombreux soignants qui souffrent d'épuisement émotionnel et profession-nel demeurent dans la profession, mais y développent des sentiments chroniques d'hostilité (Schaufeli et Buunk, 2003). Lorsque les employés continuent de tra-vailler dans un état d'épuisement professionnel, cela a des conséquences négatives pour eux-mêmes, pour les équipes de travail et pour les clients (Schaufeli et Buunk, 2003). Ce scénario nous ramène à l'hostilité entre collègues, dont il a été question plus tôt, où des soignants se maltraitent les uns les autres et perpétuent le cycle de la violence au travail. Une culture d'homogénéisation, telle que décrite précédem-ment, mine davantage le moral parce qu'elle empêche les employés de se sentir en sécurité pour exprimer leur « vrai » moi lorsque celui-ci ne correspond pas aux « idéaux » prescrits. En conséquence, les employés répriment souvent les qualités de leur personnalité qui sont en dissonance avec le statu quo, ce qui entraîne une honte supplémentaire et un affaiblissement du moral.

La personnalité dans l'équation

Les soignants qui travaillent dans un environnement de leur choix, un envi-ronnement congruent avec leur personnalité, sont moins à risque de quitter leur emploi (Beecroft et coll., 2008). Les traits de personnalité influencent notre capac-ité à naviguer à travers les stimuli au travail, ce qui fait de la personnalité un facteur important relativement à notre risque d'épuisement professionnel (Geuens et coll., 2015; Hakanen et Bakker, 2016; Swider et Zimmerman, 2010). Par exemple, Geuens et coll. (2015) ont constaté que les soignants ayant un certain type de personnalité étaient cinq fois plus susceptibles d'épuisement professionnel, même en tenant compte des facteurs liés à l'emploi. La personnalité la plus vulnérable, qui partage les mêmes traits que les personnes ayant un faible score en fait de sens de la cohérence, tend vers le pessimisme, la suppression émotionnelle, et suppose souvent que le pire scénario se produira. Sans perdre de vue que nous connaissons tous des jours avec ces tendances, pour la personnalité de type D, c'est la norme. Ce qui peut-être lié à leur degré élevé de suppression émotionnelle, c'est le degré de travail émotionnel (Hochschild, 2012) que ces personnes gèrent à la fois au travail et en dehors. Les personnes qui ont un faible sens de la cohérence, les plus vulnérables aux stimuli dans leur milieu de travail, sont susceptibles de passer plus de temps à utiliser le jeu de surface, soit la pratique d'afficher une façade émotionnelle ne correspondant pas à leurs émotions authentiques, et en conséquence, elles épuisent rapidement leurs réserves d'énergie. Si elles ont par-dessus cela un type de personnalité plus vulnérable, elles sont désavantagées par rapport à leurs pairs. Celles qui sont vulnérables en raison de traits de personnalité spécifiques sont plus sensibles au stress, plus enclines à parler d'elles-mêmes négativement et plus susceptibles de s'engager dans des comportements d'adaptation néfastes. À l'inverse, les personnes dont les traits les rendent moins vulnérables peuvent supporter plus de stimuli dans leur milieu de travail avant que leur système nerveux n'active une réponse au stress (Geuens et coll., 2015). Un autre exemple de l'influence de la personnalité est celui des personnalités de types extravertis, pour lesquels les interactions sociales font gagner de l'énergie. En raison de ce trait, ces personnes ont une plus grande tendance à s'épanouir dans des environnements à haut degré de stimuli, ce qui les protège contre les événements négatifs au travail (Clark et Watson, 1999). Bien que notre type de personnalité influence la façon dont nous réagissons au stress, il n'est pas immuable et n'est pas une excuse pour nous étiqueter ou nous limiter. Notre personnalité est la somme totale de divers facteurs liés à la fois à l'inné et à l'acquis (développement des racines), et elle peut évoluer au fil du temps ainsi que par le travail de développement personnel décrit dans ce livre. Dans ce voyage de retour aux sources, il est également bon de se rappeler que l'essence de qui nous sommes n'est pas toujours bien reflétée dans le type de personnalité que nous avons été conditionnés à assumer.

Occasion de réflexion et d'adaptation

Maintenant que nous avons parlé des facteurs de stress courants en milieu de travail, pensez à ceux que vous rencontrez au travail. En creusant plus profondément, lorsque vous éprouvez un sentiment de danger, envers lequel de vos besoins primaires sentez-vous que la menace est dirigée?

Le stress est causé par le fait d'être « ici », mais de vouloir être « là ».

Eckhart Tolle

Adaptation en vue du parcours à venir :
passer en mode « sens ressenti »

Les facteurs décrits dans ce chapitre s'harmonisent au concept de sens de la cohérence d'Antonovsky (1979) et à la capacité de développer des atouts qui améliorent notre confiance et à gérer les stimuli avant qu'ils ne deviennent des facteurs de stress. Ces facteurs, représentant à la fois les « conditions météorologiques » et l'état de nos « racines », interagissent et se combinent les uns aux autres de sorte que leurs effets s'en trouvent multipliés, et ceux-ci affermissent ou minent notre capacité à nous épanouir au travail. Les environnements de travail chroniquement stressants, où les stimuli externes sont extrêmes et ne nous laissent aucun répit (les conditions météorologiques non gérées) conduisent à des blessures morales, un épuisement émotionnel, un épuisement professionnel et des taux d'attrition élevés (Beecroft et coll., 2001).

Le développement d'atouts qui permettent aux soignants d'établir des racines plus profondes (Figure 1.1), où ils se sentent moins menacés par les stimuli externes (conditions météorologiques) favorise la capacité à s'épanouir en tant qu'individus, ce qui contribue ensuite à un flux collectif qui quant à lui favorise la confiance relationnelle et élève le moral. De nombreux stimuli et facteurs de stress ne peuvent être changés, comme le certain degré d'ambiguïté ou d'imprévisibilité qui est inséparable du travail dans les environnements de soins de courte durée. Cependant, en cultivant et en approfondissant nos racines, nous serons mieux à même de changer avec confiance ce qui peut être changé, d'accepter ce qui ne peut pas être changé, et d'atténuer les défis avant qu'ils ne deviennent des facteurs de stress.

Dans le chapitre 4, nous nous concentrerons sur l'**accord** avec le « sens ressenti ». Pour y parvenir, il nous faut passer de la *prise de connaissance* au niveau de l'esprit, à la culture de la conscience incarnée qui vous guidera dans ce voyage de retour aux sources.

PARTIE 2

Apprendre à connaître grâce au ressenti

Les racines prospères sont profondément ancrées dans l'authenticité personnelle et dans la connexion et la cohérence avec les autres et l'ensemble du monde naturel. À partir de ce lieu profondément enraciné, nous incarnons courageusement une manière d'être, habilitée et soutenue par un sentiment d'utilité, de compassion, de gratitude, d'optimisme et de joie.

Le parcours d'Alexa

Je travaille en tant que professionnelle de santé agréé depuis 6 mois. Je travaille dans le domaine des soins à domicile et de proximité. Fraîchement sortie de la tornade de 4 ans qu'est l'enseignement postsecondaire, j'essaie de prendre mes marques. Il y a des jours où je me sens complètement incompétente. J'ai l'impression que je n'ai pas le droit de me considérer comme une professionnelle. J'entre chez les gens en espérant qu'ils ne sentent pas mon incompétence. Je me sens nerveuse, non qualifiée et incompétente. Il y a aussi des jours où j'ai l'impression d'y arriver. Des jours où tout se met en place. J'ai des réponses aux questions des gens et je prodigue des soins avec habileté. Ma formation a fait de son mieux pour me préparer, mais rien ne peut vous préparer à la réalité du travail. Ainsi, chaque jour, je me réveille et je dois me dire que je suis assez, que je sais assez et que j'ai à ma disposition les ressources et les soutiens dont j'ai besoin. Ce n'est pas facile, et je n'y crois pas toujours. Je me surprends à imaginer différentes carrières. Celles qui semblent plus tranchées. J'apprends que le métier de professionnelle de la santé n'est pas une voie facile.

En plus de la lutte pour la confiance et la compétence, il y a aussi la partie de mon travail qui m'oblige à être témoin d'une souffrance incroyable. Un homme qui pourrit lentement dans son lit. Des femmes et des hommes vivant dans l'isolement, avec nous, les soignants professionnels, comme seul lien humain.

J'ai vu un homme mourir, littéralement rendre son dernier souffle, au cours de mon dernier mois de formation. L'école ne nous prépare pas à cela, nous, les soignants novices. Comment cela est-il possible? Ainsi, en plus du doute et de l'anxiété, nous devons apprendre à faire face au travail émotionnel de ce travail. Nous sommes occupés. Nous sommes fatigués. Il semble plus facile de se contenter d'étouffer tout cela et de passer à autre chose. Il s'en va là où il commence à s'envenimer. Je m'efforce de me laisser de l'espace pour traiter les problèmes. Est-ce que j'en fais assez? L'avenir nous le dira.

Le parcours d'Alexa *(suite)*

L'autre jour, au travail, j'étais assise dans ma voiture et je lisais le dossier de mon prochain patient. Il était médicalement complexe. Toujours planificatrice, je me suis assise là pour revoir les procédures et résoudre les complications potentielles. Je l'avais déjà fait avec mes collègues de bureau une heure auparavant. Maintenant, j'étais anxieuse et seule. Quelque chose s'est passé en moi et j'ai dit à voix haute : « Vas-y, entre. » Il ne faut pas y voir une attitude cavalière, mais à ce moment-là, j'ai en quelque sorte trouvé un endroit où j'ai confiance en moi et en ma capacité à faire face à tout ce qui peut m'arriver. J'ai momentanément échappé au tourment mental dans lequel je me lave quotidiennement. Je sais que cela a été possible grâce au travail que j'ai effectué l'année dernière dans le cadre du programme Roots.

Pour moi, ce qui est le plus remarquable, c'est que je n'ai jamais participé à l'ensemble du programme d'études. J'ai revu et corrigé le travail. J'ai assisté à un petit nombre de sessions en personne et en ligne. J'ai discuté du contenu avec mes pairs. Mais malgré cela, j'ai adopté sans le savoir les pratiques que le programme encourage. Je ne suis pas immunisée contre les effets insidieux de la honte et de l'intimidation, mais je peux désormais reconnaître ces comportements, même sous leurs formes les plus subtiles. J'ai toujours des mécanismes d'adaptation inadaptés, mais je m'aperçois que je reste plus longtemps avec des sentiments désagréables. Je me pardonne davantage les erreurs que je commets, ce qui me permet de pardonner plus facilement aux autres. Le fait de participer à ce voyage a certainement rendu cette période de vulnérabilité un peu plus paisible pour moi. C'est un honneur pour moi de pouvoir apporter ce travail à un plus grand nombre de travailleurs de la santé et je suis reconnaissante d'en faire partie.

CHAPITRE 4

S'harmoniser à ses « racines »

Plénitude ne signifie pas perfection; cela signifie accepter nos fêlures comme des parties intégrantes de la vie. (Palmer, 2004)

Ce livre vise à souligner les conditions de base qui doivent être présentes pour arriver à s'épanouir, et à favoriser la compréhension ainsi qu'un meilleur sens de l'organisation alors que nous nous efforçons collectivement d'avancer sur le chemin qui nous ramènera à la source. À la source, nous nous souvenons de nos origines, de notre humanité commune ainsi que de notre valeur inhérente, et nous y éprouvons un sentiment d'appartenance au monde. Nous n'avons pas besoin d'apprendre à être humains. Nous savons comment être humains. Beaucoup d'entre nous en Occident avons baigné dans un environnement qui nous a causé de la confusion. Nous nous sommes égarés en cours de route. Ensemble, avec beaucoup de grâce et de patience, nous pouvons commencer à séparer le signal de qui nous sommes du bruit découlant des conditions d'une culture manquant de congruence. Nous grandissons émotionnellement quand nous renouons avec notre corps et quand nous nous réveillons spirituellement alors que nous nous reconnectons à la force de vie indomptable en nous et autour de nous.

Dans ce chapitre, nous passons de la connaissance au niveau de l'esprit pour en venir à *être* au niveau du corps. Les activités de réflexion, les pratiques expérientielles et les activités d'orientation future visent à favoriser l'incarnation, l'intégration et les changements d'habitudes bénéfiques. S'engager activement dans le processus demande de la vulnérabilité. En conséquence, vous pourriez ressentir une certaine résistance au début. Ce parcours n'est pas linéaire. Lorsque nous devenons trop vulnérables trop rapidement, nous réagissons souvent en nous crispant et en revenant rapidement dans notre zone de confort. Cette danse est normale et fait partie intégrante du processus de guérison. Chaque revers ressenti est une occasion d'apprentissage sur la voie de la connaissance des sensibilités de notre corps. Ces revers nous donnent l'occasion d'écouter, d'apprendre, et d'y répondre avec autocompassion. Dans cette approche compatissante, nous pratiquons en vue de progresser, et non en vue d'atteindre la perfection. Grâce à des pratiques intentionnelles et incarnées, nous pouvons rétablir notre confiance dans l'intelligence intuitive du corps, en restant connectés aux sensations et impulsions du corps plutôt que de travailler principalement à partir de l'esprit. La pratique nous permet de choisir nos habitudes plus consciemment. Les habitudes quant à elles permettent des routines intuitives, lesquelles rendent possibles de nouvelles façons d'être pour passer de l'effort à la facilité.

Vous en viendrez à voir que les réactions fortes sont comme un système météorologique qui se lève, qui prend un certain temps à passer et qui finit par se dissiper. La présence incarnée cultive une relation sage et compatissante avec les réactions plutôt que de juger, de rejeter ou de se noyer dans l'expérience. (Brach, 2016)

Le défi : l'orientation

En considérant le défi de quelqu'un, ou en travaillant avec quelqu'un d'autre pour considérer le nôtre, nous cultivons le non-attachement. Nous pouvons souvent trouver du réconfort en sachant que nous ne sommes pas seuls et que nous pouvons apprendre les uns des autres. En travaillant à partir de cet espace plus objectif, nous atténuons la réponse au stress. Nous pouvons alors nous réorienter à partir de cette position de force, améliorant ainsi notre capacité à utiliser toutes nos capacités biologiques, intellectuelles et spirituelles. Avec cette orientation bienveillante, nous pouvons faire face aux adversités avec confiance, en sachant que nous disposons des ressources et du soutien nécessaires pour relever les défis de la vie.

Pour nous aider à nous orienter, voyons comme exemple le défi de Tim. Tim est dans la fin de la vingtaine et vient tout juste de franchir le seuil le menant à la pratique professionnelle en tant que vétérinaire. En ce qui concerne son parcours personnel pour y arriver, Tim a vécu chez ses parents jusqu'à ce qu'il obtienne son diplôme de vétérinaire. Il espérait que l'obtention de son diplôme et le fait d'avoir son propre logement lui procureraient une sorte d'émancipation et le libéreraient de l'anxiété qui planait sur lui ainsi que du sentiment d'être « coincé ». Maintenant qu'il vit seul et qu'il porte le titre professionnel qu'il a mis tant d'efforts à acquérir, il est déçu de réaliser qu'il doit composer avec plus de difficultés que jamais. Il passe la plupart de ses journées de travail à se sentir comme un imposteur, à avoir peur d'être exposé ou étiqueté comme n'étant pas prêt, pas compétent, pas assez bon ou pas digne de son nouveau rôle et titre. En raison des peurs qui l'assaillent, la plupart de ses pensées émergent d'un sentiment de manque, alimentant un besoin de s'occuper de manière hypervigilante à afficher une façade idéalisée, ainsi que de planifier et d'être préparé à tous les pires scénarios. Cet état d'hypervigilance est motivé par un besoin de survivre, qui le pousse à user de tous les moyens nécessaires pour s'assurer que ses besoins primaires sont satisfaits en gérant les menaces potentielles (quoique non réelles).

Tim se retrouve souvent incapable de penser et incapable de répondre lorsque d'autres remettent en question la qualité de son travail, ce qui ne le fait que se sentir encore plus inadéquat. Il rentre à la maison épuisé émotionnellement, sans énergie pour interagir avec qui que ce soit. En conséquence, il passe ses soirées seul, se tournant souvent vers l'alcool, qui lui procure un certain répit temporaire contre son anxiété chronique. Tim avait toujours rêvé d'être vétérinaire, et bien qu'il ait réalisé son rêve, il n'arrive pas à se souvenir de la dernière fois où il a ressenti un sentiment de joie et de contentement dans son nouveau rôle.

À l'aide de la Figure 1.1 du chapitre 1, considérons les racines de Tim. Considérez l'état de ses racines et l'impact qu'elles ont sur sa perception des « conditions météorologiques ». Réfléchissez à l'endroit où il en est actuellement en termes de congruence (soit le degré d'harmonisation entre le soi « réel » et le soi « idéal ») et de sens de la cohérence (soit le sens derrière les actes, le sentiment de compréhension et de prévisibilité, et la capacité à gérer les facteurs de stress ainsi que les émotions). Comment l'état de ses racines est-il lié à l'anxiété qu'il ressent? Venant d'une approche fondée sur les forces, comment Tim se ressource-t-il? Réfléchissez à ce qu'il en est pour vous-même par rapport à ces questions.

Passer d'une approche axée sur l'esprit à une façon d'être holistique

Au moment de commencer à entreprendre des exercices qui favorisent la connaissance incarnée à travers le « sens ressenti », nous débutons par élargir notre conscience de notre « vrai » moi, et lorsque nous sommes prêts, nous commençons à le manifester dans le monde. Avec une prise de conscience accrue, nous avons une plus grande capacité à reconnaître le système de croyances désuet qui est en décalage par rapport à nos valeurs et notre vocation. En attirant notre attention consciente sur les ressources et les obstacles qui ont une incidence sur notre capacité à nous épanouir, nous avons l'occasion de nous réorienter et d'examiner de plus près la racine de la menace qui nous assaille. Par une approche curieuse et compatissante, nous pouvons découvrir doucement le besoin non satisfait qui se cache sous l'insécurité ressentie. Si nous ne sommes pas conscients et connectés à nos valeurs fondamentales, il y a de bonnes chances que le sentiment de signification nécessaire pour surmonter nos peurs nous manquera. Si nous n'avons pas conscience des ressources internes et externes à notre disposition, nous n'aurons pas la confiance nécessaire pour mettre en œuvre le changement. De même, si nous ne parvenons pas à exprimer nos vulnérabilités, nous ne pouvons pas les gérer. En cultivant la conscience de soi, nous renforçons notre sens de la cohérence, lequel favorise une orientation plus fortifiante envers la vie.

Pratiques d'adaptation et de renforcement
Pratiques d'harmonisation

Cultiver la congruence : satisfaire ses désirs

Alors que vous essayez de nouveaux exercices, il est important, impératif même, de noter que nous sommes tous différents. En conséquence, nous devons porter attention à la façon dont notre corps réagit. Nos biochimies cérébrales, nos expériences passées, nos projections, nos vulnérabilités sont toutes très différentes! Les exercices de réflexion et de pratique ne sont pas des prescriptions, mais plutôt des outils optionnels. Vous pouvez les considérer comme une expérience objective. Dans cette expérience, vous essayez une intervention, et vous observez comment le corps réagit. Est-ce utile? Est-ce que cela vous apporte quelque chose? Si oui, très bien, accrochez-vous-y tant que c'est le cas. Quand cela cesse de vous être utile, n'ayez pas peur de passer à autre chose. C'est ainsi que nous reconstruisons la confiance avec notre corps. Pour cette raison, la réflexion après chaque exercice pratique est la partie la plus importante. C'est là que nous en venons à nous connaître et à connaître ce qui interpelle nos cœurs et nos esprits, y compris nos désirs de continuer (ou non) les exercices pratiques. Gardez conscience de ce qui se présente pour vous avec la pratique, en observant les signaux que vous envoie votre corps, plutôt que les obligations de l'esprit.

Après avoir pratiqué quelque chose, prenez un moment pour faire le point. Vous pouvez par exemple choisir un mot ou une expression qui décrit ce que vous ressentez. À quoi cela ressemble-t-il lorsqu'un exercice fait résonner quelque chose en vous? En général, lorsqu'une pratique nous ancre en qui nous sommes, elle favorise une connexion sincère avec notre monde intérieur et la capacité de nous y reposer. Ne vous attachez pas trop fortement à tel ou tel outil, car avec le temps, un autre pourrait vous être plus utile. Lorsque vous en aurez le plus besoin, la bonne pratique se présentera à vous et vous pourrez simplement dire « oui » à ce moment-là. Votre travail, à titre de gardien de votre corps, est de prendre note quand il vous murmure quelque chose, de répondre à son appel et de faire confiance au processus lorsque vous réagissez et que vous vous occupez du désir ressenti. Ce travail consiste à améliorer votre conscience des messages que votre corps essaie de vous transmettre, ainsi que la confiance que vous mettez en eux.

Il est impératif de cultiver le sens du désir et du choix. Lorsque nous mettons l'accent sur la signification et les désirs plutôt que sur l'obligation et les accomplissements, nous sommes beaucoup plus enclins à pratiquer des choses qui nous font nous sentir plus solides et ancrés. Plutôt que de vous accrocher à tels ou tels exercices individuels, pensez-y plus comme différents outils dans votre ceinture d'outils. Lorsque vos signaux intérieurs vous y invitent, vous pouvez choisir le plus approprié pour ce moment unique.

Cette pratique est là pour renforcer la prise de conscience, de sorte à nous permettre de faire le lien entre les sentiments d'anxiété ou de dépression et les moments d'incongruité. Dans son œuvre intitulée « *The Long Bag We Drag Behind Us* », le poète américain Robert Bly décrit comment les incongruences se développent, souvent dans l'enfance, puis dans l'âge adulte :

> *Quand nous avions un ou deux ans, nous avions ce que nous pourrions visualiser comme une personnalité à 360 degrés. Une énergie irradiait de toutes les parties de notre corps et de toutes les parties de notre psyché. Un enfant qui court est un globe d'énergie vivant. Nous avions une boule d'énergie, fort bien; mais un jour, nous avons remarqué que nos parents n'aimaient pas certaines parties de cette boule. Ils nous ont dit des choses comme : « Est-ce que tu es incapable de te tenir tranquille? ». Ou : « Ce n'est pas gentil d'essayer de tuer ton frère. » Derrière nous, nous avons un sac invisible, et la partie de nous que nos parents n'aiment pas, pour ne pas perdre leur amour, nous la mettons dans le sac. Par le temps où nous avons atteint l'âge de commencer l'école, notre sac est déjà assez grand. Ce sont ensuite nos enseignants qui trouvent à dire : « Les bons enfants ne se fâchent pas pour de si petites choses ». Alors, nous prenons notre colère et nous la mettons dans le sac. (...) Nos sacs font déjà un kilomètre de long. À l'école secondaire, nous bourrons notre sac d'encore bien d'autres choses. Cette fois, ce ne sont plus les méchants adultes qui font pression sur nous, mais des gens de notre âge (...) Différentes cultures remplissent le sac avec différents contenus. Nous passons notre vie, jusqu'à ce que nous ayons vingt ans, à décider quelles parties de nous-mêmes mettre dans le sac, et nous passons le reste de notre existence à essayer de les en ressortir. (Bly, 1989)*

Examinez un peu votre propre « grand sac ». Quelles parties de vous-même sont encore dans le sac?

Nous faisons tous l'expérience de l'incongruence de temps en temps; c'est ce qu'entraîne la vie dans un monde hautement conditionné (et colonisé). Le but n'est pas d'atteindre une congruence parfaite entre qui nous sommes et la façon dont nous nous manifestons dans le monde, mais plutôt d'être plus conscients du « signal » de notre être afin de ne pas plonger dans la confusion du « bruit » des conditions auxquelles nous avons senti le besoin de nous adapter. En développant une meilleure capacité à nous réorienter, nous pourrons passer plus de temps à agir en fonction de nos désirs, à partir d'un état de « vouloir », par opposition à une obligation ressentie (« avoir à »). Cet état de *conscience attentive* cultive le choix, ce qui nous permet de vivre dans la joie d'*être* exactement là où nous sommes. Lorsqu'elle découle de nos désirs, nos *actions* sont une manifestation inspirée de notre *être*, ce qui produit toutes sortes d'effets d'entraînement positifs en nous et dans le monde qui nous entoure.

> *La pleine conscience possède deux composantes principales : (1) attirer l'attention sur le moment en passant de l'esprit pensant à l'esprit sentant, et (2) cultiver la curiosité et l'ouverture d'esprit. Ces composantes rendent l'objectivité possible, dans le même temps où nous prenons du recul (non-attachement) et acceptons les choses telles qu'elles se présentent.*

La congruence exige une volonté de faire confiance à nos impulsions intérieures, et d'agir d'une manière fidèle à qui nous sommes malgré nos craintes d'être rejetés par les autres. Nous sommes capables d'agir avec courage lorsque notre raison d'être éclipse notre sentiment de peur. Au fil des répétitions, la confiance se développe et la peur diminue à mesure que nous devenons certains que nos impulsions internes (sensations, émotions, désirs, crispations) sont des messagers importants. Ce qui était inconfortable devient familier, voire réconfortant. Les émotions qui surgissent ne nous menacent plus. Elles deviennent plutôt nos repères, nous connectant à nos désirs et nous alertant lorsque de l'incongruence s'insinue. Lorsque nous récupérons ces parties de nous-mêmes qui étaient dans l'ombre, nous nous sentons entiers. C'est la congruence.

Dans les moments où nous avons la force de choisir l'amour plutôt que la peur, nous sommes récompensés non seulement par le savoir et la confiance que nous avons fait quelque chose d'incroyablement difficile et beau, mais aussi par ce cadeau qu'est de faire l'expérience de nous-mêmes en tant qu'amour, quelque chose d'infiniment plus que le petit et fragile ego que nous pensions que nous étions et avions si désespérément besoin de protéger. Nous sommes récompensés par une liberté surpassant toutes les autres. Au bout du compte, c'est grâce à notre volonté d'arrêter de défendre notre idée de nous-mêmes que nous découvrons notre vrai et indestructible moi. (Colier, 2018)

Exercice expérientiel
Travailler avec nos tendances incongrues

Cet exercice est l'occasion de faire le point sur nos tendances à la congruence et à l'incongruence. Avec la prise de conscience vient le choix, lequel ouvre la porte à la congruence. À l'aide du tableau ci-dessous, adapté de Higgins et coll. (1985), énumérez jusqu'à 10 qualités de votre moi « idéal », c'est-à-dire les qualités idéales qui, selon vous, représenteraient la meilleure version de vous-même (vos objectifs ultimes). Par exemple, mon moi « idéal » est intelligent, gentil, généreux.

Ensuite, énumérez jusqu'à 10 autres qualités qui représentent ce que vous ou d'autres personnes pensez être des qualités que vous devriez posséder. Par exemple, je pense souvent que les autres croient que je « devrais » être désintéressée, gentille, posée, paisible, élégante.

Enfin, énumérez jusqu'à 10 qualités ou traits (positifs et négatifs) que vous savez posséder. Par exemple, je suis en fait gentille, spontanée, prompte à parler.

	Moi « idéal »	Moi « approprié »	Moi « réel » (actuel)
Écrivez ~10 qualités (ou traits) dans chaque colonne			

a) Comptez le nombre de correspondances qu'il y a entre les colonnes « réel » et « idéal », puis comptez les qualités et traits en conflit (opposés). Soustrayez le nombre de correspondances du nombre de non-concordances.

b) Maintenant, répétez ces étapes, mais avec les colonnes « réel » et « approprié ».

Cet exercice éclaire nos conflits intérieurs entre notre « vrai » moi par rapport au moi « idéal » que nous ou d'autres pensons que nous devrions être. Plus il y a de divergences (représentées par un score plus élevé) entre votre moi « idéal » et votre moi « réel », plus vous êtes vulnérable aux sentiments de dépression. Plus il y a de divergences entre votre moi « approprié » et votre moi « réel », plus vous êtes vulnérable aux sentiments d'anxiété.

Reconnaître le lien entre nos états émotionnels et nos modes de pensée incongruents nous fournit l'occasion de recadrer notre manière de penser. Utilisez l'exercice pour vous aider à rendre cette relation visible.

La prochaine fois que vous remarquerez de l'anxiété ou du mécontentement monter à la surface, réfléchissez aux causes profondes de votre incongruence. Demandez-vous, qu'est-ce qui se cache derrière ces sentiments d'incongruence? Quelle qualité de mon vrai moi ai-je peur d'exprimer dans le monde? Réfléchissez à ce qui pourrait arriver si vous choisissiez de manifester vos qualités « réelles » plutôt que les qualités « idéales » ou celles de la colonne « approprié » que vous vous efforcez d'afficher sans doute plus souvent. Vous pourriez même pousser l'exercice plus loin en ayant une conversation avec quelqu'un qui pourra vous soutenir alors que vous vous entraînez à assumer et à exprimer des qualités qui vous semblent plus « réelles », plus congruentes.

Exercice de renforcement
Développer la prise de conscience grâce à la pleine conscience

> *Je ne crains pas l'homme qui a pratiqué 10 000 coups une fois, mais je crains l'homme qui a pratiqué un coup 10 000 fois.*
>
> *Bruce Lee*

Nous plongerons dans la pleine conscience plus loin dans le texte, mais à partir de maintenant, grâce à de petits efforts réguliers, nous pouvons commencer à développer de nouvelles habitudes qui nous rappellent qui nous sommes, nos ressources (internes et externes), et la sécurité trouvée lorsque nous nous ancrons dans notre force de vie. Ces habitudes sont les rituels qui fournissent un pont entre notre *être* et notre façon d'*être*.

Pour pratiquer, il n'est pas nécessaire de se créer toute une cérémonie. La simplicité vaut mieux. Vous n'avez même pas besoin de fermer les yeux ou de trouver un endroit spécial pour pratiquer les exercices. Nous pouvons pratiquer la pleine conscience dans le cadre de nos vies occupées, en utilisant dans nos routines quotidiennes des rappels qui nous signaleront d'accorder toute notre attention au moment présent.

La pleine conscience est atteinte en passant de notre mode pensant, où nous sommes perdus au milieu de pensées passées et futures, au mode sentant, où nous saisissons le monde à l'intérieur et autour de nous.

Si vous oubliez, ou si votre esprit se met à vagabonder pendant cet exercice de pleine conscience, c'est une excellente occasion de pratiquer l'autocompassion. Rappelez-vous, de la manière qui vous est la plus naturelle, que tout le monde a du mal avec la concentration et le « bruit » mental. Ces moments frustrants sont exactement le moment de se réorienter, et de ramener l'accent sur le progrès plutôt que sur la perfection.

Lorsqu'il s'agit de travailler avec notre corps, et en particulier notre cerveau pour cultiver des moments de pleine conscience, où nous passons de façons d'*être* n'impliquant que de cocher des cases qui ne semblent plus significatives, à manifester notre *être* de telle sorte que toutes nos activités sont imprégnées de sens, nous devons donner la priorité au processus permettant d'y arriver, plutôt que de ne songer qu'au résultat final à atteindre. Les distractions font partie de la pratique tandis que nous continuons à remarquer ce qui se passe dans l'esprit pensant, puis revenons au mode sentant et notons ce qui se passe réellement pour le moment (en dehors du récit de l'esprit). Lorsque les séances sont difficiles, félicitez-vous d'avoir choisi un bon moment pour aider votre cerveau à se détendre, car c'est que vous en aviez clairement besoin! L'acte de ramener constamment notre attention sur la pratique de manifester notre *être* est exactement la façon dont nous entraînons notre cerveau à maintenir de plus longues périodes de pleine conscience.

Essayons quelques stratégies pour vous aider à démarrer.

Portez votre attention sur votre environnement. Choisissez un événement récurrent que vous voyez ou faites chaque jour (p. ex., vous brosser les dents, nourrir votre chat, prendre le petit déjeuner, boire un café en après-midi, entrer ou sortir de votre maison ou de votre bureau). Cela servira de signal environnemental qui vous rappellera de pratiquer la pleine conscience chaque fois que cet événement se produit.

Portez votre attention sur un nouveau détail. Pendant que vous faites l'activité que vous avez choisie, remarquez quelque chose de nouveau que vous n'aviez jamais remarqué auparavant. Absorbez l'expérience à travers vos sens, en cultivant la curiosité.

Portez votre attention sur vos sens. Sentez les points de contact, c'est-à-dire les points où votre corps entre en contact avec lui-même ou avec des objets externes, comme la plante de vos pieds reposant sur le sol. Relaxez les parties qui ressentent de la tension. Par exemple, détendez vos épaules en les laissant retomber, ou relâchez la tension que vous pourriez traîner dans votre ventre. Maintenant, sentez votre colonne vertébrale s'allonger : en commençant par la plante de vos pieds, sentez-vous vous soulever et vous allonger.

Portez votre attention sur votre respiration. Inspirez en imaginant l'air frais en train d'entrer profondément dans votre poitrine et dans tout votre corps. En expirant, imaginez l'air vicié qui est expulsé, emportant avec lui vos anciens modes de pensée et vidant les coins de votre corps qui emmagasinaient du stress. Continuez à prendre quelques respirations plus profondes et plus longues (de 4 à 5 secondes), en vous concentrant sur l'expansion complète des poumons, sur l'apport de nouvel air nettoyant tous les coins et recoins de votre corps et de votre esprit, et en accordant une attention particulière à le diriger dans les zones de tension; puis expirez complètement, laissant votre respiration emporter hors de vous de vieilles accumulations de stress et les manières d'être qui ne vous servent plus.

Portez votre attention sur ce que vous ressentez. Prenez note de ce que vous ressentez physiquement, spirituellement et émotionnellement. Entraînez-vous à accepter ce qui *est*, à abandonner le besoin de résister aux émotions inconfortables ainsi que tout besoin de contrôler ou de changer les choses. En acceptant sans condition, nous pouvons nous ancrer dans l'immédiat, sans jugements subjectifs (non-attachement). En conséquence, lorsque nous commençons à en récolter les bienfaits (un esprit plus détendu et un état inspiré de ce qu'est notre *être*), nous pouvons apprendre à aimer la pleine conscience. Une fois que nous en venons à aimer quelque chose, nous tombons naturellement dans des états d'*être* qui transforment l'effort en facilité.

Des émotions intenses peuvent nous dissuader d'être en état de pleine conscience à l'égard de telle ou telle chose se passant dans le moment si celle-ci nous paraît trop dangereuse. Il est normal dans de tels cas que l'esprit s'accroche à des distractions externes dans un effort pour éviter les sentiments inconfortables dans le corps. Le chapitre 6 fournit des stratégies utiles qui pourront vous aider à gérer (et à atténuer) les émotions intenses. À la fin, ce sont des occasions de reconnaître et de traiter les traumatismes non résolus qui remontent souvent à la surface lorsque nous donnons de la présence à nos sens et à nos émotions, en particulier au début de la pratique.

Voir les besoins humains et le stress à travers une lentille différente : chakras

En Occident, la pensée que les chakras ont un impact sur la santé mentale, émotionnelle, spirituelle et physique est relativement nouvelle. Il s'agit d'un concept peu familier, négligé par la recherche. Cependant, quelques études ont démontré un lien significatif entre la connexion spirituelle, telle que reflétée dans la théorie des chakras, et l'expression de problèmes de santé physique et mentale (Curtis et coll., 2004; Drapkin et coll., 2016). En sanskrit, le terme *chakra* signifie roue, représentant la nature symbiotique et holistique des centres d'énergie dans notre corps. Le système de chakras mentionné dans ce chapitre est apparu en Inde entre

1500 et 500 avant notre ère, dans des textes connus sous le nom de Védas. Dans de nombreuses régions orientales, les chakras sont considérés comme un contributeur important au bien-être spirituel, émotionnel et physique. Ils sont considérés comme des portails vers le domaine de l'énergie humaine.

Bien qu'il existe de nombreux modèles de chakras, un modèle couramment adopté en Occident décrit sept centres d'énergie de base, dont chacun a sa propre fréquence vibratoire et sa fonction contribuant au bien-être. Tout comme une rivière qui devient stagnante lorsqu'elle est incapable de couler, lorsque des blocages d'énergie se produisent, ils créent des conditions propices aux maladies. Même si l'idée des chakras ne vous rejoint pas particulièrement, les méditations guidées sont un excellent moyen de développer la concentration, ce qui vous rendra à même de maintenir la pleine conscience. En outre, la composante d'amour bienveillant dans beaucoup de ces pratiques en fait un excellent moyen de cultiver l'autocompassion. Il existe plusieurs ressources en ligne avec une multitude de médiations guidées. Si vous ne trouvez pas ce que vous aimez ici, ou si vous préférez les versions audio, essayez-en d'autres jusqu'à ce que vous trouviez quelque chose qui vous rejoint davantage (cela constitue un pratique d'harmonisation).

Reliant les chakras à la théorie des besoins non satisfaits de Maslow (1943), chacun des centres de chakras est corrélé à un besoin humain fondamental. Lorsque nous évitons ou ignorons nos « signaux » intérieurs, qui sont souvent noyés par le « bruit » des pensées et des stimuli externes, l'énergie se retrouve piégée dans le corps. Pour en revenir à l'analogie de la rivière, cela peut provoquer des blocages qui ont un impact sur notre homéostasie émotionnelle, physique et spirituelle. Lorsque ces blocages se produisent en raison de besoins non satisfaits, notre corps se sent menacé et notre système nerveux se déclenche pour monter une réponse au stress. Lorsque l'intensité de la menace ressentie est élevée, ce qui est souvent le cas pour les personnes atteintes de TSPT, il est courant que notre interprétation du moment actuel se trouve fusionnée avec une blessure non résolue du passé.

Pour illustrer comment les besoins non satisfaits sont corrélés avec les différents chakras (reliant les perspectives occidentales et orientales), quels que soient notre revenu, notre statut social ou nos convictions théoriques et politiques, nous aspirons tous à ne pas avoir à craindre que les besoins suivants demeurent insatisfaits :

- Nos besoins physiques (chakra Racine)
- Notre besoin de nous sentir en sécurité (chakra Sacré)
- Notre besoin d'être aimé et d'appartenir (chakra Plexus solaire)
- Notre besoin de ressentir une considération positive inconditionnelle et de l'estime pour nous-mêmes et les autres (chakra Cœur)
- Notre besoin d'exprimer notre « vrai » moi dans le monde (chakra Gorge)
- Notre besoin de nous actualiser en notre moi le plus connecté, le plus rempli de sens et le plus solidement préparé (chakra Troisième œil)
- Notre besoin de nous sentir soutenus par des forces bienveillantes plus grandes que nous-mêmes (chakra Coronal)

Pratique d'adaptation et de déblocage : travailler avec les chakras

J'aborderai le concept de chakras dans cette section, et en tant qu'Occidentale, je reconnais le risque d'appropriation culturelle en le faisant. Pour atténuer les distorsions qui peuvent résulter du fait de tirer des pratiques d'un contexte et de les plonger dans un autre, je vous encourage à vous renseigner sur les principes et l'histoire de ces pratiques. Lorsque vous partagez des pratiques qui viennent d'autres cultures, s'il vous plaît, envisagez de vous référer à leur origine et de l'honorer.

Le script de méditation suivant fournit un exemple de la façon dont les méditations de chakra peuvent être utilisées pour éliminer les blocages d'énergie qui peuvent résulter de systèmes de croyances autodestructeurs ainsi que de stress et de traumatismes accumulés. Par respect pour la culture d'où les pratiques des chakras ont émergé, il est important de mentionner que beaucoup de choses seront perdues dans la traduction alors que nous essayons de transposer cette pratique dans notre contexte occidental. Pour honorer les origines culturelles indiennes de cette pratique, j'encourage les lecteurs à explorer le concept des chakras, leur histoire et les intentions spirituelles derrière la pratique. Pour permettre à votre corps de passer d'un état axé sur les façons d'*être* (mode pensant) à un état d'incarnation de votre *être*, il est préférable d'écouter les médiations guidées plutôt que de les lire. Vous enregistrer en train de lire une méditation comme celle ci-dessous est un fantastique moyen d'encourager un dialogue d'autocompassion. Essayez-le!

La méditation guidée suivante est utilisée avec la permission de Linda Hall (2019), une praticienne de la santé intégrative reconnue, professeure de méditation et créatrice de ce script de méditation de chakra. Adaptation du script de méditation de chakra de guérison guidée © Linda Hall. Publié à l'origine par www.The-Guided-Meditation-Site.com.

- Fermez vos yeux confortablement et plongez-vous dans votre respiration, dans votre corps, en relaxant votre ventre, et en assouplissant votre esprit.
- Sentez ce qui vous soutient, connectez-vous avec le sol en dessous de vous. Laissez-le porter votre poids.
- Prenez conscience des sons qui vous entourent. Acceptez-les sans les bloquer.
- Remarquez la lumière et l'ombre; l'air touchant la surface de votre corps.
- Sentez le ciel au-dessus de vous et les horizons qui s'étendent tout autour de vous, la terre vous soutenant sous vos pieds.
- Permettez à votre esprit de se vider de ce à quoi il n'a plus besoin de s'accrocher. Laissez ces choses aller, s'écouler et disparaître. Permettez à votre corps de libérer ce à quoi il n'a plus besoin de s'accrocher. Laissez ces choses aller, s'écouler et disparaître.
- Ramenez-vous de l'endroit où vous avez été dans votre journée. Ramenez vos énergies à la source, à votre centre. Ancrez-vous dans ce moment, ici.

- Commencez à sentir l'espace autour de vous. Respirez avec l'espace et prenez conscience de votre respiration alors qu'elle monte et redescend, qu'elle va et vient; de la sensation; du son; de la température.
- Respirez profondément, jusqu'à l'endroit où repose le poids de votre corps, sous la base de votre colonne vertébrale; jusqu'à votre racine, votre chakra d'appartenance. Respirez jusque dans votre racine. Laissez-la s'assouplir et se dilater doucement pendant votre respiration, absorbant le nourrissement et l'énergie de force de vie.
- Permettez à votre racine de se connecter vers le bas, vers le sol en dessous de vous, profondément dans la terre. Et invitez la couleur rouge en vous, la couleur de la terre. Baignez votre racine de rouge, vous fortifiant, vous incarnant, vous ancrant dans l'ici et maintenant. Permettez à votre racine de prendre ce dont elle a besoin. Et dites les mots « Je suis ici », « J'ai le droit d'être ici, comme je suis », « La terre me soutient ». Pendant que vous vous concentrez à inonder de rouge votre chakra racine, répétez-vous, « Je suis en sécurité ».
- Quand le moment vous semblera bon, dirigez votre attention consciente vers votre abdomen, juste en dessous de votre nombril, à votre chakra de l'intelligence émotionnelle, du choix, de la créativité, du mouvement, et du plaisir.
- Respirez jusque dans la partie molle de votre abdomen. Laissez-le s'amollir et se dilater doucement pendant votre respiration, absorbant le nourrissement et l'énergie de force de vie. Et invitez la couleur orange en vous, la couleur du soleil couchant. Baignez votre abdomen d'orange, vous équilibrant, vous fortifiant, vous motivant. Permettez à votre abdomen de prendre ce dont il a besoin et dites les mots « J'honore mes besoins », « Je me permets de recevoir du nourrissement ». Alors que vous inondez votre abdomen d'orange, répétez le mantra « Je suis digne ».
- Quand le moment vous semblera bon, dirigez votre attention consciente jusqu'à la zone molle sous votre sternum, à votre plexus solaire, votre chakra de puissance personnelle.
- Respirez jusque dans cette zone, permettant à votre plexus solaire de se ramollir et de se dilater sous votre respiration. Et invitez la couleur jaune en vous, la couleur des rayons de soleil. Baignez votre plexus solaire de soleil, vous rechargeant, vous revigorant, vous nourrissant. Laissez votre plexus solaire prendre ce dont il a besoin et dites les mots « Je me valorise », « Je suis assez ». Pendant que vous inondez votre plexus solaire de jaune, répétez le mantra « Je suis plus qu'assez ».
- Dirigez votre attention consciente jusqu'au centre de votre poitrine, à votre cœur, votre chakra de développement personnel et d'amour inconditionnel.
- Respirez jusque dans votre cœur, en lui permettant de s'assouplir et de se dilater sous votre respiration. Invitez en vous la couleur vert, la couleur du printemps, ou la couleur rose, selon ce qui vous convient. Baignez votre centre, votre cœur, avec du nourrissement, du renouvellement, de la guérison. Laissez votre cœur prendre ce dont il a besoin et dites les mots « Je suis grandement aimé(e) », « Je me permets de donner et de recevoir l'amour librement », « Le pouvoir de l'amour me nourrit. » Alors que vous inondez de vert votre chakra cœur, sentez-le se remplir d'amour et répétez le mantra « Je suis amour ».
- Quand le moment vous semblera bon, dirigez votre attention consciente jusqu'à votre cou, à votre gorge, votre chakra de l'expression et de la volonté personnelles.

- Permettez à votre gorge de se ramollir, de se dilater, et r-e-s-p-i-r-e-z. Invitez en vous la couleur bleu, la couleur du ciel. Respirez le ciel dans votre gorge, la dégageant, l'ouvrant, adoucissant le besoin de contrôle, et libérant l'expression de soi et la créativité. Permettez à votre gorge de prendre ce dont elle a besoin. Et dites les mots « J'entends et j'exprime ma vérité », « Je m'exprime librement », « Je me permets d'aller avec le flux de la vie ». Alors que vous remplissez votre chakra gorge avec la couleur du ciel, répétez le mantra « Ma vérité est digne d'expression ».
- Quand le moment vous semblera bon, dirigez votre attention consciente jusqu'à votre front, entre vos sourcils, à votre troisième œil, votre chakra de sagesse et d'intuition. Permettez-lui de s'amollir et de se dilater doucement, et respirez.
- Invitez en vous la couleur indigo, la couleur du ciel nocturne. Baignez votre troisième œil avec de l'indigo, apaisant, équilibrant, apportant clarté, perspicacité et compréhension. Permettez à votre troisième œil de prendre ce dont il a besoin. Et dites les mots « Tout se déroule comme il se doit ». Alors que vous vous connectez à votre sagesse intérieure, inondez votre troisième œil d'indigo, en répétant le mantra « Je suis lumière ».
- Quand le moment vous semblera bon, dirigez votre attention consciente jusqu'au haut de votre tête, vers votre couronne, votre chakra de « l'unité », et permettez à votre couronne de respirer.
- Invitez doucement en vous un violet clair, et baignez-y doucement votre couronne, équilibrante, revigorante, harmonisante. Permettez à votre couronne de prendre ce dont elle a besoin. Et dites les mots « Je fais un avec l'Univers », « Je fais un avec le Tout ».
- Quand le moment vous semblera bon, revenez à vous-même dans votre totalité, au flux et au reflux de votre respiration, à votre centre. Respirez jusqu'au centre de vous-même. Et dites les mots « Je suis entier(ère) », « Je suis parfait(e) comme je suis ». Alors que vous vous connectez avec le Divin (ou avec votre moi supérieur, si vous préférez), remplissez votre chakra coronal d'une douce couleur violette, en répétant le mantra « Je suis ».
- Laissez l'énergie des mots baigner votre corps, votre esprit, vos émotions, votre esprit. Et prenez ce dont vous avez besoin.
- Et, quand le moment vous semblera bon, prenez conscience de l'air sur la surface de votre corps. Prenez conscience des sons autour de vous, à proximité et au loin.
- Fermez un peu vos chakras. L'intention suffit à elle seule pour y arriver. Prenez conscience du soutien sous vos pieds. Prenez note de ce que vous ressentez. Et tenez-vous avec une tendresse bienveillante, pour l'être beau et unique que vous êtes.
- Quand le moment vous semblera bon, vous pouvez conclure cette méditation et ouvrir doucement les yeux.

Explorer le ou les besoins les plus primaires : reconnaître les blocages principaux

Lorsqu'un besoin qui nous semble plus important (plus primaire) que nos autres besoins reste insatisfait, nous avons souvent tendance à faire une fixation sur ce besoin et à négliger les autres jusqu'à ce que nous puissions résoudre le problème.

Ces besoins primaires ne sont pas toujours linéaires, et dépendent du conditionnement culturel, des blessures principales qui doivent être guéries, et d'une variété d'autres complexités apparentes et non apparentes. Par exemple, nous accorderons très probablement une plus grande priorité aux besoins comme la nourriture, le logement, la chaleur et la sécurité, et porterons moins d'attention à l'estime et à la connexion. Ou peut-être avons-nous un système de croyances de longue date selon lequel nous ne sommes pas assez bons, nous amenant à accorder une plus grande priorité sur la recherche de l'approbation des autres, où nous faisons tout pour leur plaire à nos dépens.

Pour cultiver la curiosité, nous pouvons consciemment prendre note des pensées qui continuent d'accaparer nos journées. Ce faisant, nous pouvons les accueillir et nous laisser suffisamment de temps pour recevoir le message, en explorant la corrélation avec le sens ressenti dans le corps. Reconnaître, permettre, puis nous défaire des pensées critiques nous permet de regarder plus profondément (avec un cœur ouvert) dans ce qui se trouve sous les points qui nous accaparent. Par ce simple fait de prendre note, nous cultivons l'espace entre nous d'un côté, et la pensée et la sensation menaçantes de l'autre. Avec de l'espace, nous levons le voile, révélant la source des besoins qui ont tendance à mener à nos impulsions moins désirables.

Exercice de réflexion : explorer le ou les besoins primaires

Vous vient-il à l'esprit quelque chose dans votre vie qui vous cause de la frustration, observez-vous un secteur évident qui exige votre attention (autrement dit, qui semble réclamer que vous preniez sérieusement soin de vous-même), mais envers lequel vous avez peu ou pas de désir de développer les habitudes nécessaires pour résoudre la situation? Tâchez de voir quel autre besoin primaire non satisfait ou système de croyance obsédante vous pourriez avoir qui réclament à toute force votre attention, bloquant inconsciemment les désirs de s'occuper d'autres besoins.

Pratique d'harmonisation : plonger dans le monde intérieur et établir une intention

Établir des intentions est comme choisir consciemment le sol le plus riche en nutriments pour y planter nos grains de changement. Cela implique de préparer le sol et de prendre soin du fragile grain pour lui donner les meilleures chances de fleurir. Comme mentionné précédemment dans le texte, pour que les changements demeurent, nous devons les incarner (les adopter sous forme de connaissance corporelle). Pour incarner quelque chose, nous devons passer de l'esprit pensant (façons d'*être*) à l'esprit sentant (manifestation de notre *être*). L'art est un excellent moyen de nous aider à effectuer ce changement, car il nous aide à passer de la tête au cœur. Vous pouvez par exemple vous perdre dans une peinture, écouter de la musique, ou méditer sur un texte qui vous inspire. Ce court passage du célèbre écrivain ojibwé

Richard Wagamese est un chaleureux rappel de qui nous sommes, nous aidant à nous raccorder avec le « signal » malgré les « bruits » distrayants de la vie :

> *Je suis mon silence. Je ne suis pas l'agitation de mes pensées ou le rythme quotidien de mes actions. Je ne suis pas ce qui constitue mon monde. Je ne suis pas mon discours. Je ne suis pas mes actions. Je suis mon silence. Je suis la conscience qui perçoit toutes ces choses. Quand je vais à ma conscience, à ce grand bassin de silence qui observe les subtilités de ma vie, je suis conscient que je suis moi. Je prends un peu de temps chaque jour pour m'asseoir en silence afin de pouvoir aller vers l'extérieur en équilibre avec la grande clameur de la vie. (Wagamese, 2016)*

Maintenant que vous avez plongé dans votre monde intérieur en engageant votre cœur, essayez d'établir une intention qui suscite votre désir. Vous pourriez choisir une ou deux intentions qui vous inspirent, mais je vous recommande de garder les choses très simples pour que vous puissiez vous en souvenir facilement. Continuez de vous immerger dans votre monde intérieur en vous demandant si cette intention vient d'un *vouloir* (« signal »), ou si elle est de l'ordre du *devoir* (« bruit »). Cela requiert de demander à votre corps ce qu'il désire, puis de vous pencher vers lui pour écouter ses invites intérieures. Lorsque nous accordons la priorité à nos propres désirs plutôt qu'aux désirs des autres, nous développons notre agentivité (un facteur central dans le sens de la cohérence) et notre congruence; ce qui permet à notre monde intérieur de se manifester dans le monde extérieur.

INTENTION : _____

CONSEIL : en ressentant un sentiment de désir et d'appropriation envers vos objectifs et en les écrivant, vous serez plus susceptible de les atteindre. Dès qu'un objectif semble obligatoire, une résistance subconsciente s'insinue. Il n'est pas nécessaire de faire des efforts considérables ou de forcer des résultats. En fait, la douceur est une qualité importante de l'autocompassion. Cela signifie avoir confiance que lorsque nous serons prêts, les réponses à nos questions jailliront de notre intérieur. Nul besoin de forcer quoi que ce soit. Se défaire du besoin de contrôler et faire confiance à votre voix intérieure vous aidera à élaborer des objectifs qui vous seront plus significatifs et que vous serez plus susceptible d'atteindre. Nous pouvons cultiver notre capacité à entendre notre voix intérieure en nous penchant vers elle avec notre attention consciente et notre souffle, puis en nous immergeant profondément en dirigeant de l'amour bienveillant vers l'intérieur.

L'amour bienveillant émane de la grâce et se caractérise par la douceur, la considération et la gentillesse envers nous-mêmes et les autres.

Si les réponses ne viennent pas tout de suite, ou si vous avez du mal à plonger dans votre monde intérieur, c'est normal! La concentration nécessite de la pratique, et chaque séance est un investissement dans vos progrès. Si de la frustration survient, profitez de l'occasion pour pratiquer la gentillesse envers vous-même, un peu comme vous encadreriez l'un de vos amis ou un jeune enfant qui apprend quelque chose pour la première fois. À mesure que vous continuez à renouer d'amitié avec vous-même, votre confiance se développera et, avec le temps, un désir ardent de connecter vous appellera. Ne vous agrippez pas à toute force à vos intentions et à vos questions, mais ayez confiance que les réponses viendront au bon moment et de la bonne manière. Ce processus demande de la patience; il faut faire preuve de gentillesse envers soi-même et de courage.

Le défi : la navigation

Revenons au défi de Tim. En tant que soignant professionnel novice, Tim passe une grande partie de son temps à s'assimiler à une façon d'être prescrite. En raison de l'écart entre son moi « idéal » et son moi « réel », il éprouve de la honte (un résultat de l'incongruence), qui est probablement liée à son anxiété chronique. En cultivant des espaces relationnels où il sent qu'on lui porte une considération positive inconditionnelle pour ce qu'il est « vraiment », il apprend qu'il est assez tel qu'il est et commence à croire qu'il est digne de s'exprimer dans le monde. Parce qu'il ne s'est pas complètement libéré de son insécurité, il s'entoure intentionnellement de personnes avec qui il se sent en sécurité, ce qui lui permet d'alimenter son phare intérieur. Plus il se présente authentiquement avec des gens qui lui montrent une considération positive inconditionnelle, moins il ressent de honte et d'anxiété.

En termes de sens de la cohérence, l'orientation de Tim envers la vie est caractérisée par la peur et un sentiment général de manque de contrôle. Cela est évident par la façon dont il considère souvent les défis de la vie comme une menace intense pour son bien-être, plutôt que comme des événements qu'il a la confiance de braver. L'une des intentions de Tim est d'utiliser le cadre R.A.I.N.N. (Brach, 2013) lorsqu'il remarquera que son corps entre dans un état d'activation (voir Figure 4.1). Il *reconnaît* maintenant quand la peur ou l'anxiété surgissent. Comme il reconnaît ses émotions comme des sensations représentant des messages importants pour lui, la menace et l'inconfort qui y sont associés s'adoucissent. De cet état de moindre

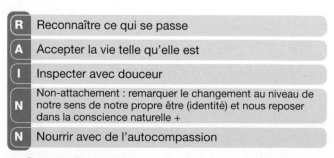

Fig. 4.1   L'acronyme R.A.I.N.N. (Brach, 2013).

attachement, Tim est capable de voir l'émotion comme une alliée importante, lui donnant la capacité de *permettre* au lieu de résister. Élargir sa conscience de cette façon favorise un sentiment de curiosité qui alimente son désir d'*inspecter* son système de croyances et le besoin sous-jacent perçu comme non satisfait. Grâce à cette exploration, où il perçoit les sens ressentis comme des messagers plutôt que des sentiments perdus à l'intérieur d'eux, il cultive le **non-attachement**. S'il n'arrive pas à atteindre le non-attachement par lui-même, il peut faire appel à une personne de confiance qui pourra l'aider à atteindre une perspective plus objective. De là, il pourra *soigner* la blessure à la racine de sa souffrance. Enfin, s'il y a lieu, il a la possibilité d'identifier d'anciens systèmes de croyances qui ne sont peut-être plus vrais. Pour la première fois depuis longtemps, Tim se sent optimiste.

L'acronyme R.A.I.N.N. est utile pour vous ancrer lorsque des émotions ou des sensations inconfortables se présentent (Brach, 2013). Ce cadre fournit un processus pour nous aider à recevoir les émotions et à y répondre, de sorte à prévenir le stress chronique et l'hostilité (ainsi que les projections subconscientes connexes), qui émergent tous deux lorsque nous nous sentons anxieux et en perte de contrôle. Lorsque nous nous occupons du message émotionnel que nous recevons, nous sommes plus susceptibles d'adopter objectivement et avec confiance les changements nécessaires pour nous réorienter par rapport à la menace ressentie. Nous pouvons le faire en changeant notre environnement ou en nous réorientant vers des facteurs de stress afin de pouvoir les résoudre avec succès. Résoudre les facteurs de stress ne revient pas toujours à les faire disparaître. Au lieu de cela, en s'occupant de vieilles blessures et en mettant à jour nos anciens systèmes de croyances, les facteurs de stress cessent d'être perçus comme menaçants. Nous occuper de nos émotions sur le plan personnel nous rend beaucoup plus susceptibles de nous sentir capables de mettre en œuvre les changements nécessaires sur les plans contextuel, culturel et systémique.

Occasion de réflexion et d'adaptation

Cultiver la prise de conscience et la confiance dans vos ressources aidera à stabiliser vos « racines » lorsque les « conditions météorologiques » deviennent difficiles. Quelles sont vos ressources? Il peut s'agir de n'importe quelle activité, personne ou pratique dans votre vie qui favorisent une connexion et la confiance que toutes les choses iront raisonnablement bien.

Adaptation en vue du parcours à venir : renforcer la congruence par l'autocompassion

Entreprendre ce parcours dans le monde intérieur pour apprendre à gérer le monde extérieur est exactement la façon dont nous nous souvenons collectivement comment parcourir ce chemin humain commun. En tant que soignants, en tant qu'humains qui ont été assimilés dans une culture relativement déconnectée, nous opérons la transition de l'esprit pensant vers le sens ressenti afin de nous guérir.

Nous nous sommes familiarisés avec la congruence et l'autocompassion pour nous adapter à ces concepts et les appliquer à notre monde intérieur. Développer la congruence et l'autocompassion cultive un espace intérieur sûr, un espace dans lequel nous pouvons trouver du réconfort et du répit. À mesure que vous développerez plus de confiance avec votre corps, de vieilles blessures qui étaient auparavant trop menaçantes pour être ressenties se représenteront pour que vous les guérissiez. C'est normal et même quelque chose à célébrer! C'est un signe que vous progressez. La blessure qui était trop dangereuse pour être ressentie peut maintenant l'être. Vous réorienter de cette manière vous aidera à trouver un sens à la souffrance, à sentir la libération au milieu de la tension.

Maintenant que nous pouvons nous *adapter* au royaume des sens ressentis, nous allons *renforcer* la congruence en pratiquant l'autocompassion.

CHAPITRE 5

Renforcer la congruence par l'autocompassion

Ta tâche n'est pas de chercher l'amour, mais simplement de chercher et trouver tous les obstacles que tu as construits autour de l'amour.

Rumi

Une vie congruente est une vie florissante. Ce chapitre explore la nature fusionnelle entre l'autocompassion et la congruence. En développant l'autocompassion, la congruence s'ensuit naturellement. Pour comprendre le pouvoir de la congruence, prenons comme exemple un gland de chêne, qui naît avec toute l'intelligence nécessaire pour devenir cet arbre. Il contient déjà l'ADN d'un arbre adulte. Même dans un cas où les facteurs environnementaux externes seraient plus favorables à la croissance d'un pin, aucune pression ou préférence ne changera le destin de ce gland d'être un chêne. Cela dit, les conditions du sol et les conditions météorologiques auront un impact sur sa capacité à développer les racines profondes nécessaires pour qu'il s'épanouisse. Les arbres qui développent des racines profondes sont plus stables, plus résilients, et donc mieux en mesure d'apporter dans le monde leur feuillage et leurs fruits prédestinés. À la manière des glands de chêne, lorsque nous travaillons et jouons dans des environnements qui favorisent la congruence (une capacité à nous exprimer authentiquement), notre capacité à atteindre notre plein potentiel s'en trouve augmentée. Lorsque notre capacité à vivre passionnément la vocation à laquelle nous sommes destinés dépasse nos peurs, nous pouvons courageusement et authentiquement nous épanouir dans le monde. Le courage se développe naturellement en parallèle avec la congruence lorsque nous harmonisons notre réalité à nos désirs et nos valeurs uniques.

Nous avons besoin d'autocompassion pour développer la congruence entre notre « vrai » moi et notre moi « idéal ». Être l'objet de considération positive inconditionnelle de la part d'autrui est ce qui nous permet d'apprendre le sentiment ressenti d'autocompassion. Avec le temps, à mesure que nous développons notre confiance en ceux qui reflètent cette considération envers nous, nous apprendrons à incarner l'autocompassion, ce qui nous aidera à devenir moins dépendants de la validation externe. **C'est ce qui s'appelle le transfert en miroir** (Kohut, 1984).

> *Grâce au transfert en miroir, nous pouvons aider les autres à se voir, ainsi qu'à abandonner les trames narratives et les tendances qui ne les servent plus.*

Crosbie Watler, M.D., FRCPC

Lorsque le transfert en miroir nous amène à développer l'autocompassion, nous nous adaptons à sa fréquence. De là, nous pouvons continuer à nous raccorder à elle chaque fois que nous perdons notre chemin. C'est le psychiatre et psychanalyste Carl Jung qui a été le premier à populariser le terme de « considération positive inconditionnelle ». Cela signifie que malgré notre propre inconfort, nous acceptons les autres et respectons leur droit de prendre des décisions, sûrs que même si nous sommes en désaccord ou que nous ne comprenons pas leurs actions, ils font de leur mieux avec les ressources qu'ils ont (lesquelles comprennent leur degré de congruence et leur sens de la cohérence). Pour refléter cette même acceptation intérieurement (autocompassion), nous pouvons appliquer ce même sentiment à nous-mêmes en dirigeant de l'amour bienveillant à l'intérieur de nous-mêmes, en utilisant notre voix pour demander ce dont nous avons besoin, en prenant des décisions qui correspondent à notre vocation, et en fixant des limites qui protègent et fortifient nos « racines ».

Kristen Neff (2018), chercheuse pionnière sur l'autocompassion, a identifié trois composantes principales de l'autocompassion :

1. Autobienveillance : se parler à soi-même comme nous le ferions avec nos bons amis.
2. Humanité commune : se rappeler que tout le monde échoue et souffre de temps en temps.
3. Pleine conscience : observer les sentiments négatifs que nous ressentons plutôt que de les refouler.

L'autocompassion nous enseigne que nos pensées et nos actions passagères ne nous définissent pas. Elle nous montre que nous n'avons pas besoin d'être parfaits pour être « assez », pour être dignes d'amour et pour être acceptés par les autres. Pour certaines personnes parmi les plus chanceuses, l'autocompassion est acquise au cours d'une enfance qui leur a permis d'intérioriser la considération positive inconditionnelle de quelqu'un qu'elles admiraient. Si elle n'est pas acquise dans l'enfance, nous devons nous reprogrammer (selon un processus appelé reparentage, qui sera traité au chapitre 8) en tant qu'adulte en cultivant ces relations de considération positive inconditionnelle avec d'autres personnes.

La dualité du moi

Par Crosbie Watler, M. D., FRCPC, un leader d'opinion et psychiatre canadien.

Un concept utile ici est la *dualité du moi*. Nous sommes d'abord des *êtres* humains, mais nous sommes conditionnés à nous identifier à notre façon d'*être*, c'est-à-dire à ce que nous faisons. L'être-soi est un droit que nous avons acquis dès la naissance : le jour de notre naissance, nous en sommes le témoin silencieux. Une conscience sans attachement, sans jugement. Pas d'histoire sur notre nature, simplement *notre être*. Les animaux grandissent sans jamais se départir de cette conscience de l'essence, de l'être-soi. Lorsque nous manquons de compassion envers nous-mêmes, c'est simplement parce que nous avons oublié qui nous sommes. Il ne peut y avoir d'autocompassion sans conscience de soi. Au niveau de nos actions, nous n'avons jamais été et ne serons jamais parfaits. Nous devons plutôt nous ancrer en notre être, le témoin silencieux. Nous pouvons nous efforcer de faire mieux... mais le résultat ne nous définit pas. Nous sommes déjà entiers.

Le défi : l'orientation

En considérant le défi de quelqu'un, ou en travaillant avec quelqu'un d'autre pour considérer le nôtre, nous cultivons le non-attachement. Nous pouvons souvent trouver du réconfort en sachant que nous ne sommes pas seuls et que nous pouvons apprendre les uns des autres. En travaillant à partir de cet état plus objectif, nous atténuons la réponse au stress. Nous pouvons alors nous réorienter à partir de cette position de force, améliorant ainsi notre capacité à utiliser toutes nos capacités biologiques, intellectuelles et spirituelles. Avec cette orientation bienveillante, nous pouvons faire face aux adversités avec confiance, en sachant que nous disposons des ressources et du soutien nécessaires pour relever les défis de la vie.

Le défi : l'orientation

Phil Lane, Doyen et Chef des nations Ihanktonwan Dakota et Chickasaw, qui est aussi auteur (Lane, 2019), nous rappelle qu'en tant qu'humains, nous sommes tous indigènes à la terre. Nous sommes sacrés, entiers et interconnectés les uns avec les autres, ainsi qu'avec le monde naturel. Blesser ou dévaloriser quiconque revient à blesser et à dévaloriser tout le monde. Nous sommes égaux : tous aussi sacrés, tous aussi importants et tous aussi dignes d'expression de soi, d'amour et d'appartenance. Beaucoup d'entre nous vivent et travaillent dans des paradigmes individualistes qui favorisent la séparation, mais pour réaliser notre potentiel individuel et collectif, nous devons faire l'expérience de la sécurité de vivre en communauté.

Fonctionner en tant que communauté cohésive requiert de partager une croyance commune dans le caractère sacré de chaque être vivant, qui cultive la capacité pour ses membres de refléter de la considération positive inconditionnelle les uns envers les autres. Ce transfert en miroir de considération positive inconditionnelle favorise une connaissance intérieure du don de la vie, nous permettant de voir le « signal » dans le caractère sacré de notre humanité collective. Lorsque le « signal » est fort, les détails de nos différences (« bruit ») sont maintenus en perspective. Peu importe notre couleur de peau, notre dialecte, nos systèmes de croyances ou nos comportements, le miracle de qui nous sommes dans notre **essence** éclipse les détails de notre enveloppe, les comportements qui découlent de la peur et de la honte, et les confusions dans notre conditionnement. Lorsque nous incarnons intérieurement cette dignité sacrée et inébranlable, nous dirigerons naturellement de la considération positive inconditionnelle vers l'intérieur (autocompassion), ce qui nous remplit d'abondance au point où celle-ci peut rejaillir sur la communauté qui nous entoure. En lien avec cette orientation, voyons le défi de Sandy :

Sandy a grandi en croyant que sa valeur était liée à ses accomplissements, et cette croyance continue d'être le principal moteur de sa façon d'*être* aujourd'hui. Elle est maintenant dans la cinquantaine et travaille comme membre-cadre du corps professoral d'un établissement d'enseignement postsecondaire. Sandy est poussée par un désir d'atteindre la réussite et la notoriété, un désir qui découle lui-même d'un profond désir d'approbation. Très motivée à faire ses preuves, elle cumule un nombre impressionnant de prix, de diplômes et de nominations. Au travail, elle est connue pour sa minutie et sa fiabilité, mais aussi pour être impitoyablement critique envers ceux qui ne parviennent pas à répondre à ses attentes élevées. Elle est fière de sa capacité à produire des résultats de grande qualité, ainsi que de sa réputation en tant que « force » au travail et à la maison. Sandy est généralement la première à entrer au bureau et la dernière à en sortir, jour après jour. Certains membres du corps professoral préfèrent se tenir à bonne distance d'elle, craignant son œil critique et sa façon d'être, socialement dominante. Sandy passe une bonne partie de ses journées à perfectionner son travail, à rechercher le moindre défaut et à repasser encore et encore sur ce qu'elle a écrit jusqu'à ce que tout lui paraisse impeccable. Malheureusement, elle prescrit ces mêmes normes implacablement élevées à ses collègues et à ses étudiants. Les erreurs l'irritent. Et bien qu'elle choisisse ses mots avec soin, la déception qu'elle ressent transparait clairement dans sa voix. Quand elle se sent responsable de l'erreur, elle rumine souvent des pensées autodestructrices pendant des jours. Lorsque d'autres sont à blâmer pour des erreurs ou des résultats en deçà de ses idéaux, sa réaction découle du même sentiment de menace, ce qui l'amène à diriger ce même comportement de dévalorisation vers les autres. Parce que Sandy a une présence aussi dominante dans l'établissement et qu'elle y assume bon nombre de rôles de leadership, sa façon d'être a une influence importante sur le moral.

Que ressentez-vous par rapport au défi de Sandy? Qu'est-ce qui motive la façon d'être de Sandy? Qui souffre en raison de son orientation envers la vie?

La considération positive inconditionnelle dans les relations

Le considération positive inconditionnelle est la principale caractéristique de l'autocompassion. Sans d'abord s'adapter au sentiment ressenti de considération positive inconditionnelle, il n'est tout simplement pas possible d'atteindre l'autocompassion. Lorsque nous croyons que nous faisons l'objet d'une considération positive inconditionnelle, quelque chose de similaire à la syntonisation d'une fréquence spécifique à la radio s'opère en nous. Tant que nous n'aurons pas trouvé la bonne chaîne, nous ne pourrons tout simplement pas recevoir ce qui est diffusé. La considération positive inconditionnelle est la chaîne que nous devons syntoniser. De là, lorsque vivons des périodes d'insécurité et que nous venons à nous en déconnecter, nous pouvons souvent retrouver notre chemin pour revenir à cette même fréquence. Mieux encore, lorsque nous cultivons des relations de considération positive inconditionnelle, les parties à la relation peuvent s'aider à s'adapter mutuellement à cette même fréquence en reflétant de la considération positive inconditionnelle l'une envers l'autre. Recevoir cette forme d'acceptation inconditionnelle des autres nous rappelle que nous sommes en effet « assez » tels que nous sommes et que, malgré nos comportements moins désirables, nous sommes dignes d'amour.

Cependant, avoir quelqu'un dans notre vie qui nous traite avec une considération positive inconditionnelle n'est pas suffisant; nous devons en venir à croire que c'est vrai. Nous devons lui faire confiance. Et comment pouvons-nous croire que d'autres personnes continueront à se soucier de nous, quoi qu'il arrive, sans mettre cette croyance à l'épreuve? Vous rappelez-vous le texte de Robert Bly dont il a été au chapitre 4, « The Long Bag We Drag Behind Us »? Mettre cette considération à l'épreuve signifie récupérer les qualités innées de notre essence dans le grand sac, et donner une seconde chance aux parties de nous-mêmes que nous avons négligées. Si nous continuons à ne jouer que le rôle qui nous est prescrit et que nous ne nous comportons jamais d'une manière qui risque de nous valoir la désapprobation des autres, nous n'en arriverons tout simplement jamais à croire que nous sommes bel et bien acceptés inconditionnellement. Beaucoup de gens craignent d'être authentiques, car ils s'imaginent que de ramener ces parties refoulées au grand jour leur vaudra d'être rejetés. Cependant, tant que nous laisserons dans l'ombre ces parties réprimées de nous-mêmes et que nous continuerons de ne pas réellement tester nos relations, nous ne croirons pas que nous sommes inconditionnellement et positivement estimés pour notre « vrai » moi. Comme l'illustre la Figure 5.1, lorsque nous en venons à ressentir notre propre valeur, nous commençons à ressentir la valeur des autres.

La congruence est un résultat naturel d'une enfance caractérisée par une considération positive inconditionnelle incarnée par une personne estimée. Une fois à l'écoute de ce sentiment ressenti, lorsqu'une souffrance survient, une personne qui incarne la considération positive inconditionnelle est plus susceptible de syntoniser

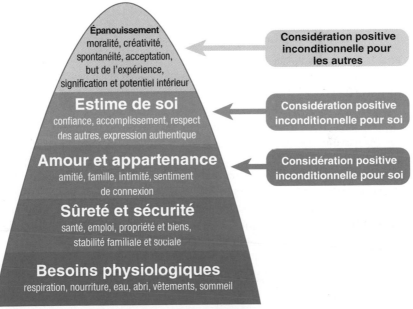

Fig. 5.1 Considération positive inconditionnelle. La considération positive inconditionnelle est l'antidote aux cultures de travail incongruentes et hostiles, et elle se transmet de personne à personne. Nous l'apprenons des autres, ce qui nous permet de la refléter intérieurement, puis extérieurement. Plus nous pouvons incarner de considération positive inconditionnelle, moins nous éprouverons de cette honte susceptible de résulter des diverses circonstances où nous ressentons un fossé entre notre « vrai » moi et notre moi « idéal ».

naturellement la même fréquence intérieurement (autocompassion). Les personnes parmi les plus chanceuses ont reçu de la considération positive inconditionnelle de la part d'un parent ou d'un tuteur. Cependant, dans les cultures plus compétitives et individualistes, et sans qu'ils aient rien à y voir, la plupart des gens ne sont pas exposés à ce genre de considération et d'acceptation indéfectibles. Vous ne pouvez pas vous syntoniser à une fréquence si celle-ci n'est pas diffusée. Et même si elle est diffusée, parfois la statique (« bruit ») est trop distrayante pour que vous captiez le message (« signal »).

Dans mes recherches (Dames, 2018), j'ai constaté que les gens pouvaient trouver refuge auprès de leurs amis, ou encore au sein de leur famille élargie ou de communautés religieuses. Tant que nous pouvons la croire au point où celle-ci peut être connue à travers le corps (incarnée), nous pouvons également nous accorder sur cette forme de compassion indéfectible auprès d'un animal de compagnie, ou par la croyance en une source spirituelle inconditionnellement aimante. La source n'est pas importante; ce qui compte, c'est qu'elle nous permette de nous sentir intrinsèquement et inconditionnellement dignes. Lorsque nous croyons que nous faisons l'objet d'une considération positive inconditionnelle, nous avons alors la capacité d'étendre ce système de croyances aux autres et de leur rappeler leur valeur inhérente. Accorder un considération positive inconditionnelle aux autres peut être l'une des choses les plus puissantes que nous puissions faire pour aider à favoriser l'épanouissement d'autrui. Lorsque cela est fait inconditionnellement, les deux parties peuvent prospérer en toute sincérité. Cependant, notre capacité à servir les autres de cette manière dépend de notre propre capacité à l'autocompassion. La considération positive inconditionnelle dont nous faisons l'expérience dans les relations renforce celle que nous cultivons pour nous-mêmes.

Qualités, composantes nécessaires et facilitateurs de considération positive inconditionnelle :

- Composantes nécessaires à la considération positive inconditionnelle :
  - La perception que nous sommes acceptés tels que nous sommes, avec nos bizarreries et nos blessures.
  - La capacité de voir notre propre valeur humaine inhérente ainsi que celle des autres, indépendamment des comportements et des accomplissements.
  - La capacité à fixer des limites par bienveillance envers nous-mêmes et les autres, en communiquant nos attentes et nos valeurs, de sorte à prévenir l'hostilité et le ressentiment.
- Qualités de la considération positive inconditionnelle :
  - Un sentiment de sécurité où nous sommes à l'aise de nous « décoincer » et de nous détendre, laissant de la place pour les erreurs sans que nous ayons à craindre d'être rejetés.
  - Une célébration de la diversité découlant du fait de savoir que les avantages l'emportent de loin sur les malaises.
  - Une volonté de travailler respectueusement en dépit des différences, ainsi que d'accepter d'être en désaccord et de voir les conflits en tant que composantes saines des relations authentiques.

- Un accent sur le progrès plutôt que sur la perfection.
- Une perception de la vulnérabilité en tant qu'élément bienvenu et essentiel de la connexion ainsi que du renforcement de notre propre pouvoir et de celui des autres.
- Un attachement solide (attachement moins anxieux ou évitant).
- Facilitateurs de considération positive inconditionnelle :
  - Un lien spirituel nous procurant une considération positive inconditionnelle.
  - Une disposition où nous voyons que faire de notre mieux suffit, et où nous nous laissons de la place pour apprendre et grandir de nos erreurs, confiants dans la pensée que les autres font également de leur mieux avec les outils et ressources dont ils disposent.
  - Une disposition à réévaluer nos suppositions et à nous demander si, parce que telle chose s'est révélée vraie dans une situation passée, cela signifie nécessairement qu'elle sera encore vraie dans la situation présente.
  - Une disposition à parler honnêtement et à respecter notre parole, pour cultiver une plus grande confiance en soi et une meilleure intégrité.
  - Une disposition à cultiver le non-attachement dans le cadre de conflits, en reconnaissant que nos propres projections et celles des autres colorent l'expérience actuelle au point où parfois la charge émotionnelle a peu à voir avec l'événement présent et beaucoup plus à voir avec une expérience ou un système de croyances passés, et que par conséquent, il ne faut pas à prendre les choses personnellement!

Se soigner soi-même : l'autocompassion comme traitement

L'intégrité de soi se reflète dans notre capacité à être fidèles à nos valeurs innées et aux choses auxquelles nous accordons de l'importance dans la vie (congruence). Si nous prétendons avoir un ensemble de valeurs, mais que nous ne les manifestons pas dans le monde, nous manquons d'intégrité de soi (incongruence). Il y a intégrité quand notre façon de *faire*, ce que nous faisons, découle de notre *être*, plutôt que l'inverse. L'intégrité découle de l'autocompassion. Le perfectionnisme quant à lui découle de la peur.

L'autocompassion peut être vue comme le fait de nous considérer nous-mêmes, notre façon d'*être*, avec une douce bienveillance. Elle nous permet de nous connecter à notre monde intérieur. Elle comporte deux composantes clés nécessaires : l'objectivité et la volonté. Lorsque nous sommes à la fois objectifs et bien disposés, nous pouvons accepter inconditionnellement toutes les pensées et les émotions pouvant surgir, les accueillir, et les absorber. L'absorption est un processus exigeant de reconnaître la dissonance des sentiments difficiles à mesure qu'ils se présentent, de valider la souffrance ressentie, puis de prendre du recul pour en découvrir la source. Souvent, la source de la dissonance se rapporte à des parties de nous-mêmes qui nous causent de l'insécurité; des parties que nous avons réprimées dans un effort pour afficher une version de nous-mêmes qui nous croyions être plus digne d'amour et d'acceptation. Lorsque cela se produit, cela revient essentiellement pour nous à échanger notre « vrai » moi contre un « idéal » artificiel. Lorsque nous le faisons, nous vivons en nous sentant comme des imposteurs, hantés par la peur et la honte, ne sachant jamais quand nous pourrions être exposés. La prise de conscience et l'autocompassion nous permettent de réintégrer ces parties de nous-mêmes précédemment rejetées. Absorber et intégrer toutes les parties de nous-mêmes, même les parties moins culturellement favorables, est le chemin vers la congruence. À chaque pas vers la congruence, nous nous nettoyons et nous débarrassons des blocages en nous souvenant de notre plénitude.

Parce que la congruence est l'action la plus aimante que nous puissions faire pour nous-mêmes, lorsque nous sommes autocompatissants, nous devenons très susceptibles d'être plus congruents. Nous sommes plus ancrés en qui nous sommes (profondément « enracinés ») et moins susceptibles de nous faire malmener par le « mauvais temps ». Lorsque nous sommes congruents et à l'aise avec nous-mêmes, nous marchons à l'abri de la peur et de la honte. En raison de cet état d'être plus équilibré physiquement et spirituellement, les personnes congruentes et compatissantes ont des seuils de stress plus élevés et moins de problèmes de santé mentale et physique chroniques.

Notre niveau de congruence et notre capacité à pratiquer l'autocompassion ont également une influence sur la façon dont nous interprétons les stimuli en milieu de travail. Les soignants qui manquent d'autocompassion sont enclins à l'incongruence, ce qui se produit lorsque notre « vrai » moi est caché derrière une façade émotionnelle plus « idéalisée ». Lorsque la façade émotionnelle que nous affichons dans le monde ne correspond pas à qui nous sommes « réellement », dans ces moments-là, nous sommes incongrus. L'incongruence entraîne la honte, et la honte non gérée conduit à une insécurité ressentie qui active chroniquement le système nerveux. En raison de cet état de recherche de menaces hypervigilant, le moindre stimulus passager, que ce soit au travail ou à la maison, est beaucoup plus susceptible d'être perçu comme menaçant (facteur de stress). À l'inverse, les personnes qui sont plus autocompatissantes, et qui ont donc un plus grand sentiment de congruence, sont plus susceptibles de percevoir les stimuli comme des défis gérables plutôt que comme des facteurs de stress. Cette objectivité favorise une plus grande capacité à gérer, si ce n'est à résoudre, les sentiments de dissonance, ce qui améliore la capacité de s'épanouir (Dames, 2018).

Les soignants qui souffrent d'épuisement professionnel ont également tendance à manquer d'autocompassion (Montero-Marin et coll., 2016). Ceux qui pratiquent l'autocompassion sont moins sujets aux divers problèmes de santé mentale alimentés par l'anxiété et la dépression; ils sont capables d'atténuer les facteurs de stress; ils sont plus heureux, plus satisfaits de la vie et plus confiants; et ils obtiennent de meilleurs résultats en matière de santé (Kelly et coll., 2014; Hwang et coll., 2016; Bluth et coll., 2017; Gunnell et coll., 2017; Homan et Sirois, 2017; Dames, 2018; Neff & Germer, 2018). Les personnes ayant des niveaux plus élevés d'autocompassion sont plus susceptibles de gérer les facteurs de stress en milieu de travail avec confiance, plutôt que de se sentir accablées par une insuffisance personnelle perçue en plus du facteur de stress initial.

Dans l'esprit pensant, l'autocompassion interrompt la rumination sur nos sentiments d'insuffisance, nous sauvant de l'épuisement émotionnel et des pensées autodestructrices qui pourraient autrement en résulter. Elle nous permet d'accepter toutes les parties de nous-mêmes, inconditionnellement, et de reléguer tous les jugements à l'arrière-plan. Grâce à cet état empreint de grâce, nous sommes plus en mesure d'absorber et même de célébrer toutes les parties de notre personnalité. Cette acceptation de nous-mêmes nous empêche de traîner de la honte partout avec nous (la honte de ne pas être l'« idéal » socialement prescrit qu'il nous semble que nous devrions être).

L'autocompassion : un antidote à l'hostilité en milieu de travail

Il va presque sans dire que lorsque des équipes manquent d'autocompassion et favorisent ainsi collectivement l'incongruence, le lieu de travail se retrouve pris d'assaut par la honte et le perfectionnisme, lesquels mènent à des relations d'hostilité entre collègues (Dames, 2018). Inversement, parce que les gens compatissants et donc plus congruents traînent moins de honte avec eux, ils sont moins susceptibles de projeter des sentiments négatifs sur les autres. L'autocompassion agit donc comme un antidote à l'hostilité qui découle d'un trop-plein de honte débordant sur les autres.

Les personnes qui pratiquent l'autocompassion par habitude peuvent naturellement traiter les autres avec la même compassion. Les employés compatissants sont le carburant qui rend possible des communautés florissantes et qui les soutient. Le père Greg Boyle, qui a fondé un programme bien connu d'intervention et de réadaptation auprès des gangs aux États-Unis, affirme que « la réponse à chaque question est la compassion » (Sounds True, 2018). J'ajouterais à cela que la réponse à chaque question est l'*auto*compassion, car c'est de là que naît la compassion pour les autres. Quatre conditions fondamentales doivent être remplies pour rendre possible l'établissement de niveaux élevés d'autocompassion en milieu de travail (ou dans toute communauté d'individus) :

- Établir des relations où nous sentons que nous faisons l'objet d'une considération positive inconditionnelle pour notre « vrai » moi, ce qui nous permet de refléter cette même considération intérieurement.
- Nous porter à nous-mêmes une considération positive inconditionnelle, une chose qui se produit naturellement chez les personnes qui en ont fait l'objet quand elles étaient enfants. Le reste d'entre nous peut développer cette habitude en la pratiquant en communauté (comme décrit précédemment) et à travers des exercices d'amour bienveillant dirigé intérieurement de façon concentrée (et incarnée).
- Utiliser des pratiques de gestion du stress pour ouvrir un espace entre nous et notre expérience de la souffrance; il s'agit du processus appelé non-attachement, qui nous permet de nous arrêter un moment avant de nous accrocher, de repousser ou de nous suridentifier à une pensée ou une action. Cet espace est absolument nécessaire pour

instaurer un sentiment de sécurité en nous-mêmes, nous amenant à nous accepter sans condition.

- Élargir notre prise de conscience de manière à remarquer les jugements qui gouvernent notre espace intérieur. Lorsque nous examinons nos systèmes de croyances à partir d'un état plus objectif, nous pouvons décider s'ils sont conformes à notre « vrai » moi, ou s'il s'agit plutôt de systèmes de croyances que nous avons adoptés d'autrui. À mesure que nous nous libérons des systèmes de croyances qui ne sont plus vrais pour nous, nous nous libérons aussi de la honte que nous traînions en raison d'eux. Une fois notre espace intérieur libéré de la honte, nous développons une plus grande capacité de nous y plonger et de nous y autoapaiser. De là, à mesure que nous développons la capacité de nous apaiser, les émotions douloureuses se mettent à nous paraître moins menaçantes. Le sentiment de notre raison d'être et de notre pouvoir personnel éclipsent notre souffrance, ce qui nous permet de résoudre nos *troubles*. Pour que nous puissions nous autoapaiser, nous devons développer notre confiance en la sécurité de notre espace intérieur (chapitre 9).

Cultiver le choix d'agir de manière congruente

Si les émotions sont trop stressantes, cela nous rend beaucoup plus susceptibles d'avoir recours à des substances ou des activités qui nous procureront une distraction, mais qui ne fournissent en fin de compte qu'un répit temporaire contre la douleur. Au lieu d'agir, nous réagissons. Cela nous conduit souvent à adopter des comportements qui ne sont pas conformes à nos valeurs. Pour interrompre cette tendance, nous devons d'abord nous occuper de la menace ressentie, et interrompre ou réinitialiser le système nerveux activé. Une fois notre espace intérieur libéré de toute menace (ressentie comme de la honte ou de l'anxiété), nous sommes plus en mesure de nous plonger dans notre corps. De cet endroit d'où nous puisons notre force, nous développons le choix d'agir de manière congruente.

Granularisation et habitudes nocives : intégrer l'autocompassion

La granularisation qu'opère le cerveau, un processus que nous avons vu au chapitre 3, nous aide à comprendre que ce ne sont pas les événements qui sont à l'origine du stress, mais plutôt la façon dont notre cerveau interprète tel ou tel événement. Un facteur de stress se développe lorsque nous considérons un événement comme une menace à l'égard de nos besoins humains primaires. Cette forme de traitement inconscient ou de schématisation rapides de l'information nous est nécessaire pour fonctionner dans la vie, mais parfois, ces processus (granularisation) débouchent sur des jugements instantanés pouvant être inexacts, trop simplistes, et même potentiellement nocifs. C'est George Miller, une figure clé de la psychologie cognitive, qui a créé dans les années 1950 le terme de « brain chunking », que nous traduisons ici par « granularisation ». Ce terme décrit notre tendance subconsciente à organiser les stimuli ou l'information en motifs qui représentent un tout significatif (Neath et Surprenant, 2003).

La granularisation développe notre intuition et est à l'origine de nos suppositions. En tant qu'humains, nous essayons constamment d'identifier des motifs récurrents et des tendances dans ce qui ressemble souvent au chaos, ce qui favorise en nous un sentiment de contrôle et d'ordre. C'est une partie normale de notre humanité. Il y a un danger à cette schématisation et à cette classification : le danger de confiner notre perception de nous-mêmes ou d'autres personnes à des « cases » trop simplifiées et contrôlées, qui sont inexactes ou qui limitent notre capacité à voir quoi que ce soit au-delà de ces boîtes. Par exemple, un diagnostic médical peut émerger de l'identification d'une tendance à certains comportements ou de symptômes spécifiques, ce qui peut être utile si cela nous éclaire et nous inspire à recevoir un traitement nécessaire pour résoudre ou gérer notre trouble. Cependant, cette granularisation peut être nuisible, pour nous et pour d'autres, si nous nous étiquetons ou nous nous classons de manière inexacte, ou que nous le faisons pour d'autres, car cela entrave la capacité d'évoluer au-delà de ces cases par lesquelles nous nous sentons limités.

De la même façon qu'elle sert d'antidote à l'hostilité (résultat d'un débordement de honte), l'autocompassion peut également interrompre les habitudes nocives. L'autocompassion produit un niveau de conscience plus élevé à un rythme plus lent que cette pensée inconsciente rapide par défaut. Nous pouvons cultiver ce rythme plus lent en passant intentionnellement du mode de pensée réactionnaire au sens ressenti dans le corps, soit notre mode de détection. Ce faisant, nous intégrons notre cœur dans l'équation, permettant à nos actions de découler d'une véritable bienveillance plutôt que d'une habitude déconnectée.

La différence entre réagir, où nos actions découlent de suppositions et de préjugés, et agir, est la pleine conscience (examen conscient). En engageant le cœur par l'autocompassion, nous développons une capacité à choisir des actions congruentes.

Notre subconscient préjuge (« granularise ») dans son effort de donner un sens à notre monde, ce qui favorise l'intelligence ainsi que des capacités intuitives qui sont impératives pour prendre des décisions critiques au quotidien. Comme pour le racisme, lorsque nous préjugeons, soit lorsque nous portons des jugements avant d'avoir examiné en pleine conscience nos pensées, des faits peuvent évoluer en préjugés fixes et souvent nuisibles. Songez par exemple à vos suppositions concernant le sexe et l'origine ethnique des personnes. Ces suppositions se forment au fil du temps, à partir d'éléments d'information schématisés que nous regroupons de sorte à former des croyances sur un certain groupe ou type de personnes. Ces suppositions peuvent nous aider à prendre des décisions de manière efficace et intuitive et à naviguer à travers certaines préférences culturelles typiques ou à prévoir les événements qui ont de bonnes chances de se produire au milieu d'un mélange de certains types de personnes, ou encore dans le cadre de certains événements et contextes. Cependant, lorsque cette conscience intuitive manque de compassion, elle peut se manifester sous la forme de préjugés trop simplistes et souvent nuisibles.

En ce qui concerne la prestation de soins, le développement d'une connaissance intuitive au moyen de la granularisation est un mécanisme de protection impératif dans la profession. Il nous aide à nous créer un sentiment d'ordre pour naviguer dans ce qui pourrait autrement nous paraître chaotique, et à donner un sens à notre monde (améliorant de ce fait notre sens de la cohérence). La capacité de prendre des décisions rapides dans des situations critiques est ce qui sépare les experts des novices. Grâce à l'expérience, nous perfections ces capacités intuitives. Cependant, si nous manquons de compassion, nos préjugés peuvent devenir hors de contrôle; et si nous manquons de curiosité et n'examinons jamais les choses en toute conscience, nous risquons de causer d'énormes préjudices à nous-mêmes et aux autres. Pour éviter les malentendus et les interprétations erronées, il est utile dans les situations difficiles de prendre du recul, de ralentir et de se rappeler de cultiver un sentiment de curiosité et de compassion. Ce faisant, nous pouvons tenir nos suppositions à distance et rester ouverts à la surprise.

> La pleine conscience ouvre une porte de sensibilité envers notre nature, et derrière laquelle se trouve nos forces de caractère, puisque les forces de caractère sont qui nous sommes à l'état pur. La pleine conscience ouvre la porte à l'amélioration personnelle et à une croissance potentielles, tandis que l'utilisation de la force de caractère est la croissance elle-même. (Niemiec, 2014, p. 344)

Les émotions en milieu de travail

Une capacité à gérer les émotions, définie ici comme une capacité à les ressentir et à les exprimer efficacement dans le monde, est une forme de littératie et d'intelligence. Elle est en grande partie subconsciente et étroitement liée à l'orientation de la vie ainsi qu'aux tendances d'adaptation que nous développons dès l'enfance. La façon dont nous percevons le monde extérieur, et en particulier le fait qu'il semble plus menaçant que gérable, nous affecte personnellement et professionnellement.

Quatre-vingt-dix pour cent de la réussite en milieu de travail est en corrélation avec la capacité d'une personne à gérer ses émotions et sa conscience des émotions des autres (Taylor et Cranton, 2012). Cela nous oblige à tenir consciemment nos émotions en laisse, à réfléchir à ce que nous ressentons et à résoudre les dissonances (Russ, 1998). En ce qui concerne les répercussions sur le travail, les personnes ayant une meilleure capacité à ressentir et à exprimer efficacement leurs émotions auront généralement des taux d'absentéisme plus faibles, des mécanismes d'adaptation plus sains, une meilleure santé psychologique, et un rendement plus élevé (Sardo, 2004). Le développement d'une meilleure capacité à gérer nos émotions dans un environnement caractérisé par l'acceptation, l'empathie et le soutien peut aider et même protéger ceux qui sont les plus vulnérables vis-à-vis la nature stressante de leur environnement de travail.

Comme résultat de la granularisation (que nous avons vue précédemment), nous commençons à développer des modèles subconscients qui affectent la façon dont nous percevons et gérons les émotions. Changer notre orientation par rapport aux émotions en tant qu'adultes requiert de changer consciemment la manière dont notre cerveau opère cette granularisation. Nous pouvons y parvenir grâce aux exercices de pleine conscience suggérés dans ce texte (par exemple, « Échapper au piège de l'empathie » au chapitre 3), ou à d'autres sources. Nous pouvons gérer consciemment nos émotions au travail en élargissant notre conscience de la frontière qui existe entre nos émotions et celles des autres, et avec cela viendra une plus grande capacité à reconnaître le transfert émotionnel et à fixer des limites émotionnelles saines.

Superpouvoirs conscients : curiosité et autocompassion

Nous nous plongeons naturellement dans un état de pleine conscience lorsque nous cultivons la curiosité dans le moment présent. Cette curiosité nous permet alors de nous immerger dans le sens ressenti, nous protégeant de ce fait de l'ennui et de toute dépendance envers une suite incessante de stimuli externes variés et au rythme rapide. Tolérer une façon incarnée d'être (c.-à-d. impliquant une connexion au sens ressenti) requiert de l'autocompassion. Sans cette considération positive inconditionnelle pour tout ce qui émerge dans notre moi, nous sommes susceptibles de tomber en proie à la frustration, laquelle vient souvent à dégénérer en pensées autodestructrices. En conséquence, la pratique de la pleine conscience peut ressembler plus à une punition qu'à une forme de soin. De la curiosité découlent l'intérêt et la motivation de continuer à explorer les subtilités de nos mondes intérieurs et extérieurs, même lorsque des sensations inconfortables surgissent (p. ex., douleur émotionnelle ou physique). Grâce à l'autocompassion, nous atteignons la grâce et la patience pour célébrer les progrès, malgré nos imperfections, et de là, nous commencerons à faire confiance au processus. Cette confiance permet de plonger plus profondément dans la culture de la curiosité, où nous acceptons les choses telles qu'elles sont grâce à une considération positive inconditionnelle envers nous-mêmes (autocompassion), ce qui nous rend à même de maintenir une pratique sincère et de développer nos capacités de gestion émotionnelle dans le processus.

Un regard neuf sur l'autogestion et l'autobienveillance

Le terme « autobienveillance », ou simplement prendre soin de soi, fait référence à un concept dont beaucoup d'entre nous ont entendu parler à répétition, peut-être au point où ces choses suscitent maintenant elles-mêmes des émotions. Lorsque nous manquons de désir de prendre soin de nous-mêmes, cela devient une obligation, un élément de plus sur notre liste de choses à faire, et une raison de plus de ressentir l'échec quand nous ne le faisons pas. Pour éloigner notre conscience de cette idée d'obligation, et donc d'*effort*, il est utile de savoir ce que l'autobienveillance signifie pour nous, et comment nous pouvons cultiver des pratiques découlant d'un désir authentique.

En termes simples, prendre soin de soi est exactement cette chose qui nous ancrera solidement, qui nous rappellera qui nous sommes, qui nous réorientera et qui nous permettra de nous épanouir à partir d'un état incarné (sincère). Si cela érode notre sens du libre arbitre, nous nous crisperons et nous nous déconnecterons de notre monde intérieur, ce qui nous rendra enclins à donner à nouveau la priorité aux diverses façons d'*être* plutôt que de réellement manifester notre *être*. Parce que l'autobienveillance est liée aux besoins du moment, il n'est pas utile de s'accrocher trop fortement à un exercice particulier. Si nous le faisons, nous tomberons à nouveau dans l'obligation. Cela nécessite une volonté de reléguer l'esprit pensant (« bruit ») à l'arrière-plan pendant que nous accordons la priorité aux sens ressentis, aux désirs et aux impulsions du monde intérieur (« signal »). Pour nous accorder sur le « signal », nous devons sentir notre chemin au fil de chaque moment de pratique, en écoutant nos messagers émotionnels, en nous réorientant lorsque l'incongruence surgit et en maintenant une volonté d'avancer selon nos désirs. Pour pratiquer cette façon fluide d'être, au fil de votre progression dans les exercices de renforcement expérientiel présentés dans ce livre, n'oubliez pas de continuer à porter attention à vos sens ressentis. Chaque fois que nous laissons aller quelque chose qui ne nous sert plus, nous libérons de l'espace et de l'énergie en nous. En outre, nous cultivons la congruence et développons une plus grande capacité à agir avec compassion lorsque nous sommes à l'écoute de nos besoins uniques et que nous nous y adaptons.

Pratiques d'harmonisation, de renforcement et de déblocage
Pratiques d'harmonisation

A. Connecter avec l'autocompassion
En réfléchissant aux expériences ressenties, nous élargissons notre prise de conscience des systèmes de croyances qui influencent nos comportements. La conscience de soi est une forme de pleine conscience, et en tant que telle, elle requiert que l'esprit qui « cherche à comprendre » soit relégué à l'arrière-plan de ce qui se passe réellement dans le moment. Lorsque le bruit de l'esprit se calme, nous sommes plus susceptibles de remarquer les sensations du corps et les invites subtiles de notre essence. Nous pouvons y parvenir lorsque notre désir de nous engager dans le processus éclipse notre peur de la vulnérabilité.

- Réfléchissez à ce terme d'« autocompassion ». Qu'a-t-il signifié pour vous dans le passé?
- Comment votre perception de l'autocompassion a-t-elle changé?

- Réfléchissez maintenant à la racine de l'autocompassion : la considération positive inconditionnelle. À quelle fréquence l'appliquez-vous intérieurement?
- Pensez à la dernière fois que vous avez fait une erreur ou dit quelque chose que vous avez regretté. Comment avez-vous réagi envers vous-même?

Un mot au sujet des discours intérieurs négatifs

Nous ne faisons pas souvent le lien entre les discours intérieurs négatifs et la voix critique dans notre tête. Nous ressentons plutôt une sensation dans notre corps, généralement caractérisée par la honte, qui représente une trame d'autodestruction. Parce que le sens ressenti peut être difficile à nommer, il peut être difficile de le reconnaître, et cela peut nous mener à rester empêtrés dans la honte beaucoup plus longtemps que nécessaire. Avec le temps, à mesure que nous développons notre littératie émotionnelle et somatique (sensations corporelles), nous pouvons reconnaître ces spirales autodestructrices beaucoup plus rapidement.

- Compte tenu de vos désirs (ce que vous voulez réellement, et non ce que vous « devriez » vouloir), que pourriez-vous laisser aller à l'avenir?
- Que doit-il se passer pour que vous puissiez faire ce changement?
- Quelles qualités intérieures ou quelles ressources extérieures vous aideront à faire le changement?
- Quelles sont les mesures requises pour accéder à ces ressources?

C'est là où nous établissons une intention! L'établissement d'objectifs et d'intentions est la manière par laquelle nous choisissons un endroit pour planter le grain du changement, et la façon dont nous préparons le sol pour fournir l'environnement le plus favorable à une croissance réussie. Que devez-vous faire pour développer la caractéristique nécessaire pour obtenir ce que vous voulez?

Faites compter ces choses en les incarnant! Il ne s'agit pas d'un exercice exigeant de « chercher à comprendre »; au contraire, il nécessite votre sagesse intérieure, à laquelle vous ne pouvez accéder qu'à partir d'un état d'incarnation. Pour nous plonger dans cet état, nous passons de l'esprit pensant à l'esprit sentant. Si cela est nouveau pour vous, essayez-le; utilisez les exercices décrits à côté de « Plonger dans le monde intérieur incarné » et maintenez l'intention de faire preuve d'ouverture à l'égard tout ce qui se présente. Apprendre à faire confiance au processus requiert d'accepter de vivre avec des questions. Ayez confiance que les réponses se présenteront si vous en avez besoin et quand vous en avez besoin, au bon moment et de la bonne manière. La seule chose requise de votre part est votre attention. En vous faisant une priorité de réorienter votre attention pour vous concentrer sur votre monde intérieur, vous bâtirez votre confiance en soi, votre intégrité de soi et, en fin de compte, votre congruence.

B. Évaluation de l'autobienveillance

Cette évaluation de l'autobienveillance a été adaptée de la feuille de travail sur l'autobienveillance créée par Saakvitne et Pearlman (1996). Il peut être utile d'accroître votre sensibilisation à diverses activités d'autobienveillance. Cela dit, n'oubliez pas de ne pas y accorder trop d'importance et de ne pas en faire une obligation. La liste n'est ni exhaustive ni normative, mais simplement là pour vous présenter des suggestions. N'hésitez pas à ajouter des domaines d'autobienveillance ou d'autogestion pertinents pour vous, et de réfléchir à la fréquence et au degré auxquels vous prenez soin de vous-même dans une journée typique. Lorsque vous aurez terminé, recherchez des tendances dans vos réponses. Vous concentrez-vous davantage sur certains domaines d'autogestion, alors que vous en ignorez d'autres? Comment cela est-il corrélé avec vos désirs dans ces domaines? Y a-t-il des éléments sur la liste qui vous font penser : « Je ne ferais jamais ça »? Écoutez vos réponses intérieures, votre dialogue interne sur l'autobienveillance et sur le fait de vous prioriser. Prenez note en particulier de tout ce que vous aimeriez inclure davantage dans votre vie.

Pour chacun des domaines suivants, encerclez le nombre qui, d'après vous, représente le mieux comment vous vous débrouillez dans le domaine en question :

3 = Je fais ça bien (p. ex., fréquemment)
2 = Je fais ça assez bien (p. ex., occasionnellement)
1 = Je le fais à peine ou rarement
0 = Je ne fais jamais ça
? = Ça ne m'est jamais venu à l'esprit

Autobienveillance physique
_____ Manger régulièrement (p. ex. déjeuner, dîner, et souper)
_____ Manger sainement
_____ Faire de l'exercice
_____ Obtenir des soins médicaux au besoin
_____ Prendre congé en cas de maladie
_____ Me faire masser
_____ Danser, nager, marcher, courir, faire du sport, chanter ou faire toute autre activité physique amusante
_____ Consacrer du temps à des activités sexuelles [avec moi-même, avec un(e) partenaire]
_____ Dormir suffisamment
_____ Porter des vêtements que j'aime
_____ Prendre des vacances
_____ Autres :

Autobienveillance psychologique
_____ Faire des excursions d'une journée ou prendre des vacances éclair
_____ Passer du temps à l'écart du téléphone, du courrier électronique et d'Internet
_____ Consacrer du temps à la réflexion personnelle
_____ Prendre note de mon expérience intérieure : écouter mes pensées, mes croyances, mes attitudes, mes sentiments
_____ Avoir ma propre psychothérapie
_____ Écrire dans un journal

_____ Lire des choses qui n'ont rien à voir avec le travail

_____ Faire quelque chose dans lequel je n'ai pas d'expertise, ou où je ne suis pas en charge

_____ Travailler à minimiser le stress dans ma vie

_____ Employer mon intelligence dans un nouveau domaine (p. ex., aller à une exposition d'art, à un événement sportif, au théâtre)

_____ Faire preuve de curiosité

_____ Dire parfois non à des responsabilités supplémentaires

_____ Autres :

Autogestion émotionnelle

_____ Passer du temps avec des personnes dont j'aime la compagnie

_____ Rester en contact avec des personnes importantes dans ma vie

_____ Me féliciter

_____ Me traiter avec amour

_____ Relire mes livres préférés, revoir mes films préférés

_____ Identifier des activités, des objets, des personnes et des lieux réconfortants pour moi, et les rechercher

_____ Me permettre de pleurer

_____ Trouver des choses qui me font rire

_____ Exprimer mon indignation à travers des actions sociales, des lettres, des dons, des marches, des protestations

_____ Autres :

Autogestion spirituelle

_____ Consacrer du temps à la réflexion

_____ Passer du temps dans la nature

_____ Trouver un une communauté ou un lien spirituel

_____ Rechercher l'inspiration

_____ Chérir mon optimisme et mon espoir

_____ Avoir conscience des aspects non matériels de la vie

_____ Essayer parfois d'endosser un rôle où je ne suis pas en charge ou l'expert(e)

_____ Être ouvert(e) à l'idée de ne pas savoir

_____ Identifier ce qui est significatif pour moi et prendre note de sa place dans ma vie

_____ Méditer

_____ Prier

_____ Chanter

_____ Avoir des expériences d'étonnement et d'éblouissement

_____ Contribuer à des causes en lesquelles je crois

_____ Lire de la littérature inspirante, ou écouter des conférences, de la musique inspirantes

_____ Autres :

Autobienveillance dans les relations

_____ Planifier des sorties régulières avec ma moitié

_____ Planifier des activités régulières avec mes enfants

_____ Prendre le temps de voir mes amis
_____ Appeler, prendre des nouvelles ou rendre visite à mes proches
_____ Passer du temps avec mes animaux de compagnie
_____ Rester en contact avec des amis lointains
_____ Prendre le temps de répondre aux lettres et aux courriels personnels; envoyer des cartes
_____ Permettre aux autres de faire des choses pour moi
_____ Élargir mon cercle social
_____ Demander de l'aide quand j'en ai besoin
_____ Partager une peur, un espoir ou un secret avec quelqu'un en qui j'ai confiance
_____ Autres :

Autobienveillance en milieu de travail ou professionnelle
_____ Faire une pause pendant la journée de travail (p. ex., dîner)
_____ Prendre le temps de discuter avec des collègues
_____ Prévoir du temps dans le calme pour terminer des tâches
_____ Identifier des projets ou des tâches qui sont passionnants et gratifiants
_____ Fixer des limites avec les clients et les collègues
_____ Équilibrer ma charge de travail de sorte qu'aucune journée ou partie d'une journée ne soit « trop pour moi »
_____ Aménager mon espace de travail pour qu'il soit confortable et réconfortant
_____ Rechercher régulièrement de la supervision ou des conseils
_____ Négocier pour mes besoins (avantages sociaux, augmentation de salaire)
_____ Avoir un groupe de soutien entre pairs
_____ (S'il y a lieu) Développer un domaine d'intérêt professionnel sans lien avec les traumatismes

Équilibre global
_____ M'efforcer d'atteindre un équilibre entre ma vie professionnelle et ma vie personnelle, ainsi que dans mes journées de travail
_____ M'efforcer d'atteindre un équilibre entre le travail, la famille, les relations, le divertissement et le repos

Dressez la liste d'autres domaines d'autogestion qui sont pertinents pour vous :

_____

_____

_____

Exercices de renforcement

A. Pause d'autocompassion
Kristin Neff, une chercheuse pionnière sur l'autocompassion, a développé un court exercice d'affirmation qu'elle a appelé « pause d'autocompassion » (Neff, 2019), que j'ai adapté pour vous ici.

Avant de commencer, prenez note de votre niveau d'anxiété. L'anxiété est souvent le « signal » ressenti qui survient lorsque nous oublions qui nous sommes et perdons de vue notre valeur inhérente (valeur que nos accomplissements et nos comportements ne changent pas).

En ce moment, sur une échelle de 1 à 10, à combien estimez-vous votre niveau d'anxiété? _____

Fermez les yeux et rappelez-vous une personne ou un événement récent qui soulève un peu de stress en vous (évitez de commencer par une situation intensément stressante). Concentrez-vous sur la situation, en vous permettant de ressentir les émotions qui surgissent lorsque vous engagez votre cœur et votre esprit, donnant vie à l'expérience intérieure de ce moment. Dans cet état, vous prendrez soin de vous comme vous le feriez pour une personne qui vous est chère.

Commencez par reconnaître que :

1. « Ce que j'éprouve présentement est un moment de stress » (ou de malaise, de douleur, de souffrance, quoi que ce soit qui vous semble le plus exact).
2. « Je ne suis pas la seule personne dans ce cas; ces sentiments (douleur, souffrance) sont une partie normale (naturelle) de la vie. » « D'autres personnes en éprouvent aussi. »
3. Pensez à une phrase que vous auriez le plus besoin d'entendre en ce moment, quelque chose qui exprime l'empathie et la bienveillance. Pour cela, vous pouvez continuer à vous parler à la première personne, ou vous pouvez aussi vous parler à vous-même comme à quelqu'un qui vous est cher, à la deuxième personne. Choisissez la façon la plus efficace pour vous. Par exemple, vous pourriez dire :

« Tu mérites de la compassion en ce moment. »
« Je t'aime pleinement et je t'accepte comme tu es en ce moment. »
« J'espère que tu sauras te pardonner de n'avoir pas su alors ce que tu sais maintenant. Faire des erreurs, apprendre et grandir fait partie de la vie. »
« Puisses-tu avoir le courage d'être imparfait(e). »
« Même si je me sens [remplissez le blanc], je m'aime profondément et complètement et je m'accepte comme je suis. »

Cet exercice nous rappelle que les émotions difficiles font partie de la vie, que nous ne sommes pas seuls et que nous méritons une considération positive inconditionnelle.

Prenez un moment pour réfléchir à l'activité. Sur une échelle de 1 à 10, à combien estimez-vous votre niveau d'anxiété maintenant?

_____

_____

_____

Comment pourriez-vous intégrer ou adapter cette activité de façon à la rendre plus naturelle pour vous? Comment pourriez-vous l'intégrer dans votre routine quotidienne? (Par exemple, en écoutant un enregistrement guidé, en faisant une promenade seul, en vous programmant un rappel, etc.)

_____

_____

_____

Exercice de renforcement

B. Écoute corporelle

Les sensations sont différentes des pensées et des émotions qui les activent. Lorsque nous nous concentrons sur les sensations dans notre corps, nous entraînons notre cerveau à être présent, à pratiquer le non-attachement et le non-jugement, et à se connecter à notre monde intérieur. Vous étiquetterez probablement les sensations que vous ressentez comme bonnes ou mauvaises, ce qui suscite souvent des émotions. Prenez note de ces étiquettes, puis laissez-les aller, en prenant du recul et en revenant au rôle d'observateur impartial. Comme option supplémentaire, si certaines parties de votre corps semblent tendues ou activent des pensées critiques, essayez d'imaginer qu'à chaque respiration, vous remplissez ces parties d'espace avec chaque inspiration, et les adoucissez à chaque expiration. Si le fait de vous concentrer sur une partie de votre corps vous est agréable, restez-y et profitez-en. En pratiquant cette forme d'exercice de gratitude, vous cultiverez un sentiment d'appréciation et de connexion avec votre corps.

Pratiquez l'autobienveillance en ne perdant pas de vue que cela n'a pas besoin d'être parfait. Mettez l'accent sur l'intention et le processus plutôt que sur le résultat final. Concentrez-vous sur le principe, qui est pour nous d'être présents avec les sensations de notre corps, en laissant aller les détails relatifs à la façon dont nous y arrivons. Pour les premières fois, lisez le script ci-dessous avant de pratiquer; d'une fois à l'autre, vous pourriez remarquer quelque chose de différent et ajuster votre pratique en conséquence. Inutile de mémoriser quoi que ce soit. Ayez confiance que les choses se dérouleront comme elles se doivent.

L'exercice commence par prêter attention à la respiration, puis à toutes les parties de votre corps. Pour passer de votre esprit pensant à votre esprit sentant, si vous voulez vous en tenir au script ci-dessous, vous devrez vous enregistrer en train de le lire ou utiliser une quelconque autre version enregistrée de votre cru. Vous pouvez travailler avec votre propre version, et laisser votre intuition vous guider tout au long du processus.

Si de la frustration surgit en vous, laissez-la venir, *soyez présents* avec elle, faites preuve de bienveillance envers elle. Rappelez-vous que les émotions ne nous définissent pas; elles sont plutôt des invitées dans notre maison, et elles peuvent aller et venir à leur guise. Si des discours intérieurs négatifs ou des sensations négatives surgissent, pratiquez l'*autobienveillance* en vous rappelant que tout le monde a du mal avec cela (*humanité partagée*) au début et que cette difficulté fait partie d'être humain. Chaque difficulté que nous traversons consciemment est un investissement en notre capacité à maintenir la pleine conscience.

Trouvez un endroit calme sans distraction et une position confortable pour que votre corps se détende. Fermez les yeux. Détendez vos épaules en les laissant retomber. Portez votre attention sur votre respiration, en observant le processus naturel de la respiration, sans la contrôler. À mesure que vous vous détendrez, vous pourriez ressentir de la somnolence, ou constater qu'une telle relaxation vous plonge souvent dans la rêverie. Chaque fois que cela se produit, ramenez simplement votre attention sur l'exercice. Le fait de réorienter votre concentration alors qu'elle oscille entre votre esprit et votre corps est exactement le but de l'exercice. Tout comme nous développons de nouveaux muscles avec l'exercice physique, il en va de même pour les exercices de pleine conscience. Vous n'avez qu'à continuer à revenir à votre respiration... inspiration... expiration... inspiration... en observant comment vous vous sentez alors que l'air entre et sort de votre corps, et en remarquant la transition entre l'inspiration et l'expiration. Remarquez l'espace entre chaque respiration, puis remarquez que vous êtes dans un rôle d'observateur de cet espace.

Continuez à ramener votre attention sur votre respiration, en permettant à chaque respiration de venir comme elle veut, sans faire d'effort conscient pour la contrôler. Tout au long de l'exercice, continuez à vous ramener au rôle d'observateur, en remarquant (toujours sans contrôler) les sensations qui vont et viennent. Il pourrait arriver que vous remarquiez un manque de sensation; profitez-en pour vous pratiquer à vous débarrasser des attentes. Cultivez un sentiment de curiosité à propos de toutes les sensations à mesure qu'elles vont et viennent, changeant de place, de texture et de forme.

Amusez-vous à trouver des mots descriptifs qui reflètent le caractère et l'apparence des sensations, ou la façon dont elles se déplacent. Par exemple, sont-elles sourdes ou aiguës? Légères ou lourdes? Douces? Se déplacent-elles rapidement, ou plutôt de façon lente et fluide? Faites preuve d'ouverture envers l'expérience. Votre esprit vagabondera souvent, surtout au début. Lorsque vous remarquez que votre esprit vagabonde, reconnaissez-le, pratiquez l'autobienveillance et ramenez votre attention sur l'écoute corporelle.

Nous passons maintenant à l'écoute corporelle, en portant notre attention sur les points de contact entre notre corps et le sol (ou la chaise). À chaque respiration, détendez-vous un peu plus. Imaginez ne faire qu'un avec la surface en dessous de vous. Vous pouvez remarquer les sensations de votre corps de diverses manières. Commencez par prendre une profonde respiration, en essayant de visualiser la respiration alors qu'elle se déplace de vos narines à vos poumons et jusqu'à vos orteils, recueillant la tension à mesure qu'elle circule dans votre corps et vous en libérant lorsque vous expirez.

Tout au long de l'exercice, à mesure que des tensions ou des malaises surgissent, entraînez-vous à vous défaire de tout jugement et à accepter les sensations telles qu'elles sont. Si quelque chose vous semble trop inconfortable pour continuer, dirigez votre respiration vers la zone problématique, et adoucissez la sensation jusqu'à ce qu'elle s'estompe et passe à l'arrière-plan. Maintenant, tournez votre attention vers vos orteils, par exemple en les agitant, en les sentant contre vos chaussettes, vos chaussures, le sol ou l'air alors qu'ils se déplacent d'avant en arrière. Ensuite, de vos orteils, déplacez votre attention vers le haut de votre pied, jusqu'à votre cheville, votre mollet, puis le haut de votre cuisse. Déplacez-vous vers votre ventre, toujours en sentant votre respiration entrer et sortir, monter et redescendre.

Portez votre attention sur la zone de votre cœur. Vous pourriez peut-être même remarquer qu'il ralentit alors que vous continuez à vous détendre avec votre respiration. Puis, tournez votre attention vers votre main droite, et continuez vers le haut de votre bras; portez votre attention sur votre poitrine, sur votre cou, et enfin sur votre visage. Sentez les sensations dans votre mâchoire et votre gorge; remarquez la sensation découlant du contact entre l'arrière de votre tête et la surface en dessous, alors que vous déplacez votre attention vers le haut de votre tête. Maintenant, remarquez comment toutes les parties de votre corps sont connectées, en prenant note de toutes les sensations et en les accueillant en tant qu'invités, avec curiosité. Voyez comment les sensations passent de l'une à l'autre et changent. Entraînez-vous à accepter toutes les sensations comme des invités tous également bienvenus dans votre maison intérieure, ni bons ni mauvais, mais juste comme des sensations qui montent et redescendent, qui passent de l'une à l'autre et qui changent. Tournez votre attention vers votre respiration, et observez-la aussi longtemps que vous le souhaitez. Lorsque le moment vous semblera bon, ouvrez doucement les yeux.

Prenez quelques minutes pour réfléchir à cet exercice. Comment vous êtes-vous senti(e) pendant cette écoute corporelle? Quelles parties de votre corps étaient tendues? Vous a-t-il été plus facile de vous arrêter sur certaines parties et de les ressentir, par rapport à d'autres? Pendant votre réflexion, pratiquez le non-attachement, en permettant et en acceptant toutes les expériences que vous avez eues, en observant les jugements (étiquetés comme bons ou mauvais) qui vous viennent et en leur permettant de tout aussi facilement s'en aller.

Vous pouvez utiliser une version plus courte de cette pratique en trouvant quelques moments dans la journée pour vous plonger dans votre monde intérieur et y porter votre attention. Vous n'avez pas besoin de vous allonger pour cela. Vous pouvez faire cet exercice pendant que vous faites la queue à l'épicerie ou pendant que vous marchez d'un endroit à l'autre. Entraînez-vous à déplacer votre conscience de vos orteils vers le haut, à rechercher toute tension que votre corps pourrait contenir, et à diriger votre respiration vers ces zones spécifiques pour les adoucir.

> ## *Exercice de renforcement expérientiel*
>
> ### A. Gérer la tension dans le corps : un sanctuaire d'adoucissement
> Naviguer à travers les émotions difficiles, lesquelles se manifestent souvent sous forme de stress dans le corps, est un thème récurrent dans ce livre. Bien que ce sujet commence ici, il continuera à revenir dans les chapitres suivants dans le but de vous rappeler vos ressources intérieures et extérieures, qui toutes peuvent accroître votre capacité de guérison. Faire la paix avec les mécanismes de protection du système nerveux (chapitre 3), cultiver le non-attachement pour pouvoir continuer de fonctionner malgré les malaises (chapitre 4), et s'entourer de relations où vous pouvez vous adapter à une considération positive inconditionnelle (chapitre 5) est le carburant qui vous permettra de maintenir un lien avec votre corps dans le processus.
>
> *Il ne s'agit pas de « chercher à comprendre » l'histoire en corrélation avec la blessure passée. Cela ne fait que nous emprisonner dans notre tête et nous conduit souvent à être « désincarnés ». Souvent, l'histoire n'a pas d'importance du tout. Ce qui compte, c'est de rester incarnés. Pour guérir de quelque chose, nous devons le sentir.*
>
> À mesure que les sensations, les pensées et les émotions changent, allant et venant comme des vagues dans l'océan, essayez de remarquer les transitions qui s'opèrent. Observez comment les sensations fluctuent. En remarquant les subtilités des sensations dans votre corps, vous apprendrez à distinguer les énergies extérieures de celles qui découlent de votre essence (le « vrai » vous). Vous connecter et vous ancrer en votre *être* cultivera la résilience et vous permettra de naviguer à travers les événements avec plus de confiance et de facilité.

Si nous évitons les émotions lorsqu'elles surviennent dans le moment présent, nous risquons de nous retrouver piégés dans un sentiment superficiel d'inconfort. En plus de cela, nous manquerons l'occasion de résoudre la dissonance du moment actuel, de même que toutes les blessures passées connexes qu'il a fait resurgir. Si nos blessures plus profondes restent enfouies, elles continueront de se manifester comme des obstacles à la connexion et nous exposeront à un plus grand risque de maladies mentales et physiques. C'est une conséquence naturelle de l'énergie émotionnelle piégée. Ce n'est que lorsque nous nous permettons de sentir nos blessures que nous pouvons nous en libérer. À mesure que nous nous en libérons, nous acquérons une plus grande capacité à nous connecter intérieurement et extérieurement.

Naviguer à travers les malaises par l'acceptation et la douceur

La guérison se produit par couches. Le sentiment initial n'est souvent que la pointe de l'iceberg. Nier l'existence d'une émotion inconfortable nous empêche de guérir la blessure plus importante qui se cache en dessous. En outre, même lorsque nous nous penchons sur notre malaise, que nous explorons et ressentons les émotions qui font surface, nous constaterons souvent qu'il y a plus d'une blessure. Comme pour des pelures d'oignon, lorsque nous enlevons une couche, nous découvrons d'autres blessures dont nous ne nous étions pas occupés. Cela peut être frustrant, et parfois même épuisant. Mais cela aussi est normal, en particulier dans les cultures qui nous encouragent à éviter les émotions, conduisant à des états d'incongruence et de désincarnation. Les couches de blessures non ressenties et donc non cicatrisées sont une conséquence naturelle de la désincarnation (c.-à-d. du fait d'être déconnectés des sens ressentis du corps).

Bien que les blessures du passé puissent sembler intenses et trop complexes pour la partie de l'esprit qui « cherche à comprendre », avec le temps, nous pouvons en venir à croire qu'à un moment donné, nous aurons ce dont nous avons besoin pour surmonter le défi. Lorsque le sentiment de menace découlant du monde intérieur nous pousse au-delà de notre seuil de tolérance, il nous devient impossible de rester incarnés et de nous occuper de la blessure. Notre protecteur interne, le système nerveux, prend littéralement le dessus. Lorsque cela se produit, c'est le temps de puiser dans nos ressources externes. C'est à ce moment-là que notre investissement dans des relations de considération positive inconditionnelle prend toute son importance! Nous ne pouvons pas faire ce voyage seuls. Comme décrit au chapitre 1, et tel que saisi dans la théorie polyvagale (Porges, 2011), lorsque nous mettons nos ressources en commun, nous accroissons et accélérons notre capacité de guérir.

Faites confiance à votre intuition. Prenez note des messages émotionnels qui se présentent et examinez-les. Lorsque vous vous sentez dépassé, arrêtez-vous et faites une pause. Il est temps de vous concentrer sur l'apaisement de l'insécurité dans le corps. Cela élargira votre seuil de tolérance au stress émotionnel et vous permettra de développer votre autocompassion dans le processus. Précipiter le processus peut être une forme d'autopunition, conduisant à la dissociation émotionnelle et à encore davantage d'incongruence. Procédez lentement, maintenez votre connexion, et faites la paix avec toutes les parties du travail pendant que vous bâtissez votre confiance que votre « moi supérieur », ou une source spirituelle avec laquelle vous avez une connexion, vous appuie et vous fournit la force ainsi que les ressources nécessaires pour passer à l'étape suivante de votre parcours. Chaque étape de connexion et d'autocompassion vous rapprochera de la congruence avec votre « vrai » moi. Faites confiance au processus. Faites confiance au rythme. Acceptez le fait qu'il n'y a pas de raccourcis dans ce travail.

Occasion de réorientation. La guérison se produit lorsque nous accordons plus d'importance aux moyens d'y arriver qu'au résultat final à atteindre. En sentant notre chemin à travers l'expérience, en demeurant incarnés dans le moment présent, nous y arriverons!

Prendre soin de soi. Chaque couche que nous enlevons est un pas en avant dans notre parcours de guérison. À chaque étape, nous récupérons des morceaux perdus de nous-mêmes qui sont liés à l'énergie émotionnelle piégée sous nos blessures non cicatrisées. Chaque moment d'intention et d'incarnation est un investissement dans notre parcours de guérison. Comme nous le ferions avec un oignon, nous enlevons une pelure à la fois. Bien que cela puisse sembler lent, une partie tout aussi importante de ce processus est d'accorder au corps tout le temps dont il a besoin, par la grâce et l'autocompassion. Il est important, voire essentiel, de procéder lentement, d'écouter notre corps et de répondre à ses besoins. Ne pas répondre à ses besoins est ce qui nous a mis dans cette situation. Le processus de guérison requiert une nouvelle orientation centrée sur la priorisation des moyens d'y arriver, plutôt que de l'objectif final. Pour prioriser les moyens, nous devons apprendre à nous occuper des parties de nous-mêmes qui nous causent le plus d'insécurité. Choisir de prendre le temps de faire quelque chose qui fait du bien au corps est impératif pour accroître notre seuil de tolérance aux émotions difficiles et bâtir notre confiance en soi dans le processus. C'est cela, prendre soin de soi!

> *Prendre soin de soi n'est jamais un acte égoïste; c'est simplement bien s'occuper du seul cadeau que nous avons, le cadeau que nous sommes sur terre pour offrir aux autres. Chaque fois que nous pouvons écouter notre vrai moi et lui offrir le soin dont il a besoin, nous le faisons non seulement pour nous-mêmes, mais pour les nombreuses autres personnes dont nous touchons la vie. (Palmer, 2000)*

Il y aura des jours où nous préférerons éviter l'inconfort qui couve dans notre monde intérieur. C'est normal! Nous donner grâce lorsque le stress dépasse notre seuil de tolérance est notre occasion de cultiver l'autocompassion, confiants que nous serons rappelés à nous replonger dans notre monde intérieur lorsque nous serons prêts. *Plonger trop profondément trop vite, ignorer les indices intérieurs nous invitant à faire une pause, peut renforcer et aggraver les traumatismes.* En nous penchant sur les indices intérieurs de notre corps, nous reconstruisons notre confiance en nous-mêmes. Cela nécessite de nous réorienter à l'écart de ce qui nous a peut-être enseigné. Dans cette nouvelle orientation, nous commencerons à reconnaître le caractère sacré des messages que notre corps nous envoie. Ce sont des dons qui nous guident dans notre parcours vers la guérison. Bien qu'ils puissent nous paraître menaçants si nous nous attachons ou nous identifions trop à eux, leur rôle est de nous montrer nos incongruences, de nous alerter à leur sujet afin que nous puissions nous occuper d'elles. Tout comme une écharde nous cause de la douleur pour nous inciter à l'enlever, les émotions nous fournissent des indices pour nous inviter à résoudre les dissonances, nouvelles ou anciennes (traumatisme). Cultiver l'autocompassion en prenant du recul (non-attachement) et en nous adressant à notre douleur, un peu comme nous le ferions avec un enfant ou une personne chère, nous permet de faire une pause lorsque cela est dans notre plus grand intérêt.

Il est impératif de gérer notre biologie afin de rester incarnés dans ce processus. Dans le chapitre 6, certains outils d'atténuation du stress vous sont présentés pour apaiser votre système nerveux.

Pratiquons! Vous pouvez lire le matériel ci-dessous, puis en faire votre propre parcours guidé en l'enregistrant afin que votre moi plus éclairé, meilleur au niveau du non-attachement, et dans l'ensemble plus solide, puisse accompagner votre moi plus en proie à l'insécurité tout au long du processus. C'est un excellent moyen de développer l'autocompassion et la confiance en soi! Le reparentage est abordé plus en détail au chapitre 8.

Songez à une tension ou une émotion difficile que vous avez ressentie récemment. Lorsque vous la remarquerez dans votre corps, dirigez votre respiration vers elle, de sorte à adoucir l'inconfort associé à l'émotion ou au sentiment d'oppression.

Ramenez-vous au rôle de l'observateur, et voyez comment la tension monte, puis redescend. Chaque fois que vous remarquez que vous y résistez, dirigez votre respiration vers cette résistance. Adoucissez-la, accueillez-la, laissez-la monter, puis retomber.

Si la tension est intense, créez à l'aide de votre respiration de l'espace autour de la sensation dans votre corps, tout en séparant clairement cette sensation du « vous » qui éprouve la tension. Faites de la tension un « autre ».

Si cela vous semble trop intense, arrêtez en engageant vos sens externes. Vous pouvez ouvrir les yeux, remarquer les odeurs dans la pièce, écouter le bruit ambiant, sentir le contact entre vos pieds et le sol, etc. Ce faisant, vous prendrez du recul par rapport à la sensation. Rappelez-vous qu'elle n'est pas vous, et qu'elle ne vous définit pas non plus. Vos sentiments ne sont pas des menaces; ils ne sont que des invités de passage dans votre maison. Bien qu'ils soient peut-être confus, ces invités ont vos intérêts fondamentaux à cœur.

Pour cultiver un plus grand sens de l'« altérité » en ce qui concerne les sensations, adressez-vous à elles comme vous le feriez avec une personne qui vous est chère. Vous pourriez par exemple dire quelque chose comme : « Je suis avec toi, je t'aime, ça me fait de la peine que tu souffres comme ça », et ainsi de suite. Cultivez la curiosité en observant comment elle se déplace, son caractère, sa forme. Est-elle aiguë ou sourde? Est-ce qu'elle vient par vagues ou est-elle quasi constante? Observer la sensation de cette manière nous aide à rester décalés par rapport au malaise, permettant à l'espace d'exister entre lui et nous, et d'apaiser le système nerveux dans le processus. À partir de là, nous pouvons aborder nos jugements (c.-à-d. le fait de définir les pensées et les sentiments comme bons ou mauvais), puis les laisser aller. Cette acceptation fait partie d'une considération positive inconditionnelle pour soi-même, et permet aux choses de venir et de repartir ainsi que d'être absorbées et, avec le temps, de guérir.

Pratique d'harmonisation

Une rencontre avec votre « vrai » moi

Avant de pouvoir dire à ma vie ce que je veux en faire, je dois écouter ma vie me dire qui je suis. (Palmer, 2007)

Pour plusieurs, se plonger dans le monde intérieur paraîtra étranger et ambigu, et suscitera chez eux des sentiments de peur et d'anxiété. Il est normal de se sentir menacés par l'inconnu. La seule façon de résoudre ce problème est de renouer d'amitié avec nous-mêmes, de sorte à rendre possible la familiarisation avec l'inconnu. Si de tels sentiments d'incertitude et d'insécurité surviennent, entamez un exercice de respiration (abordé au chapitre 6) qui apaisera votre système nerveux, et rappelez-vous qu'ils passeront. Par la répétition, à mesure que vous vous sentirez plus à l'aise dans ce nouvel espace et que vous apprendrez à vous connecter à la paix et au calme intérieurs, l'ambiguïté et la peur se dissiperont. Ces douleurs initiales sont une porte d'entrée vers votre maison intérieure. Mais passer ce seuil peut sembler être un risque. Je peux vous dire par expérience que le risque en vaut la peine et que vous avez toutes les capacités en vous et autour de vous pour naviguer vers votre maison intérieure.

Le courage n'est pas l'absence de peur. Au contraire, le courage est la capacité de ressentir la peur et d'agir en dépit d'elle, sachant que c'est la meilleure chose pour nous-mêmes et pour les autres.

Rappelez-vous l'œuvre de Robert Bly « The Long Bag » abordée au chapitre 4, dans laquelle il décrit comment les incongruences se développent, souvent dans l'enfance, puis dans l'âge adulte. Tout au long de notre vie, nous mettons la moindre partie indésirable de nous-mêmes dans un « grand sac ». Pour guérir, nous devons nous plonger dans notre maison intérieure, fouiller dans ce grand sac et en récupérer ces « vraies » parties de nous-mêmes qui ont été laissées dans l'ombre.

Pour illustrer davantage comment accéder au « vrai » soi, voyons ce que l'on nomme « personnalité à 360 degrés » (Jung, 1954). Les personnes avec une telle personnalité sont 100 % congruentes avec leur moi authentique, contrairement à celles qui restent largement partagées entre leur « vrai » moi et un « idéal » prescrit, et qui par conséquent sont plus incongruentes (Rogers, 1959). Nous tombons souvent en proie à l'envie d'adopter une identité incongruente, en nous assimilant à la culture environnante et aux attentes prescrites par ceux qui nous sont proches. Nous croyons à tort que nous ne sommes que de simples humains, n'ayant qu'occasionnellement une expérience spirituelle, plutôt que des êtres spirituels ayant une expérience humaine. Lorsque nous épluchons les attentes qui pèsent sur nous, créées par nos habitudes, par les habitudes des autres et par la culture d'homogénéisation dans laquelle nous baignons, nous nous éveillons à notre « vrai » moi, à la « vraie » raison pour laquelle nous sommes ici. Lorsque nous vivons dans et à partir de notre moi authentique, nous pouvons sentir la richesse de nos capacités intérieures et extérieures. Nos besoins deviennent évidents, *parce que nous écoutons notre corps*, de même que les ressources nécessaires pour répondre à ces besoins présents, *parce que nous écoutons l'esprit (une partie de notre essence)*.

Pour cet exercice, nous prendrons un moment pour nous souvenir de ce qui est « réel ». Vous pouvez lire le passage suivant, puis le ressentir, ou vous pouvez l'enregistrer et l'écouter comme une méditation autoguidée :

1. Fermez les yeux sur le monde extérieur, en vous permettant de vous enfoncer dans votre monde intérieur. Concentrez-vous sur votre inspiration tandis que vous nouez connaissance avec vous-même. Allez à votre rencontre. Vous êtes l'observateur de ce « moi ». Observez-vous en train de grandir, libre de toute pression de vous conformer aux normes et aux attentes des autres. Au lieu de cela, vos racines sont ancrées dans un sens profond que toutes les parties de vous-mêmes sont dignes d'amour et de célébration. À quoi ressemblez-vous et comment agissez-vous lorsque vous vous exprimez tout en étant libre de toute conscience de vous-même? Imaginez que chaque partie de vous, vos forces et vos défauts, vos hauts et vos bas, que chaque partie est aimée et acceptée de par sa place dans le tout que vous formez. Il n'y a pas de jalon à atteindre, pas de rôle à remplir, pas de condition à satisfaire. Vous êtes libre d'être vous-même. Être vous est assez, plus que suffisant. Adoptez ce sentiment. Plongez-y un instant de plus.
2. Imaginez que toutes les parties de vous-même sont dans la lumière. Vous êtes plein(e) de lumière, et rien n'a été repoussé dans l'ombre. Qu'aimez-vous faire de votre temps libre? Quelles activités vous absorbent le plus? Qu'est-ce qui fait que le temps file quand vous les faites? Qu'est-ce qui vous fait vous sentir en vie et connecté(e) à vous-même, et peut-être aux autres aussi?
3. Visualisez votre entrée dans l'âge adulte, apprenant à voler de vos propres ailes à mesure que vous gagnez en indépendance. Quels rêves avez-vous? Libre de toute considération pratique et d'attentes, quelle carrière vous attire?
4. Visualisez-vous comme un adulte plus établi. Quelles activités vous attirent? Quels désirs avez-vous? Que trouvez-vous amusant? Prudence ici : il ne s'agit pas de ce que d'autres personnes pourraient vouloir que vous fassiez avec elles, ou de choses que vous pensez que vous devriez aimer, ou encore que votre culture pourrait étiqueter comme un passe-temps amusant, gratifiant ou en vogue. Il s'agit de quelque chose absolument propre à vous, de cette chose que vous pouvez passer des heures à faire et qui vous donne pourtant l'impression que le temps passe vite. Une chose qui, après l'avoir faite, vous fait vous sentir plus énergisé qu'avant de l'entamer.
5. Pensez au cercle social que votre vrai moi choisirait, où aucune valeur particulière n'est attachée à la popularité ou à la capacité d'une personne à attirer une certaine quantité ou qualité d'amis et de partenaires intimes. Qu'est-ce que cela fait d'être libre de tout besoin ressenti de se conformer à un idéal en termes de relations et de vie sociale que beaucoup se sentent pourtant forcés à atteindre pour se sentir approuvés? Un cercle social où la même valeur est accordée au fait

d'avoir un, aucun, ou de nombreux amis ou partenaires intimes. Si c'était le cas, à quoi ressembleraient vos relations idéales?

6. Connectez-vous à quelque chose que vous désirez. Ce désir est propre à vous uniquement. Ce désir est un lien vers votre « vrai » moi. Il n'est pas question ici des désirs des autres. Ce n'est pas la façon dont vous croyez que les autres ont voulu que vous marchiez, parliez et paraissiez. Vos désirs parlent à votre cœur, ils enflamment votre passion, ils vous dynamisent et vous font vous sentir en vie. Ils sont votre porte d'entrée unique sur l'épanouissement. Réapprendre ce que sont ces désirs requiert que nous nous plongions dans notre espace intérieur, et que nous nous connections sincèrement à notre essence, libre des « idéaux » que nous servons et des façades derrière lesquelles nous nous cachons.

S'éveiller à notre but suprême

Par Crosbie Watler, M. D., FRCPC, un leader d'opinion canadien et psychiatre chevronné.

Quel est notre but suprême? Est-ce notre travail? Notre famille? Ou s'agit-il d'un autre rôle ou d'une quelconque relation ou réalisation dans ce rêve éveillé qu'est « ma vie »?

Se forçant souvent un chemin dans nos vies, nos choix sont souvent programmés et inconscients. Nous faisons des choix basés sur la peur, l'insécurité, la cupidité. Nous passons du temps à nous demander « Qu'est-ce que je veux? » alors que ce que nous voulons n'est peut-être pas ce dont nous avons *besoin*.

Commençons notre parcours en réfléchissant aux questions suivantes :

• Qui suis-je?
• De quoi ai-je besoin?
• Quel est mon but?

Ce sont là les « questions de l'âme ». Que nous en soyons conscients ou non, nos réponses à ces questions déterminera si nous avançons dans la vie en vacillant dans un état de peur et de réactivité, ou si nous avançons avec un but clair et une intention sereine.

Presque invariablement, ces questions provoquent un malaise. Ces questions nous taraudent, même lorsque notre attention consciente n'est pas portée sur elles. Elles sont à l'origine de l'angoisse et du désespoir existentiels. Nous nous occupons de sorte à nous procurer une distraction contre elles, recherchant en mode action quelque case de plus à cocher dans une liste de choses qui, croyons-nous, nous « rendra heureux ».

Ce nouveau travail me rendra heureuse. Ce déménagement me rendra heureuse (le remède géographique). Ce nouveau partenaire me rendra heureuse. Perdre 10 livres me rendra heureuse. Cela donne-t-il de bons résultats? Nous avons fait bouillir tout l'océan en mode action. Pourtant, voyez un peu où nous en sommes, avec une pandémie d'anxiété, de dépression et de désespoir existentiel.

Nous avons cherché au mauvais endroit où trouver notre bien-être. Nous avons oublié qui nous sommes : des *êtres* humains, pas des *actions* humaines. Remarquez que si vous trouvez de la satisfaction en mode action, profitez-en. Mais cela ne durera pas longtemps. Cette quête sans fin de quelque chose là-bas qui va nous « rendre » heureux. Nous essayons de remplir notre seau, mais ce n'est jamais assez. Il y a un trou dans le seau...

S'éveiller à notre but suprême (*suite*)

Le voyage ne consiste pas à rechercher de nouveaux paysages, mais à voir avec de nouveaux yeux.

Que devons-nous voir exactement avec de nouveaux yeux? Nous-mêmes. Notre conscience. Tout ce qui est vertueux en découle. C'est l'élément fondamental de toute cette entreprise, sans lequel nous ne nous éveillerons jamais à notre objectif suprême. Autrement, nous ne faisons qu'être ballotés par le vent, au gré de l'ego, de l'esprit conditionné.

Nous avons besoin de nous voir nous-mêmes, de faire l'expérience de nous-mêmes, comme nous l'avons fait le jour de notre naissance. Une conscience sans limites. Un espace libre et non encombré. Le calme d'un esprit vacant. Simplement « Je suis ». Aucune condition. Avant que nous n'ayons succombé à la pression de nous conformer et commencé à nous raconter ces histoires sur qui nous sommes :

- Je suis un échec.
- Je ne suis pas aimable.
- Je suis seul(e), ou je finirai seul(e).
- Je suis perdu(e).

Cela vous semble familier?

Le changement commence par regarder au-delà du voile de la forme. La « réalité » externe que nous construisons au niveau de l'esprit conditionné et de l'illusion de nos sens. À ce niveau de conscience, celui de la conscience éveillée, nous avons la division sujet-objet. Me voici, avec des limites définies, et te voilà. C'est là un terrain fertile pour le « moi contre toi », ou pour le « nous contre eux ».

C'est le rêve éveillé, et c'est l'une des principales causes de souffrance. Les anciens sages l'appelaient *Maya* : l'illusion des sens. À ce niveau de conscience, nous ne voyons qu'à peine 4 % de l'univers visible. Nous voyons des limites définies (déconnexion), alors qu'en fait il y a un champ continu d'énergie et de matière où nous fusionnons avec tout ce qui nous entoure. En vérité, nous ne sommes jamais seuls. *Aham Brahmasmi*... Un mantra sanskrit qui signifie « Je suis l'Univers ».

La vérité ultime, c'est qu'il y a deux versions de vous, de moi, dans le jeu de la vie. La façon d'*être*, et l'*être* lui-même. Le jour de votre naissance, vous étiez en totalité dans le second. Le témoin silencieux. Nous disons que nous « grandissons ». Au niveau de la forme, d'accord, nous grandissons. Nous développons un cortex. Nous gagnons en intelligence peut-être, mais pas beaucoup en sagesse.

Nous confondons la réussite avec la valeur, et avec la valeur nette. Par le temps où nous pouvons nous passer de couches, nous sommes déjà fermement en mode action. Nous entendons « dépêche-toi » de la part de nos parents. « Réfléchis un peu » de la part d'un de nos professeurs. De bonnes intentions, mais aucune conscience.

Notre vraie nature est cachée par le voile des sensations, des images, des sentiments et des pensées. Les rouages de l'esprit conditionné. L'esprit de singe. Comme des nuages cachant le soleil. Nous succombons à l'illusion collective du « Je pense, donc que je le suis ». Nous sommes nés en plein soleil. Un ciel bleu et sans nuage est notre droit de naissance. C'était tout ce que nous ayons jamais connu alors. Avant que nous perdions notre chemin.

Nous ne savons peut-être pas qui nous sommes, mais nous savons le reconnaître quand nous le voyons. Nous le voyons, nous le ressentons, lorsque nous

S'éveiller à notre but suprême (*suite*)

regardons dans les yeux d'un bébé. Ou quand un animal de compagnie bien-aimé entre dans la pièce.

Nous les aimons parce que nous voyons en eux l'essence de qui nous sommes.

Les bébés et les petits animaux à fourrure ne disent rien, mais nous ressentons leur attraction gravitationnelle. Leur champ de guérison. Comme des médicaments faisant leur effet sur nous. Il suffit de conserver de l'espace.

Nous nous inquiétons souvent de prononcer les bons mots. En vérité, nos paroles ont peu de poids : moins de 10 % de la communication humaine vient du contenu de nos paroles. C'est l'espace d'où nous les tirons lorsque nous parlons qui compte. L'espace à partir duquel nous écoutons. Écoutons-nous profondément?

Comment pouvons-nous nous plonger dans cet espace plus souvent? En conservant de l'espace pour les autres? Pour nous-mêmes? Peut-être que nos parents ne l'ont pas fait pour nous. Ce navire a déjà quitté le port. Ils ont fait de leur mieux avec les outils dont ils disposaient : avec leur propre conscience... ou leur manque de conscience. Pardonnez-leur; ils ne savaient pas ce qu'ils faisaient : ils étaient, sont peut-être encore, inconscients.

Il est temps de le faire pour vous-même. C'est trop important pour que vous recherchiez cela à l'extérieur de vous, trop important pour chercher quelqu'un ou quelque chose pour vous « rendre » heureux. Pour vous rendre votre plénitude. C'est maintenant qu'il faut agir. Il est temps de laisser tomber les histoires.

En mode action, vous n'avez jamais atteint la perfection et vous ne l'atteindrez jamais. Vous devez revenir de cette idée. Au niveau de l'être, la perfection, vous l'avez déjà atteinte. Ancrez-vous dans cette prise de conscience, avec l'intention de faire mieux. Mais les résultats ne vous définissent pas. Le succès et l'échec vont et viennent, comme la météo. Vous n'êtes pas la météo. Vous êtes le témoin de la météo.

« Le temps est venu. Vous pouvez le sentir cogner à votre porte. Il est temps de vous asseoir devant le miroir où vous ne pouvez plus vous mentir à vous-même sur qui vous êtes ». (Duncan Grady, Doyen de la communauté et du Cercle des nations autochtones)

Réflexion du miroir. « Je te vois. Personne d'autre n'aurait fait ça pour toi. » Ou peut-être qu'ils l'ont fait et que vous l'avez perdu. Qu'avez-vous perdu? Le calme de l'être. Le témoin silencieux. C'est tout ce qui vous appartient; tout le reste ne vous est que prêté. Ce rôle, cette relation, *mon* corps. Profitez-en, mais ne vous identifiez pas à eux. Que vous réussissiez ou échouiez dans une entreprise, cela ne saurait ni *vous* élever, ni vous diminuer.

C'est le domaine du « Je ne m'en fais pas pour la façon dont les choses se passent ». Le domaine du non-attachement Quel que soit le défi, ancrez-vous dans le non-jugement, dans une conscience spacieuse. Nous pouvons ruminer au niveau de l'esprit et nous créer un *problème* à partir de rien, ou nous pouvons nous plonger en nous-mêmes et accéder à la sagesse de l'esprit... à ce qu'est réellement notre *être*. La sagesse du cerveau inné, le cerveau silencieux, à partir duquel nous sentons dans notre corps et faisons des choix sages et sans effort.

Des défis se présenteront; la vie n'est pas censée être facile. Sans défis, il n'y a pas d'évolution. Ce ne sont pas les défis qui se présentent au cours d'une journée qui la rendent « bonne » ou « mauvaise ». C'est le lieu à partir duquel nous nous présentons. Cela déterminera si nous sommes dans le flux des choses ou dans un état de jugement et de résistance.

Lorsque nous sommes dans le flux des choses, nous sommes connectés avec le témoin silencieux et avec tout ce qui nous entoure. Nous sommes dans ce champ de guérison qu'est l'espace et l'absence de forme. Un endroit où de puissants alliés invisibles se donnent pour mission de pousser le vent dans nos voiles. Pas dans le domaine du « à toute force », mais dans le lâcher-prise. Là où il y a de la sagesse au-delà de nos rêves les plus fous. Dans le calme.

Donc, pour boucler la boucle :

• Qui suis-je?
• De quoi ai-je besoin?
• Quel est mon but?

Demandez à n'importe quel gourou valant son pesant d'or et la réponse sera la même :

Méditez là-dessus.

La réponse à chaque question est la même : une conscience légère, non alourdie par les pensées. Une légèreté alerte. En d'autres mots, il s'agit de l'*expérience* non verbale de votre moi authentique lorsque vous déplacez votre attention de l'esprit pensant vers votre respiration et votre espace intérieur. Votre but suprême est de vous ancrer dans cela. Et quand vous *perdez cet ancrage*, revenez-y. Quand vous ressentez la réponse au stress, de la peur, de l'insécurité, que vous avez le cœur affligé... à ce point de l'histoire, c'est que vous avez *perdu votre ancrage*. Revenez-y.

Quel que soit le défi, quelle que soit la question. Ces défis ou ces questions peuvent vous sembler « complexes ». La solution ne l'est pas. Sortez de votre tête et plongez-vous dans votre respiration. Libérez-vous de cette idée qu'il faut essayer de résister aux ruminations de l'esprit. Il suffit de changer de chaîne. Sortez du ring et entrez dans le champ de guérison de votre moi authentique. Le calme de l'être.

C'est le domaine du juste choix spontané, de la juste action spontanée. Où vous *sentirez* la bonne voie à emprunter.

Vous êtes dans le yoga. Yoga : un ancien mot sanskrit qui signifie *union*. Union du corps, de la pensée et de l'esprit. Quelle est notre posture la plus importante dans le yoga? Savasana. La posture du cadavre. En vérité, il n'y a pas de posture. Nulle part où aller. Rien à faire. Il suffit d'être. Attachement à rien, et pourtant plein de tout. Personne d'autre, rien d'autre n'est nécessaire. Il y a bien des choses que nous pourrions *vouloir*, mais rien dont nous avons *besoin*. Nous sommes déjà entiers. Aucune condition.

Le seul but d'une vie humaine est d'avancer le plus loin possible sur le chemin de la conscience.

Plus la vie devient difficile, plus nous devons marcher sur le chemin de qui nous sommes vraiment et nous y ancrer. Les défis deviendront alors pour nous le carburant qui propulsera l'évolution de notre conscience.

Il est temps de se réveiller. Vous n'êtes pas ici par hasard. « Je te vois. Tes ancêtres te voient. » Ils se murmurent collectivement : « Voilà quelqu'un de spécial. » Quelqu'un de rare. Un être humain qui est conscient de lui-même, et conscient alors qu'il est sous une forme incarnée. Ils *vont* souffler le vent dans vos voiles, et demander ce faisant à tous leurs alliés bienveillants de se joindre à eux.

Et tout ce que vous avez à faire est de ne pas bloquer le chemin.

Stratégies pour vous adapter à votre objectif suprême

Nous adapter à notre « vrai » moi, notre essence, est particulièrement difficile dans les cultures marquées par des années de conditionnement. Si vous avez du mal à identifier ce qui est « réel » par rapport aux « idéaux » prescrits auxquels vous avez été habitués, essayez quelques-unes de ces stratégies :

1. Réfléchissez aux personnes que vous admirez. Souvent, les qualités des personnes que nous admirons le plus sont une projection de nos propres qualités qui n'ont pas encore émergé de l'ombre.
2. Trouvez une photo de vous-même, jeune enfant (datant idéalement d'avant que vous commenciez l'école). Réfléchissez à ce à quoi ressemblait votre vie à cet âge. Vous souvenez-vous de ce qui vous attirait alors, de ce qui parlait à votre cœur? Il peut par exemple s'agir de certaines personnes, ou encore de tâches, d'activités ou d'événements qui vous absorbaient. Si vous n'arrivez pas à vous rappeler de souvenirs de quand vous étiez aussi jeune, pouvez-vous vous en remémorer du temps où vous étiez plus âgé(e), où vous étiez immergé(e) dans une activité, un événement ou une relation? Réfléchissez à la raison pour laquelle ces activités vous attiraient. Qu'est-ce qui a fait que vous avez porté votre choix sur elles? Qu'est-ce qui était unique à leur sujet? Qu'est-ce qui les rendait spéciales à vos yeux?
3. Communiquez avec quelqu'un qui vous connaissait avant que vous ne vous assimiliez à des idéaux sociétaux ou culturels (avant l'âge scolaire si possible). Demandez à cette personne ce qu'elle se rappelle de vous à cette époque. Qu'est-ce qui l'a marquée? Qu'est-ce qui vous plaisait alors? Qu'est-ce que vous n'aimiez pas, ou qui suscitait de la résistance en vous?

Pour ajouter une autre perspective au mélange, l'autrice à succès Cherie Carter-Scott (1998) énumère quelques « résonances » humaines courantes que nous sommes souvent prompts à oublier. Des lectures comme celles-ci nous aident à nous réorienter lorsque nous commençons à confondre le « signal » avec le « bruit ». Ou, en d'autres termes, lorsque le « réel » se trouve obscurci par les idéaux socialement prescrits.

1. Vous recevrez un corps
   Vous pouvez l'aimer ou le détester, mais ce sera le vôtre pour la vie.

2. Vous apprendrez des leçons
   Vous êtes élève dans une école informelle à temps plein appelée la vie. Chaque jour dans cette école, vous aurez l'occasion d'apprendre des leçons. Il se pourrait que vous n'aimiez pas les leçons, ou que vous les estimiez non pertinentes ou stupides.

3. Il n'y a pas d'erreurs, seulement des leçons
   La croissance est un processus d'essai-erreur appelé expérimentation. Les expériences « ratées » font autant partie du processus que les expériences qui fonctionnent.

4. Une leçon est répétée jusqu'à ce qu'elle soit apprise

   Une leçon vous sera présentée sous diverses formes jusqu'à ce que vous l'appreniez. Une fois cette leçon apprise, vous pourrez passer à la leçon suivante.

5. La liste de leçons à apprendre est infinie

   Il n'y a aucune partie de la vie qui ne contienne pas ses leçons. Tant que vous serez en vie, il y aura des leçons à apprendre.

6. « Là-bas » n'est pas mieux que « ici »

   Dès que ce qui était pour vous un « là-bas » sera devenu un « ici », un autre « là-bas » vous apparaîtra qui, encore une fois, aura l'air mieux que « ici ».

7. Les autres ne sont que des miroirs de vous-même

   Vous ne pouvez pas aimer ou haïr quelque chose à propos d'une autre personne qui ne soit en même temps pour vous le reflet de quelque chose que vous aimez ou détestez à propos de vous-même.

8. Ce que vous faites de votre vie est votre choix

   Vous disposez de tous les outils et les ressources dont vous avez besoin. Ce que vous en faites vous revient. Le choix vous appartient.

9. Vos réponses se trouvent à l'intérieur de vous-même

   Les réponses aux questions de la vie se trouvent à l'intérieur de vous-même. Tout ce que vous avez à faire est de regarder, d'écouter et d'avoir confiance.

10. Vous oublierez tout cela.

Exercice de renforcement

Se souvenir de la façon de jouer

Une partie de la connaissance de notre essence est d'étendre notre conscience de nos désirs en apprenant à les ressentir. Qu'est-ce qui suscite nos désirs? Lorsqu'ils sont imprégnés de sens, les désirs sont plus forts que la peur. C'est souvent ainsi que nous parvenons à lever le voile du conditionnement culturel et à puiser dans notre essence unique. Souvent, ce n'est pas une activité ou un événement spécifique qui nous inspire, mais plutôt un mélange de qualités qui leurs sont propres. Ces qualités déclenchent une fréquence de résonance en nous, laquelle parle à notre sentiment de signification et éveille un désir. En un mot, c'est ainsi que nous nous engageons dans le jeu. Outre le plaisir plus évident qui y est associé, s'adonner au jeu à l'âge adulte est également une bonne stratégie de gestion du stress.

L'enjouement est la capacité de transformer notre environnement pour le rendre plus agréable. (Barnett, 2007)

Les personnes qui sont plus enjouées sont moins susceptibles de percevoir les stimuli comme des facteurs de stress, et elles sont plus créatives, adaptatives ainsi que moins susceptibles de tomber en proie à des réactions d'isolement et d'évasion (Magnuson et Barnett, 2013). Les adultes qui s'adonnent au jeu sont plus susceptibles de nous paraître satisfaits de la vie et ils sont plus enclins à rechercher des activités agréables, de même qu'à être plus actifs (Proyer, 2013). Enfin, en plus des bienfaits évidents pour la santé mentale qu'ils tirent de leur enjouement, ceux qui s'identifient comme étant enjoués sont également plus susceptibles de maintenir une bonne condition physique (Proyer et coll., 2018).

Réfléchissez aux qualités qui éveillent votre sentiment de désir. Pensez à une activité qui vous enthousiasme. Il peut s'agir par exemple de quelque chose qui fait résonner la fréquence de l'enfant enjoué en vous. Cela peut vous aider à remonter à une époque où vous faisiez preuve d'une plus grande incarnation, où vous étiez plus en phase avec vos désirs.

• Vous souvenez-vous d'avoir perdu toute notion du temps à pratiquer une activité spécifique quand vous étiez enfant? Pouvez-vous vous rappeler quelles qualités de cette activité ont déclenché votre désir, de moments où vous vous êtes pris à sourire ou à rire, ou encore d'occasions où vous avez perdu toute notion du temps?
• Quelle qualité de ce moment a capté votre attention de cette façon?
• Comment pourriez-vous étendre cette qualité dans votre vie?

Commencez petit pendant que vous vous entraînez à remarquer et à répondre à ce qui éveille des désirs en vous. Prenez note, sans jugement, des moments où vous étouffez ces désirs dans l'œuf. Penchez-vous sur le moment présent : pouvez-vous entendre ou sentir le système de croyances qui vous a poussé à l'étouffer ainsi? En explorant de cette manière, toutes les actions et réactions sont autant d'occasions de travailler plus objectivement et avec amour avec ce qui est.

Si un désir devient apparent (pas besoin de vous précipiter!), essayez d'exprimer les obstacles qui vous empêchent de vous engager dans le jeu (c.-à-d. qui vous empêchent de vous laisser sentir et répondre au désir). Quelles sont les actions nécessaires pour surmonter les obstacles qui peuvent vous retenir?

Quand prendrez-vous ces mesures?

Le défi : la navigation

En considérant le défi de quelqu'un d'autre, ou en travaillant avec quelqu'un d'autre pour considérer le nôtre, nous cultivons le non-attachement. Nous pouvons souvent trouver du réconfort en sachant que nous ne sommes pas seuls et que nous pouvons apprendre les uns des autres. En travaillant à partir de cet état plus objectif, nous atténuons la

réponse au stress. Nous pouvons alors nous réorienter à partir de cette position de force,
ce qui améliore notre capacité à utiliser toutes nos capacités biologiques, intellectuelles et
spirituelles. Avec cette orientation bienveillante, nous pouvons faire face aux adversités
avec confiance, en sachant que nous avons les ressources et le soutien nécessaires pour
relever les défis de la vie

Revenons au défi de Sandy et creusons un peu plus profondément dans son histoire. Sandy ne croyait pas qu'elle faisait l'objet d'une considération positive inconditionnelle quand elle était enfant. En conséquence de cela, elle a ressenti le besoin
de gagner l'approbation des autres en remplissant toutes les conditions nécessaires
pour être aimée et acceptée. Au fil du temps, son moi « idéal » soigneusement
modelé s'est séparé et éloigné de plus en plus de son « vrai » moi. Cette séparation
n'était pas un choix; c'était un effort subconscient pour survivre, un acte nécessaire
de survie alimenté par un besoin de recevoir amour et approbation. Plus l'écart
était grand entre son « vrai » moi et son moi « idéal », plus elle ressentait de honte.
L'anxiété obsédante qu'elle ressentait l'a amenée à surcompenser pour ce sentiment
chronique d'insuffisance. Un sous-produit naturel de cette tendance humaine courante est le perfectionnisme. Dans cette mentalité, « assez bon » n'existe pas; il n'y
a que ce qui est parfait, et ce qui ne l'est pas. Chaque fois que ses normes idéalisées
n'étaient pas atteintes, elle se sentait nauséeuse. C'était le résultat de l'activation
de son système nerveux, faisant tout en son pouvoir pour attirer son attention,
pour l'alerter du danger ressenti. Lorsqu'elle est dans cet état émotionnel intense,
Sandy a tendance à essayer de contrôler toute chose et toutes les personnes dans
son monde, dans un effort pour trouver de l'ordre au milieu du chaos ressenti. Avec
le temps, lorsque la peur et l'anxiété l'auront usée jusqu'à la corde, son système
nerveux entrera dans un état de gel (voir chapitre 3), pour la protéger de la peur et
de l'anxiété continues dans lesquelles elle se sent perdue. Dans cet état de gel, elle
tombe rapidement en proie à ses tendances d'adaptation typiques, ce qui ne fait
qu'aggraver sa honte. Et ainsi vont les choses, encore et encore, comme un cercle
vicieux dont elle ne peut pas sortir.

Malheureusement, l'histoire de Sandy est commune. Lorsque nous sommes
coincés dans de vieilles tendances, nous sommes souvent incapables d'atteindre
l'objectivité nécessaire pour nous réorienter. Nous sommes venus à nous attacher
à la blessure passée, au point où nous sommes trop près d'elle pour la voir pour ce
qu'elle est. Même si Sandy fait l'objet d'une considération positive inconditionnelle
de la part de ses proches, elle n'y croit tout simplement pas. Elle ne l'a pas mise
à l'épreuve en montrant son « vrai » moi, et donc elle ne l'a pas encore incarné.
Plusieurs essaieraient de corriger le comportement de Sandy par la punition, en la
stigmatisant pour avoir rabaissé les autres, mais ce serait négliger la racine du problème. Ce n'est pas de mesures disciplinaires dont Sandy a besoin, mais de directives.
En s'occupant de ce qui se trouve sous la blessure responsable de sa façon de vivre,
elle pourra répondre au besoin à la racine de sa souffrance, en reconnaissant qu'il
s'agit du besoin de se sentir aimée pour qui elle est « vraiment ». Sandy pourra alors

se développer une nouvelle trajectoire (Figure 1.3) en *apprenant à connaître* qui elle est « réellement », en *s'accordant* sur sa propre fréquence unique, en *éliminant* les obstacles qui la tiennent à l'écart de toute connexion intérieure et extérieure, en *renforçant* sa sincérité et son autocompassion, et en *s'harmonisant* aux désirs qui lui permettront de vivre sa vocation.

 Occasion de réflexion et d'adaptation

Nous cultivons l'autocompassion en nous engageant dans des relations et des exercices qui nous aident à voir et à ressentir les êtres sacrés et intrinsèquement dignes que nous sommes, ainsi qu'à nous parler d'une manière qui le reflète. Quelles relations ou exercices vous aident à adopter un sentiment de considération positive inconditionnelle envers vous-même?

Adaptation en vue du parcours à venir : s'harmoniser avec le « signal » : éliminer le « bruit » et gérer les intempéries

Nous nous sommes familiarisés avec la congruence et l'autocompassion pour nous adapter à ces concepts et les appliquer à notre monde intérieur. Développer la congruence et l'autocompassion cultive un espace intérieur sûr, un espace dans lequel nous pouvons trouver du réconfort et du répit. À mesure que vous développerez plus de confiance avec votre corps, de vieilles blessures qui étaient auparavant trop menaçantes pour être ressenties se représenteront pour que vous les guérissiez. C'est normal et même quelque chose à célébrer! C'est un signe que vous progressez. La blessure qui était trop dangereuse pour être ressentie peut maintenant l'être. Vous réorienter de cette manière vous aidera à trouver un sens à la souffrance, à sentir la libération au milieu de la tension.

Maintenant que nous avons *appris à connaître* l'autocompassion, nous allons nous *harmoniser* au « signal » de notre nature. Dans cet état de plus solide ancrage, nous serons mieux à même de gérer le « bruit » créé par les défis que nous rencontrons.

CHAPITRE 6

S'harmoniser avec le « signal » : éliminer le « bruit » et gérer les intempéries

Plonger dans nos racines nous relie à notre essence, soit le « signal » intérieur du moi non conditionné. Si nous ne parvenons pas à nous ancrer lorsque les « conditions météorologiques » semblent menaçantes, nous perdrons la perspective, distraits par des menaces perçues que nous ne pouvons pas contrôler. Lorsque nous faisons une fixation sur ce que nous ne pouvons pas contrôler, nous perdons de vue ce que nous pouvons contrôler.

Renouer d'amitié avec notre monde intérieur est la façon dont nous pouvons apprendre à distinguer ce dont il faut s'occuper (le signal) et ce qu'il faut reléguer à l'arrière-plan (le bruit). Distinguer le signal du bruit est une compétence aux nombreux avantages. Par exemple, en tant que soignants, une bonne capacité à distinguer les signaux émotionnels du bruit nous permettra non seulement de capter nos propres signaux, mais aussi faire la distinction entre notre énergie et l'énergie transmise par les autres. La capacité de reconnaître le signal au milieu du bruit est un résultat naturel de la pleine conscience. Nos émotions sont des signaux qui requièrent d'être interprétés. Lorsque nous nous attachons par réflexe à des émotions, ou que nous nous identifions à elles, présumant qu'elles sont des faits plutôt que simplement des informations à évaluer, leur effet est celui d'un bruit qui entrave notre capacité à interpréter avec précision le message que nous sommes censés recevoir (signal). Passer du mode pensant au mode sentant nous permet de prendre du recul par rapport au barrage de pensées et d'émotions qui occupent l'esprit. Avec cette objectivité, les sentiments de menace passent à l'arrière-plan, ce qui nous permet de discerner ce qui mérite notre attention parmi les distractions passagères.

Le ratio signal-bruit représente le ratio entre l'information pertinente et l'information non pertinente qui se présentent à un moment donné (Fig. 6.1; Tableau 6.1). Lorsque le « bruit » obscurcit le « signal dans le corps », il est temps de réguler le système nerveux. Lorsque le « bruit » externe nous distrait, il est temps de changer notre contexte. Lorsque le « signal » reste difficile à déchiffrer malgré l'élimination du « bruit », il est temps de mettre un terme aux façons d'*être* qui découlent d'un sentiment d'obligation et d'employer notre *être* à quelque chose que

Ratio signal-bruit

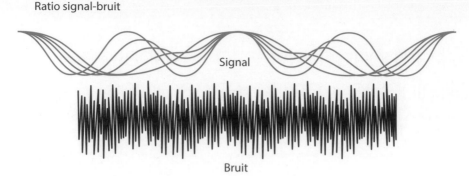

Fig. 6.1 Le ratio signal-bruit représente le ratio entre l'information pertinente et l'information non pertinente qui se présentent à un moment donné.

TABLEAU 6.1 ■ **Comparaison du signal et du bruit**

	Bruit	**Signal**
Défini comme	Un son indésirable qui semble trop fort ou trop distrayant	Un stimulus qui transmet des informations importantes d'un point à un autre
Perçu comme	Indésirable	Recherché
Caractérisé comme	Un son étranger qui brouille le signal d'origine	Le stimulus d'origine
Qualité (valeur)	Lorsque le ratio signal-bruit est bas (signal faible, bruit élevé) : faible qualité	Lorsque le ratio signal-bruit est élevé (signal élevé, bruit faible) : haute qualité

nous désirons. La **chose (ou action) significative**, à laquelle nous continuerons de faire référence tout au long du livre, représente ce à quoi, à un moment ou à un autre, nous sommes appelés, qui est harmonisé à notre « signal » en dépit des distractions « bruyantes » et des pressions sociales.

Le signal est la vérité. Le bruit est ce qui nous distrait de la vérité. (Silver, 2012, p. 17)

Le défi : l'orientation

Réguler notre système nerveux nous aide à développer notre congruence (soit notre capacité à distinguer le « signal » du « bruit ») et notre sens de la cohérence (soit la capacité de passer d'un rôle de victimisation à un rôle de vainqueur). Lorsque nous manquons d'espace pour l'introspection, il est difficile de reconnaître les émotions (notre « signal »), sans parler du fait de pouvoir nous en occuper lorsque nous sentons que quelque chose se déclenche en nous. C'est exactement ce à quoi les choses ressemblent dans de nombreux environnements de prestation de soins, de même que dans le rôle de parent de jeunes enfants : des contextes où nous sommes en permanence entourés de stimuli (« bruit ») qui ne nous laissent aucun répit. Cela sans parler du malaise que plusieurs d'entre nous éprouvent à exprimer nos émotions, même lorsque nous pouvons trouver l'espace pour le faire. Parce que nous ne parvenons pas à nous occuper de nos émotions, que ce soit par peur ou en raison d'un manque d'espace, l'énergie (« bruit ») se retrouve piégée dans notre corps. Lorsque la tension augmente, le système nerveux s'active. C'est là que la réponse au stress entre en scène.

Comme nous l'avons expliqué au chapitre 3, lorsque nous sommes stressés, cela nuit à notre capacité de prendre du recul pour affronter les défis auxquels nous sommes confrontés. Si la menace semble intense et que nous ne pouvons pas répondre à l'émotion qui y est associée, nous réagirons probablement par le combat (anxiété et hostilité), la fuite (dépression et évitement), le gel (déconnexion et dissociation) ou la soumission (efforts de plaire aux autres au détriment de nos propres besoins, préférences et désirs).

Pour illustrer ce que sont les messagers émotionnels, voyons l'analogie du téléphone. Les émotions sont comme des appels téléphoniques qui nous communiquent de l'information. Si nous répondons au téléphone, nous recevrons des informations sur quelque chose qui se passe à ce moment-là. Si nous évitons de prendre l'appel (ou que nous coupons carrément la sonnerie du téléphone) suite à une réponse de gel (voir chapitre 3), nous déconnectant ainsi complètement de l'émotion, nous bloquerons le message et perdrons l'occasion de résoudre le besoin ressenti du corps, ce qui érodera notre confiance en nous-mêmes. Si notre réponse à la sonnerie du téléphone en est une de combat ou de fuite, plutôt que de simplement prendre l'appel, nous serons susceptibles de déclencher des réactions semblables chez les autres en courant anxieusement dans tous les sens pour alerter tout le monde autour de nous que le téléphone sonne. Il pourrait même arriver que nous attisions notre honte en nous rendant coupables du fait que le téléphone sonne, ou que dans notre colère, nous nous mettions à frapper les autres sur la tête avec le téléphone. Si nous prenons l'habitude de bloquer le message, que ce soit en ignorant (gel) ou en réagissant (combat ou fuite) à notre « téléphone émotionnel » au lieu d'y répondre, nous manquerons des occasions importantes de nous connecter à nos émotions et de soigner les blessures qui se cachent en dessous.

Afin de nous permettre de voir ce défi sous un jour plus pratique, examinons comme exemple la situation de Mark. Mark travaille comme premier répondant. Ces jours-ci, il ressent un sentiment d'effroi quotidien au moment de se présenter au travail, et son anxiété a un impact sur ses relations avec ses collègues. Depuis quelque temps, sa charge de travail lui paraît constamment accablante, et il semble aussi y avoir plus de conflits et d'hostilité entre les membres de l'équipe que d'habitude. Mark avait jusqu'ici toujours apprécié l'imprévisibilité relative à ses journées de travail; à son avis, cela ajoutait un degré d'aventure et de défi. Cependant, dernièrement, cette même imprévisibilité semble attiser son anxiété.

Il y a pour Mark deux façons interdépendantes et tout aussi importantes de relever ses défis.

Tout d'abord, Mark pourrait s'adapter à l'environnement afin de pouvoir s'épanouir. Tout comme les arbres ont besoin d'un environnement adéquat pour former des « racines » plus profondes, nous avons également besoin d'environnements qui peuvent nourrir et soutenir notre capacité à nous épanouir. Deuxièmement, Mark pourrait adapter son orientation en fonction de l'environnement afin d'atténuer l'impact de ses déclencheurs (« conditions météorologiques »).

Il y aura toujours dans notre contexte des éléments qui ne pourront pas être changés. Lorsque c'est le cas, le mieux pour nous est de l'accepter et de nous réorienter d'une manière plus ancrée et solide. Si nous continuons à nous sentir victimes de facteurs externes, nous ferons une fixation sur la menace (cette chose qui nous fait endosser le rôle de victime), et le système nerveux s'activera en conséquence. Nous deviendrons alors « coincés » dans cette boucle, où chaque réaction du système nerveux est aussitôt suivie d'une autre. Lorsque nous acceptons ce qui ne peut pas être changé, que nous identifions ce qui peut l'être et que nous agissons, nous passons d'un rôle de victime à un rôle de vainqueur. C'est ainsi que nous nous « libérons ».

Pour revenir au défi de Mark, quels éléments contribuent d'après vous au stress de Mark ? Qu'y a-t-il dans la situation de Mark qui rend difficile de « répondre à son téléphone émotionnel » ? Réfléchissez à ce qu'il en est pour vous-même par rapport à ces questions.

Pratique d'harmonisation : comment réagissez-vous aux émotions inconfortables ?

Réfléchissez à vos tendances passées. Quelle icône représente le mieux selon vous la façon dont vous avez tendance à répondre aux émotions inconfortables ?

| Évitement/ distraction | Déni | Dissociation | Acceptation et apprentissag |

La réponse au stress peut activer le système nerveux au point que nous en devenons tellement distraits (ou tellement figés) que nous ne pouvons rien ressentir, et encore moins nous occuper de nos émotions. Si nous ne sommes pas en mesure de nous occuper de notre énergie émotionnelle, elle devient « piégée » dans le corps, ce qui nous amène à nous désharmoniser de notre essence, d'avec le « signal » de notre nature. D'après mon expérience, être là pour ressentir une émotion pourrait être comparé au fait de mélanger du vinaigre et de la levure chimique : les substances chimiques réagissent, et le mélange se met à monter jusqu'à la surface et hors de nous, nous laissant dans un état d'équilibre plus neutre, moins volatil. Lorsque le « bruit » distrayant se dissipe, nous pouvons plus facilement nous harmoniser au « signal » et nous ancrer une fois de plus dans notre moi le plus solide, moins en proie à l'insécurité.

Lorsque notre monde intérieur est trop « bruyant », il devient trop intimidant de s'y plonger. L'impact de l'émotion est consciemment *refoulé* ou inconsciemment *réprimé*. Plutôt que de nous plonger dans notre monde intérieur pour nous apaiser, nous sommes plus enclins à nous tourner vers des substances ou des activités potentiellement nocives pour nous procurer une distraction contre nos souffrances. Avec une pratique consciente et compatissante, nous pouvons reconstruire notre confiance envers notre corps ainsi qu'envers ses sensations. À mesure qu'augmentera notre confiance envers notre corps, nous commencerons à reconnaître ses messages comme des alliés bien intentionnés, à qui il arrive de tomber en proie à la confusion. Ces messages sont des « autres », séparés de notre essence, et en tant que tels, nous pouvons travailler avec eux avec compassion sans trop nous identifier avec eux (la source de la « menace »). Débarrassés du « bruit » de la peur, nous pourrons accueillir ces messagers émotionnels comme des invités dans notre maison, sûrs qu'ils détiennent des indices importants pour nous sur ce chemin de découverte de notre « vrai » moi.

Les blessures non cicatrisées du passé, se présentant aujourd'hui comme des « traumatismes », sont une source particulièrement problématique d'incongruence. Lorsqu'un événement actuel nous rappelle un événement passé, il arrive que malgré ses superpouvoirs de granularisation, notre cerveau confonde les menaces passées et présentes. Notre mémoire dépend de notre état : même un petit bouleversement peut faire remonter à la surface des souvenirs traumatiques passés, déclenchant une réponse au stress d'intensité bien supérieure à la menace objective actuelle. Cela tant et si bien que l'expérience peut sembler encore plus menaçante que lorsque la blessure principale s'est produite pour la première fois. Comme nous l'avons vu dans les chapitres précédents, cette réactivité peut être appelée trouble de stress post-traumatique (TSPT), lequel est un trouble où notre sens de l'ordre devient sur le coup déformé en fonction d'un événement passé.

Dans ce livre, vous en apprendrez davantage sur les pratiques de « déblocage » qui permettent d'éliminer le bruit. Ces pratiques visent à réguler le système nerveux et à cultiver le non-attachement afin de nous permettre de distinguer le « signal » du « bruit ». Une fois que nous avons apaisé le corps en éliminant le « bruit », nous pouvons nous ancrer et nous harmoniser au « signal » de notre nature. De là, nous pourrons faire un avec notre *être*. Lorsque nous faisons un avec notre *être*, nos actions s'en trouvent inspirées et nous nous mettons à manifester à travers elles notre « vrai » moi dans le monde, sans le moindre effort. Nous nous mouvons simplement avec les courants de l'énergie qui nous entoure; nous nous épanouissons.

Les sentiments non ressentis, qu'ils soient refoulés ou réprimés, restent quant à eux piégés dans le corps sous forme de blocages d'énergie. À mesure que nous apprenons à développer notre confiance en nous-mêmes et à conserver de l'espace pour « ce qui est », ces énergies bloquées se mettent à remonter à la surface en vue de guérison. Lorsque nous apprenons à éprouver ces émotions piégées à partir d'un état de calme et bien ancré, nous pouvons briser la réponse de peur conditionnée. Bien que ce fait d'avoir à « ressentir nos sentiments » puisse sembler être un pas en arrière, ce n'est pas le cas. C'est ainsi, au bout du compte, que nous pouvons aller de l'avant.

Plonger dans notre monde intérieur est parfois plus facile à dire qu'à faire. Si nous venons à rester coincés dans des tendances de pensées cycliques caractérisées par des jugements et des critiques envers nous-mêmes ainsi que par des pensées autodestructrices, nous succomberons de ce fait à l'idée que nous ne sommes pas assez bons. Dans cet état où nous nous percevons comme jamais assez bons, nous devenons une menace pour nous-mêmes. Notre système nerveux ne manquera pas de détecter cette menace, et provoquera en conséquence toutes sortes de « bruits » inconfortables. Notre monde intérieur nous paraîtra de ce fait inconfortablement menaçant, plutôt qu'un endroit où nous voudrons passer beaucoup de temps, et certainement pas un endroit vers lequel nous voudrons nous tourner pour nous apaiser.

Des niveaux accrus de cortisol attisent les réponses de combat-fuite-gel-soumission, renforçant le sentiment que notre monde intérieur est chaotique et rempli de risques. Les substances et certains comportements impulsifs fournissent des « solutions » externes à ce problème interne. Dans une tentative de retrouver de l'ordre en nous accrochant à une influence extérieure, nous devenons désincarnés, nous éloignant de notre *être* au profit de simples façons d'*être*. Parce que les distractions temporaires ne sont généralement pas le résultat d'un choix conscient et empreint de compassion, elles nous rendent plus enclins à nous faire du mal et à faire du mal aux autres dans nos tentatives de nous apaiser dans cet état désincarné. La bonne nouvelle est que nous avons un bouton de réinitialisation! En régulant notre système nerveux, nous pouvons prendre du recul par rapport à la menace perçue, de sorte à créer un espace entre elle et nous. Résultat, elle devient l'« autre ». À partir de cet état ancré (harmonisé au « signal »), nous sommes mieux en mesure de gérer le « bruit » du système nerveux ainsi que les trames narratives (souvent sans fondement) qui l'activent.

Reconnaître les réponses combat-fuite-gel-soumission

Une raison fondamentale pour laquelle certaines personnes s'épanouissent tandis que d'autres qui se trouvent dans des circonstances similaires souffrent, est la différence au niveau de leur perception des menaces. Les personnes qui s'épanouissent sont plus susceptibles de voir de nouveaux stimuli comme gérables, là où d'autres pourraient voir des menaces. Lorsque nous percevons les stimuli dans nos vies comme gérables, nous sommes plus en mesure de relever les défis sans stress excessif. Comme nous l'avons mentionné au chapitre 3, la plupart d'entre nous avons déjà entendu parler des réponses de combat et de fuite, qui découlent du système nerveux sympathique. Au cours de la dernière décennie, nous en avons appris bien davantage sur la réponse de gel, ainsi que sur celle de soumission, qui quant à elles découlent du système nerveux parasympathique. Parce que leurs origines sont différentes, nous devons les gérer avec un ensemble d'outils différents.

L'activation sympathique nous plonge dans une spirale subjective, même lorsqu'il serait plus adaptatif pour nous de rester objectifs, calmes et sereins. Nous avons tendance à nous mettre soit en mode combat, soit en mode fuite, tombant inconsciemment dans l'un plus souvent que dans l'autre. Lorsque ni l'une ni l'autre options ne semblent viables, nous sommes portés vers les réponses de gel ou de soumission.

Les personnes qui ont tendance à adopter le mode de combat versent souvent dans des pensées critiques et autodestructrices (« Je suis un tel perdant, je ne suis pas aimable, je n'y arriverai jamais »). Ici, l'ennemi que nous choisissons de combattre, c'est nous-mêmes.

L'antidote à la réponse de fuite : l'autocompassion

Les personnes qui adoptent la réponse de fuite essaieront généralement d'éviter l'inconfort en se tournant vers des distractions extérieures comme agents engourdissants, en utilisant des substances, ou en se tournant vers des activités fortes en adrénaline ou accaparantes pour s'en dissocier.

L'antidote à la réponse de fuite est de reconnaître que nous ne sommes pas seuls et de remplacer les comportements d'isolement par des comportements d'appartenance et de connexion avec les autres.

Les personnes qui tombent en proie à la réponse de gel sont enclines à ruminer des pensées de façon cyclique (« Je n'aurais pas dû dire que... Si seulement j'avais... »), ce qui les amène à faire une fixation sur ce qu'elles auraient pu et auraient dû faire. La pleine conscience, le fait d'être présents, interrompt les ruminations en attirant notre attention sur le moment présent à travers nos sens. Dans l'état de gel, notre monde intérieur nous semble parfois menaçant au point que nous préférons l'ignorer. Dans un tel cas, avoir conscience de la façon dont nous ressentons les stimuli externes est souvent suffisant pour atténuer notre sentiment d'accablement.

Les antidotes aux réponses de gel et de soumission : la pleine conscience et l'autocompassion

En plus de reconnaître nos propres tendances défensives, il est utile de reconnaître les tendances de nos proches et de nos collègues. Lorsque nous pouvons reconnaître des tendances défensives, nous sommes plus en mesure d'offrir de la compassion, puisque nous voyons leur système nerveux comme séparé du « signal » de qui ils sont. D'autres sont simplement pris dans le « bruit » et poussés davantage par la peur que par un quelconque choix. À partir de cet état de plus grande compassion, nous sommes moins susceptibles de voir notre propre système nerveux s'activer, et par conséquent, nous pouvons aider à désamorcer objectivement la situation.

Par exemple, lorsque nous et une autre personne nous trouvons ensemble dans ce même état d'activation, nous pouvons prévenir une cascade d'activation chez l'autre personne simplement en nous avouant à nous-mêmes que nous nous sentons dans cet état et en y mettant un frein. Ou, quand il est clair que nous sommes face à quelqu'un qui vient d'entrer en réponse de combat, nous pourrions nous dire : « Je ne me sens pas en sécurité en ce moment. Je crois que pour me protéger, il vaudrait mieux que je m'éloigne de cette situation ». En nous montrant « vrais » plutôt que d'essayer de masquer notre vulnérabilité, nous passons immédiatement à un état de plus grande solidité de notre *être*. En exprimant le « bruit », nous ouvrons un chemin pour nous reconnecter à notre « signal » et aider les autres à faire de même dans le processus.

Interrompre le stress

Un souvenir sans charge émotionnelle est de la sagesse. (Dispenza, 2012)

Connaître votre tendance défensive peut vous aider à reconnaître quand cela se produit, ce qui sera une invite à prendre du recul pour interrompre votre réponse au stress. Prendre du recul atténuera la perception de la menace et permettra à votre corps de revenir dans l'homéostasie (c.-à-d. exempt de mal*aise* ou de menace). Essentiellement, lorsque nous régulons les choses de cette façon, nous pouvons recommencer à nous sentir en sécurité dans le « signal » de qui nous sommes.

Interrompre la réponse sympathique : lutte et fuite

L'équilibre entre nos systèmes nerveux sympathiques et parasympathiques module notre expérience du stress. Le rôle du système nerveux sympathique est de nous permettre d'échapper aux dangers. Idéalement, il nous signale de prendre une *action significative*, qui devrait résoudre la menace. Une fois la menace dissipée, le système nerveux parasympathique entre en jeu, nous aidant à nous détendre et à inverser les effets du système nerveux sympathique. Le problème est que dans le monde d'aujourd'hui, nous sommes surstimulés par des facteurs de stress externes ou par une rumination habituelle sur des menaces imaginées, et nous finissons donc souvent par nous retrouver chroniquement coincés dans la boucle biologique du système nerveux sympathique. Sans une stimulation suffisante du système nerveux parasympathique pour nous rééquilibrer, nous continuerons d'être assaillis par la tension et l'anxiété au quotidien, sans le moindre répit.

Inverser la stimulation chronique du système nerveux sympathique comporte quatre étapes de base : prise de conscience, non-attachement, réorientation, et rituel. Ces étapes sont présentées plus en détail ci-dessous.

1. Prise de conscience

Prendre conscience signifie reconnaître quand le système nerveux sympathique est activé. Prenez du recul (non-attachement) par rapport à l'anxiété : détachez-vous de l'émotion et positionnez-vous plutôt en tant que témoin impartial. Pour appuyer votre capacité de prendre du recul, cultivez un sentiment de curiosité au sujet de la situation, qu'il s'agisse de quelque chose de nouveau quant à la façon dont vous percevez l'expérience (impact sur votre monde intérieur) ou de quelque chose de nouveau quant au contexte (une différence dans le monde extérieur).

2. Non-attachement

Le non-attachement est le fait de prendre du recul pour évaluer objectivement si oui ou non la situation constitue réellement une menace. Acceptez ce qui se passe, *en remarquant et en acceptant* les émotions intenses (peur, anxiété) comme des réponses biologiques naturelles découlant de l'activation du système nerveux sympathique. Ces sentiments émotionnels et biologiques intenses sont le produit d'une réaction chimique normale dans l'expérience humaine du stress (résultant de notre interprétation d'une émotion inconfortable, pouvant être basée ou non sur des pensées exactes).

3. Réorientation

La réorientation est le fait de changer notre perspective. Cela peut signifier changer la situation elle-même, ou changer notre perception de la situation. Faites quelque chose pour *éliminer le facteur de stress*. Si vous ne pouvez pas l'éliminer, *recadrez la réponse au stress* en tant que rappel de vous ancrer dans la pleine conscience. Chaque signal de pratiquer la pleine conscience est une occasion d'évaluer la réalité de la situation, de déterminer s'il s'agit d'une menace réelle ou imaginaire, et de résoudre les expériences passées non cicatrisées (c.-à-d. les traumatismes).

4. Rituel

Un rituel est une action qui active le système nerveux parasympathique (réponse de relaxation). Il existe toute une variété de techniques qui activent le système nerveux parasympathique, de sorte à signaler au corps de se détendre. Ces techniques nous mettent en mode sentant, lequel nous permet de rester concentrés sur le moment présent. Par exemple, nous pouvons *sentir* le sol ou la chaise sous nous, ou notre respiration qui entre et sort de notre corps; nous pouvons *observer* notre environnement, en laissant tous les stimuli distrayants monter, puis retomber à l'arrière-plan. Lorsque les émotions sont intenses, les exercices de relaxation active et de respiration sont les plus utiles, comme s'étirer, prendre cinq longues respirations profondes, ou pratiquer la respiration « 4-7-8 » (décrite à la section suivante).

La respiration passive, où l'accent est mis sur l'observation de la respiration plutôt que sur son contrôle, est un autre excellent moyen de se détendre et de pratiquer le non-attachement, mais elle n'est pas toujours très utile lorsque nos niveaux de cortisol sont très élevés.

Interrompre la réponse parasympathique : gel-soumission

Selon les influents travaux de Peter Levine (2010) sur l'expérience somatique, la réponse de gel du corps est un mécanisme de survie involontaire qui se traduit souvent par un engourdissement émotionnel et un détachement, aussi appelé dissociation. Dans des environnements de considération positive inconditionnelle, où nous ne ressentons aucune crainte de nous exprimer, nous apprenons à réguler nos émotions. Si nous n'avons pas eu accès à cet environnement dans nos années de développement, il se pourrait que notre système nerveux n'ait pas appris à se réguler lorsque des émotions inconfortables se présentent. Par conséquent, dans les environnements à haut degré de stimuli où les connexions relationnelles sécuritaires font défaut, nous serons plus sujets au gel (c.-à-d. à la dissociation), car c'était le mécanisme qui paraissait nécessaire à notre survie dans nos années de développement. Il n'y a pas de solution miracle pour ces réactions subconscientes; il faut plutôt établir un environnement de sécurité interne et externe, permettant à l'énergie émotionnelle piégée (le « bruit ») de faire surface et de s'évacuer.

Lorsqu'il est confronté à une menace réelle ou perçue, le système nerveux sympathique s'active. Mais si, dans la fraction de seconde que dure l'évaluation inconsciente de la menace, nous déterminons que ni la réponse de combat ni la réponse de fuite ne fonctionneront (peut-être parce qu'elles n'ont pas fonctionné dans le passé), alors la réponse de gel parasympathique entrera en jeu, provoquant une totale incapacité à agir. Comme conséquence de cela, l'énergie se retrouve piégée. Une fois que nous serons revenus de cet état de gel, l'énergie piégée qui a été créée lors de l'activation sympathique devra être libérée, sinon elle restera piégée, continuant à créer un « bruit » intérieur jusqu'à ce qu'elle puisse être libérée. Nous pouvons faciliter cette libération en faisant notre *chose significative* pour éliminer la menace ou la perception de la menace. Une fois la menace gérée, nous pourrons étendre notre seuil de tolérance au stress, ce qui permettra de prévenir une nouvelle réaction de gel de notre part. Pour favoriser davantage l'évacuation des émotions et de l'énergie qui pourraient autrement continuer à activer le système nerveux, nous pouvons utiliser le mouvement ou des étirements pour nous débarrasser de cette énergie en excès, un peu comme les animaux se secouent après un traumatisme.

La pleine conscience est la clé pour remarquer le processus, pour rendre conscient ce qui est inconscient, et pour travailler avec bienveillance et compassion envers nous-mêmes afin de rééquilibrer notre système nerveux. Une grande partie de ce travail doit avoir lieu *avant* et *après* son activation : en établissant et en nous familiarisant avec ces pratiques afin que nous puissions les utiliser sans tarder; en connaissant et en anticipant les sources communes de stress; en nous montrant à nous-mêmes que nous avons des ressources que nous n'avions peut-être pas dans nos moments de traumatismes antérieurs; en remarquant les façons dont nous essayons inconsciemment d'équilibrer notre système nerveux, dont il se pourrait que certaines ne soient pas saines ou efficaces (tels que les comportements addictifs); et finalement, en remplaçant nos comportements malsains par des comportements qui nous font nous sentir plus confortables. En naviguant plus intentionnellement à travers les pièges courants et en remarquant les moments d'activation, nous serons beaucoup plus susceptibles de retrouver notre chemin vers l'équilibre, beaucoup plus rapidement.

Vous vous sentez coincé(e)? Il y a souvent une « chose significative » que nous remettons à plus tard. Cette action inspirée est la façon dont nous pouvons nous réorienter, du sentiment d'être une victime vers un sentiment de vainqueur. Le sentiment de notre pouvoir personnel s'en trouve renforcé lorsque nous répondons à cette invite intérieure.

Exercice de déblocage : interrompre la réponse de gel

Lorsque nous nous sentons submergés par des sensations inconfortables dans le corps, dans une tentative pour minimiser les stimuli, le corps entre dans un état dissocié ou engourdi. Cette réponse est celle de combat ou de fuite, mise sur pause (Kozlowska et coll., 2015). Dans cet état, les sensations sont affaiblies, et tout particulièrement les sensations corporelles telles que la connexion émotionnelle et physique. Parce que l'état de gel est involontairement lié à un traumatisme passé (énergie émotionnelle bloquée), nous pouvons interrompre cette réponse en nous reconnectant à l'ici et maintenant. Nous pouvons y parvenir en suivant les sensations physiques dans notre corps, telles que celles de notre respiration entrant et ressortant de notre corps, ou celles de l'air sur notre peau. La clé est de se concentrer sur les sensations physiques, en détournant notre attention des émotions activées qui se rapportent plus aux traumatismes passés qu'à la réalité actuelle. Se concentrer sur les sensations physiques liées à l'ici et maintenant désamorce le sentiment de menace liée aux traumatismes passés et nous ramène à ce qui se passe dans le moment présent.

Lors de l'analyse de nos sensations physiques, il est important de leur permettre d'être telles qu'elles sont. Bien qu'il puisse nous arriver involontairement d'étiqueter les sensations comme bonnes ou mauvaises, la chose la plus utile à faire est de reconnaître ces étiquettes et de simplement les ignorer. Encore et encore, nous devons revenir au rôle d'observateur neutre. Lorsque l'énergie piégée remonte à la surface pour être libérée, il n'est pas rare que les gens ressentent des picotements, des tremblements et des secousses lorsqu'ils libèrent l'énergie (Levine, 2010).

Si vous concentrer sur votre corps est trop difficile en raison de l'intensité des émotions, faire ce suivi par la voie des yeux peut être une autre bonne façon de vous ancrer de nouveau. Lorsque les mammifères se sentent immobilisés en raison de la réponse de gel, leur canal visuel demeure intact, ce qui leur permet de continuer à scruter leur environnement à la recherche de menaces potentielles (Kozlowska et coll., 2015). Utiliser ce canal visuel pour se reconnecter à l'ici et maintenant est un moyen doux et efficace de gagner en perspective et d'ancrer de nouveau.

 Occasion de réflexion et d'adaptation

Rappelez-vous un moment récent où vous vous êtes senti(e) gravement menacée. Quelle réponse a été activée? Combat, fuite, gel, ou soumission? Laquelle de ces réponses est la plus courante pour vous dans les situations stressantes? Quelle activité antistress semble fonctionner pour vous maintenant? Qu'est-ce qui, dans cette activité, fait que cela semble fonctionner pour vous? Qu'est-ce qui agréable dans cette activité? Qu'est-ce qui vous a demandé de l'effort? Que pourriez-vous essayer d'autre à l'avenir?

S'harmoniser au « signal » par la respiration

Par Crosbie Watler, M. D., FRCPC, un leader d'opinion et psychiatre canadien

L'attention ne peut vraiment être qu'à un seul endroit à la fois. Par défaut, cet endroit est le champ de l'esprit. Il y a une dépendance que nous partageons tous : la dépendance à la pensée. Nous nous occupons de nos pensées et de nos émotions même lorsqu'elles ne nous servent pas, et même lorsqu'elles nous causent du tort. Nous recherchons des distractions de manière désespérée ou nuisible afin de changer de sujet, de sortir de nos têtes.

Une distraction omniprésente est la respiration. Jusqu'à ce que vous lisiez ceci, aviez-vous conscience de votre respiration? Le simple fait de diriger avec *intention* notre attention sur notre respiration ou notre espace intérieur réduit immédiatement notre tonus sympathique, ce qui nous permet de nous ancrer et de prendre soin de nous-mêmes.

Les techniques de respiration contrôlée améliorent notre fonction mentale et notre humeur, nous aident à nous concentrer, et réduisent nos niveaux de cortisol (Ma et coll., 2017; Perciavalle et coll., 2017). Dans la section suivante, vous trouverez des exemples de techniques de respiration contrôlée qui aident à réguler le système nerveux. Respirer de ces manières nécessite de la concentration et active de ce fait la capacité de prendre du recul par rapport aux pensées autodestructrices. Par conséquent, ces techniques dédramatisent notre perception des menaces. Lorsqu'une menace se dissipe, une cascade biologique bénéfique en résulte. Nos muscles se détendent, notre fréquence cardiaque diminue et notre tension artérielle baisse.

Il est courant de nous sentir étourdis lorsque nous utilisons ces techniques, alors n'oubliez pas de commencer lentement et de doser adéquatement ces exercices si vous êtes enceinte ou que vous les pratiquez lors de certaines activités qui pourraient poser un risque pour la sécurité, comme la conduite. Les inhalations se font souvent par le nez, avec la langue posée sur le haut du palais (plafond de la bouche).

Pendant la plupart des méditations assises, l'inspiration et l'expiration se font par le nez. Cependant, lors d'exercices de respiration qui favorisent le nettoyage et la purification, la régénération, ainsi que la transmutation ou la libération d'émotions difficiles, l'expiration se fait souvent par la bouche, de ce que cela favorise une expiration complète et une libération émotionnelle. Quelle que soit la façon dont vous choisissez de pratiquer, il n'est pas nécessaire de compliquer la respiration. Respirer profondément jusque dans votre ventre est souvent suffisant pour obtenir un changement mental, émotionnel et biologique. Les exercices suivants favorisent une plus grande capacité à interrompre la réponse au stress (système nerveux sympathique) et à activer la réponse de relaxation (système nerveux parasympathique).

Attention intentionnelle

Par Crosbie Watler, M. D., FRCPC, un leader d'opinion canadien et psychiatre chevronné

L'attention est le carburant pour la boucle d'activation corps-esprit. Lorsque nous nous ancrons dans une conscience spacieuse, il n'y a plus de carburant pour alimenter le feu de la réactivité corps-esprit, et la tension somatique est métabolisée.

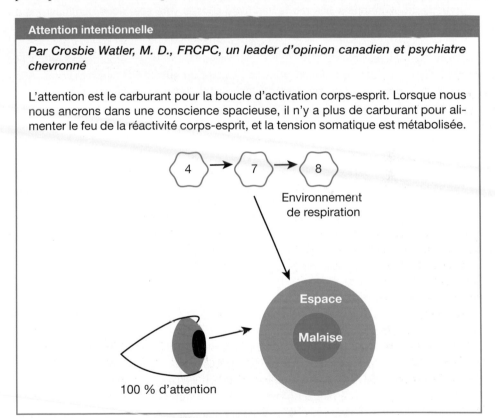

Réguler avec la respiration
La technique 4-7-8

Tel qu'illustré par le Dr Watler, vous pouvez utiliser la technique 4-7-8 pour créer de l'espace autour du malaise (inconfort dans le corps), ce qui interrompt la boucle d'activation corps-esprit dans laquelle nous nous trouvons souvent coincés. *Cet exercice provoque souvent des étourdissements (et c'est délibéré!). N'essayez pas cet exercice au volant ou pendant d'autres activités qui nécessitent une attention complète et non altérée.*

Commencez par remarquer ce que vous ressentez. Sur une échelle de 1 à 10, à combien estimez-vous votre niveau d'anxiété maintenant?

Ensuite, videz vos poumons en expirant complètement par la bouche. Avec votre langue reposant doucement sur votre palais supérieur (plafond de la bouche), inspirez pendant 4 secondes par le nez. Retenez votre souffle pendant 7 secondes. Expirez à nouveau par la bouche pendant 8 secondes, en faisant un son de dégonflement pour expirer plus complètement. Trois cycles 4-7-8 sont souvent suffisants pour activer le système nerveux parasympathique (réponse de relaxation). Résultat, nous sommes alors plus en mesure de nous plonger dans notre corps pour libérer l'énergie coincée et nous autoapaiser. Si la menace initiale n'est pas gérée, ou si nous ne nous sommes pas réorientés avec succès vers elle, nous continuerons à être en état d'activation jusqu'à ce que nous le fassions.

Il est normal, et même bon signe, de ressentir un léger étourdissement. Cet étourdissement est ce qui interrompt la réponse au stress. Si vous remarquez que ces comptes de 4-7-8 ne semblent pas faire effet, essayez-en des plus longs.

Sur une échelle de 1 à 10, à combien estimez-vous votre niveau d'anxiété maintenant?

La technique 4 × 4
Commencez par expirer par la bouche pour vider vos poumons. Avec votre langue reposant doucement sur le haut de votre palais (plafond de la bouche), inspirez par le nez pendant 4 secondes. Retenez votre souffle pendant 4 secondes. Expirez par la bouche pendant 4 secondes. Retenez votre souffle pendant 4 secondes. Commencez le cycle suivant en respirant par le nez pendant 4 secondes. Commencez par quatre cycles de cette technique 4 × 4 les premières fois, puis adaptez l'exercice en fonction de votre désir, du moment et de vos capacités.

Respiration du feu
Il s'agit d'une pratique yogique faisant partie du système d'exercices de respiration appelé « pranayama », qui revigore le corps et nettoie l'esprit. Commencez en position assise, avec la colonne vertébrale droite, et les yeux et la bouche fermés. Inspirez et expirez rapidement par le nez, en essayant de « rentrer » votre nombril vers votre colonne vertébrale à chaque expiration. Les respirations dans cet exercice sont rapides, se succédant à un rythme de deux à trois cycles par seconde. Pour commencer, limitez ces sessions à 15 secondes.

Soupirs
Une longue expiration suivie d'une pause de 2 secondes avant d'inhaler à nouveau entraîne une libération de la tension physiologique chez les personnes sujettes à l'anxiété (Vlemincx et coll., 2016).

Comptage des respirations
Le comptage des respirations facilite la capacité de se concentrer sur la respiration, interrompant les ruminations qui provoquent souvent la réponse au stress. Le

comptage des respirations renforce également la concentration en améliorant votre capacité à maintenir la pleine conscience et la méditation. Observez votre respiration lorsqu'elle entre et sort de votre corps, en comptant jusqu'à 5 pour chaque expiration, puis en recommençant à un compte de 1. À mesure que vous devenez plus habile à cet exercice, augmentez votre compte jusqu'à atteindre 10.

Respiration du cœur

La respiration du cœur décrit le processus consistant à filtrer chaque respiration, pensée et émotion en les faisant passer par l'espace du cœur. C'est un excellent moyen de syntoniser votre « signal » intérieur. Pour pratiquer la respiration du cœur, plongez d'abord dans votre monde intérieur, en vous installant dans le calme et en reléguant les distractions extérieures à l'arrière-plan. Imaginez l'espace du cœur, en allant au-delà du seuil de l'esprit pensant pour vous concentrer sur votre centre physique et spirituel, tandis que vous approfondissez et en ralentissez votre respiration. Dans cet espace, vous pourrez vous connecter à votre essence, transcendant le voile de l'ego afin que vous puissiez voir et sentir votre connexion à vous-même, aux autres, à la nature et à un monde spirituel plus étendu. De cet espace connecté, vous pourrez plus facilement distinguer le signal du bruit.

L'utilisation de cette technique avant les événements stressants est une forme d'*amorçage* (voir le chapitre 8) qui aide à réduire l'anxiété liée à un événement actuel ou à un défi à venir. Vous pouvez la pratiquer en vous imaginant dans l'événement tout en vous concentrant sur la respiration alors qu'elle entre dans votre cœur et en ressort, puis en vous réorientant selon un point de vue sincère (c.-à-d. en cultivant l'objectivité et en relaxant votre physiologie), de même qu'en supprimant la charge émotionnelle à la racine de la réponse au stress initiale.

Vous concentrer sur votre cœur pendant que vous inspirez et expirez vous aidera à cultiver l'amour bienveillant et favorisera le développement de votre autocompassion. Lorsque nous nous concentrons sur un sens dans le corps, nous renforçons notre capacité à rester dans le moment présent, à nous connecter à notre monde intérieur et à remarquer ses sensations, ainsi qu'à améliorer notre concentration et notre clarté d'esprit. En apprenant (souvent par essai-erreur) des stratégies qui nous aident à nous sentir connectés, nous devenons plus en mesure de nous plonger rapidement dans notre monde intérieur et de nous apaiser plus facilement lorsque nous en avons le plus besoin.

Il existe une variété de façons de favoriser une connexion sincère. Certains préfèrent visualiser, ou utiliser l'imagination, pour se réorienter, ce qui leur permet de se voir et de voir le monde à travers une lentille centrée sur leur cœur. Par exemple, imaginez que vous inspirez une lumière blanche purificatrice à travers la couronne de votre tête, et que, lorsque vous expirez, vous répandez l'amour et la compassion à partir de votre cœur. Pour d'autres personnes, les mantras (récités à voix basse ou à haute voix) sont une bonne méthode pour les faire traverser rapidement ce seuil. Prenez votre temps et essayez différentes techniques, en prenant note de ce que vous aimez afin que vous puissiez l'ajouter à votre ceinture d'outils. En fonction de nos expériences passées, nos personnalités et nos préférences sensorielles différentes, les clés de la porte de nos mondes intérieurs varieront elles aussi d'une personne à l'autre. Avoir plusieurs outils à votre disposition vous donnera des choix basés sur vos besoins uniques et sur le contexte dans lequel vous vous trouvez.

Déblocage : le signal de la chose *significative*

Nous pouvons contrer les effets des hormones de stress à l'aide d'une *chose (ou action) significative*, qui nous fera passer du sentiment d'être une victime impuissante, à un sentiment de pouvoir personnel victorieux. Ces choses ou actions significatives ne sont jamais les mêmes : elles changent à chaque défi passager. Parfois, cette chose ou action est simplement de dire « non » lorsque nous nous sentons obligés de dire « oui ». Parfois, cela signifie quitter un emploi qui va à l'encontre de nos valeurs. Parfois, cela signifie dire « oui » à un désir, malgré les craintes qui nous hantent. Faire cette chose significative est exactement comment nous nous libérons! En agissant d'une manière qui entend et comble le besoin ressenti du corps, vous envoyez un message au système nerveux. Vous reconnaissez le message et agissez en conséquence. Tout cela fait partie du processus de bâtir la confiance et, en fin de compte, de renouer d'amitié avec le corps (y compris le système nerveux).

Comment savoir quelle est la chose significative? À mesure que nous nous habituons à la façon dont le « signal » des désirs et de la connaissance intérieure résonne dans le corps, la chose significative nous deviendra plus évidente. Au début, parce que nous sommes en train de refaire connaissance avec notre corps, et que nous avançons en fonction de nos sens ressentis, cela ressemblera à un processus d'essai-erreur. Comme pour ajouter au défi, il arrive souvent que la chose significative soit aussi la plus difficile pour nous, la chose qui requiert le plus de vulnérabilité de notre part. En conséquence, nous évitons souvent inconsciemment la solution significative, et nous nous tournons plutôt vers quoi que ce soit d'autre à la place. Lorsque des solutions de moindre efficacité ne parviennent pas à nous libérer et que notre motivation à mettre fin à la souffrance éclipse notre peur, c'est là que nous atteignons le courage d'entreprendre notre action significative.

Anxiété (angoisse) : un signal nous invitant à nous souvenir de qui nous sommes

Beaucoup d'entre nous sont conditionnés à éviter l'anxiété à l'aide d'une variété de stratégies créatives visant à l'assourdir ou à nous procurer une distraction contre elle. Cependant, dans ce parcours vers une plus grande congruence, l'anxiété peut être une alliée, nous signalant si nous nous éloignons de nos valeurs et de notre vocation. L'« angoisse signal d'alarme » est un baromètre qui attire notre attention lorsqu'il détecte un certain niveau d'intensité gênante. Ce terme a été initialement défini comme une tension instinctive qui se produit lorsque nous craignons de perdre l'amour et l'acceptation (Freud, 1926; Freud, 1937). Cela se produit dès que nous cessons de sentir que nous faisons l'objet d'une considération positive inconditionnelle, par nous-mêmes ou par d'autres personnes. De là, parce que nous avons oublié notre valeur inhérente, nous en venons à perdre rapidement de vue qui nous sommes, ainsi que notre valeur inhérente (« **signal** »). En conséquence, nous nous mettons à consacrer notre attention à nous décorer fiévreusement avec toutes sortes de choses externes (« **bruit** »), en faisant une fixation sur l'approbation externe pour retrouver un sentiment de sécurité. Le bruit est le conditionnement (fixation sur *faire* et *obtenir*), et il peut facilement noyer le signal. Le bruit produit souvent comme résultats des déclarations de type « devrait », que nous prescrivons à nous-mêmes et aux autres.

En ce qui concerne notre peur typique de l'anxiété, la recadrer de sorte à la voir comme un signal qui favorise la congruence peut être une manière de l'empêcher de nous paraître comme une menace stressante. Dans cet espace plus objectif et sincère, notre capacité à recevoir le message s'en trouve renforcée. Le message peut être difficile à entendre, tout comme il est difficile d'écouter un instrument désaccordé, mais il a un but bienveillant, qui est de mettre en lumière pour nous une zone d'incongruence dont nous devons nous occuper. Nous occuper de l'incongruence nous permettra de nous connecter à nouveau, de nous rappeler qui nous sommes. En nous ancrant de nouveau dans nos valeurs et dans notre vocation, notre fixation sur les façons pour nous d'*être* se dissoudra, et nous pourrons revenir à ce qu'est notre *être*.

Comment puis-je faire partir mon anxiété? Le signal est la fréquence diffusée par notre monde intérieur, fournissant les ressources intérieures, la sagesse et le courage de naviguer dans l'extérieur. Nous perdons l'accès à ces ressources intérieures lorsque nous ne la syntonisons pas. Si nous devenons désaccordés d'avec notre signal (autrement dit, si nous oublions qui nous sommes), nous perdrons notre ancrage et, par peur, nous consacrerons notre attention à rechercher une sécurité extérieure. Lorsque cela se produit, l'anxiété est le messager qui nous signale que nous avons oublié qui nous sommes. Ce signal d'alarme s'estompe lorsque nous nous souvenons de qui nous sommes et que nous y répondons en nous occupant avec compassion du besoin ressenti non satisfait à ce moment-là (soit la chose *significative* décrite précédemment).

Exercices de renforcement

A. Diriger la respiration vers le bruit

Lorsque nous sommes entourés de bruit, il est peu probable que nous parvenions à distinguer le signal. Pour créer l'espace nécessaire au recul qui nous permettra de nous harmoniser à notre signal (non-attachement), nous devons d'abord reconnaître quand nous sommes dévorés par celui-ci. Une fois que nous voyons notre attachement, nous pouvons le reconnaître comme distinct de qui nous sommes, ce qui nous permet de nous y désidentifier, et finalement, de lâcher prise. Lorsque nous le lais-sons ainsi aller, un espace se développe entre les conditions ressenties (imposées par nous-mêmes ou par d'autres) prescrites par le monde et le « bruit » (soit la pres-sion de démontrer notre valeur par nos actions). Lorsque nous nous y désidentifions, nous devenons mieux à même de le voir comme un stimulus que nous pouvons gérer plutôt que comme une menace. À partir de cet état de plus grand calme et de moindre menace où les choses ont plus de signification, où nous sommes plus connectés, où nous avons plus de ressources et où nous nous sentons plus solides, nous pouvons nous raccorder sur notre signal et ainsi mieux naviguer à partir de là dans le monde extérieur.

Diriger la respiration vers le bruit :
- Évoquez une situation qui vous cause de l'insécurité dans votre vie actuelle. Continuez à penser à cette situation jusqu'à ce que vous remarquiez un sentiment d'anxiété dans votre corps. Lorsque l'anxiété se manifestera, allez à sa rencontre avec curiosité, et prenez note d'où elle se trouve, de son caractère, ainsi que de la façon dont elle se présente.
- Imaginez que ce sentiment ressenti est enveloppé d'un ballon à double paroi. À chaque inspiration profonde et expiration, remplissez l'espace entre les deux parois extérieures. Pendant que vous respirez en fonction de cette représentation, soyez à l'écoute pour recevoir le message qui n'attend que d'être entendu. Si trop de pensées bruyantes viennent se mettre en travers de votre chemin, revenez à l'étape consistant à diriger votre respiration dans l'espace entre les deux parois extérieures, de sorte à cultiver plus d'espace (non-attachement). Puis, à partir de cet endroit plus spacieux, retournez au message.
- Une fois le message livré et reçu, continuez à diriger votre respiration dans ce même espace jusqu'à ce qu'il soit si grand que vous puissiez visualiser le ballon s'envoler et flotter lentement vers le lointain. Maintenant que vous avez pris con-science du bruit et que vous le voyez pour ce qu'il est, vous êtes plus en mesure de le distinguer du signal.

B. Vous jouez faux? S'harmoniser à votre « signal »
Lorsque nous nous éloignons de notre valeur inhérente ainsi que de nos valeurs en général et de notre vocation, nous devenons plus susceptibles de rechercher une sécurité dans le monde extérieur. Lorsque nous ne parvenons pas à nous aimer et à nous accepter nous-mêmes (parce que nous manquons d'autocompassion), nous nous tournons vers les autres, nous contentant d'une acceptation et d'une valeur conditionnelles. Se réharmoniser à notre signal consiste à nous souvenir de la valeur inhérente de qui nous sommes, sous notre moi conditionné. Comment nous souve-nons-nous de qui nous sommes? Quelle ressource nous rappelle que nous sommes intrinsèquement dignes et aimés?

Adopter la considération positive inconditionnelle (signal)
- Songez à quelque chose ou à quelqu'un, comme une personne de votre présent ou de votre passé, ou bien votre moi plus sage, ou encore un animal bien-aimé ou une source spirituelle. Ce que vous choisissez n'est pas ce qui importe ici;

ce qui est important, c'est la façon dont votre signal intérieur résonne par rapport à cette chose ou cette personne. Plus cela vous pousse vers un sentiment ressenti de considération positive inconditionnelle, plus il est probable que cet exercice vous permettra de vous réharmoniser à votre signal.

- Pour l'étape suivante, engagez-vous dans une conversation, dans une sorte de prière. Faites-le de sorte à éprouver un sentiment ressenti de votre *être* avec cette source (en d'autres mots, un sentiment de considération positive inconditionnelle) et entamez une conversation. Dites-lui ce qu'il y a dans votre cœur, ce qui vous inquiète. Maintenez la connexion avec ce sentiment ressenti d'amour et de compassion, et de ce fait la connexion avec votre cœur. Lorsque vous aurez fini de dire ce qui doit être dit (vous libérant ainsi de toute honte), prenez le temps d'écouter et d'observer. Prélassez-vous dans le moment présent et célébrez-vous pour avoir traversé cet exercice. Avec la pratique, vous apprendrez à connaître la voix qui coule du signal. Cette voix sage et ancrée vous rappellera qui vous êtes. Entraînez-vous simplement à lier votre être à cette source, à vous engager dans une sorte de prière et à vraiment écouter la sagesse qui en émerge.

Dans cet état de non-attachement plus ancré et où nous nous sentons plus solides, nous pouvons prendre du recul par rapport au bruit et naviguer vers le signal. Certains jours, des affirmations réconfortantes se présenteront à votre esprit. Certains autres, vous vous reposerez dans le calme. Et d'autres jours encore, le conditionnement (bruit) sera trop fort pour distinguer le signal, ce qui rendra l'expérience plus difficile. Chaque expérience nous offre l'occasion d'accroître notre prise de conscience, de cultiver le non-attachement au moment où nous en avons le plus besoin, et de continuer à pratiquer l'autocompassion (en particulier dans les moments difficiles) alors que nous cheminons dans notre parcours.

Les désirs en tant que signaux, les obligations en tant que bruits

Distinguer le signal du bruit requiert à la fois de la connaissance scientifique et de la connaissance de soi : la sérénité d'accepter les choses que nous ne pouvons pas prédire, le courage de prédire les choses que nous pouvons, et la sagesse de connaître la différence entre les deux. (Silver, 2012)

Lorsque nous prenons du recul par rapport à la rumination et que nous nous connectons plutôt à nos sens ainsi qu'au moment présent, nous créons l'espace nécessaire pour garder les pensées et les émotions en perspective. Dans cet espace, il y a une porte vers nos désirs, et par nos désirs, nous pouvons accéder à notre essence. Pratiquement parlant, lorsque nous ne nous identifions pas aux pensées et aux émotions qui passent, nous sommes plus en mesure de faire la distinction entre le barrage de bruit dont nous faisons l'expérience chaque jour, et les signaux importants auxquels nous devrions accorder plus d'attention. Ces signaux importants comprennent nos besoins primaires.

Pour dédramatiser les réponses du système d'alarme de notre corps, nous devons être convaincus que nos besoins primaires sont satisfaits. Tant que ce ne sera pas le cas, nous continuerons à faire l'expérience de projections et d'impulsions sur lesquelles nous avons peu de contrôle conscient. En identifiant le bruit, qui se rapporte souvent aux expériences passées plutôt qu'au moment présent, nous pourrons en baisser le volume. Et une fois capables de baisser le volume des distractions, nous serons plus en mesure de relever les défis actuels.

Exercice de renforcement : trouver un sanctuaire et répondre à la racine des désirs

Lorsque nous sentons qu'un besoin n'est pas satisfait, l'anxiété fait surface. Dans les cultures individualistes telles que la nôtre, ces besoins perçus non satisfaits sont plus susceptibles de concerner l'amour, l'appartenance et l'estime de soi. Les personnes qui ont des systèmes racinaires caractérisés par un sentiment de sécurité, d'enrichissement et d'acceptation inconditionnelle sont plus susceptibles de s'épanouir, même lorsque les choses deviennent difficiles. En raison de la stabilité de leur système racinaire, elles sont moins susceptibles de percevoir comme menaçants les événements mentionnés ci-dessus.

Lorsque notre monde intérieur est un sanctuaire où nous pouvons trouver refuge, nous nous connectons à notre esprit, nous nous ouvrons à ressentir les aspirations et les désirs de notre cœur. Si vous retracez ces désirs jusqu'à la source, vous trouverez un besoin de base aspirant à être satisfait. En fin de compte, ces désirs nous rappellent nos besoins fondamentaux : nous sentir en sécurité, à l'abri du froid et de la faim, et entiers. Nous voulons être réellement vus et jugés intrinsèquement dignes, sans le conditionnement et les façades protectrices qui déforment notre sens de nous-mêmes, et qui alimentent l'incongruence. Il peut arriver à certaines personnes de craindre leurs désirs, peut-être parce qu'elles ont appris que, pour une raison ou pour une autre, le désir est quelque chose d'égoïste ou de dangereux. Lorsque nous étouffons un désir en nous, nous devenons susceptibles de tomber en proie à de nombreuses projections et compulsions, ce qui est le résultat naturel d'une incongruence alimentée par des désirs étouffés.

Occasion de réflexion et d'adaptation

Pour illustrer le pouvoir des désirs, pensez à la dernière fois que vous avez agi de manière compulsive, satisfaisant ce qui aurait pu ressembler à une envie profonde. Regardez au-delà de la surface, sous l'activité ou la substance dont vous aviez envie, au désir fondamental qui se trouvait en dessous. Quel besoin ou quel désir la substance ou l'activité promettait-elle de satisfaire? Comment ce désir fondamental aurait-il pu être satisfait d'autres manières, peut-être plus épanouissantes?

Répondre à nos désirs nous oblige à agir authentiquement, en nous affirmant d'une manière qui est conforme à ceux-ci ainsi qu'à nos valeurs. Les personnes qui peuvent agir malgré la vulnérabilité requise le font parce qu'elles s'acceptent au point où elles ne font plus passer les opinions des autres avant leurs propres désirs et besoins. La qualité déterminante de cette façon solide de manifester notre *être* est la conviction que nous sommes dignes d'une considération positive inconditionnelle. Venir à nous accepter nous-mêmes se produit naturellement lorsque nous nous sentons vus et acceptés pour ce que nous sommes par les autres. Après tout, si les autres peuvent nous aimer pour ce que nous sommes vraiment, peut-être que nous sommes vraiment intrinsèquement dignes, et peut-être, peut-être seulement, pouvons-nous étendre intérieurement ce même amour à nous-mêmes. Dans cet état d'autocompassion, nous pouvons nous défaire des masques que nous portons et des voiles derrière lesquels nous nous cachons et nous présenter avec un sens de nous-mêmes à nu, mais glorieusement émancipé.

Occasion de réflexion et d'adaptation

Une fois ancré(e) dans votre monde intérieur, réfléchissez aux questions suivantes :
   Où *voulez*-vous être? Il ne s'agit pas là d'un endroit où vous pensez que vous devriez être, ou là où vous pensez que les autres aimeraient vous voir, mais bien d'un endroit où vous *aspirez* être.

Il n'est pas nécessaire de faire des efforts considérables ou de forcer des résultats. En fait, la douceur est une qualité importante de l'autocompassion : nous pouvons avoir confiance que lorsque nous serons prêts, les réponses à nos questions se matérialiseront de l'intérieur. L'autocompassion signifie de se libérer du besoin de contrôler les choses, et d'avoir confiance que nos ressources intérieures se développent lorsque nous allons à la rencontre de nous-mêmes où que nous soyons, que nous sommes présents avec ce qui est, et que nous pratiquons la considération positive inconditionnelle intérieurement et extérieurement.

Si vous étiez libre de tout sentiment de culpabilité ou de peur et que vous viviez la vie que vous vouliez vivre, qu'est-ce qui serait différent? Comment vous sentiriez-vous? Comment cela changerait-il votre vie? Que feriez-vous que vous ne faites pas maintenant? Qu'est-ce que vous autoriseriez que vous ne vous permettez pas maintenant?

- Quelles qualités relatives au moi sont nécessaires pour satisfaire ce désir?
- Quels sont les obstacles à l'atteinte de ce que vous désirez?
- Quelles sont les mesures nécessaires pour surmonter ces obstacles?
- Quand prendrez-vous ces mesures?

Exercice expérientiel

Cet exercice peut être lu par un(e) partenaire, ou enregistré. Quoi que vous choisissiez de faire afin de favoriser l'incarnation, il est important que vous écoutiez ce texte plutôt que vous le lisiez.

- Commencez les yeux ouverts. Balayez votre environnement du regard à la recherche d'un objet pour lequel vous n'avez qu'un sentiment neutre, auquel aucune émotion positive ou négative évidente n'est associée.
- Fermez les yeux et visualisez cet objet dans votre esprit.
- Ouvrez les yeux et balayez à nouveau votre environnement du regard à la recherche d'un autre objet neutre, en portant une attention particulière aux détails, comme sa texture et sa couleur.
- Fermez les yeux et visualisez ce second objet dans votre esprit.
- Ouvrez les yeux une fois de plus, puis balayez votre environnement du regard, sans vous concentrer sur un objet particulier.
- Fermez les yeux et visualisez-vous dans l'ici et maintenant.

Tel(le) que vous vous visualisez en ce moment, comblez-vous d'amour bienveillant. Vous pouvez le faire de diverses manières. Ce qui est le plus important, c'est que cela soit sincère. Par exemple, vous pouvez utiliser votre respiration et souffler de l'amour et de la compassion sur vous-même à chaque expiration. Pour ceux et celles d'entre vous qui sont plus visuels, vous pourriez vous imaginer faire pleuvoir sur vous-même une pluie de lumière dorée, vous procurant chaleur et vision positive. Ou il se pourrait aussi que les mantras vous parlent davantage. Dans ce cas, choisissez des mots qui seront pour vous une vision positive dans l'ici et maintenant. Alors que vous vous immergez dans cet amour bienveillant, essayez subtilement de sourire, de sorte à donner à ce moment de positivité une forme d'expression physique.

Lorsque le moment vous semblera bon pour ouvrir les yeux, sentez vos pieds sur le sol.

Remarquez comment votre corps se sent maintenant. Si vous vous sentez prêt(e) à pousser cet exercice un peu plus loin et à approfondir votre autocompassion tout en restant dans cet espace sûr, à renforcer ce sentiment de connexion en faisant quelque chose qui puise dans vos désirs, quelque chose que vous apprécierez. Choisissez une activité facile à réaliser dans le moment, comme vous préparer une tasse de thé, prendre une douche chaude, jouer d'un instrument, ou vous asseoir sous les chauds rayons du soleil.

Activités supplémentaires de réduction du stress

Outre les outils d'atténuation du stress décrits précédemment (toucher réconfortant, sourire subtil, et discours rassurant), il existe de nombreuses activités que nous pouvons utiliser comme rituels pour réduire le cortisol, de sorte à nous permettre de mieux gérer les stimuli avant qu'ils ne deviennent des facteurs de stress chroniques. La clé est de trouver une activité qui fait du bien, une activité à laquelle est associée une plus grande part de récompense que d'effort. S'immerger dans une activité qui suscite un désir incarné interrompt l'esprit pensant, qui est souvent la source de pensées et d'émotions stressantes. Il existe des stratégies communes qui ont tendance à fonctionner pour de nombreuses personnes, généralement une forme d'art qui nous amène à plonger dans l'espace de notre cœur. Certains le font en jouant ou en écoutant de la musique, ou encore en se perdant dans le rythme d'un tambour, dans la poésie, dans le dessin, dans la sexualité ou dans la danse, ou en tenant un journal. D'autres moments peuvent nécessiter quelque chose de plus physique, comme des exercices de cardio intense, du yoga, ou des étirements. La liste ci-dessous offre un échantillon des techniques de réduction du cortisol qui, d'après les recherches, se sont avérées prometteuses.

Le **bain de forêt**, un terme qui vient du japonais « shinrin yoku » (森林浴), propose de passer du temps contemplatif en immersion dans la nature, à un rythme tranquille, en accordant une attention particulière à l'expérience sensorielle. Aussi appelé « sylvothérapie », le bain de forêt est efficace pour réduire l'anxiété, la dépression et la colère, tout en stimulant et en augmentant la vigueur du système immunitaire, même après la fin de l'expérience d'immersion (Li, 2010; Park, et coll., 2007).

La **technique de libération émotionnelle (TLE)**, une pratique qui consiste à appuyer sur divers points d'énergie du corps tout en répétant un mantra en corrélation avec un état émotionnel souhaité. Au cours du processus, la personne aborde un facteur de stress actuel ou évoque un souvenir stressant du passé avec une conscience compatissante, tout en appuyant sur les points d'acupression. Comptant plus de 100 études s'étant penchées sur ses impacts, la TLE s'avère une technique prometteuse selon les recherches. Les résultats montrent qu'elle réduit l'anxiété, peut être utilisée comme traitement du TSPT chronique (Church et coll., 2013; Clond, 2016), et qu'elle produit des changements en génomique moléculaire tels que l'expression des microARN (Yount et coll., 2019).

Des étirements soutenus mobilisent les tissus mous, améliorent la flexibilité et l'amplitude des mouvements et réduisent les niveaux de cortisol, et leurs effets durent jusqu'au lendemain (Corey et coll., 2014). Le yoga réparateur, une pratique centrée sur des étirements soutenus et de la méditation, réduit le cortisol et améliore la fonction immunitaire (Suzuki et coll., 2018).

Se « secouer » pour se débarrasser du stress en provoquant volontairement des tremblements dans notre corps, en se livrant à de l'exercice intense ou en dansant peut être utile pour libérer le stress et les traumatismes aigus et chroniques. Tout comme les animaux trembleront et se secoueront après un événement extrêmement stressant, nous pouvons nous aussi libérer le stress et les traumatismes de la même manière. Il existe une manière formelle et autoinduite de se « secouer » impliquant l'étirement des principaux groupes musculaires dans les jambes, suivi de tremblements provoqués volontairement. Les étirements et les tremblements évacuent de l'énergie négative et activent le système nerveux parasympathique, ce qui, selon certains, aurait des effets importants sur la perception que nous avons de notre santé, de notre bien-être et de notre qualité de vie globale (Berceli et coll., 2014). De manière informelle, comme expliqué ci-dessous, nous pouvons également obtenir certains bienfaits en prenant conscience du stress et de la tension, puis en secouant vigoureusement notre corps tout en imaginant que la tension en tombe à mesure que nous nous secouons. Des séances éclair d'exercice ou de danse peuvent avoir un effet similaire au « secouement ».

L'exercice est une façon plus traditionnelle de « secouer » le stress pour le faire tomber. Ilest prouvé qu'il améliore la fonction mentale, stimule le système immunitaire et réduit le risque de développer de nombreuses maladies chroniques (Basso et Suzuki, 2017). En plus d'atténuer le stress, l'exercice régulier réduit le risque de plusieurs problèmes de santé, y compris les cancers, le diabète et les maladies cardiaques (Kyu et coll., 2016). Dans une vaste étude américaine (Chekroud et coll., 2018), l'exercice physique s'est révélé être fortement corrélé avec la santé mentale. Les plus grands bienfaits semblaient être récoltés par les personnes qui faisaient environ 45 minutes d'exercice trois à cinq fois par semaine, et pour les personnes qui faisaient de l'exercice avec une équipe sportive. Bien qu'il y ait encore des débats sur les bienfaits propres à différents types d'exercices, différentes durées et différents autres facteurs ayant un impact, tels que le statut économique et l'éducation, avoir une routine d'exercice que vous aimez peut être un acte d'autobienveillance que vous pouvez adoptez et qui semble favoriser une plus grande capacité à s'épanouir.

L'**acupuncture**, originaire de Chine et pratiquée depuis des milliers d'années, propose l'insertion d'aiguilles fines dans diverses parties du corps. Les aiguilles sont ensuite stimulées à l'aide des mains ou d'impulsions électriques. Bien que les recherches explorant un certain nombre de mécanismes possibles quant aux effets d'atténuation de la douleur de l'acupuncture soient encore en cours, il existe des preuves qu'elle peut réduire le cortisol (Eshkevari et coll., 2013) ainsi que la dépression et l'anxiété (Carvalho et coll., 2013).

L'**aromathérapie** consiste à sentir des composés aromatiques fabriqués à partir de sources naturelles pour calmer le système limbique, de sorte à favoriser la relaxation et réduire le stress (Ahmad et coll., 2019). L'aromathérapie combinée au massage a montré des effets significatifs de diminution du stress et de l'anxiété, ainsi que d'amélioration de la fonction immunitaire (Chen et coll., 2017; Cooke et coll., 2007). Les études sur les effets de l'aromathérapie utilisée seule font défaut et ne semblent montrer que des résultats mitigés et peu concluants.

La **réflexologie** est une technique non invasive par laquelle les praticiens appliquent une pression sur des points des pieds et des mainsen corrélation avec les organes internes et d'autres parties du corps (Embong et coll., 2015). La recherche est limitée et largement anecdotique en ce qui concerne ses impacts et sa capacité à réduire le stress, quoique certaines preuves indiquent qu'elle pourrait améliorer la qualité du sommeil (Li et coll., 2011).

Le **Reiki** a été développé il y a plus de 100 ans au Japon. Cette pratique se concentre sur le travail avec les champs d'énergie et peut être un outil efficace pour favoriser la relaxation et réduire le stress (Helali, 2016). Les praticiens du Reiki placent doucement leurs mains à une certaine distance au-dessus ou directement sur le corps et utilisent divers mouvements des mains pour travailler avec l'énergie du corps (McManus, 2017).

À titre de rappel, il n'est pas nécessaire ni même conseillé d'inclure chacune de ces activités dans votre répertoire et de les adopter toutes. Cependant, si vous n'avez pas déjà certains de ces outils dans votre trousse à outils, essayez-en quelques-uns et voyez ce qui vous fait du bien.

Retour en arrière pour mieux aller de l'avant : utilisation de l'EMDR, de la TCC, de la TCD et d'autres thérapies d'exposition pour réduire le stress

Lorsque nous tombons dans des états de combat, de fuite ou de gel, nous ne pouvons pas nous occuper objectivement des pensées et des émotions difficiles, et nous les laissons donc souvent non résolues, de telle sorte qu'elles peuvent continuer d'attiser le même vieux comportement cyclique événement-réponse. Cependant, l'intention de la thérapie d'exposition est de réimaginer l'événement à un autre moment, lorsque nous nous sentions en sécurité et soutenus dans notre environnement. Ce faisant, nous nous donnons une autre chance de libérer l'énergie émotionnelle qui pourrait être coincée, ainsi que de réévaluer et de mettre à jour nos anciens systèmes de croyance (que nous avons réalisé n'être plus vrais). Parce que le but de la thérapie d'exposition est de permettre aux émotions qui étaient auparavant trop intenses pour nous de se manifester pour que nous les confrontions, il est important de nous faire accompagner dans cet exercice par une personne de confiance et qualifiée pour nous soutenir, une personne faisant partie des gens qui vous rappellent qui vous êtes quand vous oubliez. Veuillez consulter un(e) thérapeute avant d'utiliser l'une des techniques suivantes.

En plus de la TLE (décrite précédemment), trois outils thérapeutiques populaires qui soutiennent la réexposition sont l'EMDR, la TCC, et la TCD. La **désensibilisation et le retraitement du mouvement oculaire (EMDR)** (Shapiro, 2017) proposent une variété de techniques qui dirigent les yeux d'avant en arrière pendant que vous réimaginez un événement activant. La thérapie cognitivocomportementale (TCC) a été développée dans les années 1960 et 1970 par Beck (1970) et Ellis (1962), et a contribué à prendre conscience de la relation qui existe entre nos pensées (conscientes, automatiques, croyances fondamentales ci-dessous) et nos comportements. Cette technique consiste à changer les comportements contre le contrôle de soi, par l'établissement d'un calendrier, et par l'exposition avec prévention de la réponse. La **thérapie comportementale dialectique (TCD)**, un autre outil de réorientation fondé sur des données probantes (Linehan, 2014), est une version modifiée de la TCC qui combine la régulation émotionnelle, la mise à l'essai dans la réalité, la pleine conscience, l'acceptation, et la tolérance au stress.

Dans une méta-analyse approfondie de recherches menées au cours de la dernière décennie, les chercheurs Khan et coll. (2018) ont constaté que l'EMDR et la TCC étaient aussi efficaces l'une que l'autre pour réduire la dépression, mais que l'EMDR était supérieur en termes de capacité à réduire l'anxiété et les symptômes du TSPT. En fin de compte, les pratiques de réexposition, qu'elles soient utilisées dans le cadre d'une thérapie formelle ou non, sont un excellent outil pour travailler sur les traumatismes passés qui sont projetés dans le présent. Ces pratiques réduisent l'intensité des expériences traumatisantes passées jusqu'à ce qu'elles ne soient plus perçues comme des menaces par le système nerveux.

S'immerger dans le sens ressenti grâce à l'écriture expressive

L'écriture expressive peut être utilisée comme une pratique autonome ou comme un complément à la psychothérapie. Elle consiste à écrire librement et émotionnel-lement, sans se soucier de la technique (Reinhold et coll., 2018). Vous y nommez, ressentez, exprimez et libérez vos émotions. Elle est plus efficace lorsque vous res-sentez le désir de le faire et qu'il n'y a aucune distraction autour de vous. Les recher-ches ont montré que cette pratique pouvait réduire les symptômes liés à l'anxiété et à la dépression (Smyth et coll., 2018), ainsi qu'améliorer les capacités cognitives, les comportements prosociaux, la douleur, la fatigue et le bien-être général (Tonarelli et coll., 2018). Les personnes qui ont des stratégies d'adaptation tendant plus vers l'évitement peuvent trouver difficile de rester émotionnellement engagées, mais pour récolter les bienfaits de cette pratique, il nous est impératif de rester connectés au sens ressenti (Sabo Mordechay et coll., 2019). Pour les personnes qui se trouvent à l'extrémité du spectre marquant les plus grandes tendances à l'évitement, il pour-rait falloir un certain temps et des ajustements (distanciation vs immersion, comme décrit dans le paragraphe suivant) pour favoriser un sentiment de sécurité et dével-opper une plus grande tolérance aux émotions inconfortables susceptibles de surve-nir. Des séances de vingt minutes sont suffisantes, mais des séances plus longues et plus fréquentes permettront de récolter de plus grands bienfaits (Reinhold et coll., 2018; Sloan et Marx, 2018).

Il existe différentes stratégies qui prennent en compte notre tolérance aux émo-tions inconfortables et à notre tendance ou non à faire face à cet inconfort en évitant nos sens ressentis. Certaines personnes trouveront que l'utilisation d'une stratégie de distanciation, consistant à réfléchir à un événement, peut favoriser la réflexion personnelle adaptative et prévenir les tendances à l'évitement (Sloan et Marx, 2018). D'autres trouveront que l'immersion dans le sujet ou l'événement, dans laquelle ils s'imagineront en train de le retraverser, favorisera le développement d'une plus grande capacité à ressentir, exprimer et libérer des émotions douloureuses

(Sloan et Marx, 2018). Il n'y a pas de lignes directrices en ce qui concerne le sujet. Ce qui est important est la capacité de ressentir les émotions liées au sujet. Pour certaines situations, il pourrait être utile d'écrire plusieurs fois sur le même sujet ou le même événement, de ce que cela permettra une réflexion plus approfondie et fournira plus d'occasions de ressentir, d'exprimer et de libérer les émotions qui y sont liées.

Exercice de renforcement
Réduire le stress et favoriser le bien-être avec l'écriture expressive

L'activité suivante est basée sur des recherches menées par Tonarelli et coll. (2018) sur l'écriture expressive. Trouvez un endroit calme et privé. Vous passerez ce temps à écrire sur les pensées et les sentiments qui surviennent lorsque vous pensez à un sujet ou à un événement qui continue de refaire surface dans votre présent (via des projections), causant des impacts négatifs dans votre vie. Il peut s'agir d'un événement ou d'un sujet passé ou présent qui vous cause de la détresse. Idéalement, vous devriez explorer ce sujet ou cet événement avant de l'analyser avec d'autres personnes, ce qui vous permettra de vous connecter avec le sens ressenti propre à cet événement, plutôt que de vous laisser distraire par l'analyse cognitive, qui empêche souvent de ressentir les émotions connexes. Ne vous inquiétez pas de la grammaire et de l'orthographe. Favorisez un sentiment de sécurité émotionnelle en choisissant un environnement et un processus qui garantiront que votre écriture restera confidentielle. Comme garantie additionnelle, vous pourriez même prévoir de jeter (ou de brûler) ce que vous avez écrit une fois terminé.

Lorsque le moment vous semblera bon pour commencer, prévoyez une séance de 20 à 30 minutes à l'aide d'une minuterie. Écrivez sur l'événement ou le sujet, puis écrivez sur les émotions qui émergent, et enfin sur ce que cela signifie pour vous maintenant. Une fois la minuterie écoulée, mettez votre texte dans un endroit sûr ou jetez-le.

Pour la séance suivante, si l'événement ou le sujet sur lequel vous avez écrit précédemment continue de vous paraître chargé émotionnellement, répétez le même processus. Quand il vous paraîtra neutre (signe que vous faites l'expérience d'une plus grande objectivité et que vous avez de la perspective quant à lui), c'est que vous serez prêt(e) à passer à autre chose.

Consommation de substances : pour s'échapper ou pour guérir?

Nous consommons tous des substances, de formes différentes et pour des raisons différentes. Les substances et les activités peuvent être comme des médicaments pour nous, nous aidant à réguler le « bruit » afin que nous puissions mieux syntoniser le

« signal ». Là où les choses se gâtent souvent pour nous, c'est lorsque nous utilisons des substances pour échapper à des pensées et des émotions stressantes, ignorant notre système d'alarme interne pour mieux éviter la douleur des vieilles blessures. La douleur émotionnelle, tout comme la douleur causée par un éclat de verre, nous indique de nous occuper d'une menace potentielle. Qu'il s'agisse ou non d'une menace réelle, si elle nous fait nous *sentir* devant une menace, elle mérite notre attention. Sentir nos blessures fait partie du processus de guérison. Se permettre de ressentir une blessure (même si cela implique de la souffrance), c'est un peu comme dire : « Je te vois. Je t'entends. Ta douleur me touche, et je suis là pour toi ». Comme pour le deuil, la guérison d'une plaie est un processus que nous devons traverser, et non pas contourner.

Aucun arbre, dit-on, ne peut pousser jusqu'au paradis sans que ses racines n'atteignent l'enfer.

C. G. Jung

La question ici n'est pas de savoir si nous consommons ou non des substances; mais plutôt de savoir *pourquoi* nous en consommons. Pouvoir compter sur le point de vue objectif d'un tiers est utile lorsque nous ne pouvons pas nous montrer objectifs nous-mêmes. Par exemple, cela peut être de chercher l'avis d'un médecin quant à l'utilisation de produits pharmaceutiques, ou de chercher des conseils auprès d'un conseiller, avec confiance que le médecin ou le conseiller ont notre intérêt à l'esprit.

Immersion dans le monde intérieur : se déplacer à travers les couches

Votre vision devient claire lorsque vous pouvez regarder dans votre cœur. Celui qui regarde à l'extérieur de soi ne fait que rêver; celui qui regarde en soi se réveille.

C. G. Jung

Pour plusieurs personnes, il se pourrait que de se réfugier dans leur monde intérieur leur semble quelque chose de vaguement familier, car cela leur rappelle une époque de l'enfance où elles ont trouvé refuge dans un espace intérieur sûr. À un moment donné, après que nous avons poussé des parties de notre « vrai » moi dans l'ombre (nous rendant ainsi incongruents), il se peut que nous ayons éprouvé de la honte ou de l'anxiété que nous n'avions pas la maturité nécessaire pour gérer, et que nous ayons donc cessé de visiter notre monde intérieur. Au fil du temps, à mesure que les ombres grandissaient, alimentant la honte intérieure, le monde extérieur est devenu une distraction bienvenue, nous éloignant du traumatisme croissant à l'intérieur. En conséquence, notre monde intérieur a évolué de sorte à ne devenir qu'un souvenir lointain et nostalgique. Nous en entendons souvent le murmure, nous rappelant à lui, mais il peut nous sembler trop risqué de s'en approcher. Nous finissons par remplir nos vies d'activités, de médias sociaux et autres bruits pour éviter l'espace silencieux à l'intérieur. Lorsque nous évitons de faire face à notre douleur intérieure, nous passons en fait à côté d'un formidable cadeau, une retraite sacrée qui est à notre disposition en tout temps, peu importe la météo du jour. Bien que ce ne soit pas rapide et certainement pas facile, plonger dans notre monde intérieur et traverser nos couches émotionnelles est nécessaire pour nous épanouir.

Jusqu'à présent, j'ai mentionné à plusieurs reprises l'idée de « plonger » dans notre monde intérieur. Permettez-moi d'expliquer un peu plus ce que j'entends par là. Pour moi, et pour beaucoup d'autres, plonger dans mon monde intérieur est l'expérience que j'éprouve lorsque je calme mon corps et que je laisse les stimuli externes passer à l'arrière-plan, pour mieux tourner mon attention vers les stimuli internes. Je l'appelle un « monde » intérieur en raison de la complexité des sensations et de l'expérience que je perçois lorsque je me concentre intérieurement. J'utilise des verbes comme « plonger », « baigner » et « s'immerger » pour décrire l'expérience de ce calme centrage intérieur parce que j'ai l'impression de m'installer plus profondément en moi-même. Certaines personnes arrivent au même résultat en suivant une pratique ou des rituels formels, en consacrant régulièrement du temps à se tourner vers l'intérieur par la méditation, la contemplation, ou même la prière. Le terme n'est pas aussi important que l'expérience et l'effet de soutenir notre congruence, c'est-à-dire de combler l'écart entre notre « vrai » moi et notre moi « idéal ».

D'après ce que j'en ai appris, l'expérience intérieure se présente en couches, s'entrelaçant avec nos états de conscience alors que nous plongeons plus profondément dans notre monde intérieur. La première, la couche la plus palpable, est la couche physique. La couche physique est souvent représentée par des sensations liées à la tension, à la douleur et à l'agitation.

Une fois que nos pensées et nos sensations physiques sont reléguées à l'arrière-plan, nous pouvons calmement diriger notre attention vers notre monde intérieur, créant un espace pour permettre aux émotions non résolues de remonter à la surface pour être guéries. Beaucoup de gens s'arrêtent à la couche émotionnelle, incapables d'être témoins de leurs émotions objectivement. Lorsque nos émotions remontent à la surface et que nous ne parvenons pas à prendre du recul, nous sommes enclins à interpréter nos sentiments comme des faits plutôt que comme des informations. Et lorsque nous percevons nos émotions comme des faits, nous devenons susceptibles de nous sentir menacés et de tomber en proie à l'insécurité, ce qui nous rend moins bien équipés pour résoudre tel ou tel défi auquel nous avons à faire face.

Pour traverser les couches émotionnelles de notre monde intérieur, nous devons engager les éléments suivants :

- La pleine conscience, pour nous garder dans le moment présent
- La curiosité de cultiver le non-attachement entre la sensation et nous-mêmes, l'observateur de la sensation
- L'autocompassion pour apaiser la blessure qui est remontée à la surface pour être guérie.

Avec de l'objectivité et de l'autocompassion, nous pourrons permettre aux émotions non résolues du passé de refaire surface, d'y rester aussi longtemps qu'il le faut pour qu'elles guérissent, et de se dissiper une fois le temps venu. Au fil de notre pratique de l'adoucissement à travers la couche physique, où nous nous enfonçons plus profondément dans le monde des émotions et libérons de l'énergie bloquée dans le processus, nous nous créons aussi de l'espace à l'intérieur. Plus il y a d'espace, moins il y a de « bruit ». Dans ce monde intérieur spacieux et sûr, les parties les plus vulnérables de nous-mêmes, soit celles qui ont fait l'expérience du rejet à un moment donné de notre vie, peuvent émerger de l'ombre.

Enfin, après avoir traversé l'énergie coincée, nous nous connecterons au calme serein de notre essence. C'est là que nous goûtons, ne serait-ce que pour de brefs moments, le répit, la paix et un sentiment d'euphorie qui jaillissent d'une mer d'amour sans fin à l'intérieur.

Le moi déconnecté

Lorsque nous perdons notre connexion avec notre monde intérieur, nous perdons le contact avec la boussole qui nous guide et nous aligne. Le moi déconnecté se sent menacé par des messages émotionnels. Ces messages nous paraissent ambigus, déroutants et obsédants lorsque nous ne pouvons pas les voir et les interpréter à travers le prisme du moi supérieur, connecté et sûr de lui.

Le moi déconnecté aspire à un amour qui ne peut venir que par la connexion; en conséquence, il cherche fiévreusement l'appartenance et l'approbation dans le monde extérieur. Lorsque des événements ou des personnes dans le monde extérieur menacent notre sentiment d'appartenance et d'approbation, le moi déconnecté se sent menacé jusqu'à son existence même, provoquant du coup des sentiments aigus de stress. L'amour et l'acceptation sont des besoins humains primaires, et pour cette raison, nous faisons souvent tout ce qu'il faut pour les voir comblés, y compris rejeter et cacher les parties de nous-mêmes que nous croyons qu'elles ne sauraient être aimées. Le moi déconnecté, croyant qu'il doit se conformer à un « idéal » pour être digne d'amour, devient de plus en plus incongruent, et dans cette incongruence, la honte s'envenime. Les messages émotionnels qui parviennent à franchir le seuil déconnecté lancent des appels désespérés, envoyant avertissement après avertissement. Chaque avertissement ressemble à un ultimatum qui, s'il devait être exprimé, pourrait ressembler à peu près à ceci :

Quelque chose ne va pas, les parties authentiques de toi, la magie et le pouvoir qui sont en toi, toutes ces choses aspirent à marcher avec toi dans la lumière; à te soutenir dans ta souffrance, à te venir en aide dans tes incertitudes... Elles n'attendent que tu les appelles à sortir de l'ombre. Tes propos et tes actions ne sont pas alignés avec ton essence. Tu ne vis pas vraiment parce que le « vrai » toi reste dans l'ombre. Le personnage fictif (« l'idéal ») que tu projettes dans le monde est impuissant, esseulé et terrifié d'être exposé pour l'illusion qu'il est.

Oui, amener votre « vrai » moi dans la lumière comporte des risques. Le changement est inconfortable pour plusieurs et, par conséquent, certaines personnes désapprouveront vos actions. Pendant un certain temps, il se pourrait qu'elles se lamentent d'avoir perdu ce que vous étiez. Cela est normal et temporaire. Il se pourrait que ce changement les irrite. Cela aussi passera. Vous faites partie d'un casse-tête beaucoup plus grand, et lorsque vous mettrez vos pièces en place, vous pousserez contre les bords de pièces autour de vous, ce qui déterrera toutes sortes de projections. Cela aussi est normal et temporaire. Le risque de rester déconnectés, de ne pas manifester qui nous sommes dans le monde, incapable de réellement vivre, est un risque beaucoup plus grand que le « bruit » temporaire qui émerge à la surface.

Nous vivons dans la lumière, où la beauté du vrai soi peut être vue et célébrée. Entrez dans la lumière.

Renouer d'amitié avec le corps : voir notre monde intérieur comme un ami cher pour mieux nous y plonger

Avec la pratique, nous gagnerons en confiance à mesure que nous en venons à voir les bienfaits d'être présents avec nos émotions, même et surtout celles qui sont inconfortables. En prenant du recul pour mieux voir nos émotions comme des messages, comme des lettres à ouvrir, les blessures qui sont prêtes à guérir se présenteront à notre connaissance. Cette réorientation vers la compassion insuffle du sens à nos efforts, ce qui est exactement ce que nous devons être prêts à faire pour investir dans la vulnérabilité du processus. Lorsque nous enlevons une couche d'énergie coincée, il y a souvent une autre couche en dessous, une pour laquelle, jusqu'à ce moment précis, nous n'étions pas prêts. Après chaque libération, nous nous sentons plus légers, plus entiers. Pièce par pièce, nous récupérons une autre partie de nous-mêmes de l'ombre.

Rappelez-vous, nous avons passé de nombreuses années à repousser des parties de notre « vrai » moi dans l'ombre. Il pourrait falloir autant d'années pour les récupérer. La patience est difficile, mais la voie des progrès lents et réguliers est certainement la plus rapide. Lorsque nous avançons trop vite, le corps prend peur et se crispe. La guérison se produit lorsque le corps se sent prêt, et que les choses sont dosées de telle façon à nous permettre de digérer les traumatismes passés, couche par couche. Reconnaissant que c'est ainsi que fonctionne la guérison, nous pourrons endurer la souffrance avec un sentiment de signification et d'espoir, sûrs que nous serons soutenus et que nous nous ressourcerons de la manière dont nous avons besoin.

Vous n'êtes pas vos émotions. Celles-ci sont des « autres », des messagères bienveillantes. Bien qu'elles puissent parfois être confuses, ces invitées ont vos meilleurs intérêts à cœur.

> ### Occasion de réflexion et d'adaptation : ressourcement dans le monde intérieur
>
> Réfléchissez à vos propres tendances. Lorsque vous considérez votre orientation vers la vie, dans quelle mesure avez-vous confiance en votre capacité à gérer les « conditions météorologiques » du monde extérieur? À quelle fréquence vous tournez-vous vers l'intérieur pour vous guider plutôt que de vous fier uniquement aux conseils d'autres personnes?
>
> Rappelez-vous un événement récent où vous vous êtes senti(e) menacé(e) par une personne ou un événement. Comment votre état d'esprit ou votre perception d'une menace potentielle envers un besoin primaire a-t-il influé sur votre expérience du stimulus ou du facteur de stress? Comment cela a-t-il affecté vos décisions et vos relations? Maintenant que vous avez de l'espace entre l'événement et le moment présent (non-attachement), diriez-vous que le stimulus était une menace réelle envers l'un de vos besoins primaires?

Exercice de déblocage : recadrer les pensées et les émotions inconfortables

Nous nous réjouissons de la beauté du papillon, mais admettons rarement les changements qu'il a subis pour atteindre cette beauté.

Maya Angelou

Avec l'augmentation des initiatives de soins tenant compte des traumatismes, nous, prestataires de soins, sommes de plus en plus conscients de l'impact des traumatismes sur nos clients. Cependant, nous reconnaissons rarement l'impact qu'ont sur nous nos expériences personnelles et professionnelles traumatisantes. À mesure que nous développons nos racines et acquérons un sentiment de sécurité dans notre espace intérieur, il arrivera souvent que les adversités passées que nous ne nous sentions pas équipés pour intégrer remonteront à la surface pour être guéries. Reconnaître et recadrer ce phénomène comme une partie normale de la guérison nous permet de l'accueillir comme un bon signe. Cela signifie que nous sommes maintenant prêts à digérer des expériences que nous ne nous sentions pas à l'aise ou prêts à aborder auparavant. En nous exerçant à laisser ces expériences remonter à la surface, nous acquerrons un sentiment de confiance en notre capacité à les accueillir, à les digérer et, lorsque nous serons prêts, à les laisser aller.

Nous ne pouvons pas contrôler quand ou quelles pensées surgiront. Cependant, nous *pouvons* contrôler la façon dont nous les gérons. Si nous présumons que les pensées sont vraies, il y a de bonnes chances que nous y réagissions. À l'inverse, si nous interprétons les pensées comme des informations à considérer, pouvant ou non être vraies, nous serons mieux en mesure de gérer les pensées objectivement, ce qui nous amènera à prendre des mesures conscientes qui atténueront la réponse au stress.

Les travaux de Katie et Mitchell (2003) fournissent une technique simple pour étudier objectivement la véracité et l'impact de nos pensées. Il y a six étapes :

1. Reconnaître la pensée en la disant à haute voix ou en l'écrivant.
2. Cultiver la curiosité en se demandant si la pensée est vraie ou non.
3. Aller plus loin et se demander si c'est *vraiment* vrai.
4. Se demander comment la pensée, si elle est vraie, affecte les émotions et les réactions qui en résultent.
5. Explorer ce qui serait ressenti ou vécu sans cette pensée.
6. Mettre cette pensée à l'épreuve en la comparant avec d'autres.

L'approche simple de Katie et Mitchell (2003) est un excellent moyen d'interrompre les anciennes tendances de pensées, créant ainsi une occasion de réorientation via un processus de renommage ou de recadrage. Une fois débarrassés de l'ivraie des pensées dévalorisantes sans fondement, notre sens de notre « vrai » moi et de notre moi « idéal » convergeront, améliorant ainsi notre sentiment de cohérence. Avec un plus fort sens de la cohérence, nous serons mieux placés pour relever en toute confiance les défis perçus afin de pouvoir reprendre notre chemin vers l'épanouissement.

Gérer notre climat émotionnel

Si nous ne nous occupons pas de notre climat interne et que nous ignorons les signaux d'avertissement intérieurs, l'énergie bloquée se manifestera souvent sous la forme d'une anxiété chronique. Par ailleurs, lorsque nous sommes plus vulnérables aux distorsions trompeuses subtiles (bruit) et que nous ne parvenons pas à nous adapter au signal prioritaire du moment, nous avons davantage tendance à nous tourner vers des interactions sociales de qualité inférieure (Hess et coll., 2016). Lorsque nous nions nos messages émotionnels, des projections subconscientes émergent, entraînant des réactions et des comportements impulsifs. Résister aux messages intérieurs et réagir par peur conduit à l'incongruence et alimente la honte. Plus nous ressentons de honte à l'intérieur, plus nous serons enclins à éviter notre monde intérieur, par crainte de l'inconfort que nous y trouvons. Ce cycle de déni, de honte et de peur persistera jusqu'à ce que nous l'interrompions. Nous pouvons interrompre le cycle en consultant notre « boîte de réception émotionnelle ».

De nos jours, nous passons beaucoup de temps à nous « connecter », à voir quels messages nous avons reçus dans nos boîtes de réception et nos comptes de médias sociaux, et à les consulter pour rester au courant des événements externes. Cela dit, en ce qui concerne la gestion de notre climat émotionnel, cela signifie de nous tenir au courant de nos événements internes. Les émotions peuvent nous paraître bonnes ou mauvaises, mais le fait est qu'elles ne sont ni l'un ni l'autre. Au contraire, les émotions sont des réponses biologiques aux événements de la vie, basées sur des expériences passées et sur nos interprétations en résultant quant au fait de savoir si l'événement menacera nos besoins fondamentaux.

Lorsque nous voyons les émotions de cette façon, nous pouvons demeurer objectifs et recevoir les informations qu'elles nous fournissent, sans nous y identifier et sans nous sentir attachés ou menacés par elles (c'est cela, pratiquer le non-attachement). Il est utile de considérer nos messages émotionnels comme des alertes, ce qui nous permet de reconnaître que la dissonance nous parle. Lorsque nous consultons nos messages émotionnels, nous sommes moins susceptibles de les emmagasiner sous forme de traumatismes. Interagir avec nos émotions de cette manière améliore également notre intelligence émotionnelle. Par exemple, avec de la pratique, nous commencerons à pouvoir reconnaître un signal émotionnel primaire (comme la peur), en le distinguant du bruit produit par les émotions secondaires (la colère qui découle de la peur). Lorsque nous reconnaissons l'émotion primaire, nous pouvons diriger la réponse d'autocompassion appropriée pour nous occuper de l'insécurité ressentie.

Utiliser l'humour pour faire face au mauvais temps

L'humour peut favoriser la connexion et la congruence, mais il peut aussi les entraver. À son meilleur, l'humour favorise l'objectivité et notre capacité connexe à garder les choses en perspective ainsi qu'à nous réorienter avec optimisme dans des situations se déroulant de manière défavorable. La réorientation optimiste est une caractéristique du sens de la cohérence et, lorsqu'elle réussit, elle peut empêcher les stimuli de nous paraître menaçants (c.-à-d. stressants). Sans cette réorientation objective, nous serons enclins à nous attacher à des pensées et des émotions qui peuvent produire des souffrances inutiles. À l'instar des stratégies d'atténuation du stress décrites précédemment, l'humour peut interrompre la réponse au stress (en activant le système parasympathique), nous libérant ainsi de notre attachement aux émotions inconfortables qui surviennent lorsque nous ruminons des pensées menaçantes. Tous ces bienfaits (objectivité, maintien de la perspective et réorientation optimiste) favorisent une plus grande capacité à gérer nos émotions.

Lorsqu'il est utilisé de manière productive, l'humour favorise en fait un apprentissage plus profond en nous aidant à nous détendre et à nous concentrer, ce qui entraîne une plus grande motivation à participer activement au processus d'apprentissage (Savage et coll., 2017). Un autre avantage de l'humour est qu'il peut favoriser les liens sociaux en faisant ressortir des choses qui nous unissent comme la compréhension partagée, les histoires partagées et les désirs primaires communs de rire et d'éprouver du plaisir (Savage et coll., 2017). L'humour nous connecte aux autres en engageant nos cœurs par le rire et en promouvant l'authenticité par l'expression de notre « vrai » moi. Comme une cuillerée de sucre mélangée à un médicament, l'humour peut rendre les communications plus faciles à transmettre et plus agréables au goût des autres. En raison de son pouvoir de guérison, l'humour peut être considéré lui-même comme de la médecine douce.

Cependant, malgré tous ces bienfaits potentiels, nous pouvons également utiliser l'humour d'une manière qui fait plus de mal que de bien. Par exemple, si nous utilisons l'humour de manière à faire de l'autodérision, ce qui renforce l'incongruence, nous nous mettrons plus à risque de nous sentir déprimés (Rnic et coll., 2016). De la même manière que l'utilisation de l'humour autodestructeur favorise la déconnexion en nous-mêmes, l'humour moqueur est une forme d'« altérisation » qui nous déconnecte de nos semblables. L'humour qui nous déshumanise n'est jamais utile. Même l'humour relativement bénin peut être stérile lorsque nous l'utilisons à outrance comme exutoire. De plus, si nous utilisons l'humour pour nous distraire de la discorde qui règne à l'intérieur de nous-mêmes (p. ex., un traumatisme non résolu ou une quelconque incongruence dans notre vie), nous risquerons de manquer des occasions de traiter telle ou telle blessure qui remonte à la surface pour être guérie.

◎ *Occasion d'exercice expérientiel*

Lorsque vous éprouvez des sentiments inconfortables, ce qui est courant pendant la pleine conscience soutenue, essayez quelques-unes des techniques suivantes. Voyez ce qui fonctionne le mieux pour vous. Pendant que vous vous concentrez sur votre monde intérieur, si une émotion est trop difficile à observer, vous pouvez :

- vous concentrer sur votre expiration, ce qui aide à évacuer vos émotions;
- imaginer que vous respirez de la lumière blanche entrant dans votre ventre et ressortant par votre cœur, transmutant l'anxiété à travers votre cœur et l'en faisant ressortir;
- imaginer que vous respirez la lumière blanche par le haut de votre tête, puis que vous la déplacez profondément dans votre ventre (ou dans l'endroit de votre corps où l'émotion est ressentie). Ensuite, lors de votre expiration, imaginez que l'émotion s'évacue de votre espace intérieur via de puissants rayons de lumière.

Ces exercices de respiration et de visualisation peuvent nous aider à nous libérer lorsque nous sommes aux prises avec des émotions accablantes.

Exercice de déblocage : secouement

Avez-vous déjà remarqué qu'après qu'un animal ait eu une altercation avec un autre animal ou eu une expérience désagréable, il secoue son corps tout entier? C'est la façon dont les animaux se « réinitialisent » après que la réponse au stress a été activée. Nous aussi, nous sommes des animaux, et nous pouvons obtenir un soulagement en faisant quelques minutes de toute activité vigoureuse qui nous permet de laisser libre cours à notre énergie. Des exemples comprennent sauter, courir, danser, se secouer tout le corps à la manière des animaux, et ainsi de suite. Se débarrasser de la tension en se secouant peut être fait dans un contexte où nous sommes seuls par nous-mêmes, où nous ne nous sentirons pas inhibés et pourrons simplement nous abandonner à notre gré. Pour vous débarrasser de la tension, faites ce qui vous semble le mieux sur le coup : la clé est de suivre votre instinct, d'être authentique et de vous libérer. En prime, l'exercice de bouger librement et spontanément est un excellent moyen de pratiquer l'authenticité.

En tant qu'enfants, nous nous livrions spontanément à ces activités authentiques. En tant qu'adultes, il nous faut souvent nous y mettre consciemment et réapprendre ce que c'est que de suivre les indices de notre corps, puis de le faire authentiquement et librement.

◎ Occasion d'exercice expérientiel

Exercice de déblocage : étirements

Parfois, la tension nous paraîtra coincée, tout particulièrement dans les principaux groupes musculaires du bas du corps. Par exemple, les hanches sont un endroit commun où la tension se retrouve piégée et s'accumule. Maintenir des étirements ou des positions de yoga qui libèrent ces zones est un excellent moyen de libérer l'énergie accumulée. La clé est de maintenir l'étirement pendant une période prolongée, d'adoucir la tension avec vos inhalations, et de la libérer petit à petit avec vos expirations. Étirez-vous jusqu'au point où cela devienne inconfortable, puis maintenez cette position et dirigez votre respiration vers l'inconfort. L'inconfort que nous ressentons lorsque nous nous étirons est un excellent moyen de pratiquer le non-attachement, d'accepter notre résistance ou notre tension, et de l'adoucir. Attendez la libération pendant que votre corps s'ouvre et que vous sentez le changement au niveau de l'énergie. Allez plus profondément dans l'étirement, maintenez-le, dirigez votre respiration vers lui, puis relâchez-le. Prenez le temps de réfléchir par la suite :

• Qu'avez-vous ressenti pendant l'activité?
• Qu'avez-vous ressenti lorsque vous avez fini de vous étirer?
• Des changements se sont-ils opérés?

Lorsque nous maintenons un étirement et que nous laissons l'inconfort physique persister, nous pratiquons le non-attachement (recul mental) en permettant à notre expérience d'être telle qu'elle est. Utilisez la respiration pour adoucir la tension. Faire cet exercice renforce nos compétences en gestion émotionnelle et notre sens de la cohérence, en nous apprenant à travailler avec l'inconfort sans nous y identifier et sans nous y attacher.

Naviguer à travers l'hostilité et la violence horizontale entre collègues

La violence est ce qui se produit lorsque nous ne savons pas quoi faire d'autre de notre souffrance. (Palmer, 2004)

Le perfectionnisme autoorienté peut conduire à un perfectionnisme prescrit aux autres ou au perfectionnisme socialement prescrit. Le besoin perçu non satisfait dont découle le perfectionnisme est un manque ressenti d'acceptation et d'appartenance pour notre moi réel (un manque de congruence). Il existe un

spectre de perfectionnisme, et beaucoup d'entre nous adoptent des tendances perfectionnistes à divers moments de notre journée et de nos vies. De légers épisodes
de perfectionnisme peuvent apporter des points positifs, tels qu'un travail de haute
qualité, de la fiabilité, et une solide éthique de travail. Le perfectionnisme extrême,
en revanche, devient toxique.

La tendance au perfectionnisme naît dans l'enfance, de la croyance que notre
« vrai » moi n'est pas assez bon, pas digne « tel quel » d'amour et d'acceptation.
En tant qu'acte de survie, nous réprimons notre « vrai » moi et le remplaçons par
un « idéal » qui sera plus acceptable pour les personnes dont nous pensons devoir
obtenir l'approbation. Notre besoin ressenti d'être un « idéal » irréaliste compense
la honte que nous éprouvons lorsque nous croyons que notre « vrai » moi n'est pas
assez bon.

Dans le perfectionnisme mésadapté, nous fixons des normes perfectionnistes
insoutenablement élevées. Ne pas atteindre l'idéal fixé est ressenti comme un échec
personnel, ce qui perpétue l'incongruence et conduit à la honte, à l'anxiété et à la
dépression (Flett et coll., 2002). En raison de la honte née de l'incongruence individuelle, les collègues projettent leur honte les uns sur les autres par des façons d'être
marquées par un esprit de compétition et de dominance sociale. La domination
sociale et la violence horizontale qui en résultent souvent sont un résultat naturel
de l'effet boule de neige de la honte. La domination sociale engendre une orientation hiérarchique envers le monde. Les personnes qui agissent en fonction d'une
orientation de domination sociale sont motivées par l'envie d'exercer un pouvoir
sur les autres. Lorsque nous sommes motivés par une orientation hiérarchique,
une orientation de « pouvoir », nous sommes plus susceptibles de poursuivre notre
intérêt personnel plutôt que les intérêts du groupe. Par conséquent, dans les milieux
de travail où la domination sociale abonde, il y a souvent un manque d'empathie
pour les collègues, plus d'exclusion et de surveillance excessive des personnes qui
ont un statut moins élevé, un manque de désir d'aider les collègues à moins que cela
n'entraîne un gain personnel, et un degré élevé d'hostilité envers quiconque pourrait contester la hiérarchie.

Lorsque nous comprenons que la violence horizontale est attisée par
l'incongruence, la façon d'en sortir devient plus claire. Les personnes qui perpétuent des façons d'être portées sur la dominance sociale sont victimes de honte. Les
personnes qui traînent le plus de honte sont les plus à risque de perpétuer le **cycle
victime-agresseur**. Stigmatiser ces « intimidateurs » encore plus en déclenchant
contre eux une inquisition (détermination à trouver un coupable) sur le lieu de
travail ne fera que leur mettre encore plus de honte sur les épaules et ne répondra
en rien à la souffrance qui est à la racine du problème. Les personnes qui projettent
ainsi leur mal ont également été victimes à un certain moment, et lorsque nous
faisons une fixation à étiqueter les gens selon une classification en noir et blanc,
nous ne parvenons pas à nous connecter à l'humain ainsi qu'à la souffrance cachée
sous l'étiquette. Par conséquent, nous perpétuons le cycle victime-agresseur. Les

dynamiques relationnelles sont complexes et impliquent souvent des événements traumatiques non résolus du passé. (N'oubliez pas que le traumatisme est l'énergie emmagasinée provenant d'expériences douloureuses qui n'ont pas été complètement traitées et guéries ou libérées.) Lorsque nous projetons un traumatisme non résolu du passé sur notre expérience présente, notre capacité à garder les événements en perspective est limitée. C'est ce qu'on appelle le *transfert émotionnel*. Pratiquement parlant, le transfert émotionnel se produit souvent. Il apparaît de façon évidente dans les moments où quelqu'un ou quelque chose *active une émotion qui est hors de proportion avec l'événement*. Bien que le traumatisme sous-jacent ne soit peut-être pas immédiatement évident, la réaction émotionnelle intense rend difficile, voire impossible, de réagir uniquement à la situation qui se présente à nous. Cette forme de transfert émotionnel est une composante importante de notre expérience de la honte et de notre interprétation subjective des événements (Dzurec et coll., 2017). Cultiver la prise de conscience dans ces moments est nécessaire afin de pouvoir prendre du recul (non-attachement). Nous devons travailler avec notre peur, ne pas y résister, puis examiner objectivement la source plus profonde de notre angoisse émotionnelle.

Quant à la façon d'aborder la domination sociale, même si nos efforts pour lutter de front contre les « intimidateurs » peuvent partir de bonnes intentions, « rabaisser les rabaisseurs » ne fait que perpétuer le cycle victime-agresseur et favorise l'incongruence pour les rabaisseurs et dans le lieu de travail. Alors, qu'est-ce qui fonctionne réellement? Reconnaître la souffrance derrière le comportement de rabaissement et répondre avec compassion; c'est là la considération positive inconditionnelle, et c'est l'antidote à la honte (Sanderson, 2015). Parce que la honte est à l'origine de l'incongruence et de la violence horizontale, la considération positive inconditionnelle résout les problèmes persistants associés aux lieux de travail gouvernés par ces façons d'être marquées par un esprit de compétition et de dominance sociale. Bien que cela puisse sembler banal, et peut-être même impossible, lorsque nous comprenons que l'hostilité de collègues résulte de la honte et de la souffrance personnelles, la possibilité qu'offrir de la compassion puisse être une solution efficace n'est pas si tirée par les cheveux. Les environnements caractérisés par une *considération conditionnelle*, où les employés doivent s'assimiler à une façon d'être prescrite (c.-à-d. satisfaire à des conditions « idéales ») pour être acceptés, favorisent des cultures incongruentes, qui à leur tour favorisent des employés incongruents, et vice versa.

Pour illustrer comment les situations impliquant des comportements incongruents peuvent se dérouler en milieu de travail, prenons comme exemple l'expérience de Tom.

L'histoire de Tom

Tom travaille comme soignant. Récemment, plusieurs défis émotionnels se sont abattus en même temps sur lui, combinant leurs effets. Il a été aux prises avec des maux de dos qui lui causent de la distraction presque tous les jours, et son père est récemment décédé. Il a de la difficulté à dormir, se sent dépassé au travail et par les arrangements funéraires, et essaie de gérer la tension émotionnelle dans sa famille en deuil.

Tom se sent anxieux en tout temps. Il sait qu'il est plus irritable qu'à l'habitude, mais il fait de son mieux pour afficher une façade joyeuse pendant les heures de travail. Il se sent déjà épuisé lorsqu'il arrive au travail, il est distrait par ses maux de dos et, à cause du stress, il n'a dormi que quelques heures. L'angoisse qu'il ressent nage juste sous la surface de sa façade joyeuse.

Aujourd'hui, Tom vient au travail et apprend que, pour le troisième jour consécutif, l'équipe sera incomplète. Au milieu de ce qui semble à Tom une autre journée chaotique sans pauses, Gary, un collègue qui fait les choses plus lentement que la moyenne et qui paraît souvent désorganisé et éreinté, demande à Tom de l'aider dans son travail, sans quoi il croit qu'il n'y arrivera pas. Par le passé, lorsqu'il se faisait demander d'assumer des tâches supplémentaires, Tom a toujours senti qu'il ne pouvait pas dire non (jouant son rôle selon « l'idéal » culturel), et il s'est donc toujours plié à ces demandes des autres. Cela dit, s'il disait « oui », il ne s'en faisait pas moins un devoir de communiquer sa désapprobation avec des gestes de blâme (regards de désapprobation, soupirs, exclusion des conversations). Aujourd'hui toutefois, l'état émotionnel fragile de Tom prend le dessus sur lui, et en entendant Gary lui demander d'assumer des tâches supplémentaires, la colère de Tom éclate. Sans même y penser, il se met à enguirlander Gary. Fatigué d'être fréquemment rabaissé, et maintenant d'avoir à subir les invectives de Tom, Gary se rend au bureau du gestionnaire pour déposer une plainte officielle. Tom avait généralement fait jusque-là attention à son langage, mais aujourd'hui, il a perdu le contrôle. Outre ses maux de dos, la perte de son père et son épuisement, il a honte de son comportement d'aujourd'hui et craint que ses collègues le voient maintenant comme une brute.

L'histoire de Tom est un composite de plusieurs histoires, certaines que j'ai vues en première ligne et d'autres dont j'ai entendu parler dans le cadre de mes recherches. Après avoir passé suffisamment de temps sur le terrain, la plupart d'entre nous avons vécu des expériences de sorte que nous pouvons nous identifier autant à Tom qu'à Gary dans cette histoire. Par exemple, il nous est peut-être arrivé de nous sentir irritable ou d'humeur volatile en raison de pressions personnelles ou professionnelles. Ou il nous est peut-être arrivé de ressentir le besoin de cacher notre angoisse sous un voile par peur de paraître faibles et d'être rabaissés (et rejetés) par les autres pour cette raison. Ces pressions nous amènent à réprimer nos « vraies » émotions et à afficher une façade « idéale » mais incongruente. Entassées dans l'ombre, nos vraies émotions finissent par s'envenimer et se répandre hors de nous, nous amenant à transmettre involontairement notre souffrance aux autres. Rabaisser le comportement réactif de Tom ne ferait que perpétuer encore plus de honte. Les politiques de travail qui préviennent l'agressivité verbale sont essentielles, mais elles ne sont pas efficaces pour ce qui est de gérer la honte culturelle. Comme dans le cas de Tom, lorsque nous nous sentons hostiles envers d'autres personnes, nous trouvons toujours des moyens subtils de le leur faire savoir (pensez aux regards désapprobateurs, aux soupirs et à l'exclusion). L'agression passive peut avoir le même impact qu'une expression directe de désapprobation, et peut parfois être pire parce qu'elle rend plus difficile la réponse de l'autre personne.

Dans des situations d'hostilité entre collègues, nous pouvons briser le cycle de la honte en y apportant de la considération positive inconditionnelle. Par exemple, même si Gary est plus lent que les autres à terminer ses tâches, Tom pourrait accepter que Gary a du mal dans ce domaine, mais aussi apprécier le temps supplémentaire que ce dernier prend pour prendre soin de ses patients, ainsi que l'attitude positive qu'il apporte dans le milieu de travail. Tom peut accepter ce point faible de Gary, sachant qu'il fait de son mieux et qu'il a aussi beaucoup de points forts. Accepter ainsi Gary l'empêchera de nourrir du ressentiment à l'égard de ses défauts. De plus, parce que Tom est largement congruent au travail et se sent à l'aise de s'exprimer, il pourrait dire « non » à certaines demandes supplémentaires lorsqu'il peine à maintenir la cadence dans son propre travail. Pour ce qui est de Gary, si celui-ci pouvait puiser dans une considération positive inconditionnelle, il aurait une plus grande capacité à prendre du recul par rapport à la projection de Tom (non-attachement), ce qui lui permettrait de reconnaître que Tom n'est pas lui-même ces derniers temps et que sa réaction excessive n'a rien de personnel. Remarquez bien que nous devons tous assumer la responsabilité de nos actions, ou plus exactement, de nos *réactions*, et faire amende honorable lorsqu'il y a lieu. La considération positive inconditionnelle n'excuse pas les comportements abusifs et rabaissants. Cependant, quand nous reconnaissons la souffrance sous la projection, nous sommes plus en mesure de puiser dans la compassion nécessaire pour offrir grâce et pardon lorsque nous et nos collègues en avons le plus besoin.

> *Quand une autre personne vous fait souffrir, c'est parce qu'elle souffre profondément elle-même, et que sa souffrance déborde. Elle n'a pas besoin d'être punie; elle a besoin d'aide.*
>
> Thich Nhat Hanh

L'autocompassion est une considération positive inconditionnelle que nous nous portons à nous-mêmes, qui est une condition préalable à l'offre de compassion et de considération positive inconditionnelle aux autres. La façon dont nous nous voyons influence la façon dont nous nous traitons, et cela détermine la façon dont nous traitons les autres. L'autocompassion nous permet d'avoir de la compassion pour les autres, ce qui est l'antidote aux cultures de travail ancrées dans la compétition, la dominance sociale et l'hostilité. Lorsque nous comprenons que les projections des autres activent souvent nos propres projections, nous devenons plus susceptibles de reconnaître l'occasion de guérir notre dissonance non résolue plutôt que de faire une fixation sur les problèmes des autres. Cette volonté d'utiliser les projections comme un miroir, reflétant nos propres blessures non résolues, est un principe fondamental dans le cadre de guérison de nombreux programmes en 12 étapes. Si vous n'êtes pas familier avec le cadre de guérison des programmes en 12 étapes, leurs trois principes sous-jacents sont les suivants :

1. Responsabilité personnelle
2. Accent sur le progrès plutôt que sur la perfection
3. Communautés de considération positive inconditionnelle

Les mesures que les gens prennent pour se tenir à l'écart des substances et autres dépendances peuvent également nous aider à nous tenir à l'écart de nos tendances au rabaissement. Lorsque la communauté à laquelle nous appartenons accorde à tous une considération positive inconditionnelle, la domination sociale devient inutile et repoussante. Lorsqu'une personne essaie d'introduire un comportement de domination sociale dans une communauté forte, elle est accueillie avec compassion. Cette compassion lui montre qu'elle fait l'objet d'une considération inconditionnelle, et par conséquent, la menace qui active habituellement son besoin de dominer afin d'éviter le rejet est tout simplement absente (voir chapitre 5, Fig. 5.1).

S'adapter à soi-même

Si vous ne guérissez pas de vos blessures, vous saignerez sur des gens qui ne vous ont pas coupé.

Auteur inconnu

Occasion de réflexion et d'adaptation

Réorientation : apprendre à accueillir et à digérer les émotions non résolues, une couche à la fois.

Pensez à une expérience récente où vous avez ressenti les paroles ou le comportement de quelqu'un avec qui vous travaillez comme menaçants ou blessants. Souvenons-nous ici que les comportements rabaissants, qui sont la racine de la violence horizontale et de l'hostilité, sont souvent une projection subconsciente de la propre souffrance de la personne qui les adopte. Compte tenu de ceci, comment votre réponse aux projections de quelqu'un d'autre pourrait s'en trouver changée? Comment pourriez-vous réagir différemment, sachant que le comportement de cette personne est essentiellement le résultat d'un débordement de sa propre honte et de sa propre souffrance?

Les pensées autodestructrices sont un sous-produit naturel de l'incongruence et d'un manque d'autocompassion. La façon dont nous nous traitons est la façon dont nous voyons et traitons les autres.

Nous pouvons même pousser les choses un peu plus loin, et affirmer que les sentiments intenses de menace sont généralement le résultat d'une douleur non résolue et d'un traumatisme qui remonte à la surface. À chaque occasion, le corps tentera de guérir. Si notre corps se fait rappeler une blessure non cicatrisée, il nous présentera la blessure pour que nous la guérissions.

Lorsque le comportement de quelqu'un d'autre nous fait sentir comme une victime, nous prenons son comportement personnellement et l'interprétons comme une menace. Lorsque nous portons notre attention consciente sur la menace perçue, nous nous donnons une occasion de nous réorienter dans le moment présent et de résoudre les problèmes non résolus du passé. Les moments où nous sommes en état d'activation ou menacés agissent à la manière d'un phare, éclairant nos vieilles blessures. Cette illumination nous permet de valider en pleine conscience et avec compassion où nous nous sentons blessés, de digérer les sentiments, et de les laisser aller.

Comment le fait de considérer les moments de menace comme un phare ou un appel à la guérison pourrait-il changer vos sentiments à l'égard des personnes et des événements qui paraissent menaçants? Quels rappels ou exercices pourraient vous aider à adopter cette perspective lorsque des conflits surviennent au travail?

Au lieu de vous demander pourquoi cela vous est arrivé, demandez-vous : « Qu'est-ce que cette expérience essaie de m'apprendre? ».

Exercices de déblocage : faire face aux intempéries

Réfléchir à nos expériences personnelles nous donne une occasion de développer notre prise de conscience et notre acceptation de nos propres systèmes de croyances, valeurs et ressources, ainsi que des obstacles qui ont une incidence sur notre capacité à pratiquer l'autocompassion et à nous épanouir. La réflexion personnelle engendre la conscience de soi, qui est une composante de la pleine conscience.

Occasion de réflexion et d'adaptation

Rappelez-vous votre journée typique et pensez à votre routine typique. Quand ressentez-vous de l'anxiété dans votre vie professionnelle et personnelle? Y a-t-il des stimuli courants qui semblent activer ces sentiments d'anxiété? Êtes-vous en mesure de nommer le besoin qui n'est pas satisfait et qui produit un sentiment de menace?

Qu'elle soit réelle ou imaginaire, une menace perçue déclenche une réponse au stress.

Occasion d'exercice expérientiel

Essayez de vous connecter à un sentiment de menace que vous rencontrez souvent au travail. Il peut s'agir d'une personne ou d'un événement qui active une réponse au stress. Ceci fait, essayez un nouvel outil de réduction du cortisol (un de ceux décrits précédemment, ou un de votre cru). À la suite de l'activité, prenez une minute ou deux pour réfléchir. Réfléchissez à comment vous vous sentez et remarquez si vous ressentez des changements. Trouvez un mot ou une expression qui décrit ce que vous ressentez. Réfléchir à ce que vous ressentez par rapport à chaque activité que vous essayez est une partie essentielle de votre adaptation pour trouver ce qui fonctionne le mieux pour vous. Une technique que vous essayez aujourd'hui pourrait vous laisser de marbre, mais quelque chose pourrait vous attirer vers elle plus tard, aussi, considérez-la comme un nouvel outil dans votre ceinture d'outils.

Il n'y a pas une seule voie pour tous. Il faut du courage pour faire confiance aux murmures de la voix intérieure et pour leur accorder la priorité comme étant les plus sages conseils. Votre voix intérieure est harmonisée à votre vocation, et guide votre chemin en fonction de vos besoins et désirs uniques.

Exercice de renforcement

A. Générer de la considération positive inconditionnelle

En inspirant, je calme mon corps. En expirant, je souris. Je m'établis dans le moment présent. Je sais que c'est un moment merveilleux.

Thich Nhat Hanh

Générer une considération positive inconditionnelle pour soi (autocompassion) nous oblige à renouer d'amitié avec notre monde intérieur. Pour ce faire, nous devons y passer du temps. Dans le monde de la santé mentale, cette activité serait considérée comme une forme d'amorçage, par laquelle nous nous accordons sur notre *être* pour nous plonger dans l'état souhaité, nous permettant ainsi de revenir à cette fréquence dans des situations où nous nous sentons moins en sécurité. Gardez les choses simples et appropriez-vous-les. Je vais vous donner quelques idées, mais il reste que c'est vous qui saurez ce qui vous convient le mieux. Amusez-vous à vous créer un scénario que votre corps apprécie.

Par exemple, plongez dans votre monde intérieur en fermant les yeux et en prenant des respirations naturelles, en inspirant et en expirant par le nez. Vous pouvez déplacer votre attention de votre tête à votre cœur en imaginant vos respirations couler jusque dans votre cœur puis en ressortir. Vous pourriez même répéter doucement des mots qui vous parlent, comme *grâce* ou *clémence* (de sorte à vous envoyer de l'amour bienveillant à vous-même) lorsque vous inspirez, et *compassion* (de sorte à envoyer de l'amour bienveillant aux autres) lorsque vous expirez; ou, si vous êtes une personne visuelle, vous pourriez imaginer de la lumière blanche entrant et sortant de votre cœur, vous purifiant de l'intérieur, puis apportant faveur et grâce aux autres en s'écoulant.

Imaginez quelqu'un envers qui vous avez ressenti un sentiment de considération positive inconditionnelle. Il pourrait aussi s'agir d'un animal de compagnie ou d'une figure spirituelle, que vous percevez comme vous aimant inconditionnellement. Ceci, car vous savez que peu importe ce que vous avez fait, ce que vous faites ou ce que vous ferez, vous en recevrez toujours un sentiment de considération positive inconditionnelle. Alors que vos yeux sont fermés et que vous continuez à respirer à travers votre cœur, imaginez cette personne ou être en face de vous, émanant de l'amour et de la compassion. Respirez son atmosphère. Incarnez son amour et sa compassion.

B. Utiliser la musique pour susciter et approfondir les désirs

La musique est un outil puissant pour éveiller nos désirs. Nous avons tous besoin et donc le désir d'être aimés pour notre « vrai » moi. C'est un moyen puissant de cultiver des sentiments de connexion avec notre moi et de favoriser l'autocompassion.

La prochaine fois qu'une chanson vous transportera, tournez votre attention vers votre moi intérieur, puis attisez-y un sentiment d'appréciation pour votre essence et offrez de l'amour bienveillant à toutes vos composantes. Pensez à ce parcours qu'est la vie, avec ses souffrances, ses triomphes, et son côté humoristique aussi. Envoyez-vous de l'amour et de la compassion : à votre moi passé, à votre moi présent et à votre moi futur. Demandez à votre moi plus sûr d'apaiser votre moi plus en proie en l'insécurité, un peu comme vous réconforteriez une personne chère. Tendez la main à quelqu'un autre, en vous rappelant que vous n'êtes pas seul(e) : nous (l'humanité) sommes tous dans le même bateau; nous désirons tous être congruents et nous éprouvons tous de la honte dans les moments d'incongruence.

C. Reconnecter avec le corps

Votre corps est votre première maison : « En inspirant, j'arrive dans mon corps. En expirant, je suis à la maison ».

                                                                        Thich Nhat Hanh

Après avoir plongé dans votre monde intérieur, pensez à trois ou quatre choses qui vous font avoir de la reconnaissance pour votre corps. Comment vous a-t-il servi? Repassez-vous les événements de votre vie, en reconnaissant le chemin parcouru avec votre corps. Reconnaissez la résilience, le pardon et la persévérance de votre corps. Maintenant, affirmez-vous en vous disant : « J'ai de la gratitude pour ce corps. » Ressentir un sentiment de gratitude est la clé. Si vous perdez le contact avec ce sentiment, revenez en arrière, en vous imaginant et en vous immergeant dans les événements pour lesquels vous éprouvez de la gratitude. Ensuite, recommencez à vous concentrer sur la phrase, en vous souvenant de façons dont vous avez pu faire l'expérience de la beauté de ce monde à travers les sens de votre corps.

Voici d'autres exemples d'affirmations qui favorisent la connexion :

« Je suis libre d'aimer et d'accepter ce corps. » (Favorise l'acceptation.)
« J'ai tout ce dont j'ai besoin à l'intérieur; je connais déjà toutes les réponses. » (Favorise la confiance.)
« Je suis un être beau et authentique. » (Favorise l'expression de soi et la congruence.)

Répétez-vous doucement chaque phrase. Vous pouvez en choisir une pour une séance entière ou passer à une autre phrase qui semble bien vous convenir. S'il vous semble plus naturel de créer votre propre phrase, n'hésitez pas et faites-le! Plus vous pourrez vous connecter au sentiment sous les mots, plus cet exercice sera efficace.

Exercice de déblocage : utiliser des énoncés de type « Je »

Faites attention en ce qui concerne l'utilisation d'énoncés à la première personne lorsque vous vous apaisez. Cela peut souvent sembler plus naturel, mais ce n'est pas utile lorsque des émotions intenses sont présentes. Les énoncés de type « je » peuvent nous amener à nous suridentifier aux pensées et aux émotions, ce qui limite notre capacité à les gérer objectivement. Par exemple, lorsque je sens de l'anxiété monter en moi, si je dis « Je suis anxieuse » ou « mon anxiété », je serai plus susceptible de me sentir prise en otage par l'émotion, ce qui déclenchera un sentiment de menace qui, quant à lui, rendra difficile l'examen de son origine de manière impartiale. Cependant, si je dis (ou pense) : « Il y a de l'anxiété là. Parle-moi de toi. De quelles pensées ou expériences passées est-ce que tu viens? », je serai plus susceptible de cultiver un sentiment de curiosité et de non-attachement, ce qui atténuera les sentiments de menace. Lorsque nous ne sommes pas empêtrés dans une réponse du système nerveux, nous sommes beaucoup plus en mesure de fournir l'acceptation et la compassion envers l'émotion et d'identifier les pensées ou la zone d'incongruence à sa racine. Il n'y a pas de règles strictes et précises ici, mais seulement des suggestions à essayer, de sorte à vous aider à identifier ce qui fonctionne le mieux pour vous.

Le défi : la navigation

Revenons à l'exemple de Mark, un premier répondant aux prises avec une lourde charge de travail, des tensions entre collègues et un manque de contrôle dans sa vie. Certains des défis contextuels de Mark ne sont peut-être pas immédiatement modifiables, mais il peut quant à lui ajuster la façon dont il reçoit ce qui vient de son monde interne et s'occuper de celui-ci. Qu'est-ce qui pourrait l'aider à ressentir, à entendre et à s'occuper adéquatement de l'information que ses émotions tentent de lui relayer? Comment Mark pourrait-il répondre aux défis qui lui causent une réponse de stress au travail, et les affronter?

Parce que le stress résulte d'un besoin primaire qui paraît menacé (ou qui nous rappelle un événement passé où un besoin a effectivement été menacé), il est utile de comprendre d'où il vient. Prendre du recul nous permet d'apprendre à connaître la source de l'activation afin que nous puissions prendre des mesures pour la désamorcer.

Le cadre RAINN (Brach, 2013) fournit un processus qui pourrait aider Mark à recevoir et à répondre à ses émotions. Lorsque Mark viendra à sentir qu'il a le pouvoir de s'occuper de ses émotions, il éprouvera un sentiment de libre arbitre qui le protégera contre le stress chronique et l'hostilité, qui découlent tous deux d'un sentiment de perte de contrôle.

Les composantes du cadre RAINN sont les suivantes :

- **Reconnaître :** mark pourrait reconnaître et cultiver une conscience du moment où il ressent de l'anxiété et du ressentiment.
- **Autoriser :** il pourrait permettre à toutes les émotions qui émergent de faire pleinement surface (en s'abstenant de les étiqueter comme bonnes ou mauvaises), et rester présent avec son corps alors qu'elles vont et viennent au lieu de résister, de chercher des distractions ou de s'en dissocier.
- **Inspecter :** il pourrait cultiver le non-attachement en explorant le sens ressenti, en suivant comment celui-ci fluctue, en remarquant comment cela se présente dans son corps et en apprenant à connaître la peur fondamentale qui se cache en dessous.
- **Non-attachement :** inspecter permettrait à Mark de voir l'émotion comme une « autre ». Elle n'est pas lui et elle ne le définit pas; elle est simplement une messagère dont il doit considérer le message. Le non-attachement désamorce le sentiment de menace, de ce que nous ne nous identifions plus au sentiment et que nous n'y sommes plus attachés.
- **Nourriture :** une fois dans une position où il pourra prendre du recul, Mark pourra aborder l'émotion avec libre arbitre. Grâce à cet élément, il pourra s'accorder un considération positive inconditionnelle intérieurement (autocompassion), laquelle est l'ingrédient de base nécessaire pour permettre aux émotions de passer et aux blessures en dessous de celles-ci de guérir.

Lorsque Mark s'occupera de ses émotions sur le plan personnel, il deviendra beaucoup plus susceptible de se sentir capable de mettre en œuvre les changements nécessaires sur les plans contextuel, culturel et systémique. Nous concentrer sur les systèmes et les contextes qui nous entourent est tout aussi important que le travail intérieur. Travailler sur l'extérieur à partir d'un monde intérieur entier et où règne un plus fort sens de notre pouvoir personnel favorise le libre arbitre et garantit que les contextes dans lesquels nous vivons et travaillons favorisent quant à eux l'épanouissement humain ou, à tout le moins, ne lui font pas obstacle.

Occasion de réflexion et d'adaptation

À mesure que nous continuons à nous reconnecter, passant de l'esprit pensant déconnecté à une façon plus profonde et sincère de savoir, nous améliorons notre capacité à distinguer le signal du bruit, ce qui nous permettra de nous harmoniser à ce qui résonne en nous et de laisser aller les distractions inutiles. Qu'est-ce qui dans votre vie ressemble à une obligation (bruit)? Comment cette obligation pourrait-elle être modifiée pour mieux s'harmoniser au signal (désir, sens)?

Adaptation en vue du parcours à venir : renforcer le sentiment de cohérence

Nous commençons à savoir comment atténuer le stress, le bruit qui nous distrait du « signal » de qui nous sommes et de la richesse des ressources que nous avons en nous. En nous adaptant de cette façon, nous serons plus en mesure de naviguer à travers les systèmes météorologiques qui tourbillonnent autour de nous, en les voyant pour le « bruit » qu'ils sont. La façon d'y parvenir est de nous syntoniser à notre monde intérieur. Dans cet état incarné, et avec non-attachement et compassion, nous pouvons libérer l'énergie coincée. Au bout du compte, nous améliorerons notre capacité à nous réorienter par rapport aux « conditions météorologiques », de sorte à les empêcher de devenir des facteurs de stress distrayants.

Maintenant, nous allons creuser plus profondément, et *renforcer* notre sens de la cohérence grâce à une réorientation consciente.

CHAPITRE 7

Renforcer le sentiment de cohérence : la réorientation consciente

À quelque moment que ce soit, nous sommes ou dans un état d'absence de conscience, ou dans un état de conscience. Lorsque nous cherchons à anticiper ce qui pourrait arriver, l'anxiété s'insinue. Lorsque ressassons des événements antérieurs dans notre tête, le mécontentement s'insinue. Lorsque nous nous occupons du moment présent, nous acceptons ce qui est et nous pouvons nous y reposer.

De l'authenticité personnelle résulte le développement de racines solides, connectées avec qui nous sommes ainsi qu'avec la manière dont nous nous connectons à la vie et naviguons à travers elle. De cet état profondément ancré, libre de toute conscience de nous-mêmes, notre *être* peut se manifester tout entier dans le moment présent, et nous pouvons ainsi vivre avec but et bonheur. Dans le chapitre 6, nous nous sommes concentrés sur la distinction entre le « signal » et le « bruit ». La pleine conscience est exactement la façon dont nous développons nos compétences pour y parvenir. Lorsque nous sommes ancrés dans le moment présent, sans penser au passé ou à l'avenir, nous pouvons nous réorienter de l'esprit pensant vers l'esprit sentant, et des simples façons d'*être* vers notre *être* lui-même. En nous réorientant de cette façon, nous nous connecterons à notre force vitale, ce qui nous permettra d'être enracinés dans une façon plus optimiste et confiante de manifester notre être dans le monde. Ainsi, notre façon de nous manifester dans le monde sera conforme à ce que nous ressentons dans le monde. Nous pourrons nous ressourcer avec autocompassion en cas de besoin, et donner abondamment dans les moments d'abondance. Nous pourrons avoir confiance que nous avons les capacités ainsi que tout ce qu'il faut pour relever les défis qui passent; que la vie a du sens, et que nous sommes capables de la gérer. Voilà à quoi ressemble notre moi le plus congruent et le plus cohérent. Entrer dans le flux de la pleine conscience est le courant qui nous fait avancer dans le processus.

Ce faisant, à mesure que nous apprenons à écouter les indices de notre corps, nous en viendrons à reconnaître quand nous sommes empêtrés dans nos pensées. Nous nous accorderons sur ce sentiment qu'est de se trouver dans le flux de l'*être*, où nous pouvons rapidement faire taire le « bruit » qui nous désincarne. Maintenant, nous allons renforcer notre sens de la cohérence grâce à la *vie consciente*, qui nous aidera à nous éloigner de la stérilité propre aux façons d'*être* découlant de l'obligation, pour entrer dans la source abondante de l'*être*.

Bien que le terme *pleine conscience* puisse sembler vouloir dire qu'elle est une forme de pensée, c'est en fait le contraire. Le terme *conscience* par lui-même pourrait en fait être plus précis pour cet état que *pleine conscience*, car celui-ci ne se limite pas à l'esprit pensant. Nous pouvons observer l'esprit pensant, de la même manière que nous pouvons observer nos émotions, nos perceptions sensorielles et notre intuition, en sentant activement et en remarquant des choses à la fois intérieurement et extérieurement. La pleine conscience est un réceptacle pour les différentes perspectives à partir desquelles nous expérimentons la vie. Ce à quoi nous nous occupons *construit* littéralement notre réalité, et ce dont nous nous occupons croît. Nous pouvons *choisir* de cultiver une vigilance ou une conscience des pensées tourbillonnantes plutôt que de cultiver encore plus de réflexions à propos de nos pensées. Par la pleine conscience, nous transcendons le cycle de pensée, ce qui nous rend à même d'utiliser les pensées comme un outil plutôt que de nous sentir opprimés par elles sans rien y faire.

Nous pourrions définir la **méditation** comme une pleine conscience soutenue, ou en d'autres mots, comme de s'occuper consciemment de notre état d'*être* pendant des périodes soutenues. Quant à l'attention consciente, elle apporte les qualités de la méditation dans toute activité.

Le défi : l'orientation

En considérant le défi auquel quelqu'un d'autre fait face, ou en travaillant avec une autre personne pour considérer le nôtre, nous cultivons le non-attachement. Nous pouvons souvent trouver du réconfort en sachant que nous ne sommes pas seuls et que nous pouvons apprendre les uns des autres, et les uns avec les autres. En travaillant à partir de cet état plus objectif, nous atténuons la réponse au stress. Nous pouvons alors nous réorienter à partir de cette position de force, ce qui améliore notre capacité à utiliser toutes nos capacités biologiques, intellectuelles et spirituelles. Avec cette orientation bienveillante, nous pouvons faire face aux adversités avec confiance, en sachant que nous avons les ressources et le soutien nécessaires pour relever les défis de la vie.

Pratiquons en nous penchant sur le défi de Robert. Robert est au début de la trentaine et endosse toute une variété de rôles, lesquels comprennent son nouveau rôle de médecin de famille, son rôle de père et, enfin et surtout, ses rôles de partenaire de vie et de soignant de cette partenaire de vie, qui est devenue progressivement plus handicapée en raison d'un problème de santé en phase terminale. Chaque jour semble se fondre avec le suivant pour Robert alors qu'il s'occupe des urgences quotidiennes, ne lui laissant que peu ou pas de temps pour s'occuper de ses propres besoins. La plupart de ses jours sont remplis d'anxiété au sujet des impondérables à venir, accompagnée d'une incertitude et d'une insécurité croissantes quant à ce qui pourrait se passer. Au fil des jours, Robert est devenu de plus en plus déconnecté de ses amis, pour qui il a rarement l'impression d'avoir le temps ou l'énergie. Il passe autant de temps que possible avec sa famille, mais il trouve que ce temps est de plus en plus hanté par un sentiment de culpabilité ainsi qu'un sentiment croissant d'impuissance à naviguer à travers ce qui l'attend. Il voit comment ce sentiment de découragement et de déconnexion de plus en plus profond de lui-même et des autres commence à affecter ses enfants. Lorsque Robert aurait le temps de se reposer, il préfère remplir ce temps avec des tâches additionnelles ou à accepter du travail supplémentaire, puisque cela lui semble être une distraction nécessaire aux sentiments inconfortables qui l'attendent quand il met toutes ces différentes façons d'*être* sur pause. Avec l'incidence croissante des problèmes de santé mentale dont il apprend l'existence et dont il s'occupe par ailleurs chez ses patients, Robert a honte d'éprouver lui aussi des difficultés. Cependant, il craint que de se montrer honnête au sujet de ses sentiments puisse mettre sa réputation et son gagne-pain en péril. Des termes symboliques tels que « autogestion » et « pleine conscience » ressemblent à un luxe que Robert ne peut pas se permettre en ce moment, et ils ne font qu'alimenter ses sentiments croissants d'insuffisance. Sa carrière, qui lui semblait autrefois si prometteuse, ressemble maintenant à une case de plus à cocher jour après jour, au milieu d'une mer sans fin de cases à cocher. Chaque jour se fond avec le suivant tandis qu'il continue d'avancer dans la vie à la manière d'un robot. Robert se sent profondément coincé.

Quels sentiments surgissent en vous à la lecture du défi de Robert? Le « sens de la cohérence » d'une personne fait référence à son sentiment de signification, à sa prévisibilité et à sa compréhension de la vie. Sous cet angle, quel est le sens de la cohérence de Robert? Qu'est-ce qui motive la façon d'être de Robert? À quels niveaux pouvez-vous vous identifier à Robert?

Sens de la cohérence et pleine conscience

Quand j'ai étudié pour la première fois le concept de sens de la cohérence, j'ai été frappée par ses profonds parallèles avec le concept de pleine conscience du bouddhisme. Comme la pleine conscience, le sens de la cohérence met l'accent sur une conscience aiguë des phénomènes présents, libre d'attachements caractérisés par l'insécurité. L'accent est mis sur une pratique constante de passer de l'esprit pensant (subjectif) à l'esprit sentant (objectif). À partir de l'esprit sentant, nous pouvons travailler objectivement et avec compassion, acceptation et non-attachement, avec les pensées, émotions et stimuli externes passagers en les percevant comme des « autres ». Il nous permet de nous orienter objectivement dans le monde extérieur, en distinguant le « signal » du « bruit », et d'avancer avec confiance et but dans la vie en nous en montrant le sens (Grevenstein et coll., 2018). Le sens de la cohérence et la pleine conscience sous-tendent notre capacité à gérer les stimuli externes dans notre vie personnelle et dans notre vie professionnelle. Lorsque nous avons un fort sens de la cohérence, nous sommes moins susceptibles de nous sentir menacés ou stressés par les événements et les sentiments qui se présentent inévitablement à nous. Lorsqu'il est faible, nous avons tendance à nous sentir victimes de la vie et trop aux prises avec des menaces potentielles pour voir la voie à suivre et les occasions qu'elle présente.

Le concept de sens de la cohérence (Antonovsky, 1987) possède trois composantes :

1. La capacité de comprendre et de prédire les événements de la vie
2. La conviction de disposer des ressources nécessaires pour répondre à ce que demandent les événements de la vie
3. La capacité à tirer un sens des activités quotidiennes.

Les personnes qui ont des scores plus élevés au niveau du sens de la cohérence sont plus susceptibles d'avoir des résultats positifs à long terme en ce qui concerne leur santé mentale et physique, tandis que celles qui ont des scores de sens de la cohérence plus faibles sont plus susceptibles de se sentir stressées, de consommer des substances comme moyen d'adaptation, et d'être affectées par une variété de problèmes de santé mentale et physique chroniques.

Lorsque nous sommes guidés par une intention et ancrés dans la pleine conscience, nous venons à prendre conscience de l'abondance de nos ressources et à avoir confiance en elles (Super et coll., 2016). Nous venons à croire que, quel que soit le moment, nous avons ce qu'il faut pour réussir. Même dans les moments qui semblent moins favorables, que ce soit en raison des circonstances ou de notre réaction envers elles, nous pouvons apprécier l'occasion d'apprentissage qui se présente à nous. Cet indéfectible sentiment d'optimisme et de gratitude rend la grande majorité de la vie gratifiante. Il nous permet d'accepter ce qui *est*, en prenant du recul par rapport au « bruit » en le voyant comme quelque chose qui est séparé de nous, comme une construction de l'esprit pensant. À partir de cet état plus objectif, nous pouvons garder les choses en perspective, maximisant de ce fait notre capacité à gérer les défis de manière créative.

Comme exemples d'atouts (internes et externes) favorisant un sens de la cohérence et, en fin de compte, une plus grande capacité à s'épanouir, notons les ressources matérielles, les soutiens sociaux, une éducation positive dans l'enfance, et les rôles qui renforcent l'autoefficacité (Dames, 2018b). Lorsqu'elles sont disponibles, ces ressources de résilience nous protègent des facteurs de stress et peuvent améliorer notre sens de la cohérence de deux manières :

1. En nous donnant les moyens d'acquérir les ressources nécessaires pour gérer les stimuli en modifiant le contexte, ou en nous apprenant à appliquer nos ressources pour résoudre les stimuli. À titre d'exemple, notons l'établissement de relations de soutien, l'adaptation de notre contexte de travail de sorte à mieux l'harmoniser à nos besoins, et l'acquisition d'une stabilité financière.
2. En nous donnant un sentiment de confiance que nous avons les ressources pour naviguer à travers les facteurs de stress, au lieu de nous sentir dépassés par eux; en nous ramenant l'esprit nos expériences passées de réussite; et en utilisant consciemment la gratitude et l'optimisme. Par exemple, le développement de l'autocompassion et de l'autoefficacité par la pleine conscience, de même que l'atteinte des objectifs empêche les émotions et les événements difficiles de paraître menaçants, renforçant notre confiance en notre capacité à gérer les émotions difficiles et à résoudre les stimuli ou à y naviguer avant qu'ils ne deviennent des facteurs de stress.

Pour cultiver un sens plus élevé de la cohérence, nous pouvons élargir notre conscience et notre capacité d'accéder à nos ressources intérieures et extérieures. Cela nous oblige à vivre dans le moment incarné, connectés à notre intelligence innée et intuitive.

Ce livre présente des pratiques de pleine conscience comme principaux outils pour élargir notre conscience, nous permettant de reconnaître ce qui se passe autour de nous et en nous. À partir de cette prise de conscience élargie, nous pourrons cultiver la curiosité et, par conséquent, le non-attachement. Lorsque nous sommes moins attachés au « bruit » passager, nous pouvons rester incarnés, connectés à notre esprit et à toutes nos capacités créatives. Avec cette orientation optimiste, nous aurons la confiance nécessaire pour naviguer dans la vie. La pratique de la pleine conscience améliore non seulement notre concentration en entraînant notre attention, mais elle cultive également une attitude d'ouverture et d'acceptation envers les événements de la vie, ce qui a un impact sur notre orientation relative à la vie (Slutsky et coll., 2016). Notre orientation relative à la vie (sens de la cohérence) détermine si nous interprétons les stimuli comme menaçants ou stressants, et a donc un impact sur notre capacité à accepter et à gérer les émotions qui en résultent. Cela parce que, lorsque nous sommes dans un état de réponse à une menace, nous sommes enclins à des réactions automatiques (combat-fuite-gel-soumission), qui ne font qu'entraîner davantage d'insécurité et de projections nuisibles.

Nous atteignons la pleine conscience lorsque nous faisons le choix délibéré de passer du mode pensant au mode sentant. Si nous ne faisons pas ce choix, notre esprit non exercé glissera habituellement en mode pensant et fera des fixations sur des pensées relatives au passé ou à l'avenir. Cette rumination inconsciente est un terreau fertile pour l'anxiété et la dépression. Lorsque nous supposons que nos pensées sont des faits plutôt que des jugements subjectifs, nous limitons notre capacité à être présents et à voir les choses telles qu'elles sont « réellement ». À chaque moment, nous sommes ou dans un état *conscient* (sentant), ou dans un état d'*absence de conscience* (pensant). La personne moyenne passe 50 % de ses heures d'éveil en mode pensant, à ruminer des pensées relatives au passé ou à l'avenir (Killingsworth et Gilbert, 2010). Penser nous permet de planifier, de nous souvenir d'événements importants et de nous fixer des objectifs. Sentir nous permet de vivre et de rester ouverts à ce qui se passe « réellement » dans le présent. En restant en mode sentant (c.-à-d. en étant conscients du moment présent), nous renforçons notre connaissance intuitive. En combinant cela à l'amour bienveillant, nous pouvons nous réorienter avec compassion et optimisme, ce qui nous permettra d'intégrer de nouvelles compréhensions dans notre vie quotidienne.

Là où la magie se produit vraiment, c'est lorsque notre pensée émerge de notre esprit sentant et lorsque nos actions découlent de notre être. C'est en bref ce qu'est la vie consciente.

Pour approfondir la façon d'engager notre esprit sentant, voyons comment nos émotions agissent comme des indices puissants nous indiquant dans quel mode nous sommes. Par exemple, lorsque nous sommes empêtrés dans des pensées menaçantes relativement à l'avenir, de l'anxiété en résulte. Utiliser l'anxiété comme indice de pleine conscience peut transformer les émotions inconfortables en occasions. Il arrivera sans doute que l'anxiété s'insinue en nous sans que nous en ayons conscience, mais nous pouvons en être avertis par la tension dans nos épaules ou dans notre dos, ou encore par des malaises au ventre, tous des indices puissants qui peuvent nous aider à interrompre la réponse au stress. Lorsque nous faisons l'expérience du monde à travers nos sens, nous restons attachés à notre « signal », ce qui cultive le non-attachement et nous permet de rester ouverts à ce qui se passe dans le présent. Cela aide à surmonter le besoin de s'accrocher à la sécurité trouvée dans l'esprit pensant. Cette capacité nous empêche de nous attacher à des pensées relatives au passé ou à l'avenir, ou elle nous aide à nous en éloigner rapidement. Elle nous permet par conséquent d'être plus objectifs, créatifs, flexibles, adaptatifs et confiants en notre capacité à gérer nos pensées et à relever les défis.

Shinzen Young (2016a), un chercheur reconnu en matière de pleine conscience et développeur de la pleine conscience unifiée, définit le « soi » comme la somme de notre image mentale (vision intérieure), de notre discours mental (voix intérieure) et de notre corps (sentiments). En observant intentionnellement ces composantes, nous nous créons de l'espace. À partir de cet espace, nous avons le choix d'agir de manière compatissante et bénéfique pour tous. Le non-attachement est un élément clé de la pleine conscience, où nous agissons en tant qu'observateurs impartiaux des différentes humeurs et pensées ainsi que des différents états mentaux qui vont et viennent, avec acceptation et sans jugement. La pleine conscience sans attache favorise le choix, en faisant passer notre orientation du subjectif à l'objectif, en dédramatisant les réactions du système nerveux et en améliorant notre capacité à naviguer à travers les obstacles sans nous sentir menacés par eux.

L'espace entre le « signal » et le « bruit » est cet ingrédient secret qu'est la pleine conscience.

Lorsque nous nous attachons ou que nous nous identifions à une émotion, une pensée ou une action, nous devenons enclins à nous sentir menacés par des stimuli externes, ce qui les transforme en facteurs de stress, multiplie notre souffrance et entrave notre capacité à nous épanouir. Lorsque nous éprouvons des sentiments de type « ça me répugne et ça m'est insupportable même si ça ne me fait pas vraiment mal », comme Shinzen Young (2016b) se plaît à les appeler, nous supposons souvent que nous faisons quelque chose de mal. S'ils sont mal compris, ces sentiments feront que nous voudrons éviter à tout prix la pleine conscience incarnée, ce que beaucoup font en effet en recherchant des distractions tout au long de la journée, ne faisant qu'*être* (c.-à-d. vivant de façon incongruente) plutôt que d'agir selon leur *être*. Cependant, voir ces sentiments émerger en nous est en fait un signe que nous faisons quelque chose de bien! Nous nous créons un espace sûr, un sanctuaire intérieur, où nous sommes prêts à guérir les blessures du passé qui, autrement, continueraient à nous hanter depuis leur place dans l'ombre. Plus nous résisterons à la douleur émotionnelle, plus notre souffrance sera grande. Young (2016a) a mis au point cette équation succincte :

$$\text{Souffrance} = \text{Douleur} \times \text{Résistance}$$

Nous pouvons dissoudre la résistance de diverses façons : (1) en acceptant que la souffrance fasse partie d'être humain; (2) en acceptant que les émotions soient la porte vers la guérison; (3) en sachant que les émotions se dissiperont avec le temps, et (4) en cultivant un sentiment de gratitude pour l'occasion de guérison que les défis présentent.

Une autre voie pour résoudre la résistance est de cultiver le non-attachement entre notre « signal » et le « bruit » des comportements hostiles des autres. C'est ce qu'on appelle le *détachement rationnel*, qui est une compétence importante. Cette forme de non-attachement est caractérisée par une capacité à ne pas prendre les comportements des autres personnellement. Cela nous permet de reconnaître que les comportements hostiles des autres n'ont pas tant à voir avec nous qu'avec des blessures non résolues de leur passé, projetées sur la situation actuelle. De ce point de vue, nous pouvons garder les choses en perspective et ne pas rester confinés à nos propres suppositions et peurs. Parce que tout ce qui se passe *en dehors* de nous n'est pas personnel, ce n'est pas non plus menaçant pour le système nerveux. Lorsque nous sommes ancrés dans cet état de détachement rationnel, nous pouvons concentrer notre attention sur ce qui peut être fait plutôt que sur ce qui ne va pas. Dans le même ordre d'idées, le détachement rationnel peut également être appliqué aux blessures passées que nous projetons sur notre présent (voir chapitre 10). Si nous confondons l'un avec l'autre, nous sommes susceptibles de nous enfoncer dans des états de stress, simplement parce que l'esprit pensant confond un événement passé avec les stimuli présents.

La science de la pleine conscience

La pleine conscience n'est pas seulement un moyen d'acquérir de l'objectivité et de nous ancrer dans le « signal ». Elle a également des effets immédiats sur les parties du cerveau qui nous protègent contre l'anxiété, la dépression, le déclin cognitif associé au vieillissement, et l'expérience de la douleur (Laneri et coll., 2016; Yang et coll., 2016). Les recherches ont montré que de renforcer les connexions neuronales pouvait améliorer la capacité à contrôler les émotions et diminuer la tendance à réagir par peur, en plus d'améliorer le volume de la matière grise du cerveau, ce qui à son tour améliore la conscience de soi et les capacités d'introspection (Schwartz et Gladding, 2011; Vestergaard-Poulsen et coll., 2009).

Cultiver la pleine conscience à travers des pratiques d'amour bienveillant régule les circuits neuronaux des émotions. Les personnes qui développent des compétences de méditation et d'amour bienveillant activent leur amygdale et leur lobe temporal, ce qui favorise la régulation émotionnelle et l'empathie (Lutz et coll., 2008). En un mot, maintenir des pratiques d'amour bienveillant améliore la matière grise du cerveau, ce qui a un impact sur la zone responsable de l'engagement empathique, nous procure une protection contre l'anxiété et améliore notre capacité de régulation de l'humeur (Leung et coll., 2013). Des changements peuvent se produire dans le cerveau après une seule séance de pleine conscience, et avec une pratique continue, cela crée des changements durables au niveau de la matière grise dans l'hippocampe, ainsi qu'une diminution du volume des cellules du cerveau dans l'amygdale (Hölzel et coll., 2011; Kral et coll., 2018). Ces changements se traduisent par des niveaux de stress et de cortisol plus faibles, une amélioration de la mémoire, et une meilleure capacité de concentration.

La respiration consciente a également de puissants effets physiologiques. Par exemple, travailler avec la respiration augmente le rendement, réduit le stress, améliore la gestion émotionnelle, en plus de présenter une foule d'autres bienfaits pour la santé à court et à long terme (Rozman et coll., 1996; Sarabia-Cobo, 2015). En concentrant notre attention sur notre poitrine, en imaginant la respiration se déplacer jusque dans notre cœur et en ressortir, puis en ralentissant le rythme et en augmentant la profondeur de notre respiration, nous passons à un état de plus grande cohérence. Ceci fait qu'en résultat, la respiration consciente a une influence positive sur l'activité vagale et le rythme cardiaque (McCraty et coll., 2009).

Les études continuent de souligner l'effet que l'esprit a sur la santé physique. Le sens de la cohérence démontre comment notre confiance en notre capacité à gérer les défis de la vie influence directement notre risque de développer un certain nombre de maladies physiques. Par exemple, une étude de thèse portant sur 50 guérisseurs et médecins provenant de 11 pays et 20 survivants du cancer qui sont entrés en rémission spontanée (sans traitement médical) a révélé qu'il y avait un lien étroit entre l'esprit et le corps qui facilitait la rémission des survivants (Turner, 2010). Les personnes qui sont entrées en rémission spontanée s'étaient concentrées sur l'amélioration de leur alimentation, la prise de suppléments vitaminiques et à base de plantes, et sur le perfectionnement de leurs capacités dans quatre domaines de pleine conscience : (1) connexion spirituelle; (2) connexion avec leur corps et leur intuition; (3) prise de conscience et libération de leurs émotions réprimées, et (4) culture de la joie (Turner, 2010). Bien que cette étude ait été publiée en 2010, d'autres études sont venues s'ajouter à elle depuis et ont fait ressortir un message similaire. Une étude plus récente a révélé que l'utilisation d'exercices de pleine conscience pour réduire le stress pouvait améliorer les premiers stades de la cicatrisation des blessures (Meesters et coll., 2017). Des dizaines d'études ont démontré le pouvoir de la pleine conscience, confirmant qu'elle peut nous aider à gérer le stress, à réorienter avec optimisme nos pensées et nos émotions et, par conséquent, à prévenir les maladies et à favoriser la guérison.

L'expérience n'est pas toujours attachée à l'ici et maintenant; au lieu de cela, elle fluctue entre des contenus mentaux provenant de sources intrinsèques et extrinsèques. (Smallwood et Schooler, 2015).

Vagabondage de l'esprit

Bien que passer du mode pensant au mode sentant semble relativement simple, la réalité est que, sur la base de nos suppositions subconscientes uniques (résultat de la granularisation, un processus décrit au chapitre 5) et des environnements très stimulants dans lesquels beaucoup d'entre nous vivent et travaillent, il y a de nombreux défis à relever pour y parvenir. Cette section décrit quelques-uns de ces défis et quelques façons dont nous pouvons nous réorienter lorsque cela nous semble délicat.

L'envers de la pleine conscience est l'absence de conscience, que nous appelons ici « vagabondage de l'esprit ». La personne typique passe près de la moitié de ses heures d'éveil à penser à autre chose qu'au moment présent (Killingsworth et Gilbert, 2010). Le vagabondage de l'esprit n'est pas une chose si mauvaise : en fait, c'est une partie importante de la façon dont nous traitons et digérons l'information, et il se révèle souvent un terreau fertile pour les idées créatives et les efforts de planification de l'avenir. Lorsque cela est fait avec intention, nous pouvons minimiser les inconvénients du vagabondage de l'esprit (rumination stérile sur des événements passés ou des soucis futurs) et en maximiser les bienfaits. Bien que nous puissions toujours ajuster les choses avec minutie dans un effort pour atteindre plus de moments de pleine conscience, nous n'avons pas à nous réprimander d'avoir laissé notre esprit vagabonder. Avec de la pratique et du temps, nous pourrons maintenir la pleine conscience pendant de plus longues périodes. Lorsque notre esprit vagabonde, c'est une excellente occasion de nous traiter avec grâce et autocompassion, et de réorienter notre attention vers le moment présent.

Vagabond et juge

Puisque nous parlons ici de vagabondage, parlons aussi de la tendance de l'esprit à porter des jugements lorsqu'il se met à vagabonder. En observant vos pensées, remarquez comment elles sont portées sur le jugement. Nos préjugés, qui sont subjectifs, limitent notre capacité à accorder aux gens le bénéfice du doute, ainsi que notre ouverture à voir les choses telles qu'elles sont. Juger est une partie *normale* d'être humain et une composante nécessaire de la prise de décisions critiques. Aussi, il n'est pas utile de nous juger nous-mêmes pour avoir porté un jugement, car cela ne fait qu'entraîner une honte inutile. En nous engageant dans la pleine conscience pour passer en mode sentant, nous prenons du recul par rapport à nos jugements initiaux. À partir de cet état de non-attachement, nous pourrons cultiver un sentiment de curiosité à propos de nos pensées de préconception et de préjudice, en faisant le point sur le caractère unique de la situation. Nous réorienter de cette manière nous permettra de mettre les pensées et les émotions en perspective et de les voir comme des informations que nous devons prendre en compte, plutôt que comme des faits. Ainsi ancrés, nous pourrons répondre librement plutôt que d'être retenus captifs par nos réactions.

Graviter vers des activités et des substances pour s'adapter

Lorsque nous sommes empêtrés dans des pensées menaçantes, le système nerveux s'active et prend le dessus. En conséquence, nous réagissons généralement en gravitant directement vers nos distractions les plus fiables, et en nous attachant fiévreusement à des activités et des substances à titre de mesures d'adaptation. La prise de conscience et la gestion des projections émotionnelles nous permettent de remettre en question la programmation autodestructrice qui nous dissuade de plonger dans notre monde intérieur pour nous y autoapaiser. Pour illustrer comment la dissuasion fonctionne, disons que vous avez un ami qui a tendance à vous critiquer lorsque vous êtes à votre plus vulnérable. Cet ami vous réprimande chaque fois que vous faites une erreur et ne semble guère se préoccuper de vos opinions et de vos émotions. Ressentiriez-vous le désir d'aller vers lui la prochaine fois que vous serez aux prises avec une souffrance? Ou feriez-vous plutôt tout votre possible pour éviter de le croiser lorsque vous vous sentez vulnérable? Tant que notre monde intérieur continuera d'être dominé par toute une troupe de critiques, nous l'éviterons à tout prix. En conséquence, parce que celui-ci ne nous paraîtra pas sécuritaire et qu'il n'est donc pas possible de s'ancrer de façon solide intérieurement, nous continuerons à essayer de trouver un sentiment de sécurité dans des attachements externes, perpétuant souvent des tendances d'adaptation qui ne nous servent pas à long terme.

Entraîner le cerveau à adopter la pleine conscience

Les rituels sont simplement les habitudes qui nous ramènent à notre corps, où nous nous engageons dans une forme intentionnelle d'*être* comme un pont pour nous ramener à notre *être*. Il existe deux styles généraux de méditation, qui diffèrent selon la façon dont nous dirigeons notre attention. L'un consiste à nous orienter en tant qu'observateur tiers impartial des pensées et des sensations qui surgissent et se dissipent. L'autre concentre l'attention sur des choses spécifiques comme la respiration ou les mantras (mots ou courtes phrases répétés). Essayez différents exercices pour trouver ce qui semble fonctionner le mieux pour vous. Ce que vous désirez et ce qui est réalisable dans le moment changera en fonction de votre environnement, de votre état d'esprit et de votre temps. Voici quelques options à essayer :

- Se concentrer sur la respiration (voir chapitre 6), où vous pouvez pratiquer différentes formes de respiration celle du ventre ou celle du cœur, ou encore observer votre respiration alors qu'elle entre et sort de votre corps
- Se concentrer sur des phrases ou des mantras courts et répétés, prononcés à haute voix ou en silence, avec ou sans mouvement
- Se concentrer sur le monde intérieur, où vous pouvez observer les pensées et les émotions qui passent
- Se concentrer sur le monde extérieur, où vous pouvez faire l'expérience du monde à travers un (ou plusieurs) des sens

- Se livrer à un exercice de gratitude, de pardon ou d'amour bienveillant
- Suivre une méditation guidée

Plutôt que d'utiliser la pleine conscience pour arrêter l'esprit, ce qui serait un effort futile et frustrant, nous l'utilisons comme un outil pour calmer l'esprit. L'effort concentré peut être difficile au début, mais avec une pratique régulière, le cerveau développe la capacité de passer facilement en mode sentant et de maintenir sa concentration pendant de plus longues périodes. Chaque fois que vous pratiquez la pleine conscience, vous investissez dans le développement de votre cerveau. Lorsque votre esprit se met à vagabonder, rappelez-vous que c'est une partie normale du processus d'entraînement, et que vous pouvez avoir l'esprit tranquille en sachant que chaque fois que vous redirigez votre attention, vous avancez sur la bonne voie! La pratique de la pleine conscience développe non seulement la concentration, mais aussi la patience et l'autocompassion.

Sur une note pratique, bien qu'il pourrait nous être des plus tentant de regrouper notre temps de méditation en une seule longue séance, ou deux, par semaine, la fréquence de notre pratique est plus importante que la durée. (Cebolla et coll., 2017; Soler et coll., 2014)

L'un des moyens les plus simples de calmer l'esprit est de se concentrer sur la respiration. Plutôt que de contrôler la respiration, comme nous l'avons appris avec le travail de régulation de la respiration décrit au chapitre 6, respirer de cette manière implique simplement d'être l'observateur du processus involontaire de la respiration. Pratiquer la respiration consciente signifie cultiver la curiosité au sujet de la relation entre la respiration d'un côté, et notre physiologie et nos émotions de l'autre, en remarquant les détails de chaque respiration : la vitesse, la profondeur, et le rythme, de la fin de l'inspiration au début de l'expiration. Joseph Emet (2012) l'a décrite comme suit :

Lorsque nous rêvassons, notre respiration suit le rythme de nos pensées. Ce rythme peut être irrégulier, parce que nous allons d'une pensée à l'autre, d'une chose à l'autre. À mesure que nous continuons à suivre notre respiration au lieu de nos pensées, elle entre dans un rythme régulier et constant.

Habituellement, nous suivons nos pensées sans porter aucune attention à notre respiration. Ici, nous inversons cela : nous suivons notre respiration. Au début, nous traitons nos pensées un peu comme une radio jouant en arrière-plan. Tandis que nous faisons d'autres choses, nous sommes conscients que la radio joue, mais nous ne suivons pas activement ce qu'elle diffuse. Par exemple, lorsqu'un annonceur dit : « Allez acheter cette voiture maintenant, parce qu'elle est tellement incroyable », nous ne nous précipitons pas pour l'acheter en laissant tomber tout ce que nous faisions. Nous avons appris à adopter une attitude de détachement sophistiqué à l'égard de la radio. Maintenant, nous cultivons cette même attitude de détachement envers nos pensées.

Pratique d'harmonisation
Observer la respiration

L'observation de notre respiration est une forme simple de méditation (pleine conscience soutenue) qui est accessible n'importe où, pour n'importe quelle durée. La façon dont nous respirons a un impact sur l'activation de nos systèmes nerveux sympathiques et parasympathiques (atténuation du stress et facilitation de la relaxation). Il n'y a pas de « bonne façon » d'observer votre respiration : faites ce qui vous semble le plus naturel. Pour commencer, la plupart des gens sont portés à adopter la respiration par le nez, parce qu'elle facilite la relaxation, et que la respiration de la bouche assèche les muqueuses. Voici quelques conseils supplémentaires :

- Remarquez la sensation et la température de l'air qui entre et sort de vos narines
- Sentez l'air s'enfoncer profondément dans votre poitrine
- Sentez votre ventre se lever pour faire place à l'air frais
- Sentez le mouvement de vos vêtements à mesure que votre ventre monte et descend
- Sentez les transitions dans votre respiration : remarquez le moment où l'inhalation se termine et l'expiration commence

Vous remarquerez peut-être comment la respiration suit un rythme régulier. Emet (2012) décrit le rythme de la respiration comme celui des vagues sur une plage :

Comme les vagues, la respiration vient d'un endroit que nous ne connaissons pas. Puis elle entre et se perd, comme les vagues qui sont absorbées dans le sable. Une partie de l'eau est retournée dans l'océan, mais celle-ci n'est pas exactement la même qu'avant. L'eau retournée a nettoyé la plage et transporte maintenant des débris et aussi une partie de la chaleur du sable avec elle. Similairement, la respiration nettoie le corps, et l'air expiré est chaud et plein de dioxyde de carbone. Vous pouvez vous laisser guider par cette image mentale. Utilisez tous vos sens et imaginez-vous maintenant en train de vous prélasser au soleil sur cette plage pendant quelques minutes, et profitez du bruissement des vagues... Ce qui se passe dans l'esprit à ce stade est aussi un peu comme la différence entre la conduite en ville et la conduite sur de longues distances. Dans la conduite en ville, il y a beaucoup d'arrêts et de démarrages, ainsi que d'émotions comme l'impatience ou l'irritation. Lorsque vous conduisez sur de longues distances et que vous tombez comme en pilote automatique, tout cela se calme. Le rythme change.

Former des habitudes, et en briser

La motivation est ce qui vous permet de commencer. L'habitude est ce qui vous permet de continuer.

Jim Ryun

La pleine conscience est un état d'ancrage dans l'être, une pratique continue de s'éveiller à ce qui se passe réellement à un moment donné. Comme indiqué précédemment, nous entrons dans la pleine conscience en passant du mode pensant au mode sentant. Par exemple, ruminer des pensées relatives au passé (source de mécontentement) ou à l'avenir (source d'anxiété) est propre au mode pensant. Se concentrer sur ce qui se passe dans le moment à travers nos sens (sons que nous entendons, scènes que nous voyons, sentiments que nous ressentons, etc.) se fait en mode sentant. L'un se fixe sur les pensées, tandis que l'autre se fixe sur ce qui se passe à l'intérieur et autour de nous. Ni l'un ni l'autre n'est tout bon ni tout mauvais; en fait, les deux nous sont nécessaires pour traiter et digérer l'information.

Pour que la pleine conscience soit efficace, nous devons développer des habitudes qui agissent comme des signaux nous indiquant d'activer la transition du mode pensant vers le mode sentant. Par exemple, remarquer l'anxiété dans le corps nous signale de prendre note de ce qui se passe dans l'esprit. Définir un rappel physique nous indique de remarquer ce qui se passe dans le moment, et peut nous aider à faire que nos actions découlent de notre *être*, plutôt que l'inverse. Les efforts de pleine conscience sont cumulatifs. Chaque moment de pleine conscience est l'occasion d'investir dans des habitudes qui favorisent le sens de la cohérence (comment nous nous orientons vers le monde extérieur) et de la congruence (comment nous manifestons notre « vrai » moi et nos inspirations dans le monde).

Nous pouvons tous comprendre la frustration qui accompagne les tentatives infructueuses de former et de briser des habitudes. Les habitudes sont ces comportements répétitifs qui découlent de processus de pensées subconscients déclenchés par des stimuli internes ou externes. Une fois qu'un comportement qui demandait jusqu'alors un effort conscient devient une réponse automatique à un stimulus, il libère nos ressources mentales pour d'autres tâches. Malheureusement, de nombreuses habitudes persistent même après que notre motivation consciente se soit dissipée. C'est pourquoi, même si nous savons qu'il n'est plus dans notre intérêt de conserver une habitude, elle n'en sera pas moins souvent difficile à changer. Cela peut être particulièrement difficile lorsque la **stigmatisation** sociale et l'autostigmatisation se mettent de la partie. Lorsqu'il existe des stigmates sociaux perçus, ils évoluent souvent en autostigmatisation, qui entraînera alors de la honte. Lorsque nous ressentons de la honte associée à la stigmatisation, cela nous dissuade souvent de demander de l'aide auprès d'autres personnes (Hammarlund et coll., 2018).

Ironiquement, malgré l'impulsion à s'isoler qui accompagne les sentiments de honte, *l'antidote à la honte est la connexion authentique*. Cela signifie de nous tourner vers les personnes qui nous accorderont une considération positive inconditionnelle. Lorsque nous croyons sincèrement que nous faisons l'objet d'une considération positive inconditionnelle de la part des autres, malgré nos lacunes, la honte se dissipe.

Il existe un lien entre les habitudes et les tendances à consommer des substances ou à se livrer à des activités comme mesures d'adaptation ou de distraction contre la souffrance. Nous nous tournons vers des objets externes lorsque nous ne nous sentons pas à l'aise de nous tourner vers notre monde intérieur. La souffrance se produit lorsque nous nous fixons sur des pensées relatives à une menace réelle ou imaginaire envers nos besoins humains fondamentaux. Bien que beaucoup d'entre nous évitent les étiquettes telles que « dépendance » et « consommation de substances », qui sont complexes et chargées de honte, nous avons tous des habitudes faisant que nous n'ignorons pas le pouvoir que peuvent avoir ces choses. Se concentrer sur des stratégies pour briser les habitudes dont nous ne sommes pas fiers se termine souvent par un échec, ce qui attise la honte et perpétue encore davantage les pensées et les sensations autodestructrices, ainsi que l'incongruence. En nous concentrant sur la formation d'habitudes qui développent des racines plus profondes, chose qui nous pousse vers la congruence, nous améliorerons notre capacité à faire des choix objectifs qui servent nos intérêts les plus élevés. La congruence améliore notre capacité à agir de manière à nourrir nos racines, par opposition aux habitudes qui nous font nous sentir piégés dans une boucle d'impulsions subconscientes. Grâce à elle, les anciennes façons d'être qui ne correspondent plus à nos valeurs perdent leur emprise et tombent.

> *Les mécanismes d'adaptation qui ne nous servent pas à long terme sont un symptôme du « bruit » qui nous submerge, et finissent par nous rendre incapables de nous adapter au « signal » de notre force vitale ainsi qu'à la richesse des ressources à notre disposition. Ils sont le reflet de l'incongruité (comportements non alignés sur nos valeurs et nos inspirations) et d'un faible sens de la cohérence (manque de confiance dans notre capacité à naviguer à travers les défis). Nous concentrer sur le symptôme ne traitera pas le problème « racine ».*

Bien que la quantité de temps et d'efforts qu'il faut pour former des habitudes dépend de nombreux facteurs, en moyenne, il faut 66 jours pour rendre un comportement automatique (Lally et coll., 2010). En d'autres termes, la formation d'habitudes exige de répéter le même comportement dans le même contexte chaque jour, pendant plus de 66 jours, pour qu'il devienne automatique et ne demande plus d'efforts (Gardner et coll., 2012).

L'application des principes de base du développement des compétences (Fitts et Posner, 1967) aux habitudes de pleine conscience requiert des efforts au début. Nous devons répéter la pratique consistant à fonctionner à partir du mode sentant encore et encore jusqu'à ce que cela nous devienne familier. Quand nous remarquons que notre esprit se met à vagabonder, nous apportons les corrections nécessaires. Avec une nouvelle prise de conscience des tensions, nous pourrons les adoucir, et bien souvent, nous en libérer. En endossant le rôle d'observateur impartial, nous remarquerons la différence entre essayer de contrôler les choses et les laisser être telles qu'elles sont. Avec du temps et de l'intention, à mesure que les récompenses commenceront à éclipser l'effort, cela deviendra plus facile. Avec plus de répétition, cela deviendra automatique, et bientôt nous nous surprendrons à avoir conscience du moment sans que le moindre signal ne nous ait indiqué de le faire. Parce qu'il nous sera plaisant d'avancer dans cet état libérateur de notre *être*, nous nous y porterons sans quelque effort conscient que ce soit. C'est ce que signifie s'éveiller au moment présent. Être libre de ce qui était ou sera. Être contents dans l'ici et maintenant.

Pratiques d'harmonisation

A. Formation d'habitudes et de rituels

La loi de la récolte consiste à récolter plus que ce qui est semé. Semez un acte, et vous récolterez une habitude. Semez une habitude et vous récolterez un trait de caractère. Semez un trait de caractère et vous récolterez une destinée.

James Allen

La plupart des gens surestiment leur capacité à accomplir des tâches à court terme (6 mois à 2 ans) et sous-estiment ce qu'ils peuvent accomplir à long terme (3 à 5 ans). Lorsque vous établissez une intention à long terme, il est normal de rêver grand! Cependant, lorsque vous souhaitez créer une habitude, pensez petit et simple. Chaque petit pas vous rapprochera de votre objectif à long terme :

1. OBJECTIF : décidez ce que vous *voulez* accomplir. Exemple : je veux être plus présent(e).

   _____

2. PLAN : choisissez une action quotidienne simple qui vous rapprochera de votre objectif. Exemple : je vais m'ancrer en allant à la rencontre de mon moi intérieur plusieurs fois par jour.

   _____

3. DÉTAILS : quand et où ferez-vous chaque jour l'action que vous avez choisie? Exemple : chaque fois que je rentre chez moi ou que j'arrive au bureau, je vais plonger en moi-même en observant trois cycles de respiration avant de commencer quelque tâche que ce soit.

   _____

Si cela peut vous aider, tenez un registre pour vous motiver et vous rappeler de faire l'action jusqu'à ce que le comportement devienne automatique. N'oubliez pas de garder l'accent sur le progrès, et non sur la perfection.

Si vous faites une erreur, nul besoin de la ruminer. L'exercice consiste à remarquer quand vous vous mettez à ruminer des pensées critiques (blocage). Arrêtez. Célébrez le fait que vous avez su remarquer ce blocage, voyez ce qu'il est, puis prenez du recul par rapport à lui. Rappelez-vous que l'exercice consiste à se remettre sur la bonne voie. Tout cela fait partie du processus, et vous êtes exactement là où vous devez être. Pratiquer l'autocompassion est exactement ce qui vous permettra de surmonter ces blocages afin que vous puissiez continuer à avancer vers votre objectif.

Si vous oubliez et que vous retombez dans vos anciennes habitudes, ne voyez pas cela comme une autre occasion de vous réprimander. Profitez-en plutôt pour réévaluer votre objectif. Est-ce vraiment celui que vous désirez atteindre, ou vous êtes-vous fixé cet objectif parce que vous sentiez que c'était celui que vous « deviez » vous fixer? Si l'objectif ne correspond pas à vos désirs, vous serez beaucoup moins susceptible d'investir en vous-même dans le processus de l'atteindre. Votre plan est-il assez simple? Afin de déployer systématiquement des efforts pour compléter une action chaque jour, vous devez vous créer un plan simple.

Commencez petit! Avancer vers votre objectif se fait souvent par petites étapes progressives. Avec chaque étape réussie, votre confiance et votre autoefficacité (une composante essentielle du sens de la cohérence) augmenteront et vous vous rapprocherez de votre objectif. Les répétitions vous deviendront plus faciles au fil du temps, et vous serez beaucoup moins susceptible d'oublier. Vous rappeler, lorsqu'il vous arrivera de faire une erreur, qu'il est normal de rencontrer des difficultés et que votre processus est assez bon (et que *vous* l'êtes aussi, et plus encore!) vous deviendra aussi plus naturel et plus crédible.

B. Briser les habitudes avec la pleine conscience

Former une habitude requiert suffisamment de répétitions pour passer de l'effort conscient à la facilité consciente, puis de la facilité consciente à l'automaticité subconsciente. Briser une habitude est l'inverse de ce processus. Plutôt que de travailler à atteindre l'automaticité, il faut travailler vers la conscience *en ramenant la pleine conscience à l'action*. Avec une telle prise de conscience élargie vient une occasion d'interrompre l'habitude. Remarquer quelque chose de nouveau dans une situation ou une activité cultive la curiosité et approfondit la pleine conscience. En conséquence, de nouvelles voies neuronales se forment.

Pensez à une activité que vous faites sur le pilote automatique. Mettez-vous au défi d'y intégrer votre nouvel état de pleine conscience. Cherchez quelque chose de nouveau, et lorsque votre esprit se met à vagabonder, cultivez la curiosité et ramenez votre attention à l'activité. Par exemple, les habitudes alimentaires sont un excellent moyen de pratiquer une habitude consciente, en apportant plus de conscience à une action qui est souvent faite de façon automatique et non consciente. Il est courant que notre attention se mette à vagabonder pendant que nous mangeons. C'est que nous nous concentrons sur un écran ou que nous nous perdons dans des pensées relatives au passé ou à l'avenir.

Exercice de renforcement expérientiel

A. Repas conscients

Une analyse de cinq études sur la perte de poids aux États-Unis a révélé que de se concentrer sur l'alimentation consciente avait amélioré la conscience ressentie des participants ainsi que leur connexion avec leur corps, la faim et les signaux de satiété, en plus d'améliorer leur autocompassion, de réduire les fringales, et de diminuer leur tendance à utiliser la nourriture comme un mécanisme d'adaptation (Dunn et coll., 2018). Une autre étude portant sur 59 000 participants atteints de diabète de type II a révélé que ceux qui avaient ralenti la vitesse à laquelle ils mangeaient étaient 42 % moins obèses que ceux qui avaient continué à manger rapidement (Hurst et Fukuda, 2018).

Nous mangeons souvent en mode pilote automatique, consommant des aliments sans réfléchir et sans prêter beaucoup d'attention à la sensation de manger, non plus qu'aux signaux de notre corps. En intégrant la pleine conscience à l'expérience, nous développerons une plus grande confiance dans les signaux du corps et nous écouterons nos désirs. La pleine conscience nous permet de remarquer ce qui est nouveau et de capter des indices subtils. Par exemple, il se pourrait que nous remarquions un désir de repousser notre assiette, ou que ce que nous mangeons n'a plus beaucoup de saveur. N'oubliez pas que la pleine conscience est une pratique qu'il faut du temps pour développer. Il vous faudra du temps, de la persévérance et de l'autocompassion pour développer cette habitude. Lorsque vous dérapez et que vous mangez sans réfléchir jusqu'à sentir que vous avez exagéré, ou en oubliant de faire attention à ce que vous mangez et comment, utilisez vos muscles d'autocompassion et servez-vous de l'expérience comme une occasion d'apprentissage. Chaque pas en avant (ou en arrière) est un investissement dans notre parcours d'apprentissage tout au long de notre vie.

Maintenant, essayez de manger un repas avec un certain degré de cérémonie :

1. Choisissez un endroit confortable, idéalement propre, sans encombrement et libre de distraction.
2. Recherchez des aliments qui plaisent à vos papilles. Choisissez-les non pas parce que c'est un choix rationnel ou parce que vous « devriez » manger cela (p. ex., sous prétexte que c'est sain, économique, facile à préparer, etc.), mais bien parce que c'est vraiment quelque chose que vous désirez.
3. Préparez votre assiette de sorte que votre repas ait l'air appétissant. Est-il coloré? Intéressant?
4. Planifiez vos heures de repas de manière à pouvoir vous détendre en mangeant, plutôt que d'attendre d'avoir trop faim ou d'avoir seulement quelques minutes pour manger.
5. Infusez d'amour bienveillant l'acte de manger (Chozen Bays, 2009); peut-être pas à chaque fois, mais comme un exercice régulier. Par exemple, vous pourriez utiliser la respiration pour vous mettre dans le meilleur état possible et répéter

silencieusement les intentions suivantes : « Que mon corps soit à l'aise » (lorsque vous vous plongez dans un sentiment d'aise), « Que mon corps soit content » (en souriant légèrement tout en vous disant ces mots), et « Que manger ne me soit pas une source d'anxiété ». Jouez avec des phrases qui vous rejoignent, et si le temps le permet, étendez ces phrases d'amour bienveillant à d'autres personnes pour qui vous avez et qui vous portent de la considération (« Que d'autres personnes souffrant d'anxiété à l'égard de manger soient à l'aise », etc.).

6. Ralentissez le rythme auquel vous mangez. Pour ralentir, vous pouvez essayer de reposer votre fourchette ou votre cuillère entre les bouchées, de prendre intentionnellement quelques respirations entre chaque bouchée, et de mâcher la nourriture lentement et complètement avant d'avaler.

7. Avec un sens de la curiosité, engagez tous vos sens. Remarquez les arômes, les saveurs et les textures de vos aliments.

8. Cultivez la gratitude en vous immergeant dans le plaisir que vous éprouvez, y compris votre état émotionnel et votre degré de faim et de satiété. Réfléchissez à la façon dont chaque bouchée nourrit votre corps.

9. Connectez-vous à votre désir à mi-chemin du repas : en voulez-vous plus, ou est-ce que la saveur commence à se faire moins sentir? Appréciez-vous toujours l'expérience, ou êtes-vous en train de perdre intérêt?

B. L'exercice du raisin sec

Cet exercice, adapté de celui du programme « Greater Good In Action » (« Le plus grand bien en action ») de l'Université de Californie, Berkeley (2010) demande 5 minutes, un raisin sec (ou quelque chose de similaire), et un esprit ouvert. L'auteur original suggère de le pratiquer une fois par jour pendant une semaine pour développer une relation plus consciente avec la nourriture.

• Tenir : prenez un raisin sec et tenez-le entre votre doigt et votre pouce.

• Voir : prenez le temps de vraiment vous concentrer sur le raisin sec, en lui accordant toute votre attention. Examinez sa texture et sa couleur uniques; regardez où la lumière brille; remarquez les creux plus sombres, les plis et les crêtes.

• Toucher : fermez les yeux, en vous concentrant sur la texture ridée du raisin sec et sur la sensation qu'il donne entre vos doigts.

• Sentir : approchez le raisin sec de votre nez et sentez-le. Remarquez tout effet que cela pourrait avoir sur votre bouche et votre estomac.

• Placer : placez doucement le raisin dans votre bouche et laissez-le là, sans mâcher. Concentrez-vous sur la sensation qu'il procure dans votre bouche.

• Goûter : très lentement et consciemment, mâchez le raisin sec une ou deux fois. Faites pleinement l'expérience des vagues de goût qui émanent du raisin sec, en remarquant comment celles-ci changent après un certain temps, et comment le raisin lui-même change de forme.

• Avaler : voyez si vous pouvez détecter le tout premier moment où il vous prend envie de l'avaler, puis avalez consciemment le raisin sec.

• Suivre : voyez comment votre corps se sent dans son ensemble après avoir mangé le raisin sec.

> *Lavage des mains : se nettoyer les mains, se nettoyer le cœur*
> Le lavage des mains est une habitude bien enracinée qui se fait souvent plusieurs fois par jour. Quelle belle occasion de mettre à profit ces moments fréquents pour pratiquer la pleine conscience! Lorsque vous vous approchez de l'évier, portez votre attention sur votre respiration. Alors que vous commencez le processus de nettoyage de vos mains, imaginez que ce nettoyage se produit également dans votre cœur et votre esprit. Quand vous faites mousser le savon, une pratique destinée à remuer les bactéries à la surface de la peau, imaginez que vous délogez aussi vos pensées négatives et vos blessures morales du jour. Remontées à la surface après les avoir ainsi bien fait mousser, vous pouvez maintenant les rincer avec facilité. Essayez d'intégrer vos propres mots à l'exercice, en vous assurant d'engager votre cœur lorsque la libération énergétique et le lâcher-prise se produisent.

Quelques mots finaux sur la formation et l'abandon d'habitudes. Ce processus exige de la patience ainsi qu'une capacité à rester ouvert tout en maintenant une approche de compassion, se tenant à l'écart des jugements. Former ou briser une habitude prend du temps, et des dérapages sont attendus. Il y a souvent un écart entre le moment où nous acquérons la conscience spirituelle et le moment où nous incarnons les nouvelles choses que nous avons apprises. Les rituels fournissent un pont entre où nous sommes et où nous allons. Ils agissent comme un rappel physique de prendre un moment pour nous permettre de passer consciemment du mode pensant au mode sentant. Il est important de ne pas s'accrocher trop fortement aux rituels et aux habitudes, de réfléchir fréquemment à comment ils nous aident, et de tâcher de voir quand il est temps de les laisser aller.

Laisser aller tôt les choses qui ne nous rejoignent pas

Aucun d'entre nous ne veut ritualiser des tâches qui semblent plus difficiles que gratifiantes. Nous voulons des options, mais trop d'options peuvent nous plonger dans la confusion. Étant donné que nous sommes tous uniques et que nous n'avons pas tous les mêmes préférences, faites attention à ce que votre corps vous dit lorsque vous essayez les différentes options. Lorsque vous vous engagez dans le rituel, comment votre corps réagit-il? Par exemple, lorsque nous nous souvenons de qui nous sommes et de l'immensité de nos ressources spirituelles, nous avons tendance à nous sentir plus connectés, ancrés et confiants. Si nous effectuons un rituel à partir d'un état de peur et d'obligation, nous serons plus susceptibles de rencontrer de la résistance, et du coup le processus nous demandera plus d'efforts. Parce que le système nerveux s'active lorsqu'il se sent opprimé (menacé ou dépassé par l'événement), il est dans de tels cas plus difficile pour nous, voire impossible, de rester ouverts. Sans un cœur ouvert, nous perpétuerons notre sentiment ressenti de déconnexion d'avec nous-mêmes, notre esprit et les autres, soit cela même qui nous a conduits au rituel en premier lieu.

Attendez-vous à ce tout ne se déroule pas comme prévu!

Le processus consistant à former ou briser des habitudes est comme un chemin accidenté où nous n'avançons bien souvent que par soubresauts. Si nous faisons une fixation sur l'atteinte de la perfection, nous nous retrouverons attachés à la pensée en noir et blanc, qui attise l'incongruence et la honte menant à un faible sens de la cohérence, et rester coincés dans cette spirale affaiblira notre confiance et notre élan. Accepter les dérapages nous permet de les utiliser comme des occasions de pratiquer l'autocompassion et la réorientation optimiste. La clé du succès dans ce processus est de s'y tenir et de se concentrer sur les progrès.

Le rituel est à l'âme ce que la nourriture est pour le corps. (Some, 2009)

Le pourquoi et le comment de la pratique de la méditation

Les sentiments vont et viennent, comme des nuages le ciel. La respiration consciente est mon point d'ancrage.

Thich Nhat Hanh

Maintenir la pleine conscience tout au long de la journée nous ancre à notre *être* et nous aide à nous rattraper lorsque nous tombons dans des façons d'*être* désincarnées. Lorsque nous sommes ainsi ancrés, nous recevons des messages importants du corps sous la forme de sensations physiques, d'émotions et d'inspirations spirituelles. C'est par la méditation (pleine conscience soutenue) que nous en venons à connaître les parties inconscientes de nous-mêmes, ces parties qui n'ont pas encore émergé de l'ombre (Jung, 1970). Les émotions réprimées finissent toujours par s'activer, ce qui nous amène à projeter notre souffrance sur les autres. *Presque chaque irritation persistante que nous ressentons à propos des autres est une projection de la honte que nous ressentons à propos de notre incongruence*, qui peut être retracée jusqu'à une partie non acceptée et donc non intégrée (y compris les émotions réprimées) de notre « vrai » moi. Plus notre « vrai » moi reste réprimé, plus nous projetons notre honte (un sous-produit naturel de l'incongruence) sur les autres (Jung, 1970).

L'« ombre » (négative et positive) est une métaphore faisant référence à l'endroit où les parties désavouées du soi sont cachées de sorte que personne ne les voie. En d'autres termes, cela fait référence au fait de ne pas permettre aux parties de nous-mêmes jugées indignes d'expression de se manifester dans le monde. Qui les juge indignes? Nous-mêmes, mais ce n'est pas un choix conscient. Dans l'enfance, nous faisons ce que nous avons à faire pour répondre à nos besoins de survie. Ceux-ci comprennent le besoin d'être aimés et acceptés par les autres, et celui de ressentir un sentiment d'appartenance au monde. Si ces besoins primaires sont menacés, nous ajustons le cours, poussant dans l'ombre les parties de nous-mêmes qui peuvent nous sembler risquées pour notre survie. Mais bien que nous essayions de cacher ces parties de nous-mêmes, elles ne restent pas cachées. Elles ont tendance à se montrer lorsque notre système nerveux est activé, ce qui les fait sortir de toutes sortes de façons imprévisibles. À mesure que nous explorons consciemment les couches de notre incongruence conditionnée en nous laissant guider par nos sens, ces parties remonteront à la surface pour être guéries, et si nous nous sentons suffisamment en sécurité pour le faire (en incarnant une considération positive inconditionnelle), nous pourrons les réintégrer. Ce processus conscient est la façon dont nous arriverons à réaliser notre plénitude.

Nous savons maintenant *pourquoi* la pleine conscience est importante. Il est donc temps de creuser plus profondément la question de *comment* la pratiquer. Tout dépendant de votre intention, il y a trois grandes catégories de méditation :

1. **Attention ciblée** : concentrer l'attention cultive la concentration sur un événement singulier. Vous pouvez vous concentrer sur votre respiration ou une expérience sensorielle, comme celle procurée par des objets que vous voyez ou des sons que vous entendez. Cette pratique vise à minimiser l'impact des distractions, à réduire le vagabondage de l'esprit et à attirer l'attention sur un événement singulier (Dahl et coll., 2015). Cette forme de méditation est une sorte d'entraînement pour votre attention, et elle améliorera votre concentration et votre mémoire.
2. **Surveillance ouverte** : au cours de la surveillance ouverte, nous élargissons notre attention, en maintenant notre ouverture à toute expérience qui survient (à l'interne ou à l'externe), et en nous abstenant d'étiqueter, de suridentifier, et de juger (Dahl et coll., 2015).
3. **Méditation de compassion** : intègre souvent une surveillance ouverte et une attention ciblée, en mettant l'accent sur le fait d'étendre notre amour bienveillant aux autres. Ces exercices auront une incidence sur vos relations et votre capacité à résoudre les conflits, laquelle est une compétence socialement bénéfique (Goetz et coll., 2010).

Les exemples que nous venons de voir couvrent les catégories générales de méditation. La liste suivante vous aidera à affiner encore plus votre intention. Veuillez ne pas conclure trop vite que la méditation n'est pas pour vous avant d'avoir essayé une variété de différentes approches. Si l'une vous demande beaucoup d'efforts, essayez-en une autre. Expérimentez jusqu'à ce que vous en trouviez une qui vous rejoint davantage. La liste suivante illustre les catégories générales, dans lesquelles nous pouvons tous trouver quelque chose qui nous convient en fonction de nos besoins et objectifs. Chacune d'entre elles est incluse dans ce livre sous différentes formes :

- Méditation de relaxation (écoute corporelle, observation passive de la respiration, yoga)
  - Relaxation progressive (écoute corporelle)
  - Relâchement de la tension par la concentration sur la respiration et la mise en arrière-plan des émotions et des tensions
  - Relaxation musculaire active (avec relâchement de la tension) via les étirements et le yoga

- Visualisation pour améliorer les performances (méditation par image)
  - Amélioration des performances pour une tâche future (athlétisme, art oratoire, etc.)
  - Visualisation créative
- Connexion à soi-même et aux autres (pratiques d'amour bienveillant, yoga, écoute corporelle)
  - Travail de résolution de problèmes relatifs au ressentiment et aux conflits
  - Amélioration de la capacité à faire preuve de compassion envers soi-même et envers les autres
  - Connexion de l'esprit (attitude et intellect) et du corps, y compris la gratitude pour ce qui est
- Méditation transcendantale (méditation intuitive, entrée dans des états d'esprit altérés)
  - Utilisation de mantras et d'exercices de respiration pour accéder au soi intuitif et aux ondes cérébrales plus profondes, de sorte à entraîner une guérison alchimique
- Reprogrammation et travail de l'ombre
  - Travail de résolution de traumatismes encore non résolus, exigeant de remarquer et de reparenter (reprogrammer) les anciennes tendances de pensées incongruentes
- Pratiques de pardon permettant de se réorienter et de se libérer du rôle de victime en mettant l'accent sur la force propre au survivant
- Surveillance ouverte avec non-attachement, observation des projections de traumatismes passés et d'événements non résolus, ainsi qu'acceptation et accueil de toutes les émotions qui se présentent, sachant que cela fait partie du processus de guérison. La pratique de l'acceptation requiert de s'abstenir de s'identifier aux émotions, de les étiqueter ou de les juger comme bonnes ou mauvaises. Un reparentage (reprogrammation) réussi requiert de l'autocompassion et un non-attachement (considération positive inconditionnelle pour soi-même), ainsi que de nous apaiser nous-mêmes comme nous le ferions pour un petit enfant ou une personne proche.

Le Dr John Yates, un ancien professeur de neurosciences avec plus de 40 ans d'expérience en méditation bouddhiste, décrit 10 étapes et quatre jalons dans le développement des capacités de pleine conscience dans son livre *The Mind Illuminated : A Complete Meditation Guide Integrating Buddhist Wisdom and Science for Greater Mindfulness* [Guide de méditation intégrant la sagesse bouddhiste et la science du cerveau pour une plus grande pleine conscience] (Yates, 2015, p. 6) :

Le méditant novice
Première étape : établir une pratique
Deuxième étape : attention interrompue – Surmonter le vagabondage de l'esprit
Troisième étape : attention prolongée – Surmonter l'oubli
Jalon un : attention continue envers l'objet de méditation
Le méditant habile
Quatrième étape : attention continue – Surmonter les distractions crasses et la langueur prononcée
Cinquième étape : surmonter la langueur subtile et augmenter la pleine conscience
Sixième étape : subjuguer les distractions subtiles
Jalon deux : attention exclusive concentrée et soutenue

    La transition
        Septième étape : attention exclusive et unification de l'esprit
        Troisième jalon : stabilité de l'attention sans effort
    Le méditant adepte
        Huitième étape : souplesse mentale et pacification des sens
        Neuvième étape : souplesse mentale et physique – Calmer l'intensité de la joie méditative
        Dixième étape : tranquillité et équanimité

Technologie : soutenir la pleine conscience

Bien que la technologie puisse nous distraire de la connexion à notre moi intérieur, elle peut également nous rappeler d'être attentifs. Il existe toute une variété d'applications de méditation qui fournissent des méditations guidées et des rappels de vérification tout au long de la journée. Vous pouvez même définir des rappels sur votre téléphone. Par exemple, dans une notification planifiée sur votre appareil mobile, vous pouvez vous demander : « En ce moment-ci, es-tu en état de pleine conscience ou d'absence de conscience? ». La pleine conscience se produit généralement par le biais de l'intention consciente, ainsi avoir des signaux environnementaux est utile pour former des habitudes conscientes.

Outils de pleine conscience : neurofeedback et battements binauraux

Les **battements binauraux** sont un outil auditif qui utilise deux fréquences de battements ou deux tonalités différentes dans chaque oreille. Cette technique peut modifier les ondes cérébrales, de sorte à permettre aux gens d'entrer dans des états d'ondes cérébrales spécifiques. Par exemple, selon les différentes combinaisons de battements, les battements binauraux peuvent être utilisés pour améliorer la souplesse cognitive et la concentration (Fischer et coll., 2016), réduire l'anxiété (Chaieb et coll., 2017), ou favoriser la capacité d'entrer dans des états de détente ou méditatifs (Jirakittayakorn et Wongsawat, 2017). De plus, la modification à long terme du réseau cérébral a des effets similaires à ceux de la méditation (Seifi Ala et coll., 2018).

    Les outils de **neurofeedback**, tels que les bandeaux d'électroencéphalogramme (EEG), fournissent une rétroaction instantanée sur l'activité électrique du cerveau. La théorie derrière l'utilisation du neurofeedback, similaire à la biorétroaction, est qu'en reliant les états de notre cerveau à des activités et des états de sentiments spécifiques, nous sommes plus susceptibles d'entrer dans nos états souhaités rapidement et avec confiance. La recherche montre que le neurofeedback a des effets positifs significatifs sur la performance cognitive en favorisant l'attention et la capacité de se concentrer, ce qui permet d'entrer dans des états de pleine conscience à volonté (Gruzelier, 2014). L'utilisation d'outils de neurofeedback a le fort potentiel d'augmenter les capacités liées à la pleine conscience (Navarro-Gil et coll., 2018).

Pratique d'harmonisation
La prise de conscience par la pleine conscience

Lorsque nous pratiquons la réflexion en état de pleine conscience plutôt que de ruminer des pensées sans réfléchir, nous développons notre prise de conscience et notre acceptation de nos propres systèmes de croyances, valeurs et ressources uniques, ainsi que des obstacles qui ont une incidence sur notre capacité à pratiquer l'autocompassion et à nous épanouir. Par conséquent, la conscience de soi est un résultat de la pleine conscience. Inversement, se concentrer sur l'avenir et le passé nous empêche de nous occuper du moment et provoque souvent des sentiments d'anxiété ainsi que du mécontentement. Pour cultiver la curiosité (et donc le non-attachement), nous pouvons prendre du recul en tant qu'observateur impartial, laissant de ce fait nos pensées et nos émotions tomber à l'arrière-plan.

Vous pouvez appliquer la pleine conscience à vos activités même lorsque vous êtes en train de vous déplacer. Trouvez un rythme aligné sur vos pas, ou, dans le cas d'une activité passive, asseyez-vous en pleine conscience. Répétez l'exercice et remarquez tout changement qui se produit en lien avec votre sens de la pleine conscience et les sentiments qui en résultent.

Si vous avez du mal à rester dans le moment présent, plongez dans votre monde intérieur, dans cet endroit où vous voyez, entendez et ressentez intérieurement (laissant les stimuli externes tomber en arrière-plan). En utilisant votre respiration naturelle, respirez silencieusement les mots « ici, maintenant », en les faisant coïncider avec vos inspirations et vos expirations.

Ou, fermez les yeux et concentrez-vous sur l'effet que la mécanique de votre respiration a sur le sens ressenti de votre monde intérieur. Concentrez-vous sur votre inhalation pendant quelques cycles. Prenez note de comment vous vous sentez à l'intérieur. Maintenant, concentrez-vous sur votre expiration pendant quelques cycles. Prenez note de comment vous vous sentez à l'intérieur. Remarquez-vous une différence entre la façon dont vous vous sentez pendant que vous inspirez, et comment vous vous sentez quand vous expirez?

N'oubliez pas de prendre un moment pour réfléchir après chaque séance. Notez ce qui est venu avec facilité et ce qui était agréable. Notez ce qui vous a demandé plus d'effort. Réfléchir ainsi vous aidera à vous adapter aux exercices uniques qui vous conviennent. Avec le temps, vous vous créerez vos propres exercices, qui sont souvent une mosaïque de plusieurs exercices. Gardez ce que vous aimez et laissez aller ce que vous n'aimez pas.

Lorsque nous élargissons notre prise de conscience grâce à des exercices de pleine conscience, nous pouvons examiner comment divers environnements affectent le sentiment ressenti. Par exemple, lorsque vous êtes dans des environnements bruyants et occupés, remarquez-vous des changements physiques ou émotionnels en vous? Et lorsque vous êtes dans la nature? Croyez-vous que vous pourriez pratiquer la capacité de vous concentrer sur la sensation ou les stimuli, d'observer avec un sentiment de curiosité, et de vous rappeler que les émotions, les sensations et les pensées ne sont que des messagères à considérer, et non des faits ou des menaces? Cela vous permettrait de prendre du recul par rapport aux jugements initiaux et aux tendances à étiqueter les choses comme bonnes ou mauvaises. Laissez-les venir et partir, en faisant attention de ne pas vous y attacher ou ruminer. Faire cela pendant que vous vaquez à vos activités quotidiennes favorisera une capacité à cultiver le non-attachement, ce qui vous protégera du stress et améliorera votre capacité à naviguer à travers les défis de manière créative.

Se concentrer sur l'inhalation a tendance à favoriser une capacité à s'enfoncer en soi-même, où il est possible de pratiquer une écoute intérieure profonde. Se concentrer sur l'expiration a tendance à favoriser la connexion aux autres, la relaxation et l'évacuation des émotions.

Pratiques d'harmonisation et de renforcement
Exercice de renforcement

A. Pleine conscience éclair
Lorsque nous sommes en déplacement, il est difficile de trouver un moment et un endroit pour nous plonger dans monde intérieur pendant des périodes prolongées. Il y aura des moments où nous nous retrouverons accablés par nos pensées, par exemple lorsque nous sommes pris dans un cycle de pensées (rumination émotionnelle) dont il est difficile de sortir. Bien qu'il soit souvent efficace de se concentrer sur la respiration, lorsque les émotions sont fortes, nous pourrions avoir besoin de quelques autres stratégies pour nous réorienter de sorte à reléguer les émotions fortes à l'arrière-plan (ce qui n'est pas la même chose que de leur résister). Essayez quelques-unes de ces courtes activités de pleine conscience, dans le but d'en choisir une ou deux pour vous soutenir dans votre vie quotidienne (vous pouvez aussi en combiner quelques-unes en une seule séance) :

- Faites une pause, sentez vos pieds sur le sol et prenez conscience de la terre en dessous. Regardez vers le ciel. Respirez l'espace du ciel avec une respiration purificatrice profonde, en inspirant par le nez, puis en expirant lentement par la bouche.
- Portez votre attention dans votre corps en plaçant à plat la paume d'une de vos mains sur le dessus de votre tête. Concentrez-vous sur la sensation de cette

douce pression, vous amenant pleinement dans votre corps, dans le moment présent.

- Portez votre attention sur la plante de vos pieds. Faites bouger vos orteils dans vos chaussures pour sentir la terre sous vous. Vous pouvez aller plus loin et imaginer que de vos pieds poussent des racines s'enfonçant dans la terre et vous enracinant profondément.

- Si des émotions intenses émergent, placez une de vos mains, ou les deux mains, sur votre cœur ou votre ventre, selon ce qui vous apaise le plus. Pendant que vous le faites, redressez votre dos et souriez subtilement, en prenant conscience de votre pouvoir personnel et en vous connectant à la joie de votre cœur. Une fois dans cet état de plus grande solidité, imaginez que vous apportez le malaise ressenti dans votre cœur. Soignez ce malaise en vous adressant à lui à partir de l'espace de votre cœur, ou baignez-le simplement de lumière jusqu'à ce qu'il s'adoucisse.

B. Utiliser le cadre R.A.I.N.N.

Comme décrit au chapitre 4 et résumé à nouveau ci-dessous, le cadre R.A.I.N.N. fournit une structure pour élargir votre prise de conscience (voir Figure 4.1). Ajouter le signal de pratiquer l'autocompassion à nos exercices utilisant l'esprit sentant (pleine conscience) est autoapaisant et favorise la congruence. Lorsque vous avez terminé l'exercice, tenez-vous immobile pendant quelques instants, en réfléchissant à l'utilité de l'exercice et en portant attention à tout changement subtil. Prendre note des changements qui se produisent les approfondit et permet de les intégrer.

L'acronyme R.A.I.N.N. est utile pour vous ancrer lorsque des émotions ou des sensations inconfortables se présentent (Brach, 2013). Ce cadre fournit un processus qui peut nous aider à recevoir les émotions et à y répondre, de sorte à prévenir le stress chronique et l'hostilité (ainsi que les projections subconscientes connexes), qui émergent tous deux lorsque nous nous sentons en perte de contrôle. Lorsque nous nous occupons de l'émotion sur le plan personnel, nous sommes beaucoup plus susceptibles de mettre en œuvre avec confiance les changements nécessaires pour nous réorienter en fonction des « conditions météorologiques », soit en changeant notre environnement, soit en nous réorientant vers les facteurs de stress afin de pouvoir les résoudre. Résoudre les facteurs de stress ne revient pas toujours à les faire disparaître : le succès est aussi atteint lorsqu'ils ne paraissent plus menaçants. Nous occuper de nos émotions sur le plan personnel nous rend beaucoup plus susceptibles de nous sentir capables de mettre en œuvre les changements nécessaires sur les plans contextuel, culturel et systémique.

Après avoir consacré un moment à vous observer, choisissez un mot ou une expression qui décrit comment vous vous sentez. Faire cela après chaque séance vous aidera à trouver quels outils et exercices vous rejoignent le plus. Ceux qui vous rejoignent vraiment favoriseront la connexion à votre monde intérieur et la capacité de vous y reposer. Ne vous attachez pas trop fortement à tel ou tel outil, car avec le temps, un autre pourrait vous être plus utile. Lorsque vous en aurez le plus besoin, le bon exercice vous appellera à lui. Votre travail est de remarquer quand il vous appellera à lui, de répondre à son appel et de faire confiance au processus tandis que vous vous laissez guider par votre intuition après l'avoir entrepris. Renforcer la prise de conscience et se concentrer sur les bienfaits de ces pratiques de pleine conscience et de méditation vous rappellera et vous motivera à choisir l'exercice le plus approprié dans votre ceinture d'outils quand vous en aurez le plus besoin!

C. Améliorer la concentration avec le comptage des respirations

En plus d'aider à atteindre la plénitude, la méditation améliore notre conscience du lien entre la rumination et les états émotionnels (ce qui nous permettant d'interrompre les pensées autodestructrices), et améliore la concentration ainsi que la clarté de la pensée (Jung, 1970). Le comptage des respirations est un excellent moyen d'entraîner nos muscles de concentration et d'en suivre la croissance, ainsi que de pratiquer l'autocompassion.

- Commencez par trouver une position confortable qui vous permette de vous concentrer sur votre respiration, dans un endroit exempt de distractions.
- Observez votre respiration, en vous défaisant de l'envie de la contrôler.
- Comptez chaque expiration jusqu'à ce que vous ayez complété 10 respirations.
- Une fois que vous aurez compté jusqu'à 10, recommencez le cycle à un.

Cet exercice requiert de la concentration. Chaque fois que vous surprenez votre esprit en train de vagabonder, recommencez à un. Même si votre esprit ne vagabonde que pendant un bref moment, recommencez à un. Vous pouvez considérer cet exercice comme un jeu et vous donner comme défi de maintenir votre concentration. N'oubliez pas qu'il faut de la pratique pour renforcer la concentration. Le vagabondage de l'esprit est une partie normale de l'exercice. Chaque fois que cela se produit, ramenez simplement votre attention sur votre respiration. À mesure que vous gagnez en concentration et qu'il vous arrive fréquemment de vous rendre jusqu'à 10, mêlez les cartes et commencez à compter à rebours à partir de 10.

Pratiquez l'autocompassion en vous rappelant que l'aspect important du voyage est de progresser, pas d'atteindre la perfection.

D. Améliorer la retenue en travaillant avec l'inconfort

Lorsque nous plongeons dans notre monde intérieur, y créant de l'espace pour les invites internes, nous faisons l'expérience de toute une variété de pensées et de sensations qui cherchent à obtenir notre attention. Celles-ci vont des malaises physiques, des démangeaisons, de l'agitation et de l'ennui jusqu'aux tâches et aux idées qui se disputent notre attention.

Lorsque des sensations et des pensées surgissent et frappent à la porte de votre conscience, essayez de prendre du recul en dirigeant votre respiration vers la sensation ressentie. Créer un espace en prenant du recul par rapport au stimulus vous permettra d'examiner objectivement la distraction et vous empêchera de simplement réagir. S'exercer à la retenue dans le cadre de la pratique de la pleine conscience améliore notre capacité à exercer ces mêmes principes dans nos activités quotidiennes. Prendre note des stimuli qui attirent notre attention et qui activent des émotions inconfortables avant que nous y réagissions nous donne l'espace dont nous avons besoin pour penser de manière critique et garder les événements en perspective, empêchant de ce fait les stimuli de devenir des facteurs de stress.

Pratiques d'harmonisation

A. Pause pour s'ancrer et connecter
Prendre une pause est devenue une stratégie largement adoptée pour pratiquer la pleine conscience en groupe ou individuellement dans de nombreux établissements universitaires et de soins de santé. Il s'agit d'un excellent exemple de pratique de pleine conscience et de présence qui répond clairement à un besoin, de ce qu'elle devient de plus en plus populaire au sein de notre culture des soins de santé. L'exercice fourni ici est adapté de Demers et Roper (2018) pour utilisation dans les réunions d'équipe, avant les réunions administratives et par les fournisseurs dans les transitions entre les tâches et les pauses. Lorsqu'il est réalisé dans son intégralité, cet exercice prend environ 5 minutes. Comme il a été mentionné précédemment dans la discussion sur la création d'habitudes qui ne demandent pas d'effort, plus l'exercice sera répété, plus nous deviendrons capables de nous « plonger » rapidement dans notre monde intérieur.

Posture
Pour vous concentrer intérieurement, gardez votre posture détendue et votre colonne vertébrale droite, avec vos pieds sur le sol et, si cela vous est utile, gardez vos yeux fermés.

La pause comprend trois parties, ou « mouvements » :

1. Enracinement ou ancrage
2. Expansion de la prise de conscience
3. Génération d'amour et de compassion

Partie 1 : enracinement
Prenez conscience de votre respiration. Suivez votre respiration comme si vous regardiez des vagues rouler sur le sable et se retirer. Suivez votre respiration aussi étroitement que possible afin que votre esprit s'aligne sur votre corps. Remarquez le calme et la sérénité qui règnent à l'intérieur de vous, et permettez-leur de s'approfondir encore plus. Respirez plus profondément pour vous détendre davantage. Cela stabilise le cœur et le système nerveux. Maintenant, imaginez que vous poussez votre respiration jusqu'à vos pieds. Sentez vos pieds sur le sol et leur stabilité. Vous pourriez même vous imaginer comme un arbre dont les racines poussent dans la terre.

Partie 2 : expansion de la prise de conscience
Écoutez profondément toute autre chose intérieure dont vous pourriez avoir conscience en ce moment. Remarquez les sensations dans votre corps... Prenez note

de comment vous vous sentez émotionnellement… Remarquez les pensées qui viennent et qui repartent. Remarquez maintenant les choses extérieures dont vous avez conscience, comme les sons à l'intérieur et à l'extérieur de la pièce, la lumière, ou la température. En examinant votre champ de conscience, touchez légèrement chaque chose qui vient à vous, puis laissez-la aller et continuez d'examiner votre champ de conscience. Remarquez à quel point votre champ de conscience est vaste.

Partie 3 : génération d'amour et de compassion
Maintenant, attirez votre attention vers l'intérieur, vers votre cœur, votre centre physique, émotionnel et spirituel. Remarquez la sensation de chaleur et d'énergie qui s'y trouve (vous pouvez à cette étape-ci mettre votre main sur votre cœur). Dirigez votre respiration vers votre cœur et, à chaque expiration, remplissez votre corps d'amour et de compassion. En inspirant à nouveau et en expirant, étendez cet amour et cette compassion vers l'extérieur, les uns vers les autres, pour en remplir la pièce. Inspirez à nouveau et expirez pour étendre cet amour et cette compassion dans tout l'hôpital (ou tout autre endroit où vous vous trouvez)… et au-delà.

Conclusion
Ramenez doucement votre conscience dans la pièce, à votre corps et à la sensation de vos pieds sur le sol. Lorsque le moment vous semblera bon, ouvrez doucement les yeux.

Bienfaits des pauses
- Elles nourrissent et protègent notre santé en stabilisant le système nerveux et en soulageant le stress
- Elles nous procurent des occasions de traiter nos expériences (plutôt que de laisser s'accumuler des expériences non traitées ou réprimées)
- Elles nous revigorent
- Elles cultivent la résilience
- Elles servent d'antidote à la dissociation et à la fragmentation mentales, des tendances communes faisant que nous nous sentons déconnectés, que nous retenons notre respiration, et ainsi de suite. Elles sont utilisées comme moyen d'adaptation au stress chronique et à l'exposition aux traumatismes ou à la souffrance, ainsi qu'aux sentiments d'insécurité ou de manque de soutien
- Elles cultivent la pleine conscience et la connexion en nous permettant d'apporter plus de qui nous sommes au travail et dans nos relations, et de mettre à profit nos capacités plus générales telles que notre intelligence émotionnelle et notre intuition
- Elles nous permettent d'être à l'écoute de ce qui se passe dans un champ de conscience élargi, et du coup, d'agir à partir d'un état ancré et centré sur le cœur

B. L'imagination et l'orientation définissent l'expérience

L'imagination, soit le pouvoir de former une image de quelque chose, a un impact sur nos états émotionnels et nous permet de reprogrammer de vieilles tendances de pensées qui ne nous servent plus. Pour illustrer l'impact émotionnel de l'imagination, remarquez ce qui se passe lorsque vous imaginez différentes couleurs :

- Plongez dans votre monde intérieur en respirant à travers votre cœur ou votre ventre, selon ce que vous préférez.
- Maintenant, imaginez que vous vous remplissez de la couleur rouge. Comment cela vous fait-il vous sentir?
- Maintenant, imaginez que vous vous remplissez de la couleur bleue. Comment cela vous fait-il vous sentir?
- Maintenant, imaginez que vous vous remplissez de la couleur verte. Comment cela vous fait-il vous sentir?
- Maintenant, imaginez que vous vous remplissez de la couleur jaune. Comment cela vous fait-il vous sentir?

Cette activité illustre la puissance de nos pensées. Les images sur lesquelles nous nous concentrons, notre imagination, ont un impact sur nos émotions. Cela nous rappelle de pratiquer la pleine conscience lorsqu'une émotion monte à la surface, et de noter les pensées et les images à la racine. Prendre du recul et cultiver la curiosité (non-attachement) nous permet d'étudier les tendances de pensées subconscientes. De là, nous pourrons interrompre les tendances de pensées négatives.

C. Débarrasser l'esprit des débris

La plupart d'entre nous passent beaucoup de temps perdus dans nos pensées. Lorsque c'est le cas, nous sommes plus enclins à réagir plutôt qu'à agir objectivement pour résoudre les menaces perçues ou pour nous réorienter par rapport à elles. Lorsque nous prenons conscience des pensées qui montent à la surface de notre esprit, nous les reconnaissons comme des « autres », cela nous permet de prendre du recul. Ce recul nous permet d'avoir une autre perspective. De là, nous pourrons nous adresser avec compassion aux pensées, un peu comme nous parlerions à une personne chère dont la souffrance est due à une perte de perspective. Il existe toute une variété de façons de prendre du recul par rapport aux pensées qui maintiennent notre cerveau dans un état d'hypervigilance. L'une de ces stratégies consiste à nous visualiser en train de balayer ou de passer l'aspirateur dans notre esprit pour le nettoyer.

Pour commencer, trouvez un endroit et un espace avec un minimum de distractions externes qui vous permettront de vous installer dans un état propice. Pendant que vous inspirez, imaginez que votre respiration est comme un balai ou un aspirateur qui nettoie votre esprit, entassant dans un même endroit ou recueillant des vieilles tendances de pensées qui ne sont plus utiles. Une fois qu'une zone est rendue propre, prenez une profonde inspiration pendant 4 secondes, retenez votre souffle pendant 7 secondes, et avec une longue expiration (généralement 8 secondes, mais pas besoin de compter), imaginez que vous débarrassez votre espace intérieur des vieilles pensées en les mettant dans un porte-poussière ou un sac d'aspirateur. Prenez un moment pour réfléchir aux anciennes tendances de pensées et croyances qui se trouvent dans le porte-poussière ou le sac d'aspirateur.

Continuez ensuite l'exercice en vous déplaçant vers d'autres parties de votre corps où vous pouvez sentir du stress ou des traumatismes, qui se manifestent souvent sous forme d'émotions inconfortables ou de tension physique. Balayez chaque zone avec votre respiration, recueillant et expirant à mesure les débris hors de votre espace intérieur sûr. Une fois que chaque zone est propre, concentrez-vous sur votre respiration naturelle et prenez quelques minutes pour noter comment vous vous sentez.

D. Pratique : le pouvoir d'un sourire

En inspirant, je calme mon corps et mon esprit. En expirant, je souris. Vivant dans le moment présent, je sais que c'est le seul moment.

Thich Nhat Hanh

Notre attitude inconsciente a des effets similaires à ceux de l'image. Par exemple, des études ont démontré qu'un sourire subtil pouvait améliorer l'humeur. Développé en habitude, sourire subtilement procure des bienfaits à long terme aux niveaux social, mental et physique (Johnston et coll., 2010; Lin et coll., 2015; Tuck et coll., 2017).

Observez comment votre biologie et les émotions qui en résultent réagissent lorsque vous souriez pendant votre méditation. Pour pousser cet exercice un peu plus loin, essayez de sourire aussi souvent que possible (subtilement) tout au long de la journée, en observant l'impact que votre sourire a sur vous et sur les autres. Utilisez la pleine conscience pour transformer cet exercice en habitude et en récolter les bienfaits à long terme.

S'adapter à soi-même : établir des objectifs harmonisés au « vrai » vous

Imaginez un monde où nous avons tous pu être incubés par une culture où le bien-être l'emporte sur le matérialisme, la pression de s'assimiler et la peur qui vient avec la domination sociale et l'esprit de compétitivité. Nul besoin de trop chercher à en imaginer toutes les répercussions; tenez-vous-en à ce qui vous concerne et demandez-vous : « Et si je considérais mon propre bien-être comme sacré? ». Imaginez-le. Que feriez-vous différemment? Avec qui passeriez-vous votre temps? Qu'est-ce que vous laisseriez aller?

Plonger dans notre monde intérieur nous permet de distinguer ce qui vient du désir authentique et ce que nous sentons comme une obligation socialement prescrite. Les objectifs et les actions qui s'harmonisent à notre « vrai » moi nous remuent. Nous pouvons les ressentir comme une *attraction subtile*, un *désir*, ou une *aspiration*. Accéder à nos désirs est impératif pour harmoniser nos objectifs à notre essence. Quand nos objectifs sont vraiment nôtres et qu'ils sont harmonisés à nos désirs, nous sommes beaucoup plus susceptibles de les atteindre. Lorsque des obstacles surgissent, nous sommes plus susceptibles de rester motivés, sachant que nos efforts sont un investissement valable et que nous sommes propulsés vers l'avant par une puissance plus grande que nous-mêmes. C'est cela, vivre sa vocation.

Dans quel sol cultivez-vous? de l'assimilation à l'émancipation

Sans que nous ayons eu notre mot à dire, nous nous sommes vus imposer des règles informelles, une stratification sociale et une étiquette prescrite comme conditions d'acceptation dans le monde. Ces conditions nous viennent de ceux qui nous élèvent et de la culture plus large qui nous oriente. Ces conditions viennent à faire partie intégrante de nous-mêmes, et en tant que telles, elles influencent inconsciemment notre mentalité générale. Notre mentalité est l'orientation à partir de laquelle nous interprétons les stimuli et donnons un sens aux choses. Notre façon d'être découle en grande partie de ce conditionnement, ce qui a un impact sur notre mentalité générale. Par exemple, lorsque nous sommes élevés dans un environnement où la croyance dominante est qu'il y a de nombreuses occasions pour tous, nous sommes plus susceptibles de féliciter les autres pour leurs réussites, et de saluer et renforcer les efforts de nos collègues chaque fois que cela est possible. Lorsque nous sommes élevés dans un environnement où règne une mentalité de rareté, nous sommes plus susceptibles de voir nos collègues comme des concurrents menaçants. Comprendre que nous n'avons pas choisi notre mentalité générale nous donne l'autocompassion nécessaire pour maintenir les choses en perspective, tenir la honte à distance et garder le contrôle sur notre système nerveux.

 Occasion d'adaptation et de réflexion

Pour en revenir aux objectifs « vrais » (c.-à-d. des objectifs découlant de nos désirs), réfléchissez à ce que ce serait que de ne pas être encombrés par des sentiments de culpabilité ou de peur. Imaginez que vous viviez la vie que vous voulez vivre. Qu'est-ce qui serait différent? Comment vous sentiriez-vous? Comment cela changerait-il votre vie? Que feriez-vous que vous ne faites pas maintenant? Qu'est-ce que vous autoriseriez que vous ne vous permettez pas maintenant? Quels obstacles se mettent en travers de ce que vous désirez? Quelles sont les mesures nécessaires pour surmonter ces obstacles? Quelles qualités relatives au moi avez-vous besoin de reconnaître ou de cultiver pour prendre ces mesures? Quand prendrez-vous ces mesures?

La différence entre nos rêves et nos objectifs est que les objectifs sont des rêves avec des délais réalisables et un sentiment de responsabilité pour les atteindre.

Pleine conscience : défis communs

La présence consciente, la concentration interne et la méditation peuvent toutes être difficiles, surtout au début, mais faire l'effort de relever les défis est un investissement valable. Je vous garantis qu'il y aura des moments où vous aurez l'impression de ne pas « bien faire les choses ». Ne vous inquiétez pas, c'est une partie normale du processus, où vous apprenez à découvrir ce qui fonctionne et ce qui ne fonctionne pas pour vous. Voici les défis les plus courants que vous rencontrerez.

Manque de constance

Nous rencontrons tout au long de chaque journée beaucoup de distractions qui favorisent l'absence de conscience, et relativement peu de signaux qui nous rappellent d'être conscients. En conséquence, à moins que nous ne programmions nos propres rappels d'être sereins et présents tout au long de la journée, l'absence de conscience sabotera nos efforts. Beaucoup d'entre nous sommes adeptes du multitâche et vivons des vies surstimulées se déroulant selon des horaires très chargés et précis. Du coup, nous sommes plus familiers avec l'agitation comme moyen de trouver une distraction contre nos malaises, et moins familiers avec la pratique de plonger dans notre monde intérieur pour les résoudre. Ces distractions se mettent en travers de nos efforts pour rester connectés à nos sens, nos désirs et nos émotions.

Assurer la variété, comme en échantillonnant les exercices énumérés précédemment, par exemple, est nécessaire pour trouver des exercices agréables et autoapaisants, mais d'un autre côté, passer sans cesse d'une chose à l'autre ne peut qu'empêcher le progrès de l'effort à la facilité. La préparation et l'approche même d'un rituel nourricier suffisent déjà à stabiliser notre biologie et à nous plonger dans un état propice à l'autoapaisement. Par exemple, lorsque notre anxiété se met à monter, si nous avons établi une routine pour y répondre, l'émotion activera une réponse autoapaisante. Lorsque l'autoapaisement face à la souffrance devient une habitude, l'effort diminue et nous commençons à nous engager dans le rituel automatiquement. Sans pratique, cependant, passer du mode pensant au mode sentant demande beaucoup d'efforts, ce qui fait que dans un moment de stress, nous serons souvent portés à chercher un répit sous la forme avec laquelle nous sommes le plus à l'aise, et pour plusieurs, les distractions externes apparaîtront comme l'option la plus désirable.

Voici une solution à considérer. Tout comme nous réservons du temps pour les rendez-vous, les réunions, les événements, le brossage des dents, les repas, etc., nous pouvons nous planifier du temps pour méditer. Et tout comme se brosser les dents est une habitude qui semble maintenant facile, il viendra à en être de même pour la pleine conscience et la méditation. Il se peut qu'elles demandent beaucoup d'efforts au début, mais avec une pratique régulière et constante, elles deviendront plus faciles, voire automatiques au fil du temps. Commencez petit, en débutant par des séances aussi courtes que 3 minutes. Créez-vous un rituel : la constance est plus importante que la durée. Le meilleur moment pour méditer est unique à chaque personne ; amusez-vous à essayer différentes plages horaires, et réfléchissez à l'incidence de chacune. Par exemple, beaucoup de gens trouvent que le matin est un bon moment pour définir des intentions de pleine conscience pour la journée. Un autre bon moment est après le travail, car cela nous permet de passer du mode travail au mode relaxation avant le souper et les activités du soir.

Malaise émotionnel

Si nous éprouvons une poussée d'émotions négatives chaque fois que nous nous asseyons pour méditer, il sera naturel pour nous d'éprouver aussi de la résistance. Il est important de se rappeler que la méditation est une occasion de guérison émotionnelle. C'est que les émotions que nous n'avons pas ressenties ou que nous n'avons pas pu ressentir dans le passé (celles qui se sont retrouvées piégées dans notre corps) vont remplir notre espace intérieur. Elles doivent être ressenties avant de pouvoir être libérées. Lorsque nous méditons, nous devenons plus connectés à nos émotions, à nos désirs et à nos aspirations. Des émotions non résolues découlant d'événements ou de traumatismes passés surgissent souvent pendant la méditation, offrant ainsi une occasion de guérison. Savoir qu'éprouver des émotions inconfortables est souvent ce qui nous met sur la voie menant à leur guérison peut nous aider à faire en sorte que nous ne les évitions pas. Cependant, savoir que l'accent est sur la guérison n'élimine pas toujours notre souffrance. La souffrance est une partie normale d'être humain. Bien que toutes les souffrances ne soient pas utiles, nous devons parfois traverser la souffrance et faire le pénible, mais nécessaire travail pour résoudre nos traumatismes passés.

Lorsque vous ressentez un malaise émotionnel, tâchez de vous rappeler que la méditation consiste à laisser les choses être telles qu'elles sont. Votre pratique vous offrira l'occasion de cultiver le non-attachement, l'ouverture, la patience, et l'amour bienveillant. Plutôt que de résister ou de chercher à changer ce qui se passe, essayez de laisser les choses être telles qu'elles sont. Lorsque les émotions sont trop intenses ou « proches » pour être observées avec objectivité, tournez votre attention vers un objet de concentration (respiration, mantra, sens visuel, sens auditif, sens olfactif, etc.). Laissez les émotions tomber à l'arrière-plan. Intégrez à votre habitude les exercices de renforcement décrits précédemment.

Distractions physiques et malaises

Lorsque nous nous plongeons dans notre monde intérieur, nous ralentissons, nous nous apaisons, et nous nous syntonisons sur lui. Cependant, lorsque l'agitation diminue, chaque démangeaison et chaque mal semblent exponentiellement plus pressants à s'occuper. Cela aussi est normal.

Avec de la pratique, nous pouvons devenir habiles à remarquer les sensations distrayantes ainsi que nos pensées à propos des sensations. Cela nous permet de les valider et de les laisser ensuite tomber à l'arrière-plan. Ce faisant, nous ramenons continuellement notre attention sur notre objet de concentration. Une autre approche consiste à mettre l'accent sur le malaise, qu'il s'agisse d'une émotion ou d'une sensation, en cultivant un sentiment de curiosité à mesure que l'émotion ou la sensation augmente, diminue et évolue. Les deux stratégies, qu'il s'agisse de déplacer notre malaise à l'arrière-plan de notre conscience ou d'en faire l'objet de notre concentration, nous permettent de voir les pensées, les émotions et les sensations en tant qu'observateur impartial, acceptant ce qui se produit sans nous sentir menacés. Créer un espace entre nous et le malaise est impératif (non-attachement). Lorsque nous nous attachons et nous identifions à des pensées, des émotions et des sensations, nous nous sentons souvent menacés et opprimés par elles, ce qui conduit généralement à être désincarnés. Mais lorsque nous les reconnaissons sans nous y identifier, elles ne menacent pas qui nous sommes. Elles sont simplement des stimuli de passage que nous pouvons gérer. Dans les moments de frustration, il peut être utile de vous réorienter en vous rappelant que chaque séance de méditation difficile entraîne votre cerveau, et est aussi une occasion de pratiquer l'autocompassion. La prochaine fois qu'une émotion inconfortable émergera au travail, nous serons mieux en mesure de prendre du recul et de la reconnaître comme un stimulus à gérer plutôt que comme un facteur de stress menaçant.

Attentes irréalistes

La méditation est un processus fluide, et parfois cyclique. Il n'y a pas de ligne d'arrivée. Certains jours, elle vous paraîtra facile, tandis que d'autres, elle vous semblera demander un effort pénible. Les séances difficiles, où il vous semblera avoir stérilement passé tout votre temps à voir votre esprit vagabonder ou à vous ennuyer, pourraient vous paraître des revers frustrants. Mais ces séances ne sont pas des échecs. Bien au contraire, après une longue période d'absence de conscience (où nous sommes immergés dans des pensées relatives au passé et à l'avenir), prendre le temps de méditer est un excellent moyen de changer de vitesse, de se réinitialiser et de se réorienter en passant en mode sentant, pour s'occuper de ce qui se passe dans le moment présent. La méditation permet à nos cerveaux surstimulés de se détendre.

En cultivant une perspective optimiste (et en améliorant ainsi notre sens de la cohérence), nous sommes mieux en mesure de considérer toutes les expériences de méditation comme des investissements valables, confiants que tout cela est une partie nécessaire de notre processus de développement. Avec une pratique régulière et constante, les habitudes de pleine conscience et de méditation deviendront plus automatiques, mais ce n'est pas un voyage linéaire.

Doute de soi et pensées autodévalorisantes

« Est-ce que ça donne le moindre résultat ? » « Est-ce que je fais bien les choses ? » « Il me semble que je ne m'améliore pas, j'empire ! » « Il doit y avoir quelque chose qui ne va pas chez moi. » « Ça ne fonctionne pas pour moi. » Ce sont toutes des pensées courantes qui surgissent lorsque nous commençons quelque chose de nouveau. Les sentiments d'incompétence sont normaux quand nous travaillons à développer de nouvelles habitudes ! La pratique engendre la familiarité, qui quant à elle entraîne des sentiments de compétence et de confiance, ce qui signifie que votre pratique est en train de passer de l'effort à la facilité. Le cerveau et les habitudes de certaines personnes leur donnent une plus grande capacité à se détendre dans la méditation, et du coup elles ressentent un plus grand sentiment de facilité dans le processus. D'autres devront y travailler davantage, surtout au début. Il n'y a pas de « bonne » façon. Tout comme il n'y a pas de prescription miracle qui fonctionne pour toutes les personnes et toutes les circonstances, il n'y a pas d'approche efficace unique pour la méditation. Ce qui est le plus important, c'est d'avoir des intentions de pleine conscience et de méditation qui nous motivent à pratiquer de manière régulière et constante.

Plutôt que de ruminer les pensées autodévalorisantes et les doutes qui surgissent et de vous juger d'après eux, pratiquez le non-attachement. Cela signifie reconnaî-tre que ces pensées ne sont précisément que cela : des pensées passagères. Ce ne sont pas des faits. Lorsque des pensées négatives surgissent, considérez cela comme une occasion de pratiquer l'autocompassion, et de cultiver l'ouverture et la patience. Adressez-vous avec bienveillance aux pensées négatives qui surgissent, en les recon-naissant et en les examinant avec curiosité. Lorsque nous prenons du recul par rap-port aux pensées, nous transformons le jugement en curiosité, et nous nous créons ainsi un espace sûr permettant aux émotions de venir et de repartir sans provoquer de réaction immédiate. Avec de la réorientation, même les émotions qui résultent de pensées autodévalorisantes peuvent être considérées comme un cadeau, car elles peuvent nous inciter à prendre du recul, à interrompre la rumination et à pratiquer l'autocompassion.

Le défi : la navigation

Revenons au défi de Robert. En tant que résident en formation, père, et aide familial, Robert a de multiples rôles à jouer, ce qui lui cause une pression immense. Si Robert n'a pas le temps et l'espace pour s'occuper des messages émotionnels qu'il reçoit, ils finiront par commencer à lui paraître plus comme des menaces que comme des messagers neutres. Plus il sentira qu'il a besoin de mettre ses propres besoins et désirs en veilleuse, plus il aura tendance à être incongruent et à se sentir en conséquence. En raison de la honte qui découle de vivre de façon incongruente, il y a de bonnes chances qu'il ne cherche pas à s'apaiser dans son monde intérieur, et qu'il cherche même plutôt à l'éviter. Il préférera très probablement baisser son volume émotion-nel, si ce n'est lui couper carrément le son. Malheureusement, bien que cela puisse lui offrir un répit temporaire contre sa souffrance émotionnelle, en agissant ainsi, il baisse également le volume de ses désirs, de son sens de sa raison d'être, et de sa passion pour la vie. Même si ce mode de vie robotique permet à Robert de se con-centrer sur des tâches sans la distraction des émotions, sa capacité à donner du sens aux choses, à se ressourcer de manière créative et à trouver de la joie dans ses journées s'en trouve diminuée.

Il est essentiel pour lui de trouver des moyens de consciemment *apprendre à con-naître* et à *s'adapter* à ce qui procure un sentiment de récompense dans la vie afin de s'assurer un bon équilibre effort-récompense. Trop d'efforts avec trop peu de récompenses conduisent à l'épuisement émotionnel, à la déconnexion et à la dépression. De toute évidence, les circonstances et les engagements de Robert favorisent un déséquilibre qui nécessite une attention particulière. Parce que Robert est subjectivement coincé dans le « bruit », il pourrait avoir besoin d'aide extérieure pour s'occuper de ses facteurs de stress afin de retrouver son chemin vers le « signal » de ce qui compte le plus; quelqu'un qui pourrait l'aider à se ressourcer de manière créative pour naviguer à travers ses défis quotidiens.

> ### Occasion d'adaptation et de réflexion
>
> Nous pouvons renforcer notre sens de la cohérence en formant des habitudes conscientes et en harmonisant nos objectifs aux désirs auxquels nous nous connectons lorsque nous nous plongeons dans notre monde intérieur. Quelles activités vous aident à rester sincèrement connecté(e), insufflent un sens et suscitent votre désir dans vos tâches quotidiennes?

La pleine conscience ouvre une porte de conscience à qui nous sommes, et derrière laquelle se trouvent nos forces de caractère, puisque les forces de caractère sont qui nous sommes à l'état pur. (Niemiec, 2014)

Adaptation en vue du parcours à venir : renforcer nos racines alors que nous labourons le sol de notre enfance

Nous venons de voir comment la pleine conscience renforce le sens de la cohérence. À partir d'une orientation de plus solide préparation et dotée en ressources, nous pouvons gérer les stimuli passagers avant qu'ils n'évoluent en facteurs de stress chroniques.

Alors que nous continuons à nous *adapter* à nos sens ressentis dans notre monde intérieur, nous continuons aussi à *débloquer* les zones d'incongruence. Tout en veillant à ne pas nous empêtrer dans des trames narratives qui sapent notre sentiment de pouvoir personnel, nous pouvons doucement sentir le chemin nous ramenant à notre éducation, pour labourer le sol de notre enfance.

CHAPITRE 8

Renforcer nos racines alors que nous labourons le sol de notre enfance

Lorsque nous récupérons les parties perdues de nous-mêmes qui croupissaient dans l'ombre de notre jeunesse, notre connexion à notre monde intérieur se renforce, nous fortifiant du coup alors que nous continuons notre parcours vers la plénitude.

Pour évoluer jusqu'à devenir notre moi le plus authentique, nous devons sortir de nos zones de confort et entrer dans celles de vulnérabilité. La vulnérabilité est nécessaire pour l'expression authentique de qui nous sommes vraiment. Les réceptacles relationnels qui engendrent un sentiment de sécurité le font parce qu'ils nous permettent de ressentir une considération positive inconditionnelle. La considération positive inconditionnelle est un besoin fondamental dans l'enfance et au-delà. Elle est nécessaire pour s'épanouir. Lorsque nous faisons l'objet d'une considération positive inconditionnelle, nous reflétons naturellement ce même sens ressenti intérieurement. Immergés dans ce sens ressenti, nous sommes à même d'assumer la vulnérabilité nécessaire pour exprimer plus authentiquement qui nous sommes. Si nous ne croyions pas que nous étions inconditionnellement considérés positivement lorsque nous étions enfants, nous pouvons, une fois que nous nous sentons prêts et dotés de ressources, revenir en arrière en tant que les guérisseurs, protecteurs et parents (ou tuteurs, selon le cas) dont nous avions besoin dans le passé. De cette façon, nous pouvons réécrire l'histoire, nous **reparenter** en nous occupant de vieilles blessures qui continuent d'apparaître dans le moment présent. Avec cet état d'esprit conscient et intentionnel, nous pouvons maintenant nous accorder la considération positive inconditionnelle nécessaire pour permettre à la douleur d'être ressentie, nous en occuper de façon bienveillante, et quand nous serons prêts, la laisser aller.

Dans ce livre, le reparentage décrit le processus consistant à diriger de la considération positive inconditionnelle vers l'intérieur, à partir d'un espace mental bien doté en ressources et relativement non-attaché, pour travailler *avec* notre moi blessé plutôt que *comme* notre moi blessé. Nous pouvons revenir en tant qu'adultes qui ont maintenant la capacité de s'occuper de leur enfant intérieur. Ce faisant, nous pourrons sentir à nouveau la blessure, ce qui permettra à la douleur de remonter à un moment où nous sommes en mesure de la ressentir et de nous en occuper. Nous rejouons le même scénario d'adversité, mais cette fois, nous sommes l'adulte habilité et doté de ressources, fournissant l'amour et la protection nécessaires à ce moment-là, transformant et transmutant la douleur avec un amour bienveillant. Nous le faisons tant et aussi longtemps que la blessure n'est pas complètement guérie. Une fois guérie, les projections dans le présent cesseront, et nous serons en mesure de passer à autre chose et de vivre avec plénitude.

Le défi : l'orientation

En considérant le défi auquel quelqu'un d'autre fait face, ou en travaillant avec une autre personne pour considérer le nôtre, nous cultivons le non-attachement. Nous pouvons souvent trouver du réconfort en sachant que nous ne sommes pas seuls et que nous pouvons apprendre les uns des autres, et les uns avec les autres. En travaillant à partir de cet état plus objectif, nous atténuons la réponse au stress. Nous pouvons alors nous réorienter à partir de cette position de force, ce qui améliore notre capacité à utiliser toutes nos capacités biologiques, intellectuelles et spirituelles. Avec cette orientation bienveillante, nous pouvons faire face aux adversités avec confiance, sachant que nous avons les ressources et le soutien nécessaires pour relever les défis de la vie.

Dans les chapitres 3 et 6, j'ai discuté des réponses typiques du système nerveux (combat-fuite-gel-soumission). Pour apprendre comment nous pouvons mieux nous orienter, voyons comme exemple le défi de Wendy. En dehors de son rôle de policière, Wendy est une chef de famille monoparentale de 40 ans, mère de deux enfants. Elle a eu ce qu'elle décrit comme une enfance turbulente qui manquait d'un sentiment de considération positive inconditionnelle de la part de ses parents, à quoi sont venus s'ajouter plusieurs événements indésirables qui semblent aujourd'hui faire surface à travers toute une variété de projections dans son travail et sa vie familiale. Lorsqu'elle se sent menacée au travail, elle se retrouve en état d'activation, ce qui pour elle prend la forme d'une poussée d'anxiété écrasante. Ces émotions intenses l'amènent généralement à se sentir dissociée à la suite de la réponse de **gel**. Wendy reconnaît ce défi et devient de plus en plus consciente de l'anxiété lorsqu'elle se présente, mais son système nerveux est trop débordé pour lui permettre de s'occuper du problème.

Comme Wendy, la façon dont nous percevons les événements actuels est souvent influencée par des événements du passé. Les blessures non cicatrisées ne disparaissent pas : elles restent telles qu'elles sont, et nous rappellent continuellement leur existence via des projections émotionnelles actuelles. Lorsque nous reconnaissons ce qui se passe, nous pouvons revenir à la blessure d'origine et utiliser nos ressources actuelles pour la guérir. Nous avons tous de ces projections ainsi que des occasions de les guérir. C'est une partie normale d'être humain!

Les projections émotionnelles nous montrent nos blessures fondamentales (non cicatrisées), éclairant de ce fait les occasions de guérison. Ces projections comprennent celles qui découlent de besoins physiologiques fondamentaux (finances pour soutenir les besoins fondamentaux, pour se nourrir, se chauffer, etc.), du besoin de se sentir en sécurité (sécurité physique et émotionnelle), et de l'estime de soi (se sentir assez bien comme nous sommes, avoir un sens d'action). Les blessures fondamentales que nous portons sont rarement le produit d'un seul événement isolé. Les impressions ou les croyances que nous venons à adopter naissent souvent des suites d'une récurrence d'événements. Pour cette raison, il est utile de regarder au-delà des détails d'un événement particulier, et de nous concentrer plutôt sur le besoin fondamental qui n'a pas été satisfait. C'est le même besoin non satisfait par le biais duquel nous avons tendance à interpréter les événements futurs comme des menaces.

Quel pourrait être un exemple de projection qui continue d'apparaître dans votre vie? Quel impact cela a-t-il sur vous au travail? Quelles personnes ou quels événements ont tendance à vous rappeler cette blessure fondamentale?

Avant de traiter de ce que la recherche a à dire concernant l'enfance, il est important de comprendre que beaucoup d'entre nous n'avons pas reçu une **éducation centrée sur l'enfant** et que beaucoup d'entre nous avons du mal à fournir une telle éducation à nos enfants. Nous sommes en bonne compagnie! Aucun parent n'est parfait, et attendre la perfection de nous-mêmes ou des autres ne fait qu'alimenter la honte et l'incongruence en nous-mêmes et chez les autres. Adopter cette approche de « progrès plutôt que perfection » montre aux autres et à nos enfants que nous aussi, nous faisons des erreurs, et qu'il nous arrive de connaître des journées difficiles ainsi que de dire et faire des choses que nous regrettons; que cela fait partie d'être humain. Dans cet environnement, il s'agit moins d'éviter les erreurs que d'en tirer des leçons et de faire de notre mieux pour faire amende honorable lorsqu'il y a lieu. Si nous adoptons cette mentalité, nous serons plus enclins à nous faire grâce à nous-mêmes et aux autres, en reconnaissant que de se tenir les uns les autres émotionnellement en otage ne fait que perpétuer la souffrance pour tout le monde.

La bonne nouvelle est qu'en tant qu'adultes, nous avons une autre chance de récupérer ces parties interdites et négligées de nous-mêmes, ces parties que nous avons senti que nous devions laisser derrière nous quand nous étions enfants. Lorsque nous nous reconnectons à notre monde intérieur, nous nous donnons la capacité de résoudre nos traumatismes passés, de reparenter la partie de nous qui est plus en proie à l'insécurité, et de stimuler la croissance des parties sous-développées et enfantines de nous-mêmes dans le processus. Dans cet environnement de considération positive inconditionnelle dirigée intérieurement (autocompassion), nous devons être plus à l'aise et confiants par rapport à la vulnérabilité, plus à l'aise et confiants d'exprimer notre « vrai » moi (congruence). L'amélioration de notre autocompassion est l'antidote à la honte née de l'incongruence; c'est un traitement puissant qui peut amener les blessures du passé à finalement guérir. Par conséquent, plutôt que de réduire au silence les parties interdites et négligées de nous-mêmes comme il pourrait nous prendre envie de le faire, nous pouvons nous arrêter, écouter et répondre comme le ferait un parent aimant ou un ami cher. Prendre soin de notre moi de cette manière fournit un espace sûr pour éprouver ce qui nous semblait autrefois trop risqué de ressentir, pour écouter ce qui nous était auparavant trop difficile à entendre, et pour accueillir ce qui nous paraissait alors comme un ennemi menaçant. Nous pourrons alors permettre aux émotions de venir, les ressentir profondément, et quand nous serons prêts, les laisser aller avec amour. Travailler de cette manière nous permettra d'être émotionnellement congruents. Avec le temps, nous en viendrons à pouvoir accueillir comme des amies chères et intrinsèquement dignes les émotions qui nous paraissaient autrefois menaçantes, et qui amenaient du coup une réponse au stress avec elles.

Considération positive inconditionnelle : l'engrais pour des racines profondes

Dans un environnement où nous pouvons simplement *être* et ressentir ce qui *est*, au lieu d'avoir à afficher une façade prescrite correspondant à ce que les autres pourraient préférer, nous pouvons nous transformer en notre moi le plus authentique (congruent). Vue de cette façon, la considération positive inconditionnelle est comme un engrais pour notre développement émotionnel, nous aidant à mûrir jusqu'à devenir des êtres ancrés, largement autosuffisants et capables de s'autoapaiser.

Soyons clairs ici : la considération positive inconditionnelle ne demande pas de tolérer des comportements nuisibles, et il ne faut pas confondre ces deux choses. Les relations les plus aimantes ont des limites saines. Sans limites claires, par lesquelles nous exprimons nos attentes et nos besoins, nous risquons de développer du ressentiment lorsque d'autres nous offensent par inadvertance. Plutôt que de voir la considération positive inconditionnelle comme une approbation générale de tous les comportements, il serait plus exact de la voir comme une approbation générale de toutes les personnes, sous-tendue par une croyance ferme en la dignité et la valeur immuables de nous-mêmes et des autres. Il ne s'agit pas de dire la bonne chose, d'être polis ou d'être gentils, non plus que de quelque autre comportement acceptable habituel. Il s'agit de croire sincèrement que les autres sont dignes d'amour et d'acceptation. C'est croire que notre valeur inhérente ne change pas, même lorsque nous connaissons une mauvaise journée, ou que nous nous blessons nous-mêmes ou blessons d'autres personnes en disant ou faisant la mauvaise chose. Encore une fois, cela ne signifie pas qu'il nous faille être d'accord avec les choix de chacun; cela signifie être d'accord sur le fait que tout le monde est incontestablement digne d'amour.

Les personnes qui ont fait l'expérience d'une considération positive inconditionnelle de la part d'un parent (ou d'un tuteur) refléteront naturellement ce même comportement intérieurement et, en conséquence, elles deviendront en grandissant des adultes avec des niveaux élevés d'autocompassion. Celles qui sont des parents plus compatissants sont plus aptes à fournir une éducation centrée sur l'enfant, laquelle procure une enfance caractérisée par une considération positive inconditionnelle

(Gouveia et coll., 2016). Même si vous n'avez pas reçu cette forme de compassion et d'acceptation inconditionnelle en tant qu'enfant, il n'est jamais trop tard : vous pouvez toujours l'apprendre en tant qu'adulte! La considération positive inconditionnelle envers soi rend l'autoapaisement possible. En nous reparentant, nous apprenons à aimer et à accepter ce qui est, même dans les moments où nous sommes le plus grincheux.

L'autoapaisement, une capacité découlant naturellement d'une considération positive inconditionnelle, est ce qui se produit lorsque nous nous plongeons dans nos racines pour nous y consoler comme nous le ferions pour un enfant ou une personne chère, en nous concentrant sur notre monde intérieur. L'autoapaisement nous permet de rester connectés à nos désirs et à nos valeurs au milieu de la souffrance. Dans un environnement de considération positive inconditionnelle, les émotions sont accueillies comme des messagères et des alliées importantes plutôt que comme des ennemies menaçantes. Nous pouvons accepter et apaiser ce qui est au lieu de le remplacer par ce qui nous semble être une façade émotionnelle plus socialement acceptable. Lorsque nous nous tournons plutôt vers des activités ou des substances externes et omettons de répondre à ces messages émotionnels, nous développons des habitudes de distraction et de dissociation, nous perdons la connexion avec notre monde intérieur, et nous ajoutons à notre propension à adopter des comportements incongruents et souvent impulsifs.

L'autocompassion vient plus facilement à certaines personnes en raison de la façon dont elles ont été élevées. Les adultes qui ont eu une enfance marquée par une considération positive inconditionnelle ressentie seront plus susceptibles de refléter cette même considération intérieurement. Les enfants qui se sentent inconditionnellement acceptés et soutenus sont plus susceptibles d'exprimer et de traiter leurs émotions au lieu de les réprimer. Le développement de ces compétences est le résultat naturel d'une enfance enrichissante influencée par des valeurs parentales, un parentage centré sur l'enfant et une expérience de proximité émotionnelle (Fossion et coll., 2014). Parce qu'ils ont reçu ce type de soutien, certains soignants auront développé des compétences en gestion émotionnelle dans leur enfance, qu'ils pourront ensuite, en tant qu'adultes et professionnels, utiliser sans effort au travail. Les personnes qui n'ont pas eu cette occasion dans leur enfance entreront dans l'âge adulte et leur rôle professionnel avec un clair désavantage en termes de capacité d'adaptation. Si c'est le cas, nous pouvons *en ce moment* en tant qu'adultes apprendre à imiter le type d'environnement dont nous aurions eu besoin pour développer l'autocompassion en tant qu'enfants. Nous pouvons y parvenir en travaillant avec d'autres personnes partageant les mêmes intentions dans des relations qui nous procurent un sentiment de sécurité et qui peuvent refléter vers nous une considération positive inconditionnelle. Forts de ce sentiment de sécurité et de ces ressources, nous pourrons porter attention lorsque les émotions surgiront, et nous pencher sur le message qu'elles nous apportent. Il se peut qu'il y ait un cadeau dans le message, une occasion de guérison qui allégera notre charge dans notre voyage de retour à la source.

Sagesse avec l'âge et les différences générationnelles

Le temps guérit bel et bien. Ou plutôt, il serait plus exact de dire que les compétences nécessaires à la guérison sont acquises au fil du temps. Ceci est illustré entre autres par le fait que les scores au niveau du sens de la cohérence ont tendance à augmenter avec l'âge (Eriksson et Lindström, 2005; Merakou et coll., 2016; Wieck et coll., 2010). Par exemple, une étude a montré que les cadres supérieurs étaient moins susceptibles de ressentir les émotions négatives intenses (Erickson et Grove, 2007) souvent associées aux blessures morales et à l'épuisement professionnel, et plus susceptibles d'exprimer de l'autocompassion (Dev et coll., 2018). Les personnes âgées de plus de 30 ans font souvent preuve d'une plus grande résilience dans des environnements de travail qui impliquent un niveau élevé de stress émotionnel (Erol et Orth, 2011; Lindmark et coll., 2010). À l'inverse, Leiter et coll. (2009) ont constaté que les jeunes infirmières étaient plus susceptibles d'éprouver un stress lié à une incongruence ressentie entre leur milieu de travail et leurs valeurs personnelles, possiblement en raison d'un manque de confiance à s'exprimer au travail.

Un autre facteur connexe qui a une incidence sur la capacité d'exercer nos valeurs au travail est lié aux préférences générationnelles. Différentes générations auront des attentes variables à l'égard du travail et de l'étiquette sociale, ce qui contribue à l'hostilité entre collègues et du coup aggrave le stress qui mène à un taux de roulement plus élevé et aux symptômes négatifs de santé mentale et physique chez les soignants débutants (Leiter et coll., 2010). Même sans tenir compte de l'âge, des niveaux plus élevés de stress sont en corrélation avec un sens de la cohérence plus faible (Pallant et Lae, 2002). Étant donné que l'âge est un facteur de plus qui influe sur la capacité de survivre et de s'épanouir dès le début en tant que soignants, offrir de la sensibilisation et de la préparation à cette vulnérabilité dans les milieux de formation postsecondaire et dans le cadre de l'orientation des soignants débutants constitue une mesure utile.

L'éducation centrée sur l'enfant

Imaginez que vous avez 6 ans. Vous venez de rentrer d'une fatigante journée d'école et vous avez faim. Votre père est dans la cuisine à préparer le souper, et vous vous sentez sur les nerfs et de mauvaise humeur. L'école vous a usé(e) socialement, mais vous êtes dans un état de trop grande agitation pour jouer par vous-même, et trouver quelque chose pour faire face à votre ennui vous demanderait plus d'efforts que vous en êtes capable. Vous tournez autour de votre père, votre principale ressource, cherchant son attention pour qu'il s'occupe de vous, mais en raison de votre fatigue, vous ne parvenez à exprimer ces sentiments qu'en geignant. Votre père, qui en est clairement irrité, vous dit de sortir la cuisine parce qu'il a besoin de finir de préparer le souper. Maintenant, vous vous sentez indésirable et mal aimé(e), ce qui se transforme en frustration, puis en colère. Vous allez dans le salon et vous jetez vos jouets sur le sol, pour en choisir quelques-uns d'aspect fragile à jeter à travers la pièce. Lorsque votre père entre dans la pièce, vous vous préparez à sa réaction. Il prend une profonde inspiration, tâchant de garder son sang-froid, puis il s'approche et vous demande si vous avez besoin d'un câlin. Vous réagissez en criant : « Non! ». Parce que vous vous sentez toujours en colère, vous passez à côté de cette occasion de recevoir un câlin, mais la réponse aimante atténue votre colère et apaise la douleur en dessous. Votre père s'assied sur le sol, assez près pour vous faire savoir qu'il est là, mais en vous laissant suffisamment d'espace pour montrer que vouloir une certaine distance est correct aussi. Quand vos défenses finissent par tomber, vous vous adoucissez, et votre désir de vous connecter et d'être réconforté(e) vous propulse dans ses bras. Peu après, vous sentant maintenant mieux, vous vous libérez de son étreinte. Votre père retourne à la cuisine pour terminer de préparer le souper, vous faisant savoir que lorsque le souper sera prêt, il vous le dira pour que vous ayez suffisamment de temps pour ranger vos choses. Votre fatigue est encore là, mais elle vous semble plus gérable maintenant. Vous regardez tous les jouets étalés devant vous et commencez à jouer.

Il se pourrait bien que cette scène entre un parent et un enfant paraisse plus étrangère qu'autre chose à plusieurs personnes, que ce soit en repensant à l'époque où elles étaient enfants, ou à aujourd'hui en tant que parents elles-mêmes. Cependant, j'espère que même si c'est le cas pour vous, vous pourrez ressentir les nuances de considération positive inconditionnelle et d'acceptation de ce parent envers son enfant, même si vous n'êtes pas d'accord avec le comportement de l'enfant. Ces caractéristiques sont les principes qui sous-tendent le parentage centré sur l'enfant. Amato et Kane (2011) ont décrit l'influence de nos expériences d'enfance comme suit :

En général, les facteurs les plus importants (...) en ce qui concerne les niveaux d'adaptation psychosociale éprouvés, élevés ou faibles, sont présents dans la famille d'origine et les expériences pendant l'enfance et l'adolescence, avant la décision d'aller à l'université, d'obtenir un emploi à temps plein, de cohabiter, de se marier ou d'avoir des enfants. (p. 293)

Une relation chaleureuse, cohésive, enrichissante et de soutien avec au moins un parent est une composante essentielle d'un environnement axé sur l'enfant (Fergusson et Horwood, 2003). Superle (2016) a décrit le parentage centré sur l'enfant comme le fait d'aider l'enfant à se sentir assez confiant pour « se façonner lui-même et façonner son environnement grâce à ses contributions, à ses valeurs, à ses décisions et à ses actions [plutôt que de le traiter] comme une ardoise vierge à remplir d'idées correctes afin qu'il puisse s'intégrer dans la société » (p. 144). Les deux premières décennies de la vie sont celles où les gens acquièrent une orientation vers la vie et où ils développent leur sens de la cohérence ainsi que les tendances à l'épanouissement qu'ils conserveront à l'âge adulte. Ces expériences favorisent

« une croyance profonde que la vie a un sens et que chacun de nous a une place dans l'univers (...) [et] constituent probablement la [force] la plus puissante pour propulser les jeunes vers des résultats sains malgré l'adversité » (Benard, 2004, p. 28). En outre, les enfants qui ont intériorisé la considération positive inconditionnelle sont plus empathiques, plus autonomes et plus susceptibles d'aider les autres (Roth, 2008). Dans le même ordre d'idées, lorsque nous intériorisons la considération positive inconditionnelle, nous pouvons nous aussi être plus empathiques, plus ancrés dans nos racines (nous protéger des intempéries extérieures), et donc plus susceptibles d'avoir un véritable désir d'aider les autres.

Les enfants qui ont fait l'objet d'une considération positive inconditionnelle auront possiblement entendu des messages ressemblant à ceux-ci :

- « Tu mérites d'être aimé(e) comme tu es, tu n'as pas besoin de gagner mon amour. »
- « Je t'accepte à 100 % et sans condition. »
- « Je n'aime peut-être pas tous tes choix, mais je n'en fais pas une condition pour t'aimer. »
- « C'est normal de faire des erreurs, ça nous arrive à tous. Faire des erreurs fait partie d'être humain, et ça peut être une excellente occasion d'apprendre. »
- « Je suis là pour t'aider, pour te guider quand tu le veux et que tu en as besoin, pas pour te rabaisser par des critiques. »
- « Je veux que tu sois toi-même, pas ce que les autres te disent d'être. »

Il y a plus de chances que les personnes qui n'ont pas fait l'expérience de la considération positive inconditionnelle aient réprimé leurs émotions tout au long de leur enfance. Plus cela est vrai pour nous, plus nous traînons d'incongruence et de honte avec nous, et plus nous serons susceptibles de projeter involontairement notre honte sur les autres.

Pour illustrer cela à un niveau plus personnel, je vais partager ce à quoi a ressemblé mon expérience pendant ma propre enfance. Il y a eu des adultes qui me montraient une considération *conditionnelle*, qui m'ont fait comprendre que je n'étais pas digne d'amour et d'acceptation à moins de satisfaire certaines attentes. Il y a aussi eu des adultes qui me montraient qu'ils m'accepteraient quoi qu'il arrive, mais il m'a fallu devenir adulte pour croire que c'était vrai. Cela m'a empêché de l'intérioriser quand j'étais enfant. Au lieu de cela, j'ai vécu comme si j'avais besoin de consacrer des efforts à afficher une façade idéalisée afin d'être digne d'amour. Pour ce faire, j'ai dû refouler dans l'ombre beaucoup de parties « vraies », mais apparemment moins désirables de moi-même. Il m'a fallu de nombreuses années une fois rendue adulte pour cultiver les environnements relationnels qui m'ont permis d'intérioriser la considération positive inconditionnelle. Pour en venir à croire que c'est vrai, j'ai dû devenir vulnérable en me présentant telle que je suis, peu importe à quoi cela pouvait ressembler. Ce faisant, j'ai développé la confiance nécessaire pour croire que je suis digne de considération positive inconditionnelle. Après en être venue à croire que j'étais digne, j'ai pu l'intérioriser. J'ai pu la recevoir et l'incarner comme le cadeau précieux qu'elle a toujours été, sans condition. Dans ce processus, j'ai appris que les relations d'amour et d'acceptation ne requièrent pas de nous que nous cachions des parties de nous-mêmes, même si ces parties sont moins aimées que d'autres. Nous sommes un tout, et les relations caractérisées par une considération positive inconditionnelle acceptent ce tout. Ce processus m'a donné et me donne toujours l'impression d'être une permission que je me donne de me reparenter, de me refléter intérieurement la considération positive incondi-tionnelle que d'autres m'ont montrée (autocompassion), et de me rappeler que je bien comme je suis, sans condition attachée. Sur la base de mes recherches et de mon expérience personnelle, j'ai appris qu'avec le temps, de l'autocompassion et de l'intention, nous pouvons guérir les blessures du passé et devenir des êtres plus congruents et libérés dans le processus.

En résumé, le parentage centré sur l'enfant favorise le sens de la cohérence, ce qui permet une plus grande capacité à gérer le stress et, par conséquent, la capacité de s'épanouir (Eriksson et Lindström, 2007; Wijk et Waters, 2008). Sur le plan du tra-vail, ceux qui entament leur carrière avec un sens de la cohérence plus élevé auront plus confiance en leur capacité à naviguer à travers les stimuli avant que ceux-ci deviennent des facteurs de stress, ce qui se traduira par une plus grande capacité à faire face aux défis professionnels. La capacité d'être congruent et de s'épanouir commence à un jeune âge : les personnes élevées dans un cadre de parentage centré sur l'enfant montrent des niveaux plus élevés d'actualisation de soi et des scores plus élevés au niveau du sens de la cohérence (Feldt et coll., 2005). Un autre facteur ayant un impact sur notre capacité à nous actualiser à l'âge adulte concerne notre expérience et notre orientation par rapport aux adversités de l'enfance.

L'impact des adversités de l'enfance

Que nous ayons ou non fait l'expérience d'une considération positive incondition-nelle de la part d'un ou de plusieurs adultes dans notre enfance, il reste que la plu-part d'entre nous auront également connu des expériences négatives significatives. Celles-ci peuvent comprendre entre autres la violence physique, émotionnelle, sex-uelle ou verbale; la perte d'un être cher; l'extrême pauvreté; le divorce de nos parents, ou l'effondrement de la cellule familiale. Dans une étude réalisée aux États-Unis entre 1995 et 1997, plus de 17 000 participants ont été invités à fournir des infor-mations sur leur enfance en conjonction avec un examen physique. Les résultats ont été étonnants : des dizaines de publications ont souligné le lien entre les adversités de l'enfance, les défis sociaux, les choix de vie malsains et une myriade de maladies phy-siques et mentales à l'âge adulte (Centers for Disease Control and Prevention, 2014).

En ce qui concerne les deux facteurs fondamentaux nécessaires pour s'épanouir, soit le sens de la cohérence et la congruence, les adultes qui ont vécu des expériences négatives durant l'enfance sont moins susceptibles d'avoir un sens de la cohérence élevé à l'âge adulte (Bruskas et Tessin, 2013). Les personnes qui ont fait face à des adversités chroniques imprévisibles ou intenses pendant l'enfance sont également plus susceptibles de développer des troubles de dépression et d'anxiété par la suite et, sans grande surprise, peuvent trouver plus difficile d'identifier et de gérer les facteurs de stress lorsqu'ils surviennent en milieu de travail (Breslau et coll., 1999; Fossion et coll., 2014; Green et coll., 2000; Sullivan et coll., 2009). Rencontrer de nombreuses adversités durant l'enfance rend plus sensible aux événements stressants qui se présenteront plus tard dans la vie, lesquels auront donc plus de chances d'entraîner des effets négatifs sur la santé physique et psychologique. Dans cette orientation envers la vie, nous pouvons avoir l'impression que nos adversités passées, devenues nos traumatismes d'aujourd'hui, sont encore tout près de la surface et risquent d'émerger à tout moment. Par conséquent, notre sensibilité restante aux stimuli stressants, en raison des traumatismes de l'enfance, affaiblit notre sens de la cohérence à l'âge adulte (Fossion et coll., 2014).

Bien que nous puissions ressentir de la frustration envers nous-mêmes et envers d'autres personnes qui semblent « coincées » dans de vieilles blessures, il est important de nous rappeler que ce qui a commencé comme un désavantage injuste dans l'enfance peut encore évoluer et ajouter une iniquité supplémentaire à l'âge adulte. Par exemple, si les émotions nous semblaient inacceptables et honteuses quand nous étions enfants, pour survivre, il se peut que nous ayons développé une habitude subconsciente de nous dissocier de nos sentiments et de les refouler au lieu de les laisser se manifester. Quand nous nous dissocions fréquemment à l'âge adulte, cela alimente la honte et l'incongruence, ce qui nous rend plus à risque de tomber dans des états psychologiques mésadaptés (Perry et coll., 1995).

Des données probantes que mon expérience corrobore permettent de penser que les personnes qui ont fait dans leur enfance l'expérience d'un environnement caractérisé par de la considération positive inconditionnelle et un degré moindre d'adversité seront plus susceptibles d'entrer dans l'âge adulte équipé d'une meilleure capacité à gérer leurs émotions. En tant qu'adultes, ces personnes développeront plus facilement un sens de la cohérence et de la congruence parce que c'est déjà une habitude établie (subconsciente) depuis l'enfance. Quant aux personnes qui n'ont pas eu une expérience d'enfance qui leur aurait permis de s'autoactualiser, elles pourraient avoir besoin de chercher des occasions de développer ces compétences une fois rendues adultes. De nombreux soignants ne sont encore que de jeunes adultes venant tout juste de passer de leurs années d'études secondaires à la profession, ce qui rend encore moins probable qu'ils aient eu le temps de renforcer leurs compétences en gestion émotionnelle en dehors de leurs expériences d'enfance. Lorsque nous commençons à voir et à comprendre que nous avons tous été incubés dans des environnements différents, caractérisés par des compétences et des atouts variés, nous devenons plus susceptibles d'étendre la compassion à nous-mêmes et aux autres, ce qui favorise une capacité à nous porter les uns les autres une considération positive inconditionnelle malgré les lacunes sur lesquelles il se trouve vraiment que nous n'avions que peu ou pas de contrôle.

Exercice de déblocage
Considération positive inconditionnelle perçue dans l'enfance

Ce questionnaire inspiré de l'Étude sur les expériences négatives de l'enfance (décrite dans la dernière section) a été créé par deux psychologues (Rains et McClinn, 2013), et reflète l'importance de la considération positive inconditionnelle perçue. Il nous fournit une occasion de réfléchir à la perception que nous avions de la considération positive inconditionnelle dans notre enfance.

Pour chaque énoncé, sélectionnez la réponse qui vous semble la plus exacte.	Tout à fait vrai	Probablement vrai	Nébuleux	Probablement pas vrai	Certainement pas vrai
1. Je crois que ma mère m'aimait quand j'étais petit(e).					
2. Je crois que mon père m'aimait quand j'étais petit(e).					
3. Quand j'étais petit(e), d'autres personnes aidaient ma mère et mon père à prendre soin de moi et elles semblaient m'aimer.					
4. J'ai entendu dire que quand j'étais bébé, quelqu'un dans ma famille aimait jouer avec moi, et que j'aimais ça aussi.					
5. Quand j'étais enfant, il y avait des proches dans ma famille qui me faisaient me sentir mieux si j'étais triste ou que quelque chose me préoccupait.					
6. Quand j'étais enfant, les voisins ou les parents de mes amis semblaient m'aimer.					
7. Quand j'étais enfant, des enseignants, des entraîneurs, des animateurs de groupes de jeunes ou des pasteurs étaient là pour m'aider.					

Pour chaque énoncé, sélectionnez la réponse qui vous semble la plus exacte.	Tout à fait vrai	Probablement vrai	Nébuleux	Probablement pas vrai	Certainement pas vrai
8. Quelqu'un dans ma famille se souciait de comment les choses se passaient pour moi à l'école.					
9. Ma famille, mes voisins et mes amis parlaient souvent de façons de rendre nos vies meilleures.					
10. Nous avions des règles dans notre maison et il était attendu de tous qu'ils les respectent et les fassent respecter.					
11. Quand je me sentais vraiment mal, je pouvais presque toujours trouver quelqu'un en qui j'avais confiance pour parler.					
12. Dans ma jeunesse, les gens remarquaient ce dont j'étais capable et que j'étais capable de bien accomplir des tâches.					
13. J'étais quelqu'un d'indépendant et qui fonçait.					
14. Je croyais que la vie est ce que nous en faisons.					

Combien de ces 14 facteurs protecteurs ai-je eu quand j'étais enfant, ou dans mes années de jeunesse? (C'est-à-dire, pour combien des 14 facteurs avez-vous indiqué « Certainement vrai » ou « Probablement vrai »?) _____

Sur les 14 facteurs pour lesquels j'ai indiqué « Certainement vrai » ou « Probablement vrai », combien sont encore vrais pour moi?

_____

Cet exercice incite à la réflexion personnelle et met en lumière nos vulnérabilités afin que nous puissions travailler avec elles et peut-être même les éliminer complètement dans certaines situations. Cela nous aidera à développer les racines qui renforceront notre capacité à gérer les stimuli externes (et internes), de sorte à nous empêcher de succomber au stress chronique. Le but de cet exercice n'est *pas* de nous étiqueter ou de nous limiter, ni de rendre la tâche plus facile aux tendances de pensées autodestructrices. Veuillez s'il vous plaît ne pas oublier qu'une enfance où l'on a pu grandir en sécurité, avec le sentiment de faire l'objet d'une considération positive inconditionnelle, est un luxe. Si vous n'avez pas eu une telle enfance, vous êtes en bonne compagnie! Devenus adultes, nous pouvons réparer les morceaux de nous-mêmes qui ont besoin de nos soins. Si du stress émerge en fonction de vos résultats, entraînez-vous à vous répondre à vous-même avec un amour bienveillant.

Élever les enfants en communauté

J'aimerais brosser un tableau qui va à l'encontre de la culture dominante en Occident. Et si nous considérions les enfants et les parents du point de vue d'une orientation collectiviste avec responsabilité partagée? De ce point de vue, la naissance d'un enfant est considérée comme un don sacré non seulement pour les individus qui l'ont mis au monde, mais aussi pour le village dans son ensemble. La responsabilité de s'occuper de ce don sacré repose sur toute la communauté. Les membres de la communauté partagent alors une responsabilité et une intention communes d'ancrer tous les enfants si solidement dans la communauté qu'ils s'autoactualisent et deviennent les êtres uniques qu'ils étaient censés être. Dans une telle communauté, il existe des valeurs communes qui favorisent des environnements où les enfants sont libres de créer, de jouer, d'apprendre de leurs erreurs, de servir, de travailler avec leurs vulnérabilités sans honte, ainsi que de réaliser et célébrer leurs talents. Au lieu de recourir à des pauses dans les moments de détresse, nous pouvons les diriger vers ceux qui peuvent s'occuper de leurs besoins à ce moment-là. Les parents existent dans un état de grâce, et la honte ne les atteint pas lorsqu'ils ont eux-mêmes besoin de prendre une pause. Nous les soutenons et leur offrons le réconfort de savoir qu'il y a dans la communauté une foule de membres qui connaîtront et aimeront leurs enfants comme les leurs. Lorsqu'un enfant tombe dans l'égarement, la responsabilité incombe à l'ensemble de la communauté de fournir le soutien et les ressources nécessaires pour répondre à ses besoins, et à prendre soin de lui alors qu'il travaille à retrouver son chemin. En ce qui concerne les dissonances, il n'y a aucun avantage à se rabaisser les uns les autres, car cela ne fait qu'attiser les divisions, nuisant de ce fait à l'ensemble. Dans des temps comme ceux-ci, la communauté crée intuitivement un cercle où tous se joignent les uns aux autres, collectivement renforcés par des valeurs communes et une intention partagée. Une telle communauté exemplifie à quoi cela ressemble lorsqu'elle reflète de la considération positive inconditionnelle, fournissant le réceptacle nécessaire pour que chaque membre s'épanouisse.

Travail sur les tendances d'attachement

Travailler sur nos **tendances d'attachement** nous permet de travailler avec nos habitudes subconscientes consciemment et intentionnellement. Apprendre à nous attacher solidement à nous-mêmes et aux autres brise les cycles générationnels de traumatismes nés de la déconnexion et de l'insécurité dont les germes ont été plantés dans nos années de développement. Quand nous cultivons des relations qui favorisent un **attachement** solide, nos racines s'en trouvent renforcées, ce qui nous fourni l'ancrage nécessaire pour avancer avec plus de confiance dans le monde. Lorsque nous acquérons la capacité d'incarner ce sentiment ressenti, nous pouvons alors transmettre ce même cadeau à la prochaine génération.

> *Avant d'aller trop loin, je voudrais faire clairement comprendre que très peu de gens sont solidement attachés en tout le temps. La plupart d'entre nous avons de la difficulté avec l'attachement, et le processus pour gagner en solidité est souvent lent et subtil. Lorsqu'ils sont stressés, la grande majorité des humains vont tendre vers des comportements anxieux ou d'évitement. C'est normal!*

Attachement solide

À quoi ressemble l'attachement solide? Idéalement, en tant qu'enfants, nous pouvons tomber dans un sentiment ressenti de sécurité, où nous sentons que nous faisons l'objet d'une considération positive inconditionnelle de la part de quelqu'un en qui nous avons confiance et que nous estimons. Cette considération positive inconditionnelle ressentie nous fait nous sentir intrinsèquement dignes tels que nous sommes, sans égards à notre rendement ni à nos accomplissements. Lorsque nous croyons que nous sommes intrinsèquement dignes, nous devenons compatissants, ce qui nous permet de refléter sans effort cette même considération positive inconditionnelle intérieurement. En nous sentant suffisamment en sécurité pour nous attacher solidement à un autre humain de confiance, nous pouvons automatiquement appliquer ce même sentiment ressenti intérieurement, ce qui cultive l'autocompassion et, en fin de compte, nous attache solidement à notre « vrai » moi. Une fois attachés solidement et avec autocompassion à notre « vrai » moi, nous prendrons confiance en notre capacité innée à nous autoapaiser et à naviguer à travers les défis de la vie.

Fondamentalement, l'attachement solide sépare clairement le « signal » de qui nous sommes du « bruit » des circonstances dans le monde qui nous entoure. Lorsque nous sommes solidement attachés à nous-mêmes et aux autres, les perturbations de la vie nous paraissent moins menaçantes. Elles peuvent être bruyantes et distrayantes, mais elles sont distinctes et éclipsées par le signal de qui nous sommes. Aussi, parce que nous savons qui nous sommes et que avons accès à d'abondantes ressources en nous, nous serons à même de gérer en toute confiance les défis (le bruit). Lorsque cet attachement à nous-mêmes nous fait défaut, nous sommes enclins à nous suri-dentifier avec le bruit qui se présente, confondant qui nous sommes avec des événe-ments imprévisibles et des opinions qui sont en grande partie hors de notre contrôle. L'insécurité qui en découle nous pousse souvent à faire une fixation sur différentes façons d'*être* et à nous occuper en permanence pour compenser le mal*aise* que nous ressentons à l'intérieur. Lorsque c'est le cas, nos actions découlent d'un état de crainte, de la peur de quelque chose cloche chez nous, la peur de ne pas être assez bons si nous cessons de prouver notre valeur. Des suites de cette peur, nous aurons alors tendance à nous tourner vers des substances, des événements et des occupations à outrance pour compenser notre insécurité ressentie. La façon dont nous nous rapportons aux autres dans cet état de peur se manifestera par des tendances d'évitement (émotionnellement déconnectées) ou d'attachement anxieux (c.-à-d. la tendance à s'accrocher émotion-nellement aux autres de façon accaparante). Entre ces deux tendances, au milieu du spectre de l'attachement, se trouve l'attachement solide (Figure 8.1).

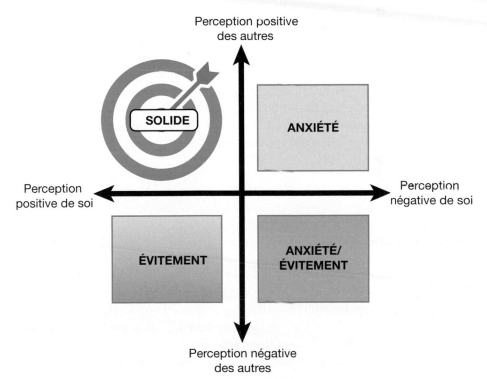

Fig. 8.1   Le spectre d'attachement. Comment les tendances d'attachement d'une personne sont corrélées avec la vision qu'elle a des autres (et la confiance correspondante qu'elle a en eux).

Attachement anxieux

Dans l'enfance, notre capacité à nous attacher à un parent ou à un tuteur principal constitue la base de notre style d'attachement adulte (Bowlby, 2012). Notre capacité à établir des liens avec un fournisseur de soins principal (entendu ici comme quelqu'un qui prend soin de nous) pendant l'enfance a une incidence sur notre capacité à forger des liens sains rendus à l'âge adulte. Si nous nous sentions rejetés en raison de l'incapacité de notre fournisseur de soins à connecter émotionnellement, une fois rendus adultes, nous aurons tendance à nous accrocher de façon accaparante (anxieuse) aux autres. Si au contraire nous nous sentions étouffés parce que nos fournisseurs de soins voyaient en nous une façon de combler leurs propres besoins émotionnels, rendus adultes, nous aurons tendance à nous tenir à l'écart des autres (évitement). Nos tendances d'attachement se développent par étapes, lesquelles vont de la sécurité immature dépendante, où nous sommes complètement dépendants des autres en matière de sécurité, à la sécurité dépendante adulte, où nous pouvons donner et recevoir dans le cadre de nos connexions aux autres, dans lesquelles nous amenons un solide sens de nous-mêmes (Blatz, 1967). Par exemple, les personnes qui sont plus proches du côté dépendant du spectre ont tendance à avoir une mentalité de type « verre à moitié vide », et à aspirer à voir ce vide rempli par d'autres. Les personnes qui sont plus proches de la sécurité dépendante adulte ont tendance à adopter une perspective de type « verre à moitié plein », et à apporter dans la relation une connexion plus ancrée et optimiste. Les personnes qui sont capables de progresser à travers les étapes et d'atteindre la sécurité dépendante adulte formeront des relations mutuellement *interdépendantes* à l'âge adulte (Blatz, 1967). L'interdépendance suggère un équilibre entre la reconnaissance de notre dépendance à l'égard des autres et le respect de notre indépendance en tant qu'individus uniques.

Selon notre progression à travers les étapes de l'attachement, rendue à l'âge adulte, nous aurons tendance à graviter vers l'une des trois grandes catégories d'attachement (Bowlby, 2012) :

- Attachement d'évitement
- Attachement solide (découlant d'une considération positive inconditionnelle perçue dans l'enfance)
- Attachement anxieux

Les styles d'attachement anxieux et d'évitement découlent tous deux de la considération *conditionnelle* et du rejet perçus dans l'enfance (Bretherton et Munholland, 1999). Les enfants ayant des traumatismes répétitifs ou non résolus peuvent également développer des styles d'attachement d'évitement, même lorsqu'ils font l'objet d'une considération positive inconditionnelle (Morina et coll., 2016). Cet évitement est lié à l'érosion de la confiance dans les autres, conduisant les enfants à se crisper intérieurement en période de stress. Lorsque les personnes se trouvant à l'extrémité « évitement » du spectre ressentent de l'insécurité, elles sont beaucoup plus susceptibles de se retirer et de se déconnecter des relations externes, car elles se sentent trop menacées pour exposer leur sentiment ressenti de vulnérabilité. En présence d'insécurités, les personnes qui se trouvent à l'extrémité « attachement anxieux » du spectre ont tendance à chercher fiévreusement d'autres personnes à qui s'ancrer, à s'accrocher aux relations pour la sécurité, ce qui ne fait bien souvent que mener à plus d'anxiété et à des relations de codépendance.

Il y a des exceptions à ces étiquettes bien nettes. Lorsque l'on ne tend ni vers l'attachement intérieur, ni vers l'attachement extérieur, cela peut provoquer un style d'attachement plus chaotique, qui est moins prévisible que les styles d'attachement qui tombent dans l'une ou l'autre des extrémités du spectre. La plupart des gens tombent dans l'une ou l'autre des extrémités du spectre d'attachement; soit ils évitent l'intimité, soit ils s'attachent anxieusement aux autres, avec, au milieu du spectre, les rares personnes qui forment facilement des attachements solides. La bonne nouvelle est que les styles d'attachement ne sont pas des traits fixes. Comme la plupart de nos rouages intérieurs, lorsque nous en venons à reconnaître notre style d'attachement et les tendances qui en découlent, cela nous donne l'occasion de guérir la vieille blessure à la racine. Avec le temps et avec une pratique intentionnelle, nous pouvons nous réorienter et réorienter notre relation.

Antidotes à l'attachement d'évitement et à l'attachement anxieux

Peu importe où nous nous trouvons sur le spectre d'attachement, il existe des antidotes typiques qui peuvent nous aider à retrouver l'équilibre. En utilisant intentionnellement un antidote, nous pouvons contrecarrer nos tendances les plus extrêmes (et souvent inutiles) beaucoup plus rapidement :

- L'antidote pour les personnes qui ont une tendance à l'attachement anxieux est de satisfaire leurs besoins de confiance et d'estime de soi par l'autoapaisement. En d'autres termes, la solution est de diriger de la considération positive inconditionnelle vers l'intérieur. Cela les obligera à se tourner vers l'intérieur, même si elles pourraient préférer vouloir se tourner vers l'extérieur (ou y tendre inconsciemment).
- L'antidote pour les personnes qui ont une tendance à l'attachement d'évitement est de satisfaire leurs besoins de confiance et de capacité d'agir en utilisant leur voix ou en prenant des mesures d'affirmation dans leurs relations avec les autres. En d'autres termes, la solution pour elles est de se connecter extérieurement. En exprimant leurs émotions authentiques et leurs limites aux autres, elles pourront mettre à l'épreuve le réceptacle relationnel, ce qui cultivera des relations où elles pourront en venir à croire qu'elles font l'objet d'une considération positive inconditionnelle de la part des autres.

Exercice de renforcement

Favoriser l'attachement solide grâce à l'« amorçage »

L'**amorçage** est la pratique de visualiser un attachement à une personne ou à un objet de confort qui favorise des sentiments de calme et d'aise. Selon les recherches, l'amorçage avec une personne ou un objet de confort pourrait augmenter les sentiments de sécurité et diminuer l'anxiété et la dépression (Carnelley et coll., 2018). Il pourrait également affaiblir les souvenirs et les pensées intrusives d'événements traumatisants (Bryant et Foord, 2016). L'amorçage a tendance à être plus efficace pour les personnes portées vers l'attachement anxieux, car il peut les aider à se tourner vers l'intérieur pour y trouver une sécurité ressentie. Les personnes portées vers l'attachement d'évitement seront moins susceptibles de trouver des bienfaits dans l'amorçage.

À titre d'exemple de la façon dont on peut amorcer l'attachement solide, je vais vous présenter l'exemple de ma défunte grand-mère. En grandissant, elle était ma personne vers qui me tourner pour trouver du réconfort, car il émanait d'elle une forte considération positive inconditionnelle pour moi. Aujourd'hui, quand j'imagine mon temps avec elle, je peux croire à ce moment que je suis en effet digne d'une considération positive inconditionnelle parce qu'avec elle, j'ai vraiment senti que je l'étais. En m'accordant sur ce sentiment, je me sens plus solide et, par conséquent, je peux diriger ce sentiment intérieurement.

Pratiquons! Commencez par prendre quelques minutes pour écrire à propos d'une relation dans laquelle vous faites l'expérience d'un attachement solide. Il peut s'agir d'un(e) partenaire romantique, d'un(e) ami(e), d'un(e) collègue, d'un animal de compagnie ou de tout autre être. Si vous n'avez pas de relation où vous faites l'expérience d'un attachement solide, écrivez à quoi pourrait ressembler une telle relation pour vous. Fermez les yeux et visualisez cette personne dans votre esprit. Cette visualisation est l'acte d'amorçage de l'attachement solide. Pratiquer cet exercice de visualisation régulièrement vous aidera à profiter des bienfaits de l'attachement solide décrits précédemment.

Le défi : la navigation

En considérant le défi auquel quelqu'un d'autre fait face, ou en travaillant avec une autre personne pour considérer le nôtre, nous cultivons le non-attachement. Nous pouvons souvent trouver du réconfort en sachant que nous ne sommes pas seuls et que nous pouvons apprendre les uns des autres, et les uns avec les autres. En travaillant à partir de cet état plus objectif, nous atténuons la réponse au stress. Nous pouvons alors nous réorienter à partir de cette position de force, ce qui améliore notre capacité à utiliser toutes nos capacités biologiques, intellectuelles et spirituelles. Avec cette orientation bienveillante, nous pourrons faire face aux adversités avec confiance, en sachant que nous avons les ressources et le soutien nécessaires pour relever les défis de la vie.

Pour en revenir au défi de Wendy, une femme qui travaille dans les forces policières, qui s'occupe seule de deux enfants et qui continue d'être aux prises avec des blessures subies durant l'enfance, examinons comment Wendy pourrait naviguer à travers les projections lorsque celles-ci surviennent au travail. Le cadre RAIN (Brach, 2013) présenté au chapitre 4 pourrait l'aider. Wendy pourrait *reconnaître* les projections pour ce qu'elles sont, ce qui lui permettrait de comprendre que l'intensité de son émotion est plus liée à une impression ou une blessure passée qu'à la personne ou à l'événement qui active la projection dans le moment présent. Elle a du mal à *laisser* les émotions et la douleur se manifester et à les ressentir : avant même d'avoir une chance de le faire, elle se retrouve à figer, ce qui l'amène à se dissocier de toutes les émotions. Lorsqu'elle est attachée à une émotion intense, celle-ci lui paraît trop menaçante pour qu'elle lui permette d'émerger pleinement. Conséquemment, par mesure de protection, son système nerveux intervient.

Pour cultiver le non-attachement, qui lui permettrait de prendre du recul afin de ne pas s'identifier à l'émotion, Wendy pourrait inspecter l'impression donnée par la blessure (en se concentrant moins sur l'événement réel et plus sur le sens ressenti) en utilisant une approche à la troisième personne. Par exemple, lorsqu'elle se sentira dotée de ressources suffisantes grâce à quelqu'un, ou dans un environnement où elle se sent en sécurité, elle pourrait poser des questions comme : « Quel âge est-ce que tu as? », « De quoi est-ce que tu as peur? » et « De quoi est-ce que tu as besoin? ». Poser ces questions comme on le ferait avec quelqu'un d'autre fournit un espace entre l'émotion et le sentiment ressenti de menace attaché à l'émotion. Cela favorisera également chez elle un sentiment de prise d'action, car elle assumera un rôle de guérisseuse au lieu du rôle d'une personne blessée. De ce point de vue, elle pourra fournir la considération positive inconditionnelle nécessaire pour permettre aux émotions d'émerger, ce qui libérera l'énergie qui s'est retrouvée coincée dans la blessure à la racine. Pour les émotions moins intenses qui surviennent tout au long de la journée, cette stratégie pourrait aider Wendy à leur permettre de se manifester, puis à s'occuper d'elles et, lorsqu'elle sera prête, à les laisser aller avec amour. En conséquence, plutôt que de se sentir menacée par les émotions, Wendy pourra voir ces moments comme des occasions de guérison, ce qui lui donnera un plus grand sentiment de contrôle et de capacité d'agir dans sa vie.

En présence d'émotions qui semblent trop intenses, nous pouvons rapidement entrer en réponse de gel. Pour nous empêcher de ne pouvoir compter que sur les tactiques de notre système nerveux (combat-fuite-gel-soumission), nous devons ajouter d'autres personnes de confiance à l'équation. En développant nos ressources relationnelles, nous pourrons nous adapter à une façon d'être plus sûre. Grâce à cette façon d'être plus sûre, nous pourrons garder les choses en perspective, ce qui atténuera la menace ressentie et, par conséquent, désamorcera l'émotion intense.

Pour revenir à Wendy, en faisant participer d'autres personnes au processus, elle pourra *inspecter* la situation en adoptant un point de vue tiers. Elle cultivera le *non-attachement*, qui permettra de reparenter la partie d'elle-même qui est restée prise avec une blessure non cicatrisée du passé. À mesure qu'elle s'occupera de ces parties douloureuses, ce qu'elle pourrait devoir faire encore et encore, elle se réorientera vers la douleur de la blessure forte d'une considération positive inconditionnelle, et pourra *prendre soin* d'elle-même avec l'espace et l'amour bienveillant nécessaires à la guérison.

 Occasion d'adaptation et de réflexion

Nous continuons à développer l'habitude de nous plonger dans notre monde intérieur afin d'accéder à nos ressources internes pour traverser les défis avec confiance. En nous réorientant à partir d'une position de force, nous nous souvenons de qui nous sommes (dans notre essence) afin que nous puissions aimer et accepter toutes les parties de nous-mêmes. Grâce à la pratique, ce qui demande des efforts au début se transformera bientôt en facilité. Avec le temps, nous en viendrons à nous surprendre à vouloir constamment nous replonger dans cet état de plénitude.

Quelles ressources ou exercices pourraient vous rappeler votre force et votre plénitude lorsque des sentiments de menace ou des émotions difficiles surgissent?

Adaptation en vue du parcours à venir : renforcer nos capacités d'autoapaisement

Nous avons appris à connaître le processus du *reparentage* et ses bienfaits, que nous pouvons récolter en labourant le sol de sorte à permettre à nos racines de s'ancrer encore plus profondément. Tout en cultivant la connexion avec notre monde intérieur en nous plongeant jusque dans nos racines, nous apprenons à nous consoler comme nous le ferions pour une personne chère.

Maintenant, continuons à nous *adapter* aux sens ressentis dans notre monde intérieur, en explorant des stratégies de *renforcement* qui favoriseront une plus grande confiance en nous-mêmes et de plus grandes capacités d'autoapaisement. C'est ainsi que nous parviendrons à nous connecter au calme au milieu du chaos.

CHAPITRE 9

Renforcer nos capacités d'autoapaisement : le calme à la racine

L'apaisement élargit l'espace en nous, éliminant le « bruit » à l'origine de notre souffrance, ce qui nous permet de resyntoniser le « signal » de qui nous sommes. L'autoapaisement se produit lorsque nous nous laissons aller à nos racines, en dirigeant vers l'intérieur un regard positif inconditionnel. À partir de cette orientation d'autocompassion, nous pouvons faire de la place à tout ce qui se présente, en consolant le sentiment ressenti comme nous le ferions pour un enfant.

Tous les changements de comportement significatifs et durables résultent d'une réorientation incarnée représentant un ensemble d'idées qui deviennent un sentiment. À partir de là, c'est tout notre cadre de référence qui change. En grandissant dans notre corps, en apprenant à apprivoiser nos sensations et à y répondre, nous sommes plus à même de le transcender avec notre esprit. L'un précède et accompagne l'autre. Plus nous parvenons à nous libérer de notre corps, plus nous pouvons nous mettre à l'écoute du signal de l'esprit. Avec cette conscience nouvelle et élargie, les anciennes façons d'« être » et de « faire », inutiles, disparaissent naturellement. Cela semble simple, mais ce n'est pas le cas. Dans ce processus, il s'écoule souvent un certain temps entre le moment où l'on commence à prendre conscience de la situation et celui où notre mécanisme de survie subconscient disparaît. Lorsque le système nerveux est activé, les anciennes habitudes réapparaissent souvent. Il s'agit d'une étape normale du processus! Pour que le corps change, la confiance doit être établie. Les moments de prise de conscience font progresser notre esprit, mais le corps a besoin de confiance, ce qui prend plus de temps. L'autocompassion est votre antidote dans ces cas-là, et c'est exactement le remède qui vous permettra de cultiver l'espace intérieur nécessaire pour continuer à avancer, malgré les échecs. L'autocompassion permet d'éviter la honte qui survient lorsque les changements de comportement ne sont pas à la hauteur des idéaux spirituels.

Dans ce chapitre, nous explorons les aspects de l'autoapaisement et du ressourcement avec les autres. En explorant d'abord nos tendances à l'attachement par rapport à nous-mêmes et aux autres, nous en sommes venus à reconnaître nos mécanismes de défense inconscients. Grâce à cette prise de conscience, nous avons une plus grande capacité à réparer et à apaiser ces zones blessées, ce qui nous permet de nous connecter aux autres de manière plus consciente et plus sûre. Nous pouvons maintenant nous concentrer sur l'apaisement par l'amour bienveillant, le toucher physique, la réorientation optimiste, la gratitude et le pardon.

Le défi : l'orientation

En considérant le défi de quelqu'un d'autre, ou en travaillant avec quelqu'un d'autre pour qu'il considère le nôtre, nous cultivons le non-attachement. Nous pouvons souvent trouver du réconfort en sachant que nous ne sommes pas seuls et que nous pouvons apprendre les uns des autres et les uns avec les autres. En travaillant à partir de cet espace plus objectif, nous atténuons la réponse au stress. Nous pouvons alors nous réorienter à partir de cette position de force, améliorant ainsi notre capacité à utiliser toutes nos capacités biologiques, intellectuelles et spirituelles. Avec cette orientation bienveillante, nous pouvons faire face aux adversités avec confiance, en sachant que nous disposons des ressources et du soutien nécessaires pour relever les défis de la vie.

Examinons le défi de Marnie. Marnie, âgée d'une trentaine d'années, travaille à plein temps dans un domaine où elle est confrontée à des cas d'agressions sexuelles, de violences entre conjoints et de maltraitance d'enfants. Ayant elle-même des enfants, les examens de maltraitance d'enfants sont particulièrement stressants pour elle. Elle est mère de trois jeunes enfants avec son partenaire de vie qui travaille également à temps plein. Alors que Marnie continue à prendre conscience de la façon dont elle se sent et réagit à certains contextes et stimuli, elle reconnaît sa tendance à se figer (voir le Chapitre 3) lorsqu'elle se sent débordée au travail. Lorsque cela se produit, l'apparence de Marnie reste relativement inchangée, mais elle se sent intérieurement engourdie, déconnectée de son corps et de ses émotions. Comme mécanisme de défense, elle a tendance à s'isoler, ce qui implique souvent un attachement anxieux à la cigarette, à la nourriture ou à l'exercice physique pour se détendre. Marnie sait que ses stratégies d'adaptation ne sont pas « idéales » et elle a honte d'être encore aux prises avec ce problème. Bien qu'elle reconnaisse sa tendance à réagir de la sorte, avec un lieu de travail rempli de traumatismes et une vie familiale très active, elle ne sait pas comment éviter cette réaction. Une fois que cette réaction se produit, elle ressent généralement une perte totale de contrôle. Le temps qu'elle se rende compte de ce qui se passe, elle est déjà trop ancrée dans ce mode réactif pour prendre du recul. Les comportements d'engourdissement qui lui permettent de rester figée alimentent un profond sentiment de honte, l'empêchant de demander de l'aide, ce qui l'isole encore plus des autres.

Beaucoup d'entre nous peuvent s'identifier au défi de Marnie, à la fois en termes de sentiment de perte de contrôle lorsque nous nous sentons extrêmement menacés et en raison de la honte qui résulte de comportements d'adaptation inadéquats.

Pour cultiver le non-attachement, essayez de prendre du recul et d'examiner vos défis du même point de vue objectif. Si les comportements n'étaient que des comportements, sans étiquette « bon » ou « mauvais », quels mécanismes d'adaptation, comportements, réactions vous permettent actuellement d'échapper à la souffrance ou d'évacuer une énergie stressante? Pouvez-vous reconnaître qu'il s'agit d'une forme d'autoapaisement, en les considérant séparément du jugement et de la honte qui y sont liés? Comment le fait de cultiver le non-attachement peut-il favoriser un plus grand sens du choix et de la responsabilisation face à ces défis?

Lorsque les mécanismes d'adaptation sont envisagés sous un angle plus optimiste – lorsque nous les considérons comme une forme d'automédication – nous sommes plus susceptibles d'identifier ce que l'organisme retire de ces stratégies d'adaptation, ce qui nous donne l'occasion d'identifier des moyens moins nocifs pour en tirer le même bénéfice.

Dans le cadre d'une approche fondée sur les forces, en vous abstenant de juger les comportements d'autoapaisement spécifiques, vous reconnaissez-vous dans le défi de Marnie? Lorsqu'elles sont activées, quelles sont vos tendances? Pouvez-vous identifier ce que votre corps tire de vos habitudes d'adaptation les moins souhaitables? Comment pouvez-vous vous apaiser d'une autre manière, moins nocive, mais qui procure les mêmes avantages en termes de régulation?

Exercice de renforcement : l'apaisement par la respiration

Avant d'aborder les différentes formes d'autoapaisement, revenons à la respiration. Porter son attention sur sa respiration est un moyen simple et rapide de « se poser » et de se mettre au diapason, à tout moment et en tout lieu. La respiration profonde, la rétention du souffle, les bâillements et les soupirs peuvent tous atténuer le stress et réguler et détendre le corps (Corey et coll., 2012; Vlemincx et coll., 2016).

Avant de commencer cet exercice, remarquez ce que vous ressentez.

Respirez cinq fois profondément, en inspirant par le nez et en expirant par la bouche. Retenez votre souffle pendant au moins 2 secondes après avoir complètement expiré. Cela favorise une plus grande relaxation physique (Vlemincx et coll., 2016). À la dernière expiration, laissez échapper un soupir naturel. Tant que les sons sont perçus comme une libération bienvenue et naturelle, vous êtes sur la bonne voie.

Prenez quelques instants pour remarquer comment votre corps a réagi à la pratique.

L'apaisement par l'amour bienveillant

L'amour bienveillant se caractérise par la douceur, la considération et la gentillesse envers nous-mêmes et les autres. En apaisant par l'amour bienveillant, nous sommes plus enclins à permettre aux sentiments inconfortables (honte, anxiété, peur, tristesse, jalousie) d'aller et venir, en reconnaissant qu'ils constituent une partie normale (et importante) de l'expérience humaine. Pour ressentir ce qui est inconfortable, nous devons croire que cela vaut l'investissement *et* que nous pouvons bénéficier d'un sursis pour ces raisons :

1. L'investissement en vaut la peine, car c'est l'occasion d'alléger notre charge (décharger l'énergie bloquée). En reconnaissant que le corps souffre, nous pouvons alors rechercher quel besoin non satisfait ou quelle blessure non guérie en est à l'origine.
2. Les pratiques d'amour bienveillant permettent de faire de l'espace dans le « bruit » qui nous empêche de nous laisser aller dans notre corps. L'espace est exactement ce qu'il

faut pour revenir au « signal » de qui nous sommes. Une fois à l'écoute, nous pouvons nous reconnecter à l'espace de notre cœur, celui qui nous relie à toutes choses. Dans cette connexion ressentie, nous pouvons faire de la place à l'inconfort sans nous y identifier de manière excessive.

Il existe plusieurs façons de pratiquer l'amour bienveillant. Prenons l'exemple des recettes présentées dans la figure suivante. En pratiquant l'amour bienveillant envers soi et les autres, nous développons l'autocompassion et réduisons les symptômes liés au TSPT et à la dépression (Kearney et coll., 2013). L'amour bienveillant habituel augmente les sentiments de connexion sociale et de positivité envers les autres et diminue le risque de développer une foule de problèmes de santé mentale et physique (Aspy & Proeve, 2017; Hutcherson et coll., 2008; Toussaint et coll., 2015).

Si les drogues, le sexe et le sucre entraînent souvent une augmentation de la dopamine (le neurotransmetteur de la récompense et du plaisir dans le cerveau), il en va de même pour les sentiments de gratitude et d'amour bienveillant à l'égard de soi-même et d'autrui.

Recettes d'amour bienveillant pour stimuler le « bonheur » du cerveau

Dopamine
(centre de récompense)
- Effectuer une tâche
- Manger de la nourriture que vous aimez
- Célébrer un accomplissement
- Autobienveillance et autogestion
- Gratitude

Sérotonine
(centre de l'humeur)
- Marcher dans la nature
- Exercice aérobique
- Être au soleil
- Méditer
- Gratitude

Recettes du bonheur

Endorphines
(centre de la douleur)
- Exercice aérobique
- Rire
- Manger du chocolat noir
- Sentir des odeurs agréables

Ocytocine
(centre de l'amour)
- Partager une étreinte (un câlin)
- Offrir un cadeau ou un compliment
- Se tenir la main
- Jouer avec un bébé ou un animal

Que vous inspirent ces recettes? Quels sont les ingrédients que vous utilisez naturellement aujourd'hui? Quels ingrédients pourriez-vous ajouter?

Exercices de renforcement

A. D'ennemi à ami

Nous qualifions quelqu'un d'ennemi lorsqu'il représente une menace pour nous. Souvent, même lorsque la menace réelle se dissipe ou que nous relativisons la menace perçue, nous gardons des ressentiments, ce qui fait que la vieille blessure est aussi vive que le jour où elle s'est formée. L'amour bienveillant nous permet de prendre du recul par rapport aux pensées habituelles qui activent des états d'âme réactifs et des comportements hostiles. Lorsque nous nous arrêtons et que nous nous rapprochons sincèrement de la personne qui nous menace, nous nous rendons compte qu'elle aussi est humaine et qu'en ce sens, nous sommes identiques. Dans cette similitude, elle souffre elle aussi et a les mêmes besoins fondamentaux que nous.

Dans le cycle victime-agresseur, les personnes qui font du mal à autrui le font parce que quelqu'un leur a fait du mal. Le fait de voir les blessures sous-jacentes aux comportements nous empêche de prendre les projections (actions nuisibles nées d'un traumatisme non résolu) des autres si personnellement. Avec de l'entraînement et de l'intention, nous pouvons faire évoluer nos sentiments et ne plus les considérer comme « l'autre menaçant », mais reconnaître dans notre humanité que « nous sommes les mêmes » – ce changement résulte d'une connexion compatissante.

Lorsque nous pensons que les autres menacent notre capacité à satisfaire nos besoins humains fondamentaux, nous portons le chapeau de victime. Lorsque les autres pensent que nous représentons une menace pour leurs besoins fondamentaux, nous portons le chapeau d'agresseur. Que nous jouions le rôle de la victime ou de l'agresseur n'est pas important. La manière dont nous nous identifions et vivons en dehors de ce rôle est importante.

La pratique de l'amour bienveillant peut prendre moins d'une minute. Il s'agit de saisir un moment, d'agir en fonction d'une impulsion intérieure. Il peut également s'agir d'un exercice plus formel en position assise. Quoi qu'il en soit, le plus important est de rester incarné. Si le fait de suivre le mouvement dans l'esprit de la pensée peut contribuer à instaurer une habitude, cela ne nous apaise généralement pas. Pour créer un sentiment d'amour bienveillant, essayez ceci :

1. Plongez dans votre espace intérieur et laissez tomber les distractions extérieures.
2. Imaginez l'image d'une personne aimée qui ressent de l'amour pour vous; imprégnez-vous de cet amour et recevez-le.
3. Envoyez des sentiments et des phrases d'amour, de bienveillance ou de compassion à vous-même ou à une autre personne.

Les détails de la manière dont vous vous imprégnez des sentiments et de la forme sous laquelle vous envoyez de l'amour bienveillant peuvent varier en fonction de ce qui vous semble le plus naturel à ce moment-là et dans ce contexte. L'aspect le plus important est que vous vous *sentiez* connecté à l'expérience et que vous acceptiez tout ce qui se présente. Si nous imposons des conditions au monde intérieur, nous éroderons notre confiance en nous-mêmes. Faire de la place au moi moins sûr, quoi qu'il arrive, c'est comme dire : « Je suis là. Quoi qu'il arrive, je suis là. Tu peux compter sur moi. Je ne vais pas te rejeter. »

N'oubliez pas que c'est en s'exerçant que l'on progresse. Au fil du temps, en prenant ce qui fonctionne et en laissant ce qui ne fonctionne pas, nous acquérons des habitudes qui correspondent à notre « vrai » moi. Chaque habitude apaisante cultive l'espace intérieur, ce qui nous permet de revenir à notre « signal » et à l'abondance correspondante à l'intérieur.

De l'effort à l'automatisme

Au début, presque toutes les méditations sont maladroites, voire robotiques. Il est également normal de se sentir agité, irrité, inquiet ou de s'ennuyer. Ces sentiments sont tout à fait normaux. Ils vous donnent l'occasion de ressentir une estime positive inconditionnelle pour vous-même, afin de permettre à tout ce qui se présente d'être accueilli avec amour. Dans cette optique, le scénario suivant vous guidera dans votre pratique.

Cela commence par le développement d'une attitude positive inconditionnelle à l'égard de soi-même, ce qui permet ensuite d'étendre cette attitude aux autres. Vous pouvez trouver qu'il est trop difficile de cultiver des sentiments d'amour bienveillant à votre égard. Dans ce cas, essayez de cultiver les sentiments en envoyant d'abord de l'amour bienveillant aux autres. La manière dont vous vous exercez dépend entièrement de vous. L'objectif est de générer un sentiment d'amour bienveillant et, par conséquent, de s'ouvrir et de se connecter plus profondément à soi-même et aux autres.

B. Méditations d'amour bienveillant

Cette méditation a été adaptée de la méthode *The Art of Forgiveness, Lovingkindness, and Peace*, de Jack Kornfield (2008), un professeur de méditation bouddhiste renommé.

En gardant les yeux fermés, pensez à une personne du passé ou du présent qui, selon vous, a une attitude positive inconditionnelle à votre égard. Sentez la chaleur et l'amour qui émanent de leur être vers vous. Immergez-vous dans l'amour inconditionnel qu'ils incarnent, en vous autorisant à vous adoucir et à vous ouvrir dans cet espace sûr.

Dans votre esprit, visualisez-vous dans cet espace sûr, peut-être tel que vous êtes aujourd'hui ou tel que vous étiez enfant. Jouez avec les images jusqu'à ce que vous en trouviez une qui résonne et vous permette d'ouvrir encore plus votre cœur.

Répétez tranquillement le mantra d'amour bienveillant suivant (ou adaptez-le) :

Que je sois rempli d'amour bienveillant.
Que je sois à l'abri des menaces intérieures et extérieures.
Que je me porte bien.
Que je sois à l'aise et heureux.

Au fur et à mesure que vous prononcez le mantra, continuez à vous immerger dans les sentiments que vous avez générés plus tôt, en laissant les images, les sentiments et les mots s'imprégner profondément dans votre esprit et votre corps. Il est préférable d'effectuer cet exercice tous les jours ou aussi souvent que possible. En vous connectant fréquemment à vous-même de cette manière, vous améliorerez votre capacité à pratiquer l'autocompassion.

Soyez conscient que cette méditation peut parfois sembler mécanique ou maladroite. Elle peut également susciter des sentiments contraires à l'amour bienveillant, tels que l'irritation et la colère. Dans ce cas, il est particulièrement important de faire preuve de patience et de bienveillance à votre égard, et d'accueillir ce qui se présente dans un esprit de convivialité et d'affection. Lorsque vous sentez que vous avez renforcé votre sentiment d'amour bienveillant envers vous-même, vous pouvez étendre votre méditation aux autres.

Après vous être concentré sur vous-même, choisissez une personne à laquelle vous tenez. Imaginez cette personne en face de vous. Vous et cette personne êtes semblables. Tout comme vous, cette personne connaît la souffrance et veut être heureuse. En ce sens, vous êtes les mêmes. Répétez les mêmes phrases ou adaptez-vous aux autres qui vous parlent :

Puissiez-vous être remplis d'amour bienveillant.
Puissiez-vous être à l'abri des menaces intérieures et extérieures.
Puissiez-vous vous porter bien.
Puissiez-vous être à l'aise et heureux.

Progressivement, étendez votre exercice à votre cercle intérieur, aux membres de votre communauté, à vos collègues, puis à toutes les personnes et à tous les êtres de la Terre.

Tout en continuant à vous immerger dans des sentiments d'amour bienveillant, évoquez les relations difficiles de votre passé et de votre présent. Étendez votre sentiment d'amour bienveillant à ces personnes et souhaitez-leur sécurité, bien-être et aisance. Faites confiance au processus. Ce n'est pas un processus parfait; en fait, si c'est facile, vous ne pratiquez pas le regard positif inconditionnel.

C. Chanter l'amour bienveillant

Voici un autre exercice d'amour bienveillant. Celui-ci provient du bouddhisme traditionnel et a été publié dans *Singing the Journey* (Unitarian Universalist Association, 2005,

p. 1031). Il est souvent utilisé en chanson avec un groupe, mais vous pouvez aussi le faire seul. Les couplets de la chanson commencent par « Je », en orientant l'amour bienveillant vers l'intérieur. Lorsque vous êtes comblé, vous étendez les versets à tous les êtres :

Que je sois rempli d'amour bienveillant.
Que je me porte bien.
Que je sois rempli d'amour bienveillant.
Que je me porte bien.
Que je sois en paix et à l'aise.
Que je sois entier.
Puissiez-vous…
Puissions-nous…
Que tous…

Lorsque vous travaillez avec vous-même, entraînez-vous à vous parler comme à un ami cher. Vous pouvez utiliser des phrases telles que : « Je peux voir à quel point vous souffrez », « C'est vraiment difficile » ou « Ces croyances vous causent beaucoup de souffrance, je suis vraiment désolée que vous ayez dû les supporter si longtemps ». Vous pouvez réconforter la partie de vous qui souffre en lui disant par exemple : « Tu es en sécurité », « Tu es aimé ». Imaginez un ami en proie à l'angoisse : que lui diriez-vous? Pouvez-vous vous traiter avec la même tendresse? L'établissement d'une relation d'estime positive inconditionnelle exige que nous acceptions ce qui est sans condition de changement. Ces relations ouvrent la voie à un environnement de confiance et de sécurité. Dans cet environnement, nous pouvons libérer l'énergie bloquée (qui émerge maintenant sous forme de traumatisme), en éliminant une partie du bruit à l'intérieur. Avec un monde intérieur plus spacieux, nous pouvons ressentir notre « signal » plus facilement, ce qui nous donne la capacité d'améliorer nos anciens systèmes de croyances.

Lorsque les exercices d'amour bienveillant sont dirigés vers l'intérieur, il est plus efficace d'utiliser une approche à la troisième personne, car cela nous évite de nous attacher et de nous identifier aux émotions qui surgissent. Nous ne sommes pas nos émotions ni le simple produit de nos expériences. Et pourtant, nous tombons souvent dans le piège de l'identification excessive de ces deux éléments. L'essence de ce que nous sommes n'est pas liée aux pensées, aux émotions et aux expériences. Lorsque nous considérons les pensées, les émotions et les expériences d'un point de vue plus impartial, nous créons un espace entre elles et nous. Dans cet espace plus calme, nous pouvons identifier plus clairement le « bruit » qui obscurcit le « signal ». Ce signal est notre essence, la partie inconditionnelle et authentique de nous-mêmes qui est intrinsèquement digne et connectée à toutes choses. À partir de cette orientation spacieuse et compatissante, nous pouvons parler au « bruit » sans nous y attacher.

Apaiser par le toucher : se réconforter

Le toucher physique a des effets physiologiques puissants. Il libère de l'ocytocine, réduit le taux de cortisol, calme le système cardiovasculaire, réduit la douleur, améliore l'apprentissage, accélère la cicatrisation des plaies et présente de nombreux autres avantages (Lund et coll., 2002; Uvnäs-Moberg & Petersson, 2010).

Il existe plusieurs façons de renforcer le lien entre le corps et l'esprit, ce qui favorise la capacité d'autoapaisement. Par exemple, essayez certaines des pratiques suivantes.

Exercices de renforcement et d'harmonisation
Exercice de renforcement

A. Apaiser par le toucher

Il existe de nombreuses façons d'utiliser le toucher physique pour pratiquer la bienveillance. Cet exercice favorise le sentiment de sécurité et constitue une méthode d'autoapaisement. Pratiquez-le, en observant votre corps et ses réactions. Est-ce que cela élargit l'espace que vous ressentez à l'intérieur ou ressentez-vous plutôt une contraction?

Lorsque des sensations désagréables apparaissent dans le corps, localisez l'endroit où vous les ressentez et croisez vos mains sur cette zone tout en croisant vos mains sur la ligne médiane du corps, ce qui entrave la capacité du cerveau à localiser les signaux de douleur (ou d'inconfort) (Gallace et coll., 2011). Le fait d'accueillir ses émotions de cette manière favorise une plus grande capacité à créer de l'espace pour les sentiments qui surgissent, ce qui peut contrer nos tentatives subconscientes d'y résister ou de les ignorer.

Essayez d'autres exercices. Comme la conscience de soi peut provoquer une désincarnation, asseyez-vous seul dans un endroit calme où les autres ne vous verront pas. Plongez dans votre espace intérieur en vous concentrant sur votre respiration naturelle. Essayez ces différentes positions et remarquez ce que vous ressentez. Quels sentiments éprouvez-vous avec chaque approche? Certains sont-ils plus réconfortants que d'autres?

- Remarquez ce que vous ressentez lorsque vous inspirez et expirez dans l'espace de votre cœur. Placez votre (vos) main(s) sur votre cœur.
- Portez maintenant votre attention sur votre ventre, en remarquant votre inspiration et votre expiration. Placez votre main sur votre ventre.
- Placez une main sur votre cœur et une autre sur votre ventre, en laissant l'inspiration pénétrer profondément dans votre ventre et ressortir par votre cœur.
- Croisez ensuite les bras comme si vous vous étreigniez. Vous pouvez même vous frotter le haut des bras.

- Placez votre main sur le sommet de votre tête (ce qui vous ramène au temps présent).
- Placez le bout de vos doigts l'un contre l'autre, vos doigts se connectant l'un à l'autre (cela favorise la vigilance).
- Tenez vos mains l'une contre l'autre, en jouant avec différentes positions.
- Caressez votre cou, puis votre visage.
- Si la réaction attaque-fuite est forte, l'énergie excédentaire est souvent dirigée vers les membres. Vous pouvez utiliser l'un des exercices du Chapitre 6 ou essayer l'un des exercices suivants :
  - Se changer les idées en pratiquant une activité physique
  - S'asseoir ou, si possible, s'allonger pour induire une réaction de relaxation (Harmon-Jones & Peterson, 2009).
  - Trouver un endroit où vous ne vous sentirez pas gêné, et libérer votre colère en criant, ou
  - Respirer profondément en veillant à ce que les expirations soient plus longues que les inspirations.

Lorsque vous êtes prêt, explorez le contact physique avec quelqu'un d'autre. Dans un souci de transparence, de soutien et de création d'un espace sûr pour votre travail de guérison, communiquez vos intentions aux personnes avec lesquelles vous souhaitez explorer le contact physique. Choisissez quelqu'un avec qui votre corps se sent en sécurité et avec qui vous pouvez être authentique. Lorsque vous imaginez vous connecter de cette manière, cela peut ressembler à un sentiment de calme, au milieu d'un éventuel malaise. Si votre corps ne se sent pas en sécurité avec d'autres personnes à ce stade, commencez par un animal ou un arbre (oui, un arbre!). Par exemple, vous pouvez essayer de tenir la main de quelqu'un ou le serrer intentionnellement dans vos bras (de cœur à cœur, idéalement!). Au début, faites en sorte que les contacts soient brefs pour permettre d'élargir votre fenêtre de tolérance pour les relations physiques au fil du temps. Soyez à l'écoute de votre corps. S'il y a un désir de rester en contact physique, laissez-le s'installer. Si vous avez l'impression d'être submergé, penchez-vous en arrière.

Cet exercice est un point de départ, un outil qui permet de prendre conscience de ce que nous ressentons lorsque nous nous connectons à nous-mêmes d'une manière plus physique. Il développe nos muscles intuitifs, nous aidant à sentir ce que le corps aime et n'aime pas. En nous déplaçant au rythme de la confiance avec le corps, nous gagnons en congruence et en sécurité à l'intérieur. Avec le temps, le toucher physique deviendra une ressource à laquelle nous reviendrons volontiers en cas de besoin.

Parce que nous sommes différents, il n'existe pas d'approche unique. Forcer une expérience ne fait qu'alimenter l'incongruité et éroder la confiance en soi. La pleine conscience nous permet de nous connecter à ce qui est vrai pour nous – nous nous connectons à nos désirs et à notre résistance, en dépit de ce que nous pensons « devoir » être vrai sur la base de ce qui fonctionne pour les autres. Si cet exercice ne vous convient pas, profitez-en pour pratiquer la bienveillance envers vous-même. Écoutez ce qui est vrai pour vous à ce moment-là. Conservez l'exercice dans votre arsenal d'outils, en vous inspirant de cette pratique à un autre moment.

Pratique d'harmonisation

B. Renforcer sa sécurité intérieure

Lorsque nous sommes blessés, nous utilisons instinctivement le toucher pour apaiser la zone blessée. De même, nous pouvons utiliser le toucher pour déplacer et transformer la douleur émotionnelle dans le corps. Lorsque le corps se sent en sécurité, le toucher interrompt la réponse au stress et nous libère des schémas de pensée qui continuent d'activer le système nerveux sympathique (attaque-fuite-gel-soumission). Il nous réconforte et nous donne des moyens d'action lorsque nous sommes confrontés à des environnements très stimulants ou menaçants.

Comme l'illustre la pratique suivante, le fait de placer nos mains sur les centres énergétiques et de nous connecter aux sensations entre eux nous permet de nous ancrer dans notre corps. Elle nous fait passer d'un mode de pensée à un mode de perception (pleine conscience). En faisant appel à nos sens, nous renforçons la sécurité et l'ancrage que nous ressentons dans notre monde intérieur. Ils nous permettent de plonger profondément dans notre monde intérieur, en éliminant les distractions et les brisures qui nous empêchent de nous connecter à notre essence (« signal »). Une fois connectés à l'essence, nous pouvons puiser dans nos ressources intérieures et comprendre notre situation immédiate d'un point de vue beaucoup plus connecté et abondant – une vision plus grande, plus connectée et plus abondante. Dans cette optique d'abondance, notre fenêtre de tolérance au stress s'élargit et nous sommes plus à même de faire de la place aux émotions les plus désagréables. Cultiver un espace où nous pouvons ressentir ce qui nous semblait auparavant trop dangereux est exactement la façon dont l'énergie bloquée (traumatisme) est évacuée du corps. Une fois l'énergie déchargée, l'ancien système de croyances qui l'entourait commence à se moderniser naturellement.

Enfin, le toucher est un rappel physique des limites de notre contenant et des influences extérieures, ce qui nous permet de mieux naviguer dans le « bruit » du transfert émotionnel. Une fois que nous avons établi les limites de notre vaisseau, celui-ci agit comme une bulle protectrice qui nous sépare du monde extérieur. À l'intérieur de ces limites sûres, que nous nous rappelons de manière tangible, nous pouvons nous adoucir et pénétrer dans notre sanctuaire intérieur. En utilisant nos mains comme repère physique, nous nous détournons des menaces extérieures pour nous concentrer sur la sécurité que nous trouvons à l'intérieur.

Jouez avec cette activité. Essayez de placer vos mains sur différentes parties du corps (sommet de la tête, cœur, ventre). Concentrez-vous sur la sensation entre vos mains, en sentant les bords de votre corps. Soyez patient : attendez un adoucissement, un changement en douceur. Pour vous entraîner, essayez ces variations :

1. En tant qu'observateur et gardien de votre monde intérieur, serrez votre corps dans vos bras, en lui offrant une prise ferme et protectrice, en encerclant solidement les bords de votre vaisseau. Restez ici, respirez ici, détendez-vous dans l'étreinte. Attendez de constater un changement subtil, une capacité à vous enfoncer un peu plus profondément. Cette méthode est particulièrement efficace

lorsque des émotions désagréables surgissent. *Le fait de s'éteindre est un moyen tangible de s'autoapaiser, permettant aux émotions d'aller et venir comme des stimuli passagers plutôt que comme des facteurs de stress menaçants.*

2. Placez une main sur votre front et une autre sur votre cœur, selon la variation qui vous semble la plus naturelle. Restez ici, respirez ici, détendez-vous dans l'étreinte. Attendez de constater un changement, en vous enfonçant un peu plus profondément. *Cette variation est un bon moyen de faire une pause dans les émotions difficiles qui peuvent rester coincées dans le ventre.* Concentrez-vous sur la respiration dans votre tête, en utilisant le toucher pour approfondir l'expérience, et expirez par l'espace du cœur (ou vice versa). Sentez vos mains et votre corps sous vos mains. Ressentez les sensations énergétiques entre vos deux mains.

3. Placez une main sur votre cœur et une autre sur votre ventre. Sentez votre centre émotionnel (pour beaucoup, il est situé dans le ventre) et les sensations entre votre ventre et votre cœur. Si cela s'avère utile, utilisez votre respiration pour vous ancrer davantage. Respirez dans votre noyau émotionnel, élargissez-le. Imaginez que chaque souffle entre, nettoie chaque cellule, évacue l'ancien et apporte le nouveau. Faites monter l'air jusqu'à votre cœur, en expirant le vieil air, qui représente les anciens traumatismes (« bruits ») et les bagages connexes dont vous êtes prêt à vous débarrasser. Lorsque le souffle passe par votre cœur, votre centre de guérison, vous transformez les anciennes défenses contre la lumière et l'amour, en les exhalant dans le monde. *Le fait de tenir le cœur comme un filtre purificateur est une posture de guérison, excellente pour digérer et libérer des émotions ou des traumatismes intenses et durables.* Il s'agit d'une bonne pratique à mettre en œuvre de manière progressive. Allez-y doucement. Ramenez vos mains vers l'autoétreinte lorsque vous avez besoin de plus de confort ou vers la variation front/cœur lorsque vous avez besoin d'éloigner votre attention du ventre.

Apaiser par l'optimisme

Si vous n'aimez pas quelque chose, changez-le. Si vous ne pouvez pas le changer, changez d'attitude.

Maya Angelou

L'optimisme est une composante importante du sentiment de cohérence. Le sens de la cohérence nous confère un sentiment général que tout se passera bien et une attente raisonnable que l'avenir se déroulera favorablement en raison d'un sentiment de contrôle sur les résultats qui comptent le plus (Antonovsky, 1979; Lee et coll., 2019). Non seulement l'optimisme réduit notre probabilité de souffrir de stress chronique ainsi que d'une foule de maladies chroniques et d'affections mentales (Aldao et coll., 2010), mais il peut également augmenter notre durée de vie de 11 à 15 % et améliorer nos chances de vivre jusqu'à 80 ans et plus (Lee et coll., 2019).

Préjugé négatif

Le cerveau humain typique présente un fort préjugé négatif. Cela signifie que les événements négatifs ont un impact émotionnel beaucoup plus important sur nous que les événements positifs, et que les événements négatifs restent plus longtemps dans nos mémoires que les événements positifs. Ce préjugé négatif est significativement plus élevé chez les personnes qui luttent contre la dépression (Gollan et coll., 2016). Si les préjugés négatifs étaient utiles pour assurer notre sécurité à l'époque primitive, ils ne le sont plus autant dans nos vies modernes. Pour devenir plus optimiste, il faut faire un effort conscient pour être attentif aux événements positifs. Nous devons porter notre attention sur les sentiments positifs qui en découlent, en prenant le temps de les respirer et de les savourer. Avec de l'entraînement, nous pouvons apprendre à notre cerveau à repérer et même à rechercher les aspects positifs de notre journée, afin de contrebalancer nos préjugés négatifs.

Les personnes optimistes ont l'habitude de réévaluer les stimuli du lieu de travail sous un angle positif et de cibler les possibilités dans les défis. Nous pouvons apprendre à être plus optimistes, en cultivant une habitude par laquelle nous choisissons consciemment de recadrer notre perspective. Ce faisant, nous choisissons de voir le monde dans un état d'esprit d'abondance plutôt que de peur et de pénurie. En pratiquant la pleine conscience, nous sommes plus susceptibles de remarquer les aspects positifs de la journée, comme prendre une respiration lorsque nous levons les yeux de notre bureau pour voir un ciel bleu lumineux ou entendre le chant d'un oiseau lorsque nous marchons de notre voiture à notre maison. En remarquant les éléments positifs – en prenant quelques instants pour les observer, les reconnaître et *respirer ce qu'ils nous font ressentir* – nous établissons de nouveaux schémas neurologiques, ce qui nous permet de nous concentrer sur les éléments positifs plutôt que de nous fixer sur les éléments négatifs. Enfin, le développement d'une tendance plus naturelle à l'optimisme favorise la capacité à s'attribuer les mérites lorsque les choses vont bien, ce qui renforce également notre sens de la cohérence.

Le travail dans le domaine de la santé et des services à la personne est truffé d'événements qui causent des *blessures morales*. La plupart des gens s'orientent vers ces professions parce qu'ils veulent contribuer à soulager la souffrance et à promouvoir le bien-être. Par conséquent, lorsque nous nous sentons incapables de soulager la souffrance ou de promouvoir le bien-être, un conflit interne s'installe en nous. Nous devons soit résoudre cette dissonance, soit nous réorienter de manière optimiste. Sinon, nous nous dirigerons vers le pessimisme et l'hostilité. Par exemple, dans une récente étude qualitative avec des soignants novices (Dames, 2018 a), Candace a réfléchi aux défis de son lieu de travail, déclarant : « Nous poussons les gens vers la sortie parce que l'hôpital déborde… sachant qu'ils tomberont et reviendront tout de suite… la culpabilité pour moi est le produit d'un système complètement dépassé. » De même, Mary, une autre participante à l'étude, a déclaré : « Il y a un tel manque général de ressources. On a parfois l'impression qu'il n'y a rien à faire pour eux ». Le stress de Mary et Candace est le résultat d'un préjudice moral qui les conduit à ressentir un manque de contrôle. Même dans des situations qui semblent immuables, si nous pouvons agir, même modestement, c'est souvent suffisant. Une action *significative* nous rendra plus forts, renforcera notre sens de l'action et, par conséquent, nous empêchera de sombrer dans la spirale du stress.

> *Quand une porte du bonheur se ferme, une autre s'ouvre; mais souvent nous regardons si longtemps la porte fermée que nous ne voyons pas celle qui s'est ouverte pour nous.*
>
> Hellen Keller

Faire une action *significative*

L'action *significative*, décrite au Chapitre 6, est exactement ce que nous sommes appelés à faire dans le moment unique auquel nous sommes confrontés. Il y a toujours une chose importante, et c'est cette chose et seulement cette chose qui nous décoincera. Si nous l'évitons, en gravitant autour d'une mer de choses insignifiantes, nous resterons bloqués. Le sens, la confiance et l'optimisme (toutes les composantes du sentiment de cohérence) nous permettent de faire ce qui est important.

Bien qu'une tendance à l'optimisme soit plus bénéfique pour le bien-être qu'une tendance au pessimisme, le pessimisme a également sa place. Le pessimisme nous aide à reconnaître les événements ou les relations qui ne correspondent pas à nos croyances, à nos valeurs et à nos désirs. Il est important de permettre et de ressentir pleinement les émotions nécessaires, puis de procéder à des changements *significatifs* qui réduisent la souffrance chez nous et chez les autres. À l'inverse, éviter les émotions nécessaires et accepter une situation telle qu'elle est peut nous empêcher de procéder à des changements bénéfiques pour nous-mêmes et pour les autres. En d'autres termes, il est important de prendre du recul pour évaluer de manière critique si quelque chose doit être ressenti ou changé. Si c'est le cas, ressentez-le et prenez les mesures nécessaires pour le changer; si ce n'est pas le cas, acceptez-le et faites le deuil de la perte et de la déception qui en découlent. Une fois que nous avons éliminé le « bruit » émotionnel de la déception, nous pouvons nous concentrer sur une action bénéfique.

Faites appel à votre curiosité pour examiner les événements qui vous mettent mal à l'aise. Ils peuvent conduire à une orientation pessimiste; dans ce cas, il convient d'évaluer le facteur de stress pour déterminer si une action significative s'impose. Si nous appliquons l'optimisme à toutes les situations, sans cette évaluation objective, cela peut nous empêcher de procéder à ces changements bénéfiques. Pour illustrer ce point avec un exemple tiré de la recherche, considérons les travaux de Troy (2015), qui ont montré une relation significative entre le stress, le contexte et le fait que nous ayons tendance à l'optimisme ou à la réorientation positive. Si le stress au travail est incontrôlable, lorsque vous ne pouvez pas changer la chose ou l'événement qui active le stress, l'utilisation de l'optimisme est la compétence la plus efficace à utiliser (Troy et coll., 2010). Cependant, si vous pouvez contrôler le facteur de stress ou modifier le contexte pour le résoudre, il est alors plus utile de modifier le contexte que de réorienter positivement vos émotions à ce sujet (Troy et coll., 2010). Lorsque nous recadrons la situation de manière optimiste *et* que nous puisons dans ce qui est important à ce moment-là, nous apportons des changements lorsque nous le pouvons; si les choses ne peuvent pas être changées, nous pouvons les accepter et nous réorienter de manière positive. La prière de la sérénité, écrite par le théologien américain Reinhold Niebuhr, reflète ce sentiment : « Dieu, donne-moi la sérénité d'accepter les choses que je ne peux pas changer; le courage de changer celles que je peux et la sagesse de faire la différence entre les deux. » (Sifton, 1998).

Pratiques d'harmonisation

A. Évaluer notre tendance à l'optimisme

Utilisez le questionnaire d'auto-évaluation sur l'optimisme suivant pour réfléchir à vos tendances. Cette conscience objective de soi est une composante de la pleine conscience. L'étude de votre relation avec l'optimisme et le pessimisme vous aidera à naviguer dans les eaux lorsque vous vous sentez coincé dans des boucles de pensées inutiles. Le fait d'être conscient de ses lacunes offre des possibilités de croissance et nous rappelle de nous ressourcer auprès d'autrui si nécessaire.

Questionnaire d'auto-évaluation sur l'optimisme : quel est votre degré d'optimisme? Choisissez a ou b pour chacune des questions suivantes.

1. Vous recevez un bouquet de fleurs d'un client accompagné d'une carte qui fait l'éloge de votre capacité à fournir des soins de qualité. Vous pensez :
   a. « Ce devait être une bonne journée. »
   b. « Wow! Je suis douée pour faire en sorte que les gens se sentent à l'aise et bien entourés ».
2. Alors que vous vous rendez à pied à votre travail, vous voyez un billet de 10 dollars qui traîne sur le trottoir. Vous regardez autour de vous et ne voyez personne. Vous pensez :
   a. « Quelle chance! »
   b. « Génial! Il y a des avantages à être une personne qui remarque tous les détails ».
3. Un nouveau système d'enregistrement électronique a été mis en place à votre travail. Apparemment, il vous faut beaucoup plus de temps que certains de vos collègues pour le comprendre et l'utiliser efficacement. Vous pensez :
   a. « Mon cerveau ne peut pas faire cela. Je vais prendre du retard, et ensuite? »
   b. « Je n'ai pas l'habitude de faire les choses de cette manière. Je finirai par réussir. Je dois juste continuer à travailler, et ça viendra ».
4. Vous avez commencé à utiliser les escaliers au travail. Hier, vous avez fait plusieurs allers-retours dans les escaliers. Aujourd'hui, vous avez mal aux jambes. Vous pensez :
   a. « Je ne suis pas en forme ».
   b. « Cette nouvelle habitude fonctionne; je développe mes muscles ».
5. Vous demandez de l'aide à un collègue, qui vous répond qu'il a déjà assez de travail et qu'il ne peut pas s'occuper du vôtre en plus. Vous pensez :
   a. « Les gens sont tellement impolis! »
   b. « Il doit avoir une dure journée! »

6. Alors que vous vous rendez au travail, vous constatez que la circulation est exceptionnellement dense. Vous vous rendez compte que vous risquez d'être en retard au travail. Vous pensez :
   a. « Je vais certainement être en retard! J'aurais dû savoir que cela arriverait. Ils vont penser que je suis fainéant parce que je suis en retard! »
   b. « J'aimerais qu'il n'y ait pas autant de circulation. Je n'y peux rien, mais il se peut que je sois en retard au travail. Je les appellerai pour les prévenir. Je commencerai à partir plus tôt, au cas où. »
7. Votre entreprise vous décerne le titre d'employé du mois. Vous pensez :
   a. « Ils ont dû passer par la plupart des autres employés. Je suppose que c'est mon tour. »
   b. « Oui, je travaille fort, c'est agréable d'être reconnu! ».
8. On vous complimente sur votre tenue. Vous pensez :
   a. « J'ai dû bien me préparer aujourd'hui ».
   b. « J'ai du style; cela fait du bien de recevoir des compliments à ce sujet. »
9. Vous avez organisé un dîner-conférence pour vos collègues. La journée s'est avérée très chargée, et seules quelques personnes ont participé à l'activité. Vous pensez :
   a. « Je suis nulle en matière d'organisation d'événements! Quelle perte de temps, j'aurais dû m'en douter ».
   b. « Je ne m'attendais pas à ce que les choses se déroulent comme ça, mais j'ai beaucoup appris. Je ferai les choses un peu différemment la prochaine fois ».
10. Vous avez manqué votre heure de dîner au travail aujourd'hui, et cela arrive plus souvent qu'à l'accoutumée ces temps-ci. Vous pensez :
    a. « Je ne sais pas gérer mon temps. Je ne sais pas si je m'améliorerai un jour! »
    b. « Cette semaine a été une semaine inhabituelle au travail. J'ai été un peu distrait et j'ai eu du mal à me concentrer sur mes tâches. Dieu merci, ce n'est que temporaire! »

Ce questionnaire donne un aperçu de votre tendance à corréler vos attributs avec des événements positifs (un signe de cohérence) et de votre tendance à pratiquer l'autocompassion (un signe de congruence). Il vous aide également à reconnaître que les événements négatifs sont l'occasion d'apprendre à mieux vous connaître et non de valider des pensées dévalorisantes. Si vous avez constaté que vous choisissiez principalement les réponses « a », vous avez tendance à percevoir les événements positifs comme le fruit du hasard et les événements négatifs comme le reflet d'insuffisances personnelles. Si vous avez choisi plus de réponses « b », vous avez tendance à vous voir et à voir vos attributs avec plus de grâce et d'optimisme.

B. Ce à quoi nous résistons persiste : réorientation optimiste
Quand il pleut, cherchez les arcs-en-ciel, quand il fait nuit, cherchez les étoiles.
Oscar Wilde

Nommez quelques événements frustrants de la vie sur lesquels vous n'avez aucun pouvoir. Quelle occasion pouvez-vous trouver dans cet événement? Par exemple, vous êtes peut-être anxieux lorsque vous faites la queue à l'épicerie ou lorsque vous êtes bloqué dans les embouteillages, où vous pensez à toutes les choses que vous devez faire ou sur le retard que vous allez prendre. Vous ne pouvez pas changer le temps d'attente, mais vous pouvez réorienter vos pensées en le considérant comme un repos mental bienvenu dans votre journée chargée; un moment où vous n'avez rien d'autre à faire que d'être présent dans votre corps ou de vous détendre en vous concentrant sur votre respiration.

L'utilisation des émotions et des sensations comme indices permet d'examiner les pensées sous-jacentes du point de vue de l'observateur. L'observation de vos pensées modifie votre orientation. Au lieu d'être perdue dans ses pensées, la pensée devient un « autre » objectif, séparé de vous. C'est ainsi que nous distinguons le « bruit » des pensées et des émotions du « signal » de ce que nous sommes (l'observateur de ces éléments).

Lorsque vous vous sentez mécontent ou déprimé, creusez un peu plus profondément. C'est souvent le résultat de la rumination de pensées négatives et insécurisantes du passé. Cela peut ressembler à « j'aurais dû... je n'aurais pas dû... je ne suis donc pas assez bien ». Cette orientation érode notre confiance et, de ce fait, peut nous empêcher de faire ce qui est *important*. Ce cadre de référence est souvent à l'origine de nos sentiments de manque qui nous enferment dans le rôle de victime. De même, lorsque l'anxiété se manifeste dans le corps, elle est souvent liée à des pensées insécurisantes concernant l'avenir. Quelque chose qui pourrait ressembler à « Je dois... je devrais... alors je serai assez bon ». Reconnaître ces pensées, ces sentiments ou ces sensations pour ce qu'ils sont peut être un signal puissant pour être attentif. Grâce à la pleine conscience, nous pouvons prendre du recul (non-attachement), gagner en perspective et nous réorienter.

Comment cette réorientation pourrait-elle influencer votre expérience de l'événement que vous avez en tête?

S'apaiser par la gratitude

La gratitude consiste à apprécier ce que nous avons plutôt que de nous concentrer sur ce que nous n'avons pas. Elle dépend de notre humilité et de nos attentes, et elle prolifère lorsque nous recevons plus que ce que nous attendons ou plus que ce que nous pensons mériter. Les études montrent une corrélation positive entre la gratitude et le bonheur (Mahipalan & Sheena, 2018), la joie (Watkins et coll., 2018), la qualité du sommeil (Wood et coll., 2009), la conscience spirituelle, l'amélioration des résultats en matière de santé physique et mentale (Wood & Maltby, 2009), les relations enrichissantes (Bartlett & DeSteno, 2006) et la réduction du stress (Solberg & Segerstrom, 2006).

Pour pratiquer la gratitude, il faut être attentif et remarquer les bénédictions que nous tenons souvent pour acquises. Le fait de diriger notre attention nous permet de réorienter nos perceptions et d'atténuer les sentiments de droit et de victimisation. Nous pouvons essayer d'avoir des pensées positives, mais si elles ne correspondent pas à notre état émotionnel, elles ne changeront souvent pas notre trajectoire. Pour être clair, il est inutile d'utiliser la gratitude pour éviter des émotions difficiles qui doivent être ressenties et évacuées. Ce faisant, ces émotions risquent de rester bloquées (ce qui est souvent décrit comme un traumatisme). Cependant, une fois que nous reconnaissons les émotions qui se manifestent et que nous nous autorisons à les ressentir, que nous examinons le message et que nous nourrissons toute souffrance, nous sommes prêts à réorienter notre état émotionnel vers la gratitude. En procédant de la sorte, nous interrompons la réponse au stress et nous renforçons notre confiance en nous pour faire face aux défis de la vie.

La gratitude est un moyen puissant de stopper les émotions négatives. Elle permet d'éprouver des sentiments positifs de gratitude pour le chemin parcouru et pour les cadeaux que nous avons *en ce moment*. Le fait de concentrer son attention de cette manière renforce l'habitude et donne l'occasion de remarquer les pensées incompatibles pour les remettre en question. Certains trouvent que le fait d'écrire ce pour quoi ils sont reconnaissants leur permet d'approfondir cette façon d'être. Une autre façon de se réorienter avec gratitude consiste à porter une attention autocompatissante à la blessure qui se cache derrière les symptômes sur lesquels nous avons tendance à faire une fixation. Entraînez-vous à remarquer votre cheminement, cela renforcera votre confiance et vous permettra de savourer le plaisir de votre progression.

Exprimer sa gratitude

Tout comme les exercices d'amour bienveillant décrits dans ce livre, en choisissant de reconnaître les aspects des personnes pour lesquelles nous sommes reconnaissants, nous pouvons souvent accepter d'autres aspects qui nous semblaient auparavant intolérables. Exprimer sa gratitude aux autres, avant même d'en ressentir, est un bon moyen d'incarner ce sentiment et de renforcer des habitudes plus gracieuses. L'utilisation de termes plus spécifiques qu'un simple « merci », auquel beaucoup d'entre nous se sont habitués, est souvent plus significative et plus efficace. Par exemple, au lieu de dire merci à quelqu'un, vous pourriez dire : « J'ai vraiment apprécié la façon dont vous avez… »

Regarder les racines plutôt que les fruits

Dans les périodes plus bruyantes, lorsque nous sommes fatigués d'avancer à tâtons dans l'obscurité, notre confiance en nous est entravée et notre sens de la vie s'érode. Nous perdons notre motivation.

Plutôt que de nous concentrer sur des symptômes ou des comportements spécifiques de notre vie, la compassion et le non-attachement nous permettent de creuser plus profondément et d'identifier les racines blessées d'où sont issus les symptômes. Le fait de se focaliser excessivement sur les symptômes ne fait qu'alimenter la honte, qui provoque davantage de réactions du système nerveux et de distorsions (davantage de symptômes!). Bien que nos symptômes puissent sembler être la chose la plus importante sur laquelle nous concentrer, car ils sont l'élément le plus évident auquel s'attacher, ils ne sont qu'un indicateur d'incongruité.

Grâce à la gratitude, nous sommes plus à même de reconnaître le message contenu dans les symptômes. Les symptômes sont comme des points de repère, qui nous alertent sur un malaise dans le corps et nous permettent de nous réajuster au besoin. Ainsi, la souffrance que nous ressentons peut être un signe important pour vérifier nos racines. Elle nous alerte sur la source de l'incongruité, qui est précisément à l'origine des manifestations physiques et des comportements impulsifs. Les émotions sont comme une soupape dont la présence nous permet d'évacuer les énergies incongrues. De ce point de vue, même les émotions intenses peuvent être considérées comme un cadeau bienvenu, une libération, une occasion d'alléger le fardeau.

Regarder en arrière plutôt qu'en avant

Les gens ont tendance à tomber dans des schémas de pensée peu appréciatifs peu après que des événements bénéfiques se soient produits (Mitchell, 2010). Cependant, en regardant en arrière, nous pouvons cultiver la gratitude. Cette réorientation, qui consiste à regarder en arrière plutôt qu'en avant, nous permet de ne plus nous focaliser sur l'écart entre ce qu'il nous reste à accomplir et de ressentir de la gratitude pour le chemin parcouru. Elle nous empêche de nous concentrer sur ce dont nous pensons avoir besoin pour atteindre le bonheur et nous protège des sentiments de privilège dû et victimisation.

Enfin, l'utilisation d'affirmations positives, significatives et réalistes sous la forme de phrases courtes ou d'un mantra est un autre outil qui peut nous aider à nous orienter vers une perspective plus reconnaissante et optimiste (Lighthall et coll., 2013). La capacité de voir les aspects négatifs et positifs de notre vie, en fournissant un cadre de gratitude et d'optimisme, favorise la guérison des blessures du passé. Lorsque notre monde intérieur passe du pessimisme et de la victimisation à l'optimisme et à la gratitude, nous sommes plus susceptibles de nous sentir en sécurité, ce qui favorise le désir de se laisser aller à digérer les traumatismes non résolus et l'incongruité : « Des capacités inattendues émergent, les relations existantes autrefois considérées comme acquises deviennent plus précieuses, la conscience et la perspicacité de ce qui compte vraiment dans la vie se réalisent, et les sens spirituels s'intensifient » (Emmons & Stern, 2013, p. 853).

Savourer les plaisirs éphémères

Savourer décrit la capacité à s'étendre et à s'immerger dans des moments positifs aussi longtemps que possible. C'est une belle compétence à avoir! Ceux qui savourent sont aussi ceux qui ont tendance à pratiquer davantage la gratitude. Tout comme nous savourons un repas en ralentissant et en observant les moindres détails, nous pouvons savourer d'autres moments de notre journée de la même manière.

Alimenter la gratitude

- Chaque acte de gentillesse ou de gratitude libère de la dopamine, la substance chimique du plaisir dans notre cerveau, de sorte que les habitudes de gentillesse et de gratitude rendent les journées plus agréables.
- Agissez et parlez comme si vous étiez reconnaissant et les sentiments seront souvent à la hauteur de l'occasion.
- Trouvez de nouvelles façons d'exprimer votre gratitude, au-delà du simple « merci ». Par exemple, « Je suis tellement reconnaissant pour… » ou rédigez une carte ou une lettre.
- Rappelez-vous une chose pour laquelle vous êtes reconnaissant chaque jour.
- Avant de vous endormir chaque soir, pensez à autant de choses que possible qui se sont produites ce jour-là et dont vous êtes reconnaissant.
- Reconnaissez que, comme pour les cadeaux, celui qui donne de la gratitude en retire souvent plus de bénéfices que celui qui la reçoit.
- Cultivez l'habitude de vous réorienter en adoptant une approche du verre à moitié plein, en reconnaissant l'abondance qui nous entoure et la chance que nous avons d'avoir de l'eau dans nos verres (car beaucoup n'en ont pas).
- Réfléchissez à votre mortalité, en faisant de votre mieux pour apprécier les autres autant que possible pendant notre courte existence.
- Réfléchissez à notre interconnexion. Nous travaillons dans le cadre d'une vision large et significative à laquelle nous contribuons tous. De ce point de vue, même les moments les plus anodins de notre journée peuvent prendre tout leur sens. Cette façon de voir le monde nous permet de demander de l'aide, car nous travaillons collectivement à une cause commune.

Exercices de renforcement

A. Cultiver la gratitude en savourant

Commencer notre journée dans un cadre de gratitude nous aide à remarquer les aspects positifs de notre vie. Les humains ayant tendance à avoir un préjugé de négativité (Gollan et coll., 2016), nous devons consciemment rechercher le positif. L'idéal est de faire un exercice de gratitude le matin, peut-être entre le réveil et le moment où on lève la tête de l'oreiller. Cela peut être aussi simple que de compter ses bénédictions et peut se faire au moment et de la manière qui vous semblent les plus naturels. *La clé est de cultiver des sentiments de gratitude*. Une activité obligatoire n'est généralement pas efficace, car votre corps ne se *sentira* pas reconnaissant s'il doit faire quelque chose qu'il ne veut pas faire.

Pour vous exercer, commencez par vous rappeler trois attributs ou événements essentiels de votre vie pour lesquels vous êtes reconnaissant (famille, amis, travail, santé, etc.). Prenez le temps de penser à chacun d'eux. Respirez, en vous permettant de vous y plonger, en connectant votre cœur à l'attribut ou à l'événement.

Pensez maintenant à trois petites choses pour lesquelles vous êtes reconnaissant (par exemple, votre petit-déjeuner, une bonne nuit de sommeil, une évaluation favorable au travail, la conversation agréable que vous avez eue avec votre partenaire hier soir). Continuez à prendre le temps de ressentir cette émotion, en l'amplifiant aussi longtemps que possible. Savourez le moment présent.

B. Cultiver et exprimer sa gratitude envers soi-même

Nous venons tous dans cette expérience humaine avec un ensemble spécifique de qualités conçues pour atteindre un objectif unique et significatif. En fonction de notre conditionnement culturel, beaucoup d'entre nous évitent de passer du temps à s'apprécier. Et nous évitons tout particulièrement d'exprimer notre reconnaissance aux autres. Cet évitement de l'appréciation de soi provient de la peur d'être rejeté, menaçant ainsi notre besoin primaire d'amour, d'acceptation et d'appartenance. Dans ce domaine, nous jouons généralement avec notre conditionnement culturel. Si nous avons appris qu'il était disgracieux de dire du bien de nous-mêmes, la plupart d'entre nous s'adaptent inconsciemment pour entrer dans le moule social. Nous craignons peut-être de paraître arrogants ou de nous exposer à l'examen et à l'hostilité des autres. Nous sommes bien plus à l'aise pour pointer du doigt et ruminer nos faiblesses, ce qui est encore aggravé par la tendance humaine à avoir un préjugé de négativité (Gollan et coll., 2016). L'appréciation de soi comporte deux volets : (1) la reconnaissance de nos points forts et (2) le partage et l'expression de nos qualités uniques avec les autres. Ces deux composantes sont interdépendantes. Reconnaître nos forces nous permet d'être vulnérables, et la vulnérabilité est une condition de l'expression authentique de soi.

Reconnaître ses dons
Pensez aux compétences et aux aptitudes uniques qui vous viennent facilement. Pouvez-vous en citer quelques-unes? Si vous trouvez des éléments qui semblent superficiels, essayez d'aller un peu plus loin, en identifiant les parties qui reflètent l'essence de qui vous êtes et de ce que vous appréciez. C'est par ce processus que vous décidez de votre vocation et que vous vous y harmonisez, ce qui sera approfondi dans les chapitres suivants.

Reconnaître ses désirs
Il est tout aussi important d'identifier les événements, les sujets et les activités qui suscitent votre passion. Pouvez-vous citer quelques événements, activités ou sujets qui vous ont captivé récemment? Là encore, la réponse vous fournira des indices sur votre essence unique, vous permettra de ressentir les qualités de vie uniques qui correspondent à votre vocation unique.

Ajoutez quelques nouvelles habitudes qui cultivent une attitude de gratitude et qui honorent votre singularité. Par exemple :

- Puisez dans votre joie intérieure. Essayez de sourire subtilement pendant votre routine quotidienne. Remarquez l'impact que cela a sur votre point de vue et sur la façon dont les autres vous répondent (effet de transfert en miroir).
- Au lieu de vous excuser chaque fois que vous commettez une erreur, demandez-vous si le fait de vous excuser est vraiment la réponse la plus aimable. Par exemple, si vous êtes en retard, essayez de remercier les gens d'avoir attendu plutôt que de vous reprocher d'être en retard.

- Lorsque vous êtes en retard sur une tâche, au lieu de vous reprocher d'avoir pris du retard, essayez de regarder en arrière pour voir tout ce que vous avez déjà accompli.
- Lorsque quelqu'un vous fait un compliment, remerciez-le plutôt que de le détourner.
- Dressez une liste de ce que vous aimez chez vous ou de la manière dont votre expression a influencé les autres. Gardez-la dans votre portefeuille comme aide-mémoire à utiliser dans les moments où vous vous sentez vulnérable aux pensées autodestructrices. Lorsque nous sommes authentiques, cela inspire les autres à avoir le courage de l'être aussi!
- Lorsque les fragilités semblent particulièrement évidentes, rappelez-vous que nous avons tous des forces et des faiblesses – c'est un aspect normal de l'être humain. Vous êtes en bonne compagnie!
- Entraînez-vous à dire non à quelque chose que vous accepteriez normalement à contrecœur. Tout comme vous soutiendriez un ami qui aurait des difficultés dans ce domaine, célébrez le courage qu'il vous faut pour dire non.
- Suivez les signaux de votre corps en mangeant quelque chose dont vous avez envie. Appréciez l'expérience en toute conscience et soyez attentif lorsque la saveur s'estompe (le premier signal de votre corps indiquant que vous en avez assez).
- Si la culpabilité surgit lorsque vous prenez le temps d'*être*, reconnaissez qu'il s'agit d'un vieux schéma de pensée résultant d'une ancienne blessure (et non d'un fait). Parlez-lui gentiment comme vous le feriez à un ami confus (et souffrant), puis libérez-le.
- Faites quelque chose dont vous avez envie en guise de remerciement pour vous-même!

Apaiser par le pardon

> *Je ne comprends pas du tout le mystère de la grâce – seulement qu'elle nous rencontre là où nous sommes, mais ne nous laisse pas là où elle nous a trouvés (Lamott, 1999).*

Le pardon est la diminution des sentiments négatifs qui résultent du sentiment d'avoir été lésé (Lambert et coll., 2010). Lorsque nous entretenons des sentiments négatifs tels que la colère, le ressentiment et l'hostilité, cela active le système nerveux sympathique. La cascade biologique qui en résulte a des répercussions immédiates et chroniques sur notre santé mentale et physique. Lorsque ce système est activé de manière chronique, le corps ne peut pas se concentrer sur la guérison et l'équilibre, car il doit au contraire concentrer son énergie disponible sur la menace potentielle. *Potentiel* est le mot clé ici, car il n'y a souvent pas de menace réelle dans le moment présent, juste un vague sentiment que, à tout moment, une menace réelle pourrait émerger. Le fait de vivre dans cet état d'alerte élevé nous fait payer un lourd tribut. Par exemple, chaque fois que nous activons par inadvertance la réponse au stress, notre anxiété augmente en même temps qu'un pic de cortisol, ce qui provoque une vasoconstriction et une augmentation de la pression artérielle et du rythme cardiaque; ce qui avec le temps, endommage nos artères coronaires (Kelly, 2018; Miller et coll., 1996; van Oyen Witvliet et coll., 2001).

> *Le pardon ne change pas le passé, il change notre avenir. C'est l'occasion de réécrire une histoire ancienne (et souvent douloureuse). Nous créons une nouvelle façon de nous souvenir, en passant de l'amertume à l'amour. Le pardon nous libère des événements violents commis contre nous et par nous, en nous empêchant de revivre la violation dans nos mémoires. Le pardon élimine la charge émotionnelle associée aux vieux souvenirs, ce qui nous permet de transformer notre souffrance en sagesse.*

Le pardon nous permet de libérer la colère et le ressentiment, ce qui abaisse les niveaux de cortisol (la principale hormone du stress) et réduit la probabilité d'une foule de problèmes de santé que nous perpétuons par le biais du stress chronique (Kelly, 2018; Worthington & Scherer, 2004). Tant que nous nous *sentons* victimes des autres, nous raconterons continuellement la violation dont nous avons été victimes, en ayant l'impression qu'elle vient juste de se produire. Lorsque nous nous victimisons, nous nous engageons dans des pensées et des comportements autodestructeurs, jouant le rôle de l'agresseur et de la victime. En pratiquant le pardon, nous brisons le cycle victime-agresseur. Nous nous débarrassons des rancœurs, nous libérant ainsi du sentiment d'être une victime perpétuelle. Le pardon nous permet de changer ce que nous pouvons à propos de la situation. Le pardon et le lâcher-prise consistent à accepter ce qui *était*, ce que nous ne pouvons pas changer, et à changer ce que nous pouvons en nous réorientant. Sortir du rôle de victime, c'est changer ce que l'on peut, et c'est par le pardon que l'on y parvient. En assumant nos transgressions (la façon dont nos projections nuisent aux autres), nous nous empêchons de perpétuer davantage de souffrance en nous-mêmes et en autrui. En plus d'assumer nos projections, nous pouvons, dans le cadre de relations où nous nous sentons inconditionnellement considérés de manière positive, nous libérer de la honte associée à des réactions qui ne sont pas conformes à nos valeurs fondamentales. Pour être clair, le pardon est souvent un processus en plusieurs étapes. Chaque fois qu'une pensée ou une émotion se présente comme une menace, nous pouvons remarquer que nous nous sentons victimes de ce sentiment. Pour passer à une orientation plus responsabilisante et plus riche en ressources, nous devons prendre du recul par rapport à l'émotion, la qualifier d'« autre », afin de pouvoir travailler avec les pensées qui l'entourent de manière plus objective. Si vous ne parvenez pas à trouver l'objectivité nécessaire pour vous réorienter seul, adressez-vous à une personne de confiance et laissez-la vous apporter la compassion et l'objectivité dont vous avez besoin à ce moment-là. À chaque réorientation, nous pardonnons et lâchons prise un peu plus, jusqu'au jour où nous constatons que la colère, le ressentiment ou l'hostilité nous ont complètement quittés.

> *Il ne s'est jamais rien produit dans le passé qui puisse vous empêcher d'être présent maintenant.*

Eckhart Tolle

Exercices d'éclaircissement

A. Pardonner aux autres, se pardonner à soi-même et réparer ses torts
Pardonnez-vous de ne pas savoir ce que vous ne saviez pas avant de l'apprendre.

Maya Angelou

Pardonner à soi-même et aux autres

Il est épuisant de porter le fardeau du ressentiment. Lorsque nous pensons que les autres menacent notre capacité à satisfaire nos besoins humains fondamentaux, nous portons le chapeau de victime. Lorsque les autres pensent que nous représentons une menace pour leurs besoins fondamentaux, nous portons le chapeau d'agresseur. Que nous jouions le rôle de la victime ou de l'agresseur n'est pas important. Ce qui compte, c'est la manière dont nous nous identifions et vivons en dehors de ce rôle. Jouer le rôle de victime nous déresponsabilise et réduit notre capacité à agir de manière cohérente. Nous nous laissons distraire de manière chronique par la nécessité de survivre, ce qui signifie généralement que nous baissions le volume des signaux internes et que nous augmentions le volume des pensées qui sont alimentées par la réponse au stress. Cette façon désincarnée de *faire* dans le monde conduit à toutes sortes de combats, de fuites, de gels et de soumissions (Chapitre 3). S'enfermer dans le rôle de victime ne nous servira à rien.

Pardonner aux autres nous libère du rôle de victime. Pardonner aux autres présente également de nombreux autres avantages. Nous savons que le fait d'entretenir le ressentiment brûle nos réserves d'énergie émotionnelle et conduit à des relations « bruyantes » caractérisées par des systèmes nerveux activés. Le vieux schéma que nous avons en tête cherche à savoir qui porte quel chapeau : qui gagne et qui perd. Réécrire l'histoire pour se concentrer sur l'endroit où l'on va et sur ce que l'on a appris est exactement la façon dont on se débarrasse des chapeaux inutiles. Lorsque nous les enlevons, que nous ne nous identifions plus à eux, nous pouvons revenir à qui nous sommes (en dehors des chapeaux et autres formes de conditionnement). Lorsque nous le faisons, nous avons plus d'énergie pour les relations et les activités qui nous renforcent, une meilleure santé émotionnelle et une plus grande capacité à désamorcer les conflits. En acceptant de reconnaître que nous avons des ressentiments, nous démontrons notre volonté de commencer à nous en débarrasser. Essayez de ne pas vous attarder sur les prochaines étapes. Lorsque vous serez prêt, vous recevrez toute la sagesse, le courage et les ressources nécessaires pour lâcher prise.

Le pardon ne consiste pas à oublier nos erreurs ou celles des autres. Il s'agit plutôt de décider de ne plus être prisonnier (victime) du passé. Dans cet exercice, nous effleurons le récit du passé, un récit qui revient sans cesse et qui nous laisse un sentiment d'impuissance. En désactivant et en évacuant les émotions bloquées associées à d'anciens récits, nous pouvons utiliser les leçons du passé pour nous rendre plus sages plutôt que d'utiliser les émotions comme une source de souffrance permanente. Pour éviter de rester bloqué ou figé dans la honte, rappelez-vous que, quel que soit le chapeau que vous portez, victime ou agresseur, il s'agit d'illusions de l'esprit. Elles ne nous définissent pas. Elles n'ont pas d'incidence sur notre valeur intrinsèque. Il s'agit simplement de récits qui peuvent être corrigés, réécrits au bénéfice de tous.

Le mal survient lorsque nos besoins fondamentaux ne sont pas satisfaits. Faites une liste de toutes les personnes qui vous ont fait du mal. Vous vous êtes peut-être senti rejeté, violé (physiquement, sexuellement ou émotionnellement), en danger, exclu, rabaissé, etc. N'oubliez pas de vous inclure. Ne vous retenez pas à ce stade. Mettez-les toutes sur papier. Laissez-les sortir.

Cet exercice est l'occasion de repérer les cas où vous portez le chapeau de la victime, en vous accrochant à un récit qui ne vous aide pas. Avant de commencer, il est important de s'assurer que votre état d'esprit et le cadre dans lequel vous vous trouvez faciliteront une expérience de guérison plutôt que d'alimenter un sentiment de honte ou d'isolement. Ressourcez-vous! Tendez la main à des personnes de confiance qui vous soutiendront dans cette démarche. Le simple fait d'en parler, de savoir que l'on a quelqu'un à portée de main, est utile.

Il ne s'agit pas d'un exercice de « réparation ». Il s'agit plus d'une question de moyens que de résultats. Sans ressentir le besoin de réparer quoi que ce soit, nous profitons de cette occasion pour sonder les blessures sous-jacentes aux récits qui influencent nos comportements actuels. Ce faisant, nous pouvons explorer avec optimisme ce que nous avons appris de cette expérience. Indépendamment des réactions qui résultent du fait de porter le chapeau de victime ou d'agresseur, nous nous entraînons à rechercher les occasions d'apprendre. C'est ainsi que nous transformons le ressentiment en sagesse.

Assumer nos projections ou nos transgressions

En cas de conflit, il est souvent plus difficile de voir nos erreurs que les transgressions des autres. Faites une liste de toutes les personnes à qui vous avez fait du mal, y compris vous-même. Certains des ressentiments les plus intenses que nous nourrissons à l'égard des autres sont puissants parce qu'ils sont des projections; en d'autres termes, ils nous rappellent nos comportements antérieurs incongrus pour lesquels nous n'avons pas encore fait amende honorable. À ce stade, la honte s'immisce souvent. Rappelez-vous que ces sentiments font partie intégrante de l'être humain (ils émergent de zones d'incongruence qui ont encore besoin d'être guéries). Dans ce voyage vers la congruence, nous sommes tous dans le même bateau Il est beaucoup plus facile de citer toutes les façons dont quelqu'un nous a victimisé que de reconnaître que nous avons été l'auteur de l'agression. Pratiquez l'amour bienveillant ici. Parlez avec gentillesse aux peurs et à la honte qui surgissent; prenez du recul en leur parlant comme à des amis chers. Il n'est pas nécessaire de réparer quoi que ce soit : vous êtes simplement un scientifique objectif, qui étudie les récits qui alimentent les émotions de votre monde intérieur. Il suffit d'*être* dans le sentiment. Aucune *action* n'est nécessaire.

Réparer ses torts

Stop! Avant de passer cet exercice, écoutez-moi. Cet exercice ne vous oblige pas à faire des aveux et des excuses. Il suffit d'être disposé à travailler dans le cadre du processus, en assumant sa part de responsabilité. La volonté de reconnaître notre rôle suffit parfois. Tout ce qui nous est demandé, c'est de nous libérer de la honte associée à nos actions et de libérer les autres de la honte qu'ils éprouvent. Si notre *chose importante* se résume à faire amende honorable auprès d'un vieil ami, qu'il en soit ainsi. Nous aurons ce dont nous avons besoin lorsque nous serons prêts à le faire.

Il y a une grâce dans ce processus : nous ressentons tous de la honte et de l'humiliation à l'égard de divers éléments du passé. C'est un aspect normal de l'être humain. Vous n'êtes pas seul. Cette partie de l'exercice peut être particulièrement difficile! C'est à ce moment-là que nous devons faire jouer les muscles de l'autocompassion et nous ressourcer auprès d'autres personnes de confiance tout au long du chemin. Nous commettons tous des erreurs! Il ne s'agit pas de ne jamais commettre d'erreurs, mais de faire de notre mieux pour les réparer lorsque nous sommes appelés à le faire. La responsabilité, ou « *habilité à répondre* », de nos actes est la façon dont nous libérons la honte refoulée (le produit d'un comportement incongru avec nos valeurs et notre essence). Il est réconfortant de constater que nous vivons tous parfois dans l'incongruité. Cela fait partie de la nature humaine – vous n'êtes pas seul. Lorsque nous ne réagissons pas après avoir eu un comportement incongru, nous blessant nous-mêmes ou blessant les autres, la honte monte en nous. Lorsque la honte nous submerge, nous sommes moins enclins à entrer en nous-mêmes parce qu'il est trop douloureux d'être confronté à la honte. Au lieu de cela, nous nous tournons vers des substances et des activités extérieures pour nous apaiser. La honte se répercute alors sur nos relations avec les autres (*violence horizontale*). Souvent, les autres jouent également un rôle dans les conflits, mais cela n'est pas de notre ressort. Ce qui l'*est* sous, ce sont nos actes. C'est à nous qu'il incombe de faire amende honorable, d'assumer nos erreurs. Cela nous permet d'être congruents.

Commencez votre liste. Réfléchissez aux événements de votre vie au cours desquels vous avez agi de manière incongrue. Vous avez peut-être fait ou dit quelque chose qui a blessé quelqu'un ou agi d'une manière incompatible avec vos valeurs fondamentales. Les événements dont nous avons le plus honte nous viennent facilement à l'esprit. La honte nous met en porte-à-faux, en soulignant les blessures émotionnelles qui doivent être soignées.

Laissez-vous aller à écrire librement, en faisant confiance à votre moi incarné pour vous guider. Une fois la liste terminée, faites place au « bruit » intérieur en prenant quelques respirations profondes et purifiantes. Pour aller plus loin, essayez d'imaginer que vous inspirez la miséricorde et que vous expirez la compassion. Si vous vous sentez particulièrement vulnérable, il peut être utile de placer une main sur votre cœur ou de joindre les mains comme si vous teniez la main d'un ami cher. Vous méritez d'être fêté et réconforté pour avoir fait ce travail difficile! Sachant que cet exercice mettra souvent en lumière des émotions intenses ou des traumatismes, vous voudrez bien vous reporter aux conseils pour gérer les émotions désagréables et les traumatismes.

Bravo! Vous avez terminé vos listes. Maintenant, prenez le temps de laisser vos émotions s'apaiser. Le simple fait de reconnaître les blessures du passé et la façon dont nous avons blessé les autres constitue un puissant travail de guérison. En ce qui concerne vos prochaines étapes, vous pouvez être sûr que si et quand le moment sera venu de faire amende honorable, l'envie et l'occasion se présenteront d'elles-mêmes. De nombreuses personnes estiment qu'il est utile d'écrire une lettre (voir ci-dessous) à la personne qu'elles ont blessée; le fait qu'elle soit envoyée n'a souvent rien à voir avec la question. Pour ceux qui souhaitent pardonner, il suffit souvent d'écrire une lettre. Nous ne voulons pas nuire à autrui dans le cadre de notre processus. Nous pouvons envoyer la lettre d'une autre manière, par exemple en la brûlant (transmutation en lumière), en la noyant (purification) ou en l'enterrant (restitution à la terre pour la guérison).

Les étapes suivantes sont propres à chaque personne. Faites confiance au processus. Si la guérison nécessite une action *significative,* vous disposerez des ressources nécessaires pour le faire.

B. Vivre une vie de lâcher-prise

Le pardon, c'est comprendre que le passé est un élément immuable et essentiel de notre cheminement vers la plénitude.

Évaluer notre situation

Réfléchissez à vos propres habitudes de garder et de laisser aller la colère, les ressentiments et l'hostilité. Quelles sont les répercussions sur votre vie quotidienne? À quelle fréquence ruminez-vous ces sentiments? Quels sont les émotions ou les symptômes physiques qui en résultent? Lorsque des émotions désagréables surgissent dans ces moments de réflexion, profitez-en pour faire jouer vos muscles d'autocompassion, en vous apaisant avec des mots de grâce, de miséricorde et d'estime positive inconditionnelle pour vous-même.

Le processus de lâcher-prise

Pensez à une personne envers laquelle vous éprouvez de la colère, du ressentiment ou de l'hostilité. Cette personne, c'est peut-être vous. Imaginez qu'elle est assise en face de vous. Connectez-vous à elle, en vous rappelant qu'elle a elle aussi souffert et éprouvé de la douleur, et que cette douleur et cette souffrance sont probablement à l'origine de ses comportements offensants (projection de leur souffrance sur les autres). Inspirez la miséricorde en imaginant qu'elle coule en vous comme une lumière blanche purificatrice. À l'expiration, faites preuve de compassion et d'empathie à son égard. Pratiquez cette respiration jusqu'à ce que vous sentiez une libération subtile ou un espace entre vous et le ressentiment nourri. Après le changement, aussi subtil soit-il, regardez au-delà de sa douleur et de sa souffrance – recherchez sa beauté, en continuant à lui envoyer de l'empathie et de la compassion.

Le pardon, qui consiste à abandonner nos émotions négatives à l'égard d'autrui, n'est pas l'oubli. Il y a des situations et des relations qui nous obligent à nous éloigner. Dans ces situations, s'éloigner est un acte de sagesse et de compassion. Relâcher les émotions négatives nous permet de déterminer objectivement et avec compassion la meilleure façon d'aller de l'avant.

Écrire et brûler des lettres

Coucher ses pensées sur papier permet de creuser plus profondément, de découvrir des blessures et des ressentiments qui sont autrement difficiles d'accès. L'écriture peut faciliter un processus de digestion et d'intégration qui favorise la compréhension et la création de sens. Lorsque l'on utilise l'écriture de cette manière, il est important de se laisser aller, de passer de l'esprit de réflexion à l'esprit de perception. Passer de la tête au cœur, de *faire* à *être*. Laissez libre cours à vos émotions, en écrivant librement, sans filtre et sans jugement. Écrire jusqu'à ce qu'il n'y ait plus rien à écrire. Une fois votre lettre terminée, trouvez un endroit sûr où vous pourrez la brûler. Regardez-la brûler. Lorsqu'elle se transforme en cendres, imaginez-vous en train de la laisser partir; laissez le feu vous affiner, vous nettoyer, vous libérer. En la libérant, apportez quelque chose de nouveau (un seul mot) dans le vide qu'il a laissé derrière lui, en inspirant _____ (amour, paix, joie, esprit, compassion, etc.). Une fois l'exercice terminé, prenez le temps de vous asseoir, de respirer, de faire votre deuil, selon ce qui vous semble nécessaire. Ce temps d'assise après la fin d'une pratique est essentiel pour faire le deuil de l'ancien et intégrer le nouveau.

Le lâcher-prise est une pratique continue qui s'effectue couche par couche. Écoutez votre corps et ralentissez quand c'est trop, en régulant votre système nerveux au fur et à mesure. Réorientez-vous : ressourcez-vous auprès de personnes de confiance qui peuvent vous rappeler que vos émotions ne sont pas des menaces, que vous n'êtes pas seul et que le « bruit » ne vous définit pas. Lorsque vous vous apercevez que vous ruminez de la colère ou du ressentiment, il est temps de faire ce qui est *significatif*, en épluchant une nouvelle couche à mesure que vous le faites.

Naviguer entre l'ordre (« signal ») et le chaos (« bruit ») : naviguer dans la complexité

Compte tenu de l'époque difficile dans laquelle nous vivons, il est plus important que jamais de savoir naviguer dans le chaos (Dames, 2020). Comme dans le monde naturel, l'incarnation *être* par opposition à la désincarnation *faire* nécessite un équilibre délicat entre le chaos et l'ordre. En *étant* authentique, nous n'avons pas conscience de nous-mêmes, ce qui permet à l'inspiration de jaillir de l'abondance. Nous savons que nous sommes dans cet état d'abondance *être* lorsque la récompense éclipse l'effort. Nombreux sont ceux qui appellent cet état *être* le flux naturel. C'est ce que nous sommes en tant qu'*êtres* humains.

Lorsque nous sommes congruents, nous n'avons pas honte et nous pouvons trouver du réconfort dans la clarté de notre « signal ». Grâce à cette clarté, nous pouvons plus facilement distinguer et naviguer dans le chaos ressenti qui accompagne souvent les difficultés passagères. Parce que nous sommes solidement implantés, nous avons un sens aigu de notre place dans le monde. Nous nous imbriquons les uns dans les autres, donnant dans les périodes d'abondance et recevant dans les périodes de besoin. Nous disposons d'une abondance de fruits et de feuillages pour faire face aux conditions extérieures et nous en avons plus qu'il n'en faut pour apporter une contribution heureuse à ceux qui ont moins de ressources.

Nous devenons trop rigides lorsque nous sommes principalement guidés par le côté gauche du cerveau. À partir de là, nous tombons dans un perfectionnisme frustré, perdant notre pouvoir au profit d'un ensemble de règles idéalistes dont nous nous sentons redevables. À partir de cet état d'attachement déconnecté aux conditions extérieures, nous nous fixons sur le *faire*. Lorsque nous donnons la priorité aux opinions des autres par rapport à nos propres besoins et valeurs, nous manquons de créativité, d'adaptabilité et de sens profond. En raison de cette incongruité croissante, nous portons la honte, ce qui provoque une forme chronique de stress qui alimente le « gel » et la « fuite ». Dans ce contexte de peur et de pénurie, la croissance est limitée et nous sommes enclins à la stagnation.

À l'autre extrémité du spectre, nous connaissons trop de chaos lorsque nous sommes principalement guidés par le côté droit du cerveau. À partir de là, nous perdons le contrôle en passant frénétiquement et craintivement d'un moment à l'autre, perdus dans un état de réactivité inconsciente en réponse aux difficultés du moment. L'espace dont nous avons besoin pour nous plonger dans le monde intérieur afin de rester enracinés est dévoré par un barrage de stimuli « bruyants ». Lorsque nous sommes dans un état de chaos extrême, nous perdons la sensation de notre ancrage et de notre sécurité dans le monde (« signal »), ce qui provoque l'intervention du système nerveux sympathique. À partir de ce lieu généralement désincarné, la croissance et la guérison sont très limitées (voire impossibles), et nous devenons enclins à la dépression émotionnelle et nerveuse.

Vivre dans la complexité, un état naturel de flux, se produit lorsque nous trouvons notre équilibre unique entre l'ordre et le chaos. *Être* humain exige un certain degré de sécurité dans ses ressources intérieures et extérieures. Lorsque l'on se sent bien entouré, on s'engage avec confiance dans les interactions de la vie. Il faut faire confiance à l'ordre naturel qui se déploie lorsque nous agissons de manière cohérente dans le monde. Nous développons cette confiance en pratiquant une expression authentique de soi dans des relations qui peuvent offrir un témoignage de compassion (transfert en miroir), caractérisé par un regard positif inconditionnel.

Dans cet état de complexité, ce que nous ressentons et ce qui est important pour notre *être* est exactement ce qui motive notre *faire*. Notre travail devient inspiré, avec toutes sortes d'énergies positives qui en découlent. Parce que nous ne sommes pas conscients de nous-mêmes et que nous n'avons pas tendance à adopter des comportements incongrus en réponse à ce que nous pensons que les autres attendent de nous, nos journées s'écoulent relativement sans effort, alimentées par une signification et une connexion sincères. De ce lieu d'abondance, la croissance est maximisée, car nous nous synchronisons naturellement avec notre environnement.

Nous avons tous des préférences qui varient en fonction de notre nature unique et de la fenêtre de tolérance à l'incertitude de notre système nerveux. Certains préfèrent vivre au bord du chaos, s'appuyant sur l'inspiration qui découle de cette façon plus libre d'être. D'autres préfèrent vivre avec plus d'ordre, trouvant du plaisir dans des routines cohérentes qui leur offrent des occasions fréquentes de s'ancrer et de s'orienter plus clairement. Nous pouvons trouver notre place dans le spectre ordre-chaos en prêtant attention à l'expansion et aux contractions du corps. En cas de déséquilibre, le corps s'active, ce qui constitue notre système d'alerte interne. C'est notre signal! Lorsque nous sommes alertés, nous avons la possibilité d'être curieux. Lorsque nous faisons preuve de curiosité, nous devenons l'observateur objectif, ce qui permet à ce que nous observons d'être un « autre » distinct. Lorsque nous nous détachons d'un attachement excessif à un sens ressenti ou à un stimulus externe, la menace perçue diminue, ce qui permet de ressentir l'émotion profonde et de s'en occuper.

Un moment ressenti à la fois, un acte compatissant et significatif à la fois, nous retrouvons le chemin de l'équilibre.

Le défi : la navigation

En considérant le défi de quelqu'un d'autre, ou en travaillant avec quelqu'un d'autre pour qu'il considère le nôtre, nous cultivons le non-attachement. Nous pouvons souvent trouver du réconfort en sachant que nous ne sommes pas seuls et que nous pouvons apprendre les uns des autres. En travaillant à partir de cet espace plus objectif, nous atténuons la réponse au stress. Nous pouvons alors nous réorienter à partir de cette position de force, ce qui améliore notre capacité à ressentir toutes nos capacités biologiques, intellectuelles et spirituelles. Avec cette orientation bienveillante, nous pouvons faire face avec confiance aux adversités, en sachant que nous disposons des ressources et du soutien nécessaires pour relever les défis de la vie.

Revenons au défi lancé par Marnie de cultiver une nouvelle trajectoire (Figure 1.3). Marnie se sent frustrée et honteuse des comportements qui apparaissent lorsque son système nerveux prend le dessus. Elle se retrouve fréquemment dans un état de « gel », avec peu ou pas de possibilité d'interrompre le processus pour y parvenir. En *apprenant à connaître* la réaction de « gel », elle développe une capacité à prendre du recul (non-attachement). De ce point de vue, elle reconnaît que ses comportements sont le symptôme d'un système nerveux menacé. Elle commence à *éclaircir* le « bruit », à percevoir le « signal » au cœur de sa détresse. Elle apprend à *s'adapter* à ce qu'elle est « vraiment », indépendamment de la réponse biologique de son corps au stress. En *renforçant* sa connexion authentique à elle-même et aux autres, elle se souvient de sa valeur inhérente et commence à ressentir et à expérimenter l'abondance des ressources en elle et autour d'elle. Ainsi, elle se montre plus tolérante face aux défis de la vie. Elle est également plus disposée à demander de l'aide avant de dépasser son seuil de tolérance au stress.

Marnie apprend que les moyens mis en œuvre pour y parvenir (en faisant preuve d'autocompassion) sont plus importants que l'objectif final (changer ses habitudes de survie). Le changement se fait lentement, car il lui arrive encore de se laisser submerger, mais elle commence à comprendre que ce rythme doux est acceptable, qu'il est normal pour le corps d'avancer au rythme de la confiance. En s'acceptant telle qu'elle est en ce moment, elle comprend qu'elle est affectée, mais non définie par son conditionnement. Elle commence à considérer ses faux pas comme des occasions de se rappeler sa valeur intrinsèque (« signal »), inchangée par les comportements et les résultats (« bruit »). Elle *s'aligne* sur son « vrai » moi en intégrant dans sa vie des activités et des habitudes qui suscitent son désir. Pour toutes ces raisons, Marnie est capable de se voir en dehors du processus, ce qui lui permet de célébrer toutes les étapes du parcours (y compris les faux pas!). Elle développe ses racines pour prospérer.

 Occasion de réflexion et d'adaptation

Décrivez comment les stratégies décrites dans ce chapitre peuvent vous permettre d'apporter l'amour bienveillant nécessaire pour soigner les sensations de votre monde intérieur. Lorsqu'une sensation désagréable apparaît, à quoi cela ressemblerait-il de lui permettre d'émerger pleinement afin qu'elle puisse guérir? De quelles ressources et de quels soutiens avez-vous besoin?

S'accorder pour le voyage à venir : effacer les traumatismes – Le passé non résolu

Nous apprenons à nous mettre au diapason de la sensation d'amour bienveillant, comme l'illustrent les pratiques décrites dans ce chapitre. En outre, nous pouvons recourir à des pratiques de réorientation attentive qui nous permettent de prendre du recul par rapport au « bruit » des récits du passé et des émotions désagréables. La pleine conscience offre un espace qui permet l'objectivité nécessaire pour nous attacher à notre « signal ». À partir de ce lieu plus spacieux, nous pouvons nous pencher, comme un scientifique compatissant, sur les pensées, les événements et les environnements qui nous causent du stress. Lorsque nous le pouvons, nous apportons des changements; si nous ne pouvons pas le faire, nous acceptons ce qui est et nous adoptons un esprit de gratitude et d'optimisme pour changer d'orientation. Pour ce faire, nous pouvons :

- Réparer par l'amour bienveillant (travailler avec les pensées et les sensations comme nous le ferions avec des amis chers)
- Nous réorienter en faisant appel à la gratitude et à l'optimisme stratégique, et
- Nous réorienter en utilisant le pardon.

Maintenant, nous approfondissons le monde intérieur, *nettoyant* les traumatismes non résolus afin que nous puissions nous *harmoniser* au calme intérieur, *renforçant* nos capacités à faire face aux défis quotidiens.

CHAPITRE 10

Effacer les traumatismes du passé : le passé non résolu

Alors que l'on s'attache de plus en plus à fournir aux clients des soins tenant compte des traumatismes, nous, en tant que soignants, vivons et portons également des traumatismes. Les traumatismes font partie intégrante de l'expérience humaine. Si nous l'affublons d'étiquettes négatives, nous l'éviterons lorsqu'il viendra frapper à notre porte. Lorsque nous normalisons le traumatisme, en le reconnaissant comme un signal important indiquant qu'une guérison est nécessaire, nous sommes beaucoup plus susceptibles de saisir l'occasion. En termes simples, le traumatisme est l'énergie émotionnelle bloquée que nous n'étions pas en mesure de ressentir auparavant. Maintenant que nous avons plus de ressources et de sécurité, nous pouvons remarquer l'énergie bloquée du traumatisme, ressentir les sentiments et libérer l'énergie. Si nous restons bloqués dans une réaction de peur ou de honte, incapables de voir le cadeau dans l'invite, le système nerveux continuera probablement à diriger le spectacle, ce qui entraînera des réactions subconscientes (projections du traumatisme) plutôt que des actions conscientes.

Le trouble de stress post-traumatique (TSPT) peut se développer après tout événement stressant qui nous fait sortir de notre fenêtre de tolérance au stress. Lorsque nous dépassons cette fenêtre, nous devenons souvent désincarnés, ce qui entrave notre capacité à ressentir l'émotion qui doit être ressentie dans l'instant. En conséquence, l'énergie de l'émotion reste bloquée dans le corps. Cette énergie bloquée crée un « bruit » intérieur lorsque les événements actuels nous rappellent une blessure passée. Les indicateurs courants du TSPT, chez les personnes qui ne sont pas déjà confrontées à des symptômes similaires liés à la dépression clinique, sont (1) le sentiment d'être hanté par les souvenirs de l'événement ou des événements, (2) les difficultés dans les relations personnelles et (3) la difficulté à contrôler les émotions (Keane et coll., 1988). Les événements susceptibles de provoquer un TSPT sont souvent liés à des incidents impliquant des actes de violence, des catastrophes naturelles ou d'origine humaine, et des accidents (National Institute of Mental Health, 2020). Soixante-dix pour cent des personnes ont vécu au moins un événement traumatisant, et jusqu'à vingt pour cent d'entre elles développeront un TSPT à la suite de cet événement (PTSD United, 2020). En ce qui concerne les soignants, dans certaines études, plus de la moitié des soignants travaillant dans des environnements à haut niveau de soins ont été dépistés positifs au TSPT (Iranmanesh et coll., 2013; Manitoba Nurses' Union, 2015). Le TSPT a été présenté au Chapitre 3 et est à nouveau décrit un peu plus loin dans ce chapitre.

Les souvenirs douloureux et les émotions intenses liés à des événements traumatiques non résolus émergent souvent au fur et à mesure que nous développons la confiance en nous-mêmes et dans les autres. Une partie du processus d'élimination du « bruit » dans notre espace intérieur consiste à cultiver un environnement intérieur où l'on se sent ressourcé et en sécurité. Lorsque nous sommes solidement attachés à nous-mêmes et aux autres, nous pouvons remarquer cette énergie émotionnelle bloquée, la ressentir et, lorsque nous sommes prêts, la laisser partir. Au fil du temps, un sentiment de sécurité émotionnelle nous adoucit, nous préparant à traiter et à résoudre les traumatismes passés.

Les émotions désagréables sont un bon signe! Cela signifie que notre corps a confiance en notre capacité à les soigner. Pour continuer à renforcer cette confiance, notre *action significative* à ce moment-là est de réagir avec compassion. Comme le montre la théorie polyvagale (décrite au Chapitre 1), vous pouvez penser que vous pouvez arriver plus vite seul, mais dans ce cas, c'est le contraire. Plus vous vous ressourcez auprès de personnes objectives et bienveillantes avec lesquelles vous vous sentez en sécurité, plus votre fenêtre de tolérance au stress s'élargira. Rappelez-vous que le traumatisme est lié à des émotions qui vous semblaient trop dangereuses pour être ressenties, et il est fort probable que vous n'ayez pas eu l'impression de recevoir le soutien nécessaire de la part d'autres personnes lorsque vous en aviez besoin. Ces mêmes émotions reviendront sans cesse jusqu'à ce qu'on leur donne l'espace nécessaire pour être ressenties. Si nous ne les ressentons pas consciemment, nous les projetons sans doute inconsciemment. La guérison en communauté (y compris avec des thérapeutes professionnels) est exactement ce qu'il faut pour élargir votre fenêtre de tolérance afin de contenir ces émotions intenses pour qu'elles puissent être ressenties et évacuées.

De la souffrance à la félicité : transformer le traumatisme en courage

En tant qu'être humain qui guérit de ses blessures passées et se souvient de son intégrité, je suis moi aussi sur ce chemin et j'ai vécu cette expérience. Parce que je le fais, je sais que c'est possible! Tout comme une tempête encourage les racines d'un arbre à pousser plus profondément, les adversités passées favorisent une constitution plus résistante lorsque nous avons traversé le chemin de guérison. La guérison est le chemin de la rédemption, la réécriture des vieilles histoires (souvent inutiles). Pour ceux d'entre nous qui ont passé leur vie à porter de lourdes charges émotionnelles, un immense sentiment de soulagement, voire de félicité, peut naître lorsque nous faisons le choix de les déposer. Cette façon d'être plus légère peut nous aider à surmonter les petites contrariétés de la vie. L'expérience peut être si puissante que, sans aucun effort, elle accélère la guérison d'autres personnes qui continuent à souffrir du poids des adversités passées. Notre guérison collective conduit à l'évolution d'une race humaine plus consciente et plus compatissante. Aidons-nous les uns les autres à déposer ces charges. Elle sert à tout le monde et vaut la peine d'être parcourue.

Le défi : l'orientation

En considérant le défi de quelqu'un d'autre, ou en travaillant avec quelqu'un d'autre pour considérer le nôtre, nous cultivons le non-attachement. Nous pouvons souvent trouver du réconfort en sachant que nous ne sommes pas seuls et que nous pouvons apprendre les uns des autres. En travaillant à partir de cet espace plus objectif, nous atténuons la réponse au stress. Nous pouvons alors nous réorienter à partir de cette position de force, améliorant ainsi notre capacité à utiliser toutes nos capacités biologiques, intellectuelles et spirituelles. Grâce à cette orientation bienveillante, nous pouvons affronter les adversités avec confiance, en sachant que nous disposons des ressources et du soutien nécessaires pour relever les défis de la vie.

Examinons la situation de Jared. Jared travaille à temps plein en tant que thérapeute respiratoire dans un établissement de soins intensifs. D'aussi loin que Jared se souvienne, il a vécu avec un sentiment d'angoisse dans son corps. Plus précisément, il a l'impression d'avoir constamment un nœud à l'estomac, accompagné d'un message provenant de son ressenti et indiquant que « quelque chose de grave est sur le point de se produire ». Ce sentiment influence sa façon de relever les défis et l'empêche de dormir. Ses collègues ont fini par considérer Jared comme un peu irritable et il a tendance à s'isoler des autres membres de l'équipe. Il réagit de manière défensive lorsqu'on lui demande d'assumer des tâches supplémentaires ou qu'on lui donne de la rétroaction sur sa pratique. Lorsque des changements doivent être apportés, Jared est connu pour ses réactions hostiles, qui tendent à se manifester par des roulements d'yeux ou des soupirs. Ses collègues ont appris qu'il vaut mieux laisser Jared tranquille et l'approcher avec prudence.

Récemment, Jared a quitté précipitamment son travail parce qu'il craignait d'avoir une crise cardiaque. Il a été choqué et gêné d'apprendre qu'il s'agissait en fait d'une crise d'angoisse. Le médecin traitant s'est assis à côté de Jared, lui a expliqué qu'il n'était pas en danger physique, puis lui a demandé s'il pouvait l'orienter vers une évaluation en santé mentale. Craignant de continuer à perdre le contrôle s'il ne le faisait pas, Jared a accepté.

À la suite de cette expérience, Jared a commencé à travailler avec un prestataire de soins en santé mentale. Après plusieurs séances, Jared a accepté de reconnaître qu'il avait lutté sans le savoir contre le trouble de stress post-traumatique pendant la majeure partie de sa vie d'adulte. Il se rend compte que ce qu'il considérait auparavant comme des défauts de caractère étaient en fait des symptômes du trouble de stress post-traumatique. Il a aujourd'hui honte de ses réactions défensives et impulsives, mais jusqu'à récemment, il pensait qu'elles faisaient partie de son identité.

Au début, Jared a honte d'être diagnostiqué comme souffrant d'un trouble de stress post-traumatique, car il brise l'image « idéalisée » qu'il s'était efforcé d'atteindre. Mais une fois qu'il accepte ce diagnostic, il éprouve, à sa grande surprise, un immense sentiment de soulagement et, plus important encore, d'espoir.

Pourquoi pensez-vous que Jared se sent soulagé? Comment cette nouvelle approche de ses difficultés et de ses comportements peut-elle influer sur sa capacité à les gérer?

Gérer les émotions et résoudre les traumatismes

Les blessures que nous ne voyons pas sont souvent plus douloureuses que celles que nous voyons.

Lorsque nos émotions nous submergent, au point que nous ne pouvons plus les ressentir et rester incarnés en même temps, il est temps de nous ressourcer. Si les émotions ne sont pas trop intenses, nous pouvons souvent nous réguler suffisamment en utilisant un outil d'atténuation du stress (Chapitre 6) pour faire de la place à l'émotion, mais nous avons souvent besoin de plus. C'est à ce moment qu'il est impératif de guérir au sein de la communauté. Lorsque les choses ne vont pas bien, lorsque nous sommes trop attachés à un vieux récit ou perdus dans une émotion, nous avons besoin de nous ressourcer auprès d'une autre personne objective. Obtenir un point de vue objectif de la part d'un ami de confiance ou d'un professionnel peut nous aider à relativiser nos émotions. Avec de l'entraînement et de la confiance en soi, nous pouvons faire preuve de la même forme de compassion et d'objectivité envers nous-mêmes, ce qui permet aux émotions d'être ressenties et libérées. Il faut du temps pour développer ces compétences. En attendant, une oreille compatissante peut s'avérer extrêmement utile pour surmonter les émotions. Dans ces cas-là, demander de l'aide est exactement la manière dont nous exerçons notre compassion.

Traumatisme indirect

Une forme courante de traumatisme chez les soignants est le traumatisme indirect (présenté au Chapitre 3). Le terme de traumatisme indirect a été inventé dans les années 1990 (McCann & Pearlman, 1990) et décrit l'impact de l'exposition répétée à des récits d'événements traumatisants. Lorsqu'elle n'est pas résolue, l'expérience du traumatisme indirect peut affecter notre identité et nos croyances; elle peut conduire au cynisme et au désespoir, qui dépassent souvent les limites de notre pratique et s'infiltrent dans notre vie personnelle (Pearlman & Saakvitne, 1995). Par exemple, les personnes qui travaillent régulièrement avec des enfants malades peuvent avoir du mal à rester objectives lorsque leurs propres enfants tombent malades, ou une personne qui travaille avec des clients en phase terminale peut avoir du mal à faire son deuil lorsqu'un être cher décède.

Les personnes qui ont tendance à s'identifier de manière excessive aux émotions des autres – en allant au-delà de l'engagement empathique – sont particulièrement vulnérables au traumatisme indirect. La pleine conscience, qui s'entrelace avec le sentiment de cohérence (Grevenstein et coll., 2018), nous permet de ne pas nous identifier de manière excessive aux expériences des autres, ce qui prévient les traumatismes indirects. Lorsque nous pouvons prendre du recul par rapport aux émotions, tant celles des autres que les nôtres, nous sommes plus à même d'accepter les émotions comme des messages nécessitant une analyse plutôt que comme des faits menaçants. Chaque émotion est une occasion de guérison qui nous permet de soigner d'anciennes blessures, de pratiquer l'autocompassion et de nous réorienter si nécessaire.

Ce que nous pouvons ressentir, nous pouvons le guérir. (Neff, 2018)

Le trouble de stress post-traumatique

Le TSPT peut se développer à la suite d'événements que nous interprétons comme très menaçants pour notre bien-être émotionnel ou physique ou, dans le cas d'un TSPT complexe, à la suite d'un sentiment d'incapacité à échapper à des événements traumatisants permanents tels que les abus et la négligence. La façon dont nous interprétons un événement est directement liée au sentiment de traumatisme ou de menace qu'il suscite. C'est pourquoi deux personnes se trouvant dans la même situation peuvent réagir de façon très différente : l'une peut s'en sortir indemne, tandis que l'autre peut se sentir traumatisée. Selon le National Institute of Mental Health (2019 a), la plupart des personnes passent par le processus d'activation, de réaction de lutte, de fuite ou de gel, puis, une fois le système nerveux rééquilibré, reviennent naturellement à leur état antérieur à l'événement. Cependant, certaines éprouveront un stress permanent et un sentiment aigu de menace, activant chroniquement la réaction de lutte, de fuite ou de gel, même lorsqu'elles ne sont plus en danger.

Travailler avec les réactions instinctives

Vous connaissez ce sentiment lorsque quelqu'un vous dit quelque chose et que vous avez une réaction physique disproportionnée par rapport à la situation? Peut-être une sensation soudaine de chaleur au visage ou l'impression d'avoir reçu un coup de poing dans le ventre? Ou peut-être plus nébuleux, comme un nœud dans l'estomac ou un malaise tendu? Ce sont autant de signes que nous nous sentons menacés, que notre sécurité physique ou émotionnelle soit réellement en danger ou non. L'ensemble du processus d'activation, souvent subconscient, peut se dérouler en moins d'une seconde, ce qui ne nous laisse pas le temps de calculer l'action la plus bénéfique. Nous nous en remettons plutôt à nos schémas intuitifs (granularisation, décrite au Chapitre 5), où la situation présente est éclairée par les récits du passé et l'énergie bloquée (traumatisme). Par conséquent, lorsque nous sommes activés, nos hypothèses deviennent des faits auxquels nous réagissons. Dans ces moments-là, nous sommes essentiellement « détournés » par une réaction instinctive, informée par la sensation de menace dans le corps, et non par une évaluation objective de ce qui se passe dans le moment présent.

Le fait que nous croyions ou non qu'une chose représente une menace pour nous repose sur les hypothèses que nous formulons intuitivement à son sujet. Nos systèmes de croyances reflètent ce que nous *croyons* dans notre corps, et non les slogans ou les mantras que nous nous récitons à nous-mêmes et aux autres. C'est pourquoi nous pouvons mémoriser des idées sages dans notre esprit, mais que nous sommes incapables de les mettre en œuvre dans notre comportement. Nos croyances sous-jacentes sont les programmes de pensée profondément enracinés que nous utilisons automatiquement (sans consentement conscient) pour interpréter nos sensations. Pour la plupart, les événements antérieurs de notre vie, en particulier au cours de nos années de formation, forment les systèmes de croyances à travers lesquels nous filtrons les stimuli qui nous parviennent. Si le stimulus nous rappelle une expérience passée qui nous a blessé, nous l'interpréterons probablement comme une menace (facteur de stress). Si nous avons réussi à faire face à un événement similaire dans le passé, il est probable que nous y parviendrons sans nous activer. Ces hypothèses sont en corrélation avec notre sentiment de cohérence à un moment donné. Le sentiment de cohérence résulte de la conviction que nous disposons des ressources nécessaires pour gérer tout ce que la vie nous réserve. Ainsi, notre capacité à naviguer dans la vie avec confiance dépend de nos croyances sous-jacentes sur nous-mêmes et sur la façon dont le monde fonctionne.

Cultiver la curiosité par la pleine conscience est la clé pour découvrir nos systèmes de croyances. Pour atteindre les systèmes de croyances à l'origine des sensations intérieures qui nous poussent souvent à nous sentir menacés, nous devons d'abord réaliser qu'il s'agit d'« autres », distincts du « signal » de ce que nous sommes. Si nous sommes l'arbre profondément enraciné, ces stimuli passagers sont comme des nuages qui bloquent temporairement le soleil lorsqu'ils se déplacent dans le ciel de notre esprit. Les nuages ne sont pas le ciel et il est inutile de les confondre. Le ciel est un élément permanent de notre paysage, tandis que les nuages sont des systèmes météorologiques temporaires qui vont et viennent. On peut qualifier cette reconnaissance de conscience attentive.

Le *détachement rationnel*, présenté au Chapitre 7, est un concept utile pour comprendre comment le non-attachement élargit notre fenêtre de tolérance lorsque des comportements hostiles nous sont adressés. Il s'agit d'une compétence qui nous empêche de prendre les comportements des autres pour argent comptant. Lorsque nous sommes à l'écoute de notre détachement rationnel, nous pouvons reconnaître que les réactions des autres sont moins liées à nous qu'aux traumatismes non résolus qu'ils portent en eux. Grâce à cette compétence, nous sommes plus à même de distinguer nos émotions du transfert émotionnel des autres. Bien qu'il soit plus évident que cela s'applique au traumatisme d'autres personnes (blessures passées) projeté vers l'extérieur, cela s'applique également lorsque nos blessures passées nous frappent dans le présent. Le moment présent peut nous rappeler la blessure passée, mais aujourd'hui ce n'est pas la même chose. Ces moments peuvent être considérés comme de *f*ausses *é*vidences *a*pparaissant *r*éelles (FEAR). Nous pouvons reconnaître l'émotion comme un ami cher, sans pour autant nous identifier à lui. En outre, si nous pouvons faire preuve de détachement rationnel, nous reconnaissons également que bon nombre de nos émotions actuelles sont des projections de blessures passées. Cela nous permet de relativiser la menace actuelle (ou l'absence de menace).

En prenant du recul par rapport aux sensations qui se présentent et en en faisant des amies chères, on évite de s'identifier à elles. Grâce à la présence et au détachement rationnel des blessures du passé, vous pouvez découvrir vos systèmes de croyances en les examinant comme le ferait un scientifique objectif, en apprenant à les connaître avec curiosité tout en gardant vos distances. Maintenant que vous avez mis les choses en perspective, prenez un café avec votre système de croyances, comme vous le feriez avec un ami cher. Poser des questions sur le système de croyances, en enquêtant sur les fils qui le tissent. Par exemple, vous pouvez demander : « D'où venez-vous? » ou « Quel âge avez-vous? ». Parfois, nos parents nous transmettent des systèmes de croyances dès notre plus jeune âge. Lorsque vous posez la question, veillez à écouter la réponse subtile, qui peut ressembler davantage à une connaissance intérieure qu'à des mots distincts que vous entendez. À partir de ce lieu curieux, nous restons incarnés, ce qui nous permet de ressentir les émotions qui entourent le système de croyances. Lorsque nous ressentons les émotions, nous enlevons la charge. Une fois déchargé, il est beaucoup plus facile de remplacer le système de croyances par un autre qui soit plus vrai aujourd'hui.

Il est utile de continuer à réguler votre système nerveux pendant ce processus. Pour ce faire, essayez quelques-uns des outils d'atténuation du stress décrits au Chapitre 6. La régulation vous aidera à éliminer le « bruit » intérieur, ce qui vous permettra de vous concentrer sur le « signal » qui répond aux questions. N'oubliez pas non plus de poser des questions sincères et de rester curieux, ce qui vous permettra de cultiver le non-attachement dont vous avez besoin pour rester incarné. Une fois que vous avez posé la question, prenez le temps d'écouter afin d'entendre les réponses qui surgissent dans l'espace silencieux. Il ne s'agit pas de réponses que vous devez élaborer cognitivement, bien au contraire. Les réponses viendront lorsque les pensées « bruyantes » de l'esprit et l'angoisse du corps se calmeront, vous permettant d'entendre la voix tranquille qui murmure (ou qui est relayée dans le sens du ressenti) en dehors du bruit de l'esprit. Vous finirez par mettre des mots sur ce que vous ressentez, mais ne vous précipitez pas pour le faire. Laissez-vous aller au message qui se trouve dans le sens du ressenti. Si vous vous empressez de mettre des mots dessus, vous risquez de vous déconnecter de votre ressenti. Vous risquez ainsi de ralentir le processus de guérison.

Par exemple, vous pouvez poser n'importe laquelle des questions suivantes, en les approfondissant et en attendant les réponses :

- Je vois que cette sensation est source d'inconfort. Je vois votre souffrance. Peux-tu décrire ce sentiment?
- Est-ce la peur? Ou la honte?
- De quoi as-tu peur?
- Qu'est-ce que cela te rappelle?
- En quoi cette situation est-elle identique et en quoi est-elle différente?

Parler aux émotions et aux pensées qui surgissent comme vous le feriez avec un ami cher favorise l'autocompassion. Cependant, l'essentiel est que vous vous sentiez suffisamment en sécurité pour exprimer ce qui vous semble interdit. Si nous ne nous sentons pas suffisamment en sécurité pour ressentir et dire les choses interdites, nous n'atteindrons pas le système de croyances sous-jacent. Si nous n'atteignons pas le système de croyances sous-jacent, nous ne pouvons pas le changer. Parlez à vous-même avec une considération positive inconditionnelle, comme vous le feriez avec un enfant dont le traumatisme n'a pas été guéri. Par exemple, en utilisant vos propres mots naturels, cela pourrait ressembler à ceci :

Je vois que c'est douloureux. Tu es en sécurité avec moi. Tu peux parler librement. Je sais que c'est difficile, mais je suis là pour toi maintenant. Je suis ton espace de sécurité. Dis-moi, qu'est-ce qui t'est arrivé et qui est à l'origine de cette peur? Que crains-tu qu'il arrive? Quel besoin se sent menacé (appartenance, estime de soi, amour, acceptation, sécurité, etc.)? Je vois ta souffrance. Je sais que cela a fait mal et que c'est encore le cas aujourd'hui. Si tu as pu te sentir seul auparavant, tu ne l'es plus aujourd'hui. Je veux être ici avec toi. Je veux que tu te sentes en sécurité.

Finalement, en partant de la pointe de l'iceberg, en faisant fondre une couche défensive à la fois, vous exposerez le système de croyances sous-jacent. Les croyances sont parfois obscures, ce qui vous oblige à creuser en profondeur. Mais un jour ou l'autre, la perspicacité frappe et la racine est mise à nu. C'est ici, en partant d'un point de vue objectif, que vous pouvez réécrire les vieilles histoires qui ne sont plus vraies pour vous aujourd'hui. Ce qui était menaçant pour vous lorsque vous étiez enfant ne l'est peut-être plus aujourd'hui. Mais tant que nous ne nous réorienterons pas, nous continuerons probablement à réagir comme nous le faisions en tant qu'enfant, et non en tant qu'adulte doté de ressources.

Fausses évidences apparaissant réelles (FEAR)

Comme nous l'avons vu dans précédemment, lorsque des sensations intérieures apparaissent, on peut les considérer comme des nuages qui se déplacent dans le ciel de notre conscience. S'identifier aux nuages, comme s'ils nous définissaient en quelque sorte, n'est ni exact ni utile. En fait, lorsque nous considérons une sensation menaçante comme un messager important et temporaire, nous sommes beaucoup plus enclins à nous pencher sur le problème pour le reconnaître et le résoudre. Dans ces moments-là, nous avons l'occasion de soigner l'ancienne blessure et de nous apaiser dans le présent à partir d'une perspective plus objective et plus compatissante. L'acronyme FEAR, qui signifie *fausses évidences apparaissant réelles*, nous rappelle la nature subjective de la peur. Les traumatismes non résolus activent souvent la peur et l'anxiété, déformant les événements dans notre esprit. Grâce à la pleine conscience, nous pouvons prendre du recul par rapport à la peur, en éliminant le « bruit » qui obscurcit la réalité présente. Ce processus de recul pour gagner en objectivité n'est pas un acte de résistance; c'est plutôt une permission, voire un accueil. Notre perception ou notre orientation de la peur change. Un changement de perception nous permet d'assimiler le message qu'il y a quelque chose à guérir, et non pas qu'il y a une menace réelle dans le moment présent. Nous pouvons alors laisser les pensées et les émotions qui y sont liées se présenter, les ressentir et leur parler comme à des amis chers. D'autre part, lorsque nous résistons à la peur, nous manquons l'occasion de guérir les blessures du passé qui continuent à se projeter dans le présent. La « Maison d'hôtes », un poème du grand poète, érudit et mystique persan du XIIIe siècle Rumi (1997), donne un aperçu de la manière dont nous pouvons nous réorienter lorsque des émotions surgissent, ce qui nous permet de les accueillir comme des invités :

La maison d'hôtes
Cet être humain est une maison d'hôtes.
Chaque matin, un nouvel arrivant.
Une joie, une dépression, une méchanceté,
une prise de conscience momentanée s'opère
comme un visiteur inattendu.
Accueillez-les et divertissez-les tous!
Même s'il s'agit d'une foule de chagrins,
qui balayent violemment votre maison
vide de ses meubles,
toujours, traitez chaque invité avec honneur.
Il peut être en train de vous libérer
et de faire de la place pour un nouveau bonheur.
Les idées noires, la honte, la méchanceté,
accueillez-les à la porte en riant,
et invitez-les à entrer.
Soyez reconnaissant pour tout ce qui se présente,
car chacun a été envoyé
comme un guide de l'au-delà.

Nourris par la nature

La nature et ses enseignements

La nature est un exemple vivant de la façon dont le chaos, l'ordre, la vie et même la mort s'entremêlent. Cette forme brute de beauté fluide nous enchante et nous mystifie – un mélange parfait d'ordre et de chaos. En tant que partie intégrante de la nature, nous sommes également un mélange d'ordre et de chaos, créant et nous adaptant à chaque instant. En acceptant que la nature soit belle en raison de son mélange complexe de vieux arbres qui tombent pour laisser place à quelque chose de nouveau, nous pouvons également accepter les mêmes complexités dans notre « vrai » moi. En tant qu'humains, nous recherchons tous cet équilibre entre l'ordre et le chaos que nous offre le monde naturel. Le point d'équilibre est différent pour chacun d'entre nous. Il est donc impératif d'écouter les messages émotionnels qui nous indiquent quand nous nous sentons submergés par le chaos ou piégés par l'ordre. Cet article cosigné illustre les leçons de la nature (Dames & Hunter, 2020) :

Ils arrivèrent au cèdre. Ils leur montrèrent l'étendue de son centre et la force et les limites de ses systèmes racinaires peu profonds. Bien que leurs ressources soient très étendues en surface, lorsque la sécheresse et les vents surviennent, ils se sentent fragiles, se demandant s'ils sont suffisants, s'ils ont ce qu'il faut pour survivre aux éléments.

Ils arrivèrent à l'arbousier. Ils leur montrèrent sa nature fantaisiste et le pouvoir de leur magie. Jaillissant comme une fée au milieu d'une forêt d'uniformité. C'est ainsi qu'ils ont appris à accepter leur singularité. Qu'un peu de magie est exactement le remède pour transformer leur chagrin et leur honte.

Ils arrivèrent à l'érable. La fée de la forêt se balançait devant eux, ses tentacules s'élançant joyeusement vers le ciel, enveloppée d'une élégante veste de mousse et gorgée de feuillage. C'est ainsi qu'ils ont appris à embrasser leur légèreté, ce qui leur permet de danser avec la fluidité de la vie.

Ils arrivèrent au sapin. Ils les frappèrent par sa simplicité. Son long tronc mince se déplace efficacement vers le ciel, ne perdant pas de temps à s'étendre à la surface. C'est un être qui sait qui il est, profondément enraciné et résistant, qui n'a rien à prouver.

Ils arrivèrent au chêne, tout noueux et seul, envoyant des graines dans le vent, confiant que ce n'est qu'en tombant dans l'obscurité qu'elles pourraient germer et vivre à nouveau.

Ils arrivèrent devant l'arbre tombé, en décomposition et couvert de mousse, satisfait d'être la source d'où naîtra une nouvelle vie.

C'est ainsi qu'ils apprirent qu'ils pouvaient eux aussi se sentir désordonnés, magiques, stables, puissants, complexes, basiques et ennuyeux, sculptés et grouillants de vie. Ils sont le terreau qui favorise l'enracinement et la semence d'où jaillit une vie nouvelle...

La nature comme source de guérison

La recherche montre que le bain de forêt, qui consiste à s'immerger dans la nature pendant de longues périodes, réduit l'anxiété, la dépression et la colère et augmente la vigueur et le système immunitaire jusqu'à 30 jours après l'expérience d'immersion (Li, 2010; Park et coll., 2007). Le simple fait d'être exposé à la nature peut faire baisser les niveaux de dépression, d'anxiété et de stress (Beyer et coll., 2014). Vous pouvez vous baigner de différentes manières, par exemple en marchant dans un cadre naturel, en vous asseyant dans une forêt, en flottant sur une étendue d'eau ou en pratiquant toute autre activité qui vous aide à vous accorder à la beauté inconditionnelle.

Une grande partie de ce livre traite de la connexion avec soi-même, qui agit comme un bloc de construction permettant une plus grande capacité à se connecter aux autres et à la nature. Pour certains, le processus peut se dérouler en sens inverse, c'est-à-dire qu'une connexion aux autres ou à la nature leur permet de se connecter plus profondément à eux-mêmes. Il n'y a pas de bonne méthode, car notre personnalité, nos contextes culturels, notre éducation et nos expériences sont uniques et influencent notre sens de la cohérence et de la congruence. Les méditations ci-dessous, axées sur la nature, permettent de s'accorder à notre besoin unique d'un équilibre intérieur entre l'ordre et le chaos. L'immersion et l'observation de la nature nous aident à faire la paix avec le chaos qui est à la source de notre passion et de notre évolution et avec l'ordre nécessaire pour rester ancré dans la fluidité. La nature est un équilibre parfait entre l'ordre et le chaos, la mort et la vie. Lorsque nous résonnons et trouvons la paix dans la nature, nous nous accordons aux mêmes qualités symbiotiques en nous-mêmes.

Pratique d'harmonisation
S'adapter à la nature

Pour passer de l'esprit de réflexion à l'esprit de perception, cet exercice doit vous être lu. Vous pouvez également l'enregistrer et le réécouter, ce qui est un excellent moyen d'établir une relation de confiance avec votre corps.

Installez-vous confortablement en vous asseyant ou en vous allongeant, les yeux fermés. Prenez quelques respirations purificatrices en inspirant profondément par le nez et en vidant complètement vos poumons en expirant par la bouche. Soyez présent à tout ce qui se présente, qu'il s'agisse de sensations intérieures ou extérieures, en veillant à ne pas vous attacher ou résister aux stimuli qui passent.

Portez attention à votre environnement.

Sentez l'air sur votre peau, remarquez la température et la sensation de l'air lorsqu'il se déplace autour de vous. Écoutez le bruit des arbres, des oiseaux, de l'eau qui coule et des autres éléments qui vous entourent. Écoutez la symphonie des sons qui s'écoulent, remarquez quand un nouveau son émerge, change, puis disparaît.

Imprégnez-vous des odeurs de la nature, cultivez votre sens de la curiosité en découvrant les différents parfums qui se dégagent. Notez chaque son, chaque odeur et chaque sensation sans les étiqueter. Observez chacun d'entre eux avec curiosité, puis laissez-les passer au second plan lorsque vous vous concentrez sur un autre élément. Lorsque votre esprit s'égare, continuez à le ramener au moment présent.

Ouvrez les yeux et poursuivez la méditation, que vous pouvez maintenant faire debout ou en marchant. Concentrez-vous sur la vue de la nature, en observant les détails des arbres, en remarquant le mouvement des oiseaux autour de vous, la façon dont les branches des arbres bougent doucement avec le vent et les autres éléments. Cultivez un nouveau sens de l'analyse en prêtant attention à des détails que vous pourriez autrement négliger. Entraînez-vous à voir les choses pour la première fois, en encourageant le non-attachement et l'ouverture en abandonnant les étiquettes et la tendance à attacher une signification à ce que vous voyez.

Un cerveau épanoui : gérer l'anxiété et la dépression

La régulation et l'expression de la dépression et de l'anxiété impliquent la production et l'équilibre des neurotransmetteurs et de multiples zones du cerveau, notamment l'amygdale, l'hippocampe et le cortex frontal. Parce que ces facteurs interagissent avec notre exposition aux adversités de l'enfance, notre génétique et une myriade d'autres facteurs circonstanciels, s'attaquer aux racines de nos déséquilibres d'humeur et de nos niveaux de stress peut sembler une tâche insurmontable. Pour beaucoup, la peur et l'anxiété sont des problèmes courants qui peuvent nous amener à nous désincarner parce que les sentiments qui nous habitent sont trop menaçants.

Les racines de l'anxiété

Nous pouvons tous ressentir un sentiment d'inquiétude et d'anxiété de temps à autre, mais beaucoup en font l'expérience si souvent et avec une telle intensité que cela affecte leur capacité à fonctionner au quotidien. Bien que l'anxiété puisse découler d'une condition biologique, pour la plupart des gens, le sentiment d'anxiété est souvent une forme chronique d'inquiétude. Nous nous inquiétons de ne pas être assez bons et de ne pas avoir ce qu'il faut pour l'être. Les symptômes courants de l'anxiété (National Institute of Mental Health, 2019a) peuvent être les suivants :

- Difficultés à dormir
- Irritabilité et agitation
- Tremblements
- Difficultés de concentration
- Essoufflement ou vertiges
- Rythme cardiaque rapide
- Sécheresse buccale, et
- Nausées ou sentiment général de malaise.

Les causes les plus courantes de l'anxiété sont les suivantes (liste non exhaustive) :

- Une situation actuelle qui semble menaçante. Dans ce cas, nous devons soit changer, soit accepter ce que nous ne pouvons pas changer et nous efforcer de nous réorienter par rapport à la situation.
- La façon dont notre cerveau s'est développé pendant l'enfance. Cela peut avoir un impact sur le taux de cortisol résiduel, l'équilibre de nos neurotransmetteurs (dopamine et sérotonine) et la façon dont notre cerveau se régule au fur et à mesure que les signaux passent entre les hémisphères droit et gauche du cortex préfrontal. Par exemple, les personnes élevées dans des ménages plus défavorisés sont également susceptibles d'avoir un mécanisme de communication émoussé entre l'amygdale et le cortex préfrontal, ce qui a un impact sur la capacité à réguler les signaux menaçants entre les deux (Park et coll., 2018) et nous rend plus enclins à des niveaux plus élevés de cortisol de base (Finegood et coll., 2017).
- Un déséquilibre des neurotransmetteurs. Par exemple, un déséquilibre entre la sérotonine et la dopamine peut nous rendre plus enclins à l'anxiété et aux tendances qui y sont liées, ainsi qu'aux comportements obsessionnels compulsifs et aux dépendances (Ren et coll., 2018; Zarrindast & Khakpai, 2015). Si c'est le cas, nous pouvons chercher à rééquilibrer ces transmetteurs en rééquilibrant les niveaux de sérotonine et de dopamine. De même, des niveaux élevés de glutamate et de faibles niveaux d'acide gamma-aminobutyrique (GABA) sont également associés à des niveaux plus élevés d'anxiété et de comportements rituels connexes (Delli Pizzi et coll., 2016; Miyata et coll., 2019; Modi et coll., 2014).

Parce que nous sommes tous uniques, avec des circonstances de vie, des cerveaux et des facteurs de développement différents, la gestion de notre anxiété n'est pas une solution unique. Certains d'entre nous devront peut-être modifier leur travail, leur vie personnelle ou les deux afin de réduire la fréquence ou l'intensité des stimuli menaçants. Certains peuvent avoir besoin de réorienter leurs perspectives. Certains peuvent avoir besoin de médicaments pour rééquilibrer leurs niveaux de sérotonine et de dopamine. D'autres peuvent avoir besoin d'une combinaison de ces stratégies.

Traitements de l'anxiété et de la dépression

Nous sommes au cœur d'une crise de santé mentale. Près de la moitié des Canadiens recevront, ou ont reçu, un diagnostic de maladie mentale avant l'âge de 40 ans (Association canadienne pour la santé mentale, 2020). Les modalités de traitement actuelles ne fonctionnent que pour une minorité de personnes souffrant de détresse mentale chronique. Les prestataires de soins de santé sont particulièrement exposés au risque d'épuisement professionnel, de stress post-traumatique et de dépression résistante au traitement. Le fait que les méthodes de traitement soient terriblement inefficaces pour la plupart des personnes atteintes de TSPT et de dépression résistante au traitement (O'Leary et coll., 2015) ne fait qu'aggraver la crise de santé mentale qui sévit actuellement parmi les prestataires de soins de santé.

Santé mentale des prestataires de soins de santé

Comme décrit dans le Chapitre 1, plus de 50 % des prestataires de soins de santé canadiens travaillant dans des zones de soins aigus souffrent de troubles mentaux causés ou exacerbés par leur carrière très stressante et souvent sujette à des traumatismes. En 2016, les infirmiers(ères) ont présenté 12 % des demandes de prestations de santé mentale de WorkSafe BC alors qu'ils ne représentent que 2 % de la main-d'œuvre de la province (British Columbia Nurses' Union, 2019; Institut canadien d'information sur la santé, 2018); une stratégie officielle a été lancée pour traiter les 52 à 64 % de prestataires de soins de santé souffrant d'épuisement émotionnel, de stress lié à un incident critique ou de TSPT (Manitoba Nurses' Union, 2015). En outre, l'enquête nationale sur la santé des médecins de l'Association médicale canadienne a révélé que 49 % des résidents en médecine et 33 % des médecins ont été dépistés positifs pour la dépression, tandis que 38 % des résidents et 29 % des médecins ont été dépistés positifs pour l'épuisement professionnel (Simon & McFadden, 2017). En effet, entre 40 % et 60 % des prestataires de soins de santé seront confrontés à l'épuisement professionnel à un moment ou à un autre de leur carrière (Olson et coll., 2015; Rabb, 2014). En outre, 43 % des infirmiers(ères) nouvellement diplômés font état de niveaux élevés de détresse psychologique, ce qui conduit un nombre croissant d'entre eux à choisir de quitter la profession au cours de leurs deux premières années d'exercice (Chacula, Myrick, & Yonge, 2015; Chandler, 2012; Laschinger et coll., 2010).

Jean Watson (2003, p. 7), théoricienne bien connue des soins infirmiers, a déclaré que « la médecine et la santé modernes de ce nouveau millénaire semblent résider dans l'absence d'une perspective significative sur la nature même de notre humanité. Il semble qu'en cours de route, la médecine moderne ait oublié qu'elle est fondée et soutenue par et à travers la nature même de notre être et de notre devenir humain ».

Lorsque nous réalisons que nous avons oublié qui nous sommes et comment soigner nos blessures passées et présentes, la tâche de se souvenir et de revenir à une manière d'être plus équilibrée est un véritable défi. Entre les adversités passées non résolues et les déséquilibres biologiques, se plonger dans l'espace intérieur pour s'apaiser peut être trop douloureux, ce qui le rend difficile, voire impossible pour certains, sans une intervention. Chacun d'entre nous a des besoins uniques. Certaines personnes peuvent résoudre une grande partie de leur anxiété et de leur dépression en éliminant la charge émotionnelle des traumatismes passés, en prenant des antidépresseurs et en pratiquant la pleine conscience, tandis que d'autres auront besoin de quelque chose de plus pour se laisser aller et s'apaiser. Il n'y a pas de honte à demander un soutien extérieur pour travailler avec notre biologie afin de promouvoir plus de satisfaction, d'optimisme et d'objectivité (tous les éléments nécessaires au sens de la cohérence).

Produits pharmaceutiques

Les données sont limitées au Canada, mais selon la National Health and Nutrition Examination Survey (Pratt et coll., 2017), 17 % des Américains âgés de 40 à 59 ans et 19 % de ceux âgés de plus de 60 ans utilisent des antidépresseurs pour traiter les symptômes découlant de l'anxiété et de la dépression. Les femmes sont plus susceptibles de prendre des antidépresseurs que les hommes. Pour être clair, les médicaments – y compris les plantes et les suppléments qui fournissent les éléments de base qui nous permettent de produire des substances chimiques importantes telles que la dopamine et la sérotonine – ne sont pas l'objet de ce livre, mais ils constituent des outils supplémentaires et souvent nécessaires pour gérer la biologie et les émotions. C'est pourquoi les médicaments et les thérapies externes constituent une part importante de l'équation de l'épanouissement.

Pour certains d'entre nous, la prise de médicaments est nécessaire pour atteindre l'équilibre. Lorsque l'organisme n'est pas en mesure de produire les substances chimiques nécessaires à son fonctionnement optimal, il est temps de se ressourcer! Des modifications du régime alimentaire et de l'exercice physique peuvent suffire à certains. Pour d'autres, il s'agira d'une approche plus intentionnelle et plus ciblée, nécessitant des produits chimiques spécifiques pour remédier à un élément manquant dans la cascade biologique. En répondant à un besoin biologique, cela peut signifier dépenser moins d'énergie pour compenser ce qui manque, de sorte que nous pouvons passer plus de temps à *être* en homéostasie.

Le recours à des remèdes externes est une autre façon d'élargir notre boîte à outils en matière de santé mentale. En raison de la pléthore d'options et d'informations trompeuses sur ces options, veuillez travailler avec un tiers objectif qui possède une expertise dans ce domaine. Votre médecin de famille ou un psychiatre en qui vous avez confiance est un bon point de départ. À l'heure actuelle, il est difficile de trouver un fournisseur qui couvre toutes les bases, alors si possible, diversifiez votre approche. Il est bon d'obtenir plusieurs avis afin de pouvoir choisir l'option qui vous convient le mieux.

Remèdes naturels

Outre les produits pharmaceutiques et les thérapies conventionnelles, les remèdes naturels apparaissent dans la recherche comme une option prometteuse. Par exemple, nous pouvons soutenir la capacité du cerveau à produire de la sérotonine (associée au bonheur et à la satisfaction) et de la dopamine (associée à un sentiment de récompense/plaisir) en nous concentrant sur des aliments et des suppléments spécifiques qui renforcent les acides aminés clés nécessaires pour soutenir leur production. Nous avons également accès à une multitude de plantes médicinales, d'adrénergiques et de nootropiques, qui peuvent réduire la production d'hormones de stress. Certains peuvent favoriser la neuroplasticité et traiter ainsi la dépression (Ly et coll., 2018). Un nombre croissant d'études montrent que les thérapies assistées par les psychédéliques aident à découvrir et à traiter avec compassion les traumatismes non résolus. Les résultats montrent des avantages significatifs dans le traitement du TSPT, des dépendances, de l'anxiété et de la dépression résistante au traitement.

Bien que je donne quelques exemples de remèdes naturels prometteurs qui émergent de la recherche, tout comme vous iriez voir un médecin pour lui demander conseil (et une ordonnance) avant de consommer des produits pharmaceutiques, n'hésitez pas à demander le même conseil à des experts en remèdes naturels. Par exemple, un naturopathe ou un herboriste ayant reçu une formation officielle.

Exemples de remèdes naturels issus de la recherche

Beaucoup utilisent également des suppléments en vente libre pour stimuler la sérotonine et la dopamine, des neurotransmetteurs du cerveau responsables des sentiments de bonheur et de satisfaction (Kious et coll., 2017; Lampariello et coll., 2012). Un autre exemple de remède naturel qui gagne en popularité est le cannabidiol (CBD), le composant non psychoactif du chanvre et de la marijuana utilisé pour réduire les symptômes associés à l'anxiété et à la dépression (Corroon et coll., 2017; Soares & Campos, 2017; Zuardi et coll., 2017).

En Amérique du Sud et en Afrique, l'ayahuasca et l'iboga sont des médicaments végétaux psychoactifs dont les bienfaits biochimiques et neurologiques surpassent les remèdes pharmaceutiques conventionnels utilisés pour traiter la dépendance et la dépression (Belgers et coll., 2016; Palhano-Fontes et coll., 2019; Sanches et coll., 2016). Des études utilisant la psilocybine, le diéthylamide de l'acide lysergique (LSD) et la 3,4-méthylènedioxyméthamphétamine (MDMA) montrent qu'ils ont des propriétés régénératrices importantes; ils augmentent la neuroplasticité du cerveau, ce qui entraîne des améliorations remarquables, voire une résolution complète, de la dépression, de l'anxiété et du TSPT (Griffiths et al, 2016; Ly et coll., 2018; Slomski, 2018). Dans un cadre thérapeutique, les propriétés hallucinogènes des psychédéliques favorisent la capacité à affronter les peurs les plus profondes (Frecska et coll., 2016). Lorsqu'ils sont utilisés dans un cadre approprié, ces psychédéliques peuvent favoriser une connexion bienveillante avec le monde intérieur, où les gens peuvent s'accorder à une considération positive inconditionnelle.

Travailler avec les traumatismes : stratégies supplémentaires

Les outils présentés dans l'encadré suivant, adaptés et extraits de Schmidt et Miller (2004), nous aident à prendre du recul, à être objectifs et à interrompre la rumination de pensées négatives et l'utilisation d'activités et de substances pour nous distraire et nous dissocier (apaisement externe).

Guérir les traumatismes par la méditation

Par Amy Schmidt et le Dr John J Miller

Conscience du corps et de la respiration
Le corps et la respiration sont des points d'ancrage de la conscience auxquels on peut revenir sans cesse. La pleine conscience de la respiration est particulièrement utile pour les survivants de traumatismes, qui ont tendance à retenir leur respiration pour ne pas se connecter au moment présent. Retenir sa respiration est une réponse inconsciente à l'anxiété et peut également faire partie du processus de dissociation de l'expérience.

La prise de conscience du corps doit se faire progressivement. Une façon de commencer est d'observer le corps à des moments où il se sent à l'aise. Une femme a découvert que le seul endroit sûr de son corps était ses mains, et elle observait attentivement chaque sensation dans chaque main pendant des heures. Se sentir réconforté est une chose simple que les survivants de traumatismes négligent souvent – ou dont ils ignorent parfois même l'existence. Ces exercices peuvent être effectués pendant 5 minutes au lit, juste avant de s'endormir : remarquez la sensation de pesanteur. Sentez le poids de votre corps sur le lit. Quelle est la sensation de la gravité?

Scrutez votre corps à la recherche d'un endroit où vous vous sentez détendu et même confortable. Il s'agit peut-être d'un doigt, d'un orteil ou d'un endroit profond de votre corps. Concentrez-vous sur cet endroit. Notez ce que vous ressentez comme étant « confortable ». Voyez si vous pouvez le décrire.

Enseignements du guerrier inversé
Les personnes ayant subi des traumatismes ont souvent tendance à se pousser à l'extrême; elles sont tout à fait disposées à rester debout toute la nuit, à jeûner pendant des jours ou à rester assises pendant de nombreuses heures sans bouger. Malheureusement, les pratiques qui ne tiennent pas compte des signaux naturels

Guérir les traumatismes par la méditation (*suite*)

d'inconfort du corps peuvent finir par créer d'autres traumatismes. Comme l'explique un thérapeute, les victimes de traumatismes ont survécu en apprenant à persévérer et à être motivées. C'est ce qu'ils ont appris qui a fonctionné. Ils n'ont pas appris la gentillesse envers eux-mêmes ou leurs signaux internes. Il n'y avait pas le sentiment que les signaux internes pouvaient être un soutien ou qu'il valait la peine de s'y fier. Les survivants mettent beaucoup de temps à écouter les messages internes et intuitifs et à y croire.

Un autre thérapeute a fait part de la découverte suivante :

La difficulté avec le traumatisme tel qu'il s'est déroulé, c'est que l'histoire était captivante et que j'étais animé par l'idée que j'allais m'en sortir. Je devais observer ce mélange de fascination et de motivation et me rappeler de faire marche arrière.

Au lieu de cela, les survivants de traumatismes sont mieux servis en adoptant une approche d'autocompassion :

- S'entraîner pendant des périodes plus courtes
- Dormir suffisamment et manger régulièrement
- Se concentrer sur l'équilibre et l'équanimité plutôt que sur l'effort et le progrès, et
- Prévoir des pauses et se rappeler que la progression n'est pas une faiblesse en soi.

Travailler sur les traumatismes, c'est comme avoir deux emplois : vous pratiquez à la fois la méditation et la guérison. À cet égard, la méditation doit se concentrer sur des étapes simples et modestes. Comme l'a fait remarquer un thérapeute à propos de l'importance de ralentir, « les survivants de traumatismes ont toujours l'impression qu'ils ne travaillent pas assez dur et que c'est pour cela qu'ils sont bloqués. Mais ce n'est pas le cas. Il n'y a pas de mal à se détendre et à cesser d'essayer constamment de changer ».

Écouter au lieu de dissocier

La pratique fondamentale de la guérison des traumatismes consiste à apprendre à ressentir des émotions fortes sans se laisser submerger par elles. Lors de la pratique de la méditation, les survivants réagissent souvent à des émotions accablantes en se dissociant, vestige de la défense psychologique qu'ils utilisaient pour détourner leur attention du traumatisme au moment où il se produisait. Un méditant a décrit la dissociation comme suit :

Mon esprit entre dans un état extérieur à mon corps, captif dans une dimension où il est au moins en sécurité et en vie, mais aussi impuissant et terrifié. Se concentrer sur la respiration est impossible. Il est impossible de se lever ou de bouger de quelque manière que ce soit. Au bout d'un certain temps, mon esprit revient suffisamment pour que je puisse enrouler ma couverture autour de moi, relever mes genoux et m'asseoir.

Comment un méditant apprend-il à ressentir des émotions fortes et des sensations corporelles sans s'en dissocier?

Guérir les traumatismes par la méditation (*suite*)

Lorsqu'une émotion, une sensation ou un souvenir difficile surgit, apprenez à vous opposer à la douleur par petites touches. Pour ce faire, portez votre attention sur un endroit de votre corps qui vous semble confortable ou neutre (voir la section « Le corps et la respiration »). Ressentez cet endroit confortable pendant quelques minutes. Puis déplacez lentement votre attention sur l'émotion difficile. Ressentez cela pendant une minute, puis revenez à l'endroit confortable. Continuez à déplacer patiemment l'attention entre ces deux zones. Cette reviviscence progressive peut moduler l'intensité de l'émotion et créer un sentiment de maîtrise du sentiment.

Entraîner l'esprit à écouter le corps avec tendresse et intimité. Tout au long de la journée, lorsque vous vous livrez à des activités, prenez le pouls de votre corps en vous demandant : « Mon corps aime-t-il cela ou non? Que veut mon corps? Est-ce que je peux continuer ou dois-je m'arrêter maintenant? »

Remarquer l'esprit traumatique

L'une des caractéristiques des traumatismes graves est que les émotions et les expériences passées envahissent le présent et deviennent insurmontables. Un vétéran du Viêt Nam se souvient : « Lorsque les souvenirs ont frappé, ils m'ont littéralement fait tomber de mon coussin. Grâce à la méditation, j'ai fini par trouver un équilibre avec eux ». La pratique de la pleine conscience développe notre capacité à observer ces souvenirs d'une manière qui facilite l'équanimité et l'équilibre en nous apprenant que toutes les pensées vont et viennent.

Remarquez l'esprit traumatique, l'habitude de toujours regarder par-dessus son épaule, de s'attendre à ce que le pire se produise. Lorsque des souvenirs effrayants surgissent, posez-vous la question suivante : « Est-ce que je vais bien en ce moment? Et en ce moment? » N'oubliez pas que vous avez des ressources et des choix à votre disposition. Essayez d'inspirer la compassion et d'expirer la peur.

Prenez une journée pour observer les émotions positives lorsqu'elles se manifestent. Quand avez-vous ressenti de la joie aujourd'hui? De la curiosité? De l'humour? Étant donné que la guérison d'un traumatisme peut exiger de se concentrer de façon répétitive sur des émotions difficiles, il est important d'entraîner l'esprit à remarquer les émotions positives qui existent.

Essayez d'étiqueter les pensées et les sentiments stressants. Lorsqu'ils se présentent, notez méticuleusement vos réactions comme « pensée », « imagination », « peur », etc.

Remettez en question les autojugements et les croyances négatives : « Puis-je avoir la certitude absolue que cela est vrai? Qui serais-je sans cette pensée? »

Il est également utile d'identifier les moments neutres. Y a-t-il eu aujourd'hui des moments où vous n'avez pas ressenti d'émotions difficiles? Lorsque vous vous brossez les dents? Buvez un verre d'eau? Lisez? Dormez?

Réapprendre à aimer

Les exercices d'amour bienveillant et de compassion offrent des moyens essentiels pour réparer le cœur après un traumatisme. Les personnes ayant survécu à un traumatisme sont souvent en proie au sentiment d'être indignes ou intrinsèquement imparfaites. Elles peuvent avoir de la difficulté à pratiquer la méditation « normale » ou craindre de ne pas être suffisamment attentives, assidues ou concentrées, ce qui peut les amener à se détester et à avoir honte.

Guérir les traumatismes par la méditation (*suite*)

Les survivants de traumatismes ont vu leur confiance et leur sentiment d'appartenance brisés et ont souvent du mal à ressentir de la gentillesse envers eux-mêmes et envers les autres. La pratique de l'amour bienveillant peut lentement rétablir ces liens.

Imaginez un jeune animal ou un animal de compagnie et essayez de lui témoigner de l'amour bienveillant :

- Sentez le centre de votre cœur et respirez à partir de cet endroit. Dites-vous doucement des phrases d'amour telles que « Je m'aime tel que je suis » ou « Je suis heureux, je suis en paix, je suis en sécurité, je n'ai pas de souffrance ». Certaines personnes trouvent utile de se rappeler une image d'elles-mêmes lorsqu'elles étaient jeunes enfants lorsqu'elles prononcent ces phrases.
- Lorsque des émotions difficiles surgissent, essayez de les prendre dans vos bras comme vous le feriez avec un enfant qui pleure.
- Il est important de ne pas forcer l'amour bienveillant au point d'avoir l'impression de faire taire la douleur.

Pratique d'harmonisation
Se connecter à l'esprit

Si l'idée d'une entité spirituelle bienveillante rencontre une résistance en vous, n'hésitez pas à vous réorienter vers le concept d'une manière qui résonne ou à l'ignorer complètement. L'entrée dans le monde intérieur ne nécessite pas de souscrire à des croyances spirituelles.

Cultiver un système de croyances spirituelles peut s'avérer utile à plusieurs égards. Si nous pensons que notre destin est uniquement le produit de notre propre conditionnement et de nos réalisations, nous sommes plus enclins à *faire* des actions contrôlées qu'à faire confiance au flux de l'*être*. De plus, en nous adaptant à une force bienveillante qui est plus inconditionnellement aimante que nos capacités individuelles, nous pouvons nous adopter une considération positive inconditionnelle. Ressentez votre nature spirituelle en réfléchissant à un système de croyances qui vous convient. Pour chacune des questions suivantes, entraînez-vous à revenir au corps, à éliminer le « bruit » de l'esprit pensant et à remarquer comment il se pose dans votre corps. Cela a-t-il un sens? Est-ce que cela correspond à vos valeurs et à ce qui est important pour vous? En réfléchissant à ces questions, continuez à vous connecter à l'espace de votre cœur, là où votre « signal » est le plus fort :

- Comment vos actions changeraient-elles si vous pensiez qu'une force spirituelle bienveillante appuie votre parcours?
- Quel effet cela pourrait-il avoir sur vous si vous pouviez faire confiance à quelque chose de plus grand que vous pour vous assurer d'avoir tout ce dont vous avez besoin au moment où vous en avez besoin?

- Quelle influence cela aurait-il sur vous si vous croyiez que tous vos désirs sincères (séparés des attachements anxieux) étaient des indices importants sur les
  actions *significatives* requises pour vous actualiser en tant qu'*être* spirituel dans
  le monde ?

Retournez à vos désirs, en vous connectant à ce que vous ressentez lorsque vous
êtes appelé, lorsque vous êtes enthousiasmé par quelque chose ou quelqu'un.
Plongez dans ce sentiment d'appel, poussé par un désir ardent d'aller plus loin. Ce
désir pourrait être considéré comme une énergie spirituelle, qui nous appelle et nous
guide au moyen du ressenti. Comment pourriez-vous vous appuyer davantage sur le
sentiment de désir, que ce soit au travail ou à la maison ?

Le défi : la navigation

*En considérant le défi de quelqu'un d'autre, ou en travaillant avec quelqu'un d'autre
pour considérer le nôtre, nous cultivons le non-attachement. Nous pouvons souvent trouver du réconfort en sachant que nous ne sommes pas seuls et que nous pouvons apprendre
les uns des autres. À partir d'un espace plus objectif, nous pouvons prendre du recul et,
en position de force, en ayant accès à toutes nos capacités biologiques, intellectuelles et
spirituelles, nous réorienter. Avec cette orientation bienveillante, nous pouvons affronter
les adversités avec confiance, en sachant que nous disposons des ressources et du soutien
nécessaires pour relever les défis de la vie.*

Revenons au défi de Jared. Jared pensait que les symptômes de la maladie dont il
souffrait étaient dus à des manquements personnels. En découvrant qu'un trouble
mental était à l'origine de nombreux comportements dont il n'était pas fier, il a
pu séparer le « bruit » sur lequel il n'avait aucun contrôle du « signal » de ce qu'il
est. Aujourd'hui, ayant acquis la capacité de prendre du recul, il peut voir qu'il est
séparé du trouble de stress post-traumatique et des *actions* qui en ont découlé. Parce
qu'il se sent moins attaché aux symptômes, il peut se concentrer sur leur gestion au
fur et à mesure qu'ils se présentent, sans la honte qui découle de l'identification à
ces symptômes. Cette nouvelle orientation permet à Jared de considérer les symptômes comme une occasion stimulante de pratiquer l'autocompassion.

L'impact de la réorientation de Jared envers son défi a eu d'innombrables répercussions dans sa vie familiale et professionnelle. Il s'est montré plus vulnérable avec
certains de ses collègues, cultivant des relations honnêtes et solidaires. Plus il pratique la pleine conscience, plus il est capable de séparer le « bruit » des stimuli
passagers du « signal » de ce qu'il est et de ce qui compte vraiment. Grâce à cette
orientation plus terre à terre, il se surprend souvent à apprécier le processus créatif
qu'implique le fait de relever des défis, plus comme un jeu stratégique que comme
une lutte pour la survie. Il continue à s'engager dans des pratiques quotidiennes
qui lui rappellent qui il est et l'abondance des ressources en lui et autour de lui. Il
apprend que les faux pas font partie du processus et qu'il continue à incarner de

nouvelles idées. Il commence à savoir qu'en fin de compte, indépendamment de ses comportements, il est plus que suffisant.

 Occasions de réflexion et d'adaptation

Que ressentez-vous lorsque des mots tels que Dieu, esprit, spiritualité, puissance supérieure, etc. sont évoqués dans votre monde? Concentrez-vous sur les termes qui semblent susciter une résistance ou un attachement. Sans porter de jugement (qualifier de bon ou de mauvais), restez avec le sentiment ressenti tel qu'il est. Qu'est-ce qui se cache derrière le sentiment d'inconfort? Quel terme favorise chez vous un plus grand sentiment de connexion intérieure ou extérieure, vous aidant à dépasser l'esprit de réflexion pour entrer dans le sens ressenti?

S'adapter au voyage à venir : s'harmoniser à la vocation

Nous *apprenons* à reconnaître, ressentir et finalement guérir les traumatismes non résolus. Nous en sommes venus à considérer que la souffrance fait partie de l'être humain et que nous ne sommes pas seuls en tant que semblables. Nous continuons à nous ressourcer auprès de personnes de confiance et à forger une relation plus intime avec le monde intérieur et les riches ressources spirituelles qui s'y trouvent.

Maintenant, tout en continuant à nous *harmoniser* à l'essence de ce que nous sommes (nos racines), *renforçant* notre sens d'agir et *éliminant* les barrières qui nous désemparent, nous commençons à nous *harmoniser* à notre vocation.

S'harmoniser à la vocation de la communauté

Lorsque nous vivons notre vocation, nous acquérons une certaine solidité et un éclat qui attirent les gens. Les cœurs s'ouvrent, les portes s'ouvrent et un avenir inspiré se dessine. Si nous avons peut-être appris que nous pouvons arriver plus vite seuls, nous irons beaucoup plus loin ensemble. Aucune blessure n'est trop profonde, aucune habitude n'est trop ancrée pour être guérie lorsqu'une communauté de personnes animées des mêmes intentions se reflète dans une considération positive inconditionnelle.

Le guerrier blessé

Par le Dr Crosbie Watler, M.D., FRCPC, un leader d'opinion canadien et un psychiatre chevronné

Les petites heures. Bien éveillé, sans distraction. Il n'y a pas d'échappatoire dans un sommeil réparateur. Espace libre et clair. Je peux sentir l'énergie dans mon corps. Il est coincé et je l'ai porté toute la journée, peut-être même plus longtemps. J'ai l'impression qu'une partie n'est pas de moi, qu'elle a été transmise. Mon corps veut me dire quelque chose. Je peux l'étouffer, l'engourdir ou me raconter une histoire à ce sujet. Je suis passé par là, j'ai fait ça, il est temps de se taire et d'écouter.

Cela a commencé tôt ce matin, après une consultation urgente de vidéopsychiatrie. Une autre histoire d'un esprit brisé, rempli de peur et tout empaillé dans le corps. Je l'ai ressenti dans mon cœur, comme une couverture lestée. Tout au long de l'entretien et à chaque respiration, j'ai pris conscience de l'espace autour de mon cœur. Cela m'a permis d'entendre l'histoire, d'éprouver de l'empathie, mais sans que cela ne me colle à la peau. Dans mon travail, je m'efforce d'écouter et de répondre à partir d'un espace clair. La sagesse et l'intuition du ressenti. Le signal passe par les oreilles, mais le corps doit *sentir* le sens et le contexte.

C'est l'état de fluidité de l'entretien… et de tout le reste. Je me demande combien de personnes le pratiquent ou en sont même conscientes. Nous sommes dans le flux lorsque nous interagissons avec le monde qui nous entoure à partir d'un lieu de conscience de soi. Le moi authentique – le témoin silencieux. Déplacer brièvement l'attention vers l'espace intérieur, la pause entre l'inspiration et l'expiration. Écoutez à partir de là et parlez à partir de là. Cela amène l'*être* à l'action, créant un champ de guérison invisible, mais ressenti.

Stationner l'esprit et ne l'utiliser qu'en cas de nécessité. La réflexion est très surestimée. L'intellect est là, mais il n'y a pas beaucoup de sagesse. La sagesse et l'intuition résident dans le cerveau instinctif. Le cerveau silencieux. L'ultime vérité :

Le guerrier blessé *(suite)*

faites confiance à votre instinct, écoutez votre instinct. Il ne vous parlera pas, mais vous pouvez *sentir* le bon choix, ce qu'il faut faire et ce qu'il faut dire. Vous apprendrez à lui faire confiance. Il ne vous mentira pas, et ce qui en découlera sera juste. Parfois, il vous surprendra. Vous pourriez avoir l'impression qu'une partie de ce que vous dites n'est pas de vous, car il s'écoule sans effort. Dans ces moments d'expérience maximale, on devient un canal. Laisser l'esprit en suspens et lui permettre de s'écouler.

Tout se passait bien jusqu'à ce que le patient en vienne à décrire sa frustration à l'égard de notre système de « soins » en matière de santé mentale. Il décrit la médicalisation de son désespoir, avec une série de traitements voués à l'échec, comme s'il s'agissait d'une volonté délibérée. J'ai ressenti son sentiment de désespoir et d'impuissance. Cela m'a fait l'effet d'un coup de poing dans le ventre. J'ai réussi à garder le contrôle et à terminer l'entretien avec un plan qui lui a donné de l'espoir. Puis je me suis déconnecté.

C'est alors que *je me suis senti perdu*.

Ce que j'ai perdu, c'est la conscience de l'espace intérieur. Le domaine du témoin impartial. Je n'étais plus conscient de moi-même, mais en mode réactif. Toute la sagesse et l'intuition? En un mot, oubliés. Le maestro est devenu une marionnette.

Je ne fais pas de gel ou de fuite. Je brûle la terre. Je sais aujourd'hui qu'une grande partie de ce sentiment ne m'appartient pas. J'ai eu une vie privilégiée, reflétée et soutenue dans mon enfance. Bénie par l'amour d'une femme bienveillante, des relations authentiques et un sens de l'objectif. Nous pensons nous connaître nous-mêmes, mais nous sommes influencés par des forces invisibles qui échappent à notre état de conscience habituel. Une grande partie de ce que nous portons nous est transmise. L'épigénétique de notre expérience ancestrale. Compte tenu de notre histoire collective, il s'agit en grande partie d'un traumatisme. Dans les états de méditation profonde – ou dans d'autres états de conscience altérée – nous *sentons* nos ancêtres nous appeler. Les miens sont en partie des guerriers esclaves et cela explique *tout*.

Je sais au plus profond de moi que mes ancêtres étaient féroces. Ils devaient l'être, sous peine de périr. Beaucoup l'ont fait. Et me voici. Dernier homme debout. Ils me tendent la torche et me demandent : « Qu'allez-vous en faire? » Ce cadeau inconfortable d'une vie facile ne me convient pas. Je vais faire en sorte que ce soit difficile. J'ai besoin de la lutte. Je sais maintenant pourquoi. Mes ancêtres ont toujours poussé des rochers vers le haut, face à des obstacles impossibles à surmonter. Et me voici. Dernier homme debout. La lutte juste est dans mon ADN. Je la recherche d'une manière qui en laisse plus d'un – moi-même parfois – bouche bée. En vérité, j'ai le sentiment que certains de mes ancêtres n'étaient peut-être pas aussi vertueux, mais je suis sélectif quant au flambeau que je choisis de porter.

Tout cela à 8 h 15 un samedi matin de notre époque… à la merci d'influences invisibles et d'émotions tourbillonnantes. En constatant les méfaits de la médicalisation de la psychiatrie, la lourdeur de mon cœur a fait place à la rage de mes tripes. Encore une victime du complexe médico-pharmaceutique. Les patients sont devenus des marchandises, leur détresse étant qualifiée de maladie, ou pire, de *désordre*. Échec des traitements médicaux pour les blessures cardiaques. *Je me sens en colère*. Le gène du guerrier esclave est *activé*. Comme *maintenant*.

Le guerrier blessé *(suite)*

Puis-je avoir quelque chose à vaincre? Une bête sauvage menaçant ma famille, peut-être? Ou des guerriers ennemis qui se faufilent dans le village? Que diriez-vous d'une portion d'esclavagiste pour le dessert? Ce n'est pas le cas. Nous sommes en 2021 et je mène une vie privilégiée dans la tranquillité de Maple Bay, en Colombie-Britannique. Je me sens paralysée par la lourdeur de mon cœur et la rage de mon ventre, qui tourbillonnent, s'accumulent, et ne trouvent pas d'issue claire. C'est à ce moment-là que les choses se gâtent. Écouter depuis l'espace? Oui, c'est vrai.

J'aurais dû faire les travaux plus tôt. Il est maintenant 3 h 30 du matin, dimanche. La dette karmique de la procrastination. Il n'y a pas de repas gratuit. Faites le travail ou payez le prix. *Ce que l'esprit ne veut pas reconnaître, le corps le sait*. Vous pouvez l'étouffer pendant un certain temps – peut-être que la rage vertueuse vous a fait du bien. C'est dans ma lignée et cela avait une raison d'être. Elle était adaptative, mais elle ne me sert plus. Il m'épuise et épuise tous ceux qui m'entourent. Cette prise de conscience suffit. Il n'y avait pas de place pour cela plus tôt dans la journée, ou peut-être que je ne voulais pas *faire* de la place.

Il est parfois difficile de faire de la place. Tenir l'esprit de singe à distance est un travail difficile. Je le fais toute la journée dans mon travail, et parfois j'ai envie de baisser ma garde, de me reposer. C'est alors qu'il s'approche furtivement de moi, le prédateur alpha. L'ennemi actuel n'est ni une personne ni une bête, c'est l'esprit conditionné et ses schémas inconscients de réactivité. Ce produit vous consumera de l'intérieur, vous jouera des tours et dansera sur votre tombe.

Je suis donc assise dans une conscience spacieuse. Le petit matin est le moment le plus propice à la contemplation. C'est plus facile maintenant – rien à faire, nulle part où aller, juste *être*. Présence, conscience, silence à l'intérieur et à l'extérieur. Espace intérieur et extérieur. Où tout ce qui était coincé dans mon corps est lavé. La lumière rayonnante de la présence a fait sortir les squelettes du placard. La présence tue les dragons. C'est notre super pouvoir.

Cultivez le champ de guérison de la présence, en sachant que vous la *perdrez*. Lorsque vous perdez la tête, ayez de la compassion pour vous-même. Il y a tant d'influences visibles et invisibles qui veulent se jouer de vous comme d'une marionnette. En vérité, la présence ne peut jamais être vraiment perdue. La présence est notre droit de naissance. Parfois, nous nous laissons distraire.

CHAPITRE 11

S'harmoniser à la vocation : les racines avant les fruits

La façon dont nous passons nos journées est la façon dont nous passons notre vie.

Annie Dillard

Nous avons appris à connaître et à nous adapter au « signal » de ce qui est (l'essence de nos racines), séparé du « bruit » (ou du temps qui passe) sur lequel nous naviguons d'un jour à l'autre. Une trop grande attention portée aux fruits, représentés par les produits de notre *faire,* nous détourne du contentement de l'*être*. Pour prospérer, nous oscillons entre le monde intérieur et le monde extérieur, en apaisant le système nerveux afin de mieux entendre l'appel de notre cœur. Nous choisissons des habitudes qui nous amènent à *faire* pour nous ramener à *être,* nous rappelant qui nous sommes et l'abondance qui est en nous et autour de nous. Chaque fois que nous sommes bloqués, nous faisons la chose *significative* pour éliminer le bruit, revenant continuellement au signal. Une chose *significative* à la fois nous maintient dans la rivière. Plus nous restons dans le courant de la rivière, plus nous apprécions la facilité de vivre notre vocation. Nous flottons facilement, apaisés par la mélodie de notre *être*. Maintenant que le chemin est plus clair, nous pouvons nous mettre au diapason de ce qui nous appelle, des relations et des activités qui ont un sens et qui correspondent à nos talents et à nos désirs.

Revenez à la métaphore de l'arbre de la Figure 1.1. En fonction de son emplacement, de sa position dans la forêt, de son accès aux systèmes racinaires voisins et de son exposition aux intempéries, l'arbre se sentira plus ou moins menacé (stressé) lorsque des tempêtes se produiront. Les journées sont un mélange d'efforts et de facilité. En période de prospérité, les ressources sont abondantes et toute une forêt peut s'en imprégner. Lorsque le temps est rude ou que les nutriments diminuent (ce qui représente les périodes les plus difficiles), tant que les besoins primaires sont satisfaits, la croissance est stimulée à la fois en surface et en profondeur. Avec la nouvelle croissance, le sol dont nous tirons nos ressources s'enrichit, ce qui constitue une base plus solide pour s'ancrer dans la terre. Ces deux périodes sont nécessaires : les défis sont des occasions de grandir et d'évoluer, et les périodes de repos permettent de se ressourcer et de se nourrir. Les arbres qui ne parviennent pas à répondre à leurs besoins de base ne parviendront pas à approfondir leurs racines, conservant toute leur énergie pour gérer les facteurs de stress quotidiens qui menacent leur système racinaire superficiel. Le sentiment de menace qui alimente la peur dans les systèmes racinaires peu profonds (faible sentiment de cohérence et d'incongruence) nous détourne des riches ressources qui se trouvent en nous et autour de nous, si seulement nous pouvons développer les racines nécessaires pour les atteindre. Ceux qui ont la chance de disposer de ressources permettant d'approfondir les racines prospéreront, tandis que ceux dont le système racinaire est superficiel finiront par succomber lorsque les éléments deviendront trop extrêmes pour être gérés.

Individuellement, chacun d'entre nous est vulnérable aux systèmes météorologiques qui passent, mais collectivement, nous sommes beaucoup plus forts. Dans les chapitres 11 et 12, nous revenons sur la force des racines en nous harmonisant à notre objectif et notre désir au sein des communautés de pratique.

Le défi : l'orientation

En considérant le défi de quelqu'un d'autre, ou en travaillant avec quelqu'un d'autre pour considérer le nôtre, nous cultivons le non-attachement. Nous pouvons souvent trouver du réconfort en sachant que nous ne sommes pas seuls et que nous pouvons apprendre les uns des autres. En travaillant à partir de cet espace plus objectif, nous atténuons la réponse au stress. Nous pouvons alors nous réorienter à partir de cette position de force, améliorant ainsi notre capacité à utiliser toutes nos capacités biologiques, intellectuelles et spirituelles. Grâce à cette orientation bienveillante, nous pouvons faire face à l'adversité avec confiance, en sachant que nous disposons des ressources et du soutien nécessaire pour relever les défis de la vie.

Prenons la métaphore de l'arbre. Notre orientation influence la façon dont nous percevons les différentes formes d'intempéries. Si nous nous plaçons dans une perspective individualiste (déconnectée), les arbres apparaissent comme des entités distinctes et concurrentes. Les racines les plus fortes absorbent la plupart des nutriments, laissant les arbres plus faibles, aux racines peu profondes, survivre avec ce qui reste. Bien qu'apparemment indépendants, la plupart des arbres existent au milieu d'une forêt d'autres arbres. Chaque arbre est unique en fonction de son essence et des conditions du sol dans lequel il est enraciné. De ce point de vue, les arbres ressemblent à des êtres distincts : chaque arbre est poussé à lutter pour sa propre survie, incapable de se connecter au-delà du partage de l'espace physique, les arbres les plus forts se nourrissant de la décomposition des plus faibles.

Nous pouvons également formuler l'analogie de l'arbre dans une perspective collectiviste (connectée), qui, selon la recherche, est plus proche de la réalité (Simard et coll., 2015; Song et coll., 2015). Ce qui se passe à la surface n'est qu'une petite partie de l'orchestre plus vaste des événements et des interactions qui se déroulent sous terre. Les systèmes de racines profondes et superficielles s'adaptent aux besoins des voisins, réorientent les ressources en fonction des besoins et s'avertissent mutuellement des menaces. Lorsqu'un arbre souffre, tous les autres souffrent. Ceux qui ont des racines plus profondes se réaliseront, s'épanouiront et deviendront le meilleur d'eux-mêmes, les plus riches en ressources et les plus autonomes. À partir de cette position de force, ils peuvent maintenant aider les autres à développer *leurs* ressources et leur autonomie. Ceux qui ont des racines peu profondes bénéficient des avantages de ceux qui ont des racines plus profondes, en se ressourçant au moyen du lien qui les unit. Lorsqu'un arbre souffre, il n'est pas puni pour avoir accablé les autres; au contraire, il reçoit ce dont il a besoin pour guérir de ses blessures. Aucun arbre n'est rejeté parce qu'il porte des cicatrices dues à des phénomènes météorologiques destructeurs du passé. Chaque arbre est rencontré et nourri tel qu'il est, sans jugement. Il n'est pas nécessaire de punir les arbres individuels qui souffrent, ce qui ne ferait qu'aggraver le préjudice et nuire au réseau dans son ensemble. Aucune question de valeur ne se pose; les ressources sont simplement détournées vers ceux qui en ont besoin. Chaque arbre apporte ce qu'il peut et prend ce dont il a besoin. Lorsque l'un d'entre eux s'élève, tous s'élèvent.

Nous ne sommes pas si différents des arbres. Nous avons la capacité de vivre en symbiose avec nous-mêmes, les autres et la Terre. Lorsqu'ils sont caractérisés par une considération positive inconditionnelle, ils deviennent plus forts, en meilleure santé et plus heureux ensemble. Dans une perspective collectiviste, la considération positive inconditionnelle représente le sol qui permet aux racines de s'enraciner. Ceux qui font preuve d'une considération positive inconditionnelle en leur intérieur se sentent épanouis, ce qui leur permet de se répandre naturellement sur les autres. Lorsque les autres le testent en se montrant authentiques, ils en viennent à le croire et à le recevoir. En conséquence, ils commenceront à refléter intérieurement la considération positive inconditionnelle. En fin de compte, ils constateront également que leurs racines se sont approfondies et qu'ils aident maintenant les autres à s'épanouir.

Pratique d'harmonisation
Réconcilier l'ancien et le nouveau

- Si quelqu'un communiquait une considération positive inconditionnelle, sans utiliser de mots, à quoi cela ressemblerait-il?
- Quels seraient leur visage et leur langage corporel?
- À quoi une considération positive inconditionnelle ne ressemble-t-elle *pas*?
- Imaginez que vous fassiez partie d'une communauté qui vous considère comme inconditionnellement positive. Que ressent-on lorsque l'on est perçu de cette manière?
- Comment cela pourrait-il influencer votre orientation face aux défis au travail et à la maison?
- Comment cela pourrait-il changer votre façon de vous présenter au travail?
- Comment cela pourrait-il influencer votre capacité à vous harmoniser à vos valeurs, vos désirs et vos passions?

Une vision à deux yeux

Le doyen Mi'kmaw Albert Marshall a inventé le terme « **vision à deux yeux** », qui décrit la capacité « de voir d'un œil avec les forces des modes de connaissance indigènes, et de voir de l'autre œil avec les forces des modes de connaissance occidentaux, et d'utiliser ces deux yeux ensemble » (Bartlett et coll., 2012, p. 335). Le cadre décrit un processus de réconciliation des méthodes et théories occidentales avec les modes de connaissance autochtones. Ceux d'entre nous qui ne s'identifient pas comme autochtones ont été conditionnés par un monde colonisateur. Les forces culturelles homogénéisantes attachent une variété de conditions à notre valeur, alimentant l'incongruité au sein des groupes de population et entre eux.

Pratique d'harmonisation
Reconnaître ses ressources

Développer notre conscience à partir de notre nature essentielle et conditionnée nous permet d'élaborer les stratégies nécessaires pour évoluer dans ces deux mondes de manière efficace et significative. Dans le but d'élargir la prise de conscience et

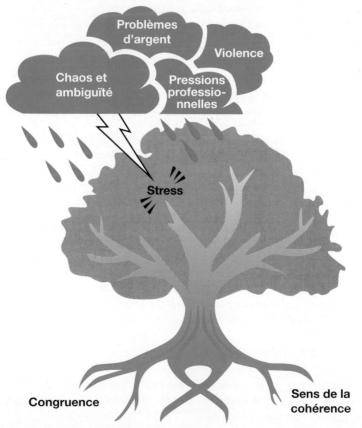

Remarque. La congruence équivaut à l'orientation vers soi et le sens de la cohérence équivaut à l'orientation vers le monde.

de fixer une intention pour la trajectoire souhaitée, utilisez l'image de l'arbre pour démontrer les ressources intérieures qui vous aident à ressentir une considération positive inconditionnelle pour votre « vrai » moi, libre des « idéaux » prescrits par la société. Ces atouts internes favorisent la congruence et le sentiment de cohérence, tout comme un sol riche en nutriments favorise des « racines » profondes pour résister aux tempêtes passagères. Ensuite, décrivez vos atouts externes, qui représentent les personnes, les activités et les ressources qui soutiennent votre croissance, tout comme l'eau et le soleil favorisent la capacité d'un arbre à s'épanouir.

Prenez le temps de réfléchir. Après avoir fait l'exercice, comment vous sentez-vous? Quelles ressources intérieures et extérieures pourriez-vous ajouter? Quand cette activité (ou une version adaptée) pourrait-elle être utile dans votre vie quotidienne?

Vivre une vocation

En Occident, nous sommes généralement conditionnés à regarder à l'extérieur avant de regarder à l'intérieur. Nous avons tendance à nous tourner vers d'autres personnes qui semblent plus qualifiées pour nous dire ce dont nous avons besoin. Le message subtil de cette façon d'être conditionnée nous indique que nos capacités intérieures à relever les défis et à prendre les décisions importantes sont insuffisantes. Ce message érode la confiance en soi et nous incite à augmenter le volume des stimuli externes (« bruit ») et à diminuer le volume des stimuli internes (« signal »). Nous nous accrochons anxieusement au « bruit » pour obtenir approbation et sécurité plutôt que de nous ancrer dans le « signal » de qui nous sommes et de notre sagesse incarnée. Nous avons fait de notre mieux pour nous occuper de notre conditionnement, en suivant les règles pour survivre. Lorsque nous vivons selon un « idéal » prescrit, nous devenons incongrus et la honte s'envenime, ce qui se manifeste par des communautés hostiles et compétitives.

Le sentiment de désir est ce qui nous relie à la vocation. Certaines cultures suggèrent qu'il est égoïste de vivre selon ses désirs. Carl Jung a bien illustré cette croyance :

> La méditation et la contemplation ont mauvaise réputation en Occident. Elles sont considérées comme une forme d'oisiveté particulièrement répréhensible ou comme un narcissisme pathologique. Personne n'a de temps à consacrer à la connaissance de soi, ni ne croit qu'elle puisse servir à quelque chose de sensé. De plus, on sait d'avance qu'il ne vaut pas la peine de se connaître soi-même, car n'importe quel imbécile peut savoir ce qu'il est. Nous croyons exclusivement à l'action et ne nous interrogeons pas sur l'auteur de l'action, qui n'est jugé qu'en fonction des réalisations qui ont une valeur collective… L'homme occidental se confronte à lui-même comme à un étranger… la connaissance de soi est l'un des arts les plus difficiles et les plus exigeants. (Jung, 1970, pp. 582-583)

Aujourd'hui, nous sommes plus futés. Nous savons que la compréhension de soi nous permet de gérer nos émotions, nous protège du stress et nous permet de nous épanouir. Lorsque nous ne disposons pas de la connaissance de soi dont parle Jung, nous sommes enclins à nier les désirs de notre cœur, ce qui entraîne une incongruité. Lorsque nous vivons de manière incongrue, nous sommes enclins à attirer dans notre vie des personnes et des événements qui mettent en lumière notre incongruité. Tant que nous n'aurons pas guéri, nous continuerons à revivre les traumatismes du passé (énergie bloquée) dans le présent par le biais de toutes sortes de projections néfastes. De cette façon, plutôt que d'alimenter la honte ou des façons d'être incongrues, nous pouvons reconnaître l'occasion de ressentir l'énergie bloquée à la racine. Comme les émotions, les projections (émotions du passé projetées sur le présent) nous interpellent, nous alertent sur le fait qu'il y a un travail inachevé à accomplir. Lorsque nous entendons l'appel, nous avons l'occasion d'y répondre avec plus de ressources que nous n'en étions capables auparavant.

Vivre sa vocation, c'est se mettre à l'écoute du présent, se pencher sur ce qui nous attire. Le désir profond de contribuer au dépassement de soi est le signe que nous vivons notre vocation, plutôt que de suivre un caprice. Lorsque nous sommes en phase avec notre vocation, nous sommes attirés par les personnes et les événements qui soutiennent notre parcours. Chaque tâche prend un sens et une raison d'être. Même les tâches les plus banales peuvent être gratifiantes. Une vocation qui nous permet de nous épanouir met tous nos sens en éveil, nous entraînant dans chaque instant avec un sentiment de vivacité. Le plaisir que l'on retire de chaque étape vient du fait que l'on sait que notre objectif est noble, que l'on travaille pour une grande cause et que l'on est fait pour cela.

Lorsque l'on évoque l'idée de « vivre notre vocation », des préoccupations concernant l'équité et les occasions peuvent surgir. Notre éducation, nos adversités passées, notre situation financière, nos occasions, notre confiance dans nos biens matériels et culturels, notre statut social et d'autres facteurs connexes déterminent notre degré de confiance dans la gestion des défis quotidiens. Si nous n'avons pas la confiance nécessaire pour relever un défi, celui-ci nous semblera menaçant, ce qui activera la réaction de stress. Les personnes qui ont davantage confiance en elles sont plus susceptibles de se fixer des objectifs ambitieux et d'avoir confiance en leurs ressources internes et externes pour les atteindre (Binswanger, 1991). Cela dit, vivre une vocation va bien au-delà de la capacité d'une personne à réussir dans le monde extérieur. Comme le laisse présager le titre de ce chapitre, il s'agit davantage de nos racines (comment nous y arrivons) que des fruits (ce qui émerge à la surface). Il s'agit du monde intérieur, de notre degré d'intégrité personnelle et de la sécurité que nous ressentons pour nous exprimer de manière authentique. En d'autres termes, il s'agit de notre *faire* (fruits) qui découle de notre *être* (racines). Par exemple, même si de nombreuses tâches peuvent sembler répétitives et banales, il est possible de trouver un sens à ces tâches, en se connectant à la vision plus large qui les sous-tend. En restant incarnés (*être*), par opposition à désincarnés (*faire*), nous restons attachés au sens du cœur. Dans ce cas, quelle que soit la tâche quotidienne dont nous sommes chargés, nous pouvons y trouver joie et satisfaction. Une vocation n'est pas nécessairement liée à la résolution d'un problème particulier (par exemple, ce n'est pas la vocation d'une personne de répondre aux courriels, de faire le ménage ou de rediriger un employé). L'appel consiste plutôt à porter notre attention et notre intention sur tout ce qui se passe dans l'instant, y compris nos sentiments et nos valeurs authentiques. Si certaines activités nous épuisent — comme la stimulation sociale constante peut épuiser ceux qui ont besoin de plus de temps pour eux-mêmes — nous respectons les signaux intérieurs, en recherchant un répit lorsque c'est nécessaire et en recherchant des rôles qui font appel à nos points forts chaque fois que c'est possible. Ces rôles et activités seront différents pour chacun d'entre nous. Souvent, il ne s'agit pas de *ce que* nous faisons, mais de *comment* nous le faisons. Les qualités énergisantes au travail peuvent inclure le travail en étroite collaboration avec les membres de l'équipe, la résolution de problèmes, l'organisation, la réflexion stratégique et le fait de faire rire les autres. Au cours de ce parcours, nous améliorons notre capacité à être attentifs, à rester connectés à nos sens et à faire de chaque instant un moment plus significatif. Nous apportons le calme du monde intérieur aux activités du monde extérieur.

Il existe un lien important entre notre capacité à nous épanouir au travail et en dehors du travail. Lorsque nous avons des racines profondes au travail, où nous nous sentons congruents et avons un sens élevé de la cohérence (sens, compréhension et confiance), nous sommes susceptibles de porter cette même confiance en soi dans nos autres rôles de la vie. Par conséquent, lorsque nous sommes convaincus de pouvoir vivre notre vocation au travail, nous serons plus confiants pour vivre également notre vocation dans notre vie personnelle (Dames, 2018a).

Se connecter à ce qui a du sens pour nous, puiser dans nos désirs, est une ressource importante qui nous rallie à notre esprit intérieur, la source de notre vocation. La spiritualité, ou la croyance en une ressource au-delà des limites physiques, nous donne le sens, le courage et la confiance nécessaires pour suivre notre vocation, malgré les pressions extérieures qui nous poussent à faire des compromis. En outre, le fait de croire en une source spirituelle renforce également les avantages de la pleine conscience et nos résultats en matière de santé mentale et physique (Wachholtz et coll., 2017). Le fait de puiser dans cette ressource intérieure favorise l'épanouissement et permet de se sentir soutenu malgré le chaos qui nous entoure. Cultiver un sentiment de confiance dans nos ressources spirituelles transcende les limites de notre humanité, nous permettant de nous sentir ancrés et soutenus, en dépit des intempéries qui nous distraient.

Lorsque le sens et la connexion guident nos décisions et nos actions, en remplissant le sens de notre vie, nous vivons notre vocation.

La capacité à vivre notre vocation au cours de la journée de travail est liée à nos sentiments de bien-être, de sens et de confiance au travail (Dames, 2018a). Prendre le temps de s'immerger dans des exercices qui révèlent et éclairent la vocation renforce la confiance en soi et en ses ressources, ce qui nous permet d'agir de manière cohérente avec notre « vrai » moi. Lorsque nous entendons l'appel du moment, qui nous parvient souvent au moyen du ressenti, nous l'accueillons ou nous y résistons. Nous naissons tous liés à cette vocation, ou plutôt à une série de désirs qui se rattachent à une vocation beaucoup plus vaste, et qui s'alignent tous sur notre essence unique (le « vrai » moi). L'orientation que nous donnons à cette vocation a une influence importante sur notre capacité à nous épanouir. Si l'appel est considéré comme une laisse, nous nous sentirons menacés lorsqu'il nous invitera à nous éloigner du statu quo (idéaux prescrits). Si l'appel est considéré comme une ancre, nous sommes plus susceptibles de rassembler le courage dont nous avons besoin pour sortir, répondre à l'appel en faisant la *chose importante* (décrite au Chapitre 6) à ce moment-là.

À ce stade du parcours, nous nous attardons à développer la confiance en nos racines, l'essence de ce que nous sommes. La pleine conscience ou *être* signifie cultiver des racines plus fortes sans s'attacher aux résultats (fruits). Lorsque nous sommes attentifs, nous donnons la priorité aux moyens ou processus plutôt qu'au produit final ou à la réalisation. Nous développons des habitudes d'*être* grâce à la pleine conscience, qui interrompt le *faire* désincarné lorsque nous passons du mode de pensée au mode de perception. Le passage de la pensée subconsciente à la perception consciente nous relie à notre « vrai » moi. En approfondissant notre connexion et notre relation avec notre « vrai » moi, nous développons notre confiance en nous-mêmes et envers les personnes bien intentionnées. Grâce à la confiance, nous gagnons en sécurité dans nos ressources intérieures et extérieures. À partir de là, nous pouvons répondre à l'appel intérieur, en permettant à notre *faire* de découler de notre *être*; c'est la congruence.

Vivre notre vocation avec congruence

Celui qui a un « pourquoi » à vivre peut supporter presque n'importe quel « comment ».

Friedrich Nietzsche

Comme un gland qui possède toute l'intelligence nécessaire pour devenir un chêne, chaque être humain a une essence unique et un but unique à atteindre. Il y a des moments dans la vie où nous nous éveillons à ce but; comme un voile qui se lève, nous sortons brièvement de notre sommeil. Si nous y prêtons attention, en absorbant ce que ces moments nous montrent, nous apprenons à mieux connaître notre « vrai » moi et la vocation que nous sommes destinés à remplir. Notre vocation est cette chose que nous ne pouvons pas laisser tomber, qui enflamme notre désir. Les signes que nous vivons notre vocation comprennent un sentiment d'intemporalité et d'immersion, d'interconnexion et de joie, un peu comme ce que nous avons vécu lorsque nous étions enfants.

Nous ne devons pas entrer en compétition les uns avec les autres, car personne ne peut atteindre notre objectif unique, et suivre le chemin d'un autre ne nous sera pas fructueux. En vivant notre vocation, nous gagnons en cohérence (sens, compréhension et confiance dans la vie) et en congruence (*être* le « vrai » soi). Par conséquent, nous pouvons avoir une considération positive inconditionnelle envers nous-mêmes, ce qui se répercute sur nos relations. Le processus est contagieux, l'énergie bienveillante se propageant d'une personne à l'autre. L'inverse est également vrai : la compétition et l'hostilité sont comme un contaminant dans les relations avec les autres, cultivant la peur et l'insécurité et, par conséquent, perpétuant la même chose. En réalité, nous sommes tous liés. En vivant notre vocation, nous donnons aux autres la possibilité de vivre la leur.

Comprendre notre essence est un défi en Occident, où la pression de souscrire à des idéaux culturels est la norme. La majorité rejette ceux qui vont à l'encontre de la culture, menaçant ainsi leur besoin primaire d'appartenance. Cependant, il existe de nombreuses cultures dont nous pouvons nous inspirer et qui célèbrent la diversité, encourageant chaque personne à tracer son chemin en fonction de l'empreinte unique qu'elle a à la naissance. L'une de ces cultures est illustrée par Sobonfu Some, un enseignant, auteur et activiste d'Afrique de l'Ouest :

> *Je suis de la tribu Dagara, et dans ma tradition, il est de coutume que les femmes enceintes se soumettent à un rituel d'audition. L'objectif d'un rituel d'audition est d'écouter le bébé qui arrive, de découvrir qui il est, pourquoi il arrive à ce moment, quel est son but, ce qu'il aime ou n'aime pas, et ce que les vivants peuvent faire pour préparer l'espace pour cette personne. Le nom de l'enfant est alors donné en fonction de ces informations… Dans la tradition Dagara, on possède son nom jusqu'à l'âge de cinq ans. Après l'âge de cinq ans, votre nom vous appartient. Votre nom est une énergie; votre nom a une force vitale. Il crée un parapluie sous lequel vous vivez. C'est pourquoi il est important d'entendre l'enfant avant de lui donner un nom, car celui-ci doit correspondre à son objectif. Mon nom, Sobonfu, signifie « gardien des rituels ».* (Some, 2019)

L'épanouissement dans un état de réalisation de soi exige une volonté de vivre notre vocation (Duffy et coll., 2013). Bien qu'il puisse y avoir de nombreuses raisons pratiques de suivre les voies recommandées par ceux que nous respectons, cela ne nous soutiendra pas. La satisfaction des besoins financiers et l'acquisition de réalisations doivent être équilibrées avec les aspirations du cœur. Bien qu'il puisse arriver qu'un besoin financier non satisfait soit prioritaire, il est sage de considérer également l'impact que nos choix auront sur notre capacité à être congruents. La congruence exige que nous reconnaissions et fassions de notre mieux pour honorer les désirs de notre cœur (passions), et pour trouver un sens et un but à notre travail.

Faire taire la voix intérieure, qui peut sembler moins importante que les normes et les priorités culturelles, nous expose à un risque plus élevé de préjudice moral et, à terme, d'épuisement émotionnel.

Cultiver le courage de vivre notre vocation

Se sentir en confiance pour relever les défis, c'est savoir que l'on dispose des ressources nécessaires pour y parvenir. La confiance est une composante essentielle du sentiment de cohérence, qui nous permet de prospérer malgré les difficultés (Eriksson & Lindström, 2007). Lorsque notre sens et notre confiance l'emportent sur nos peurs, nous pouvons faire preuve de courage. Le courage n'est *pas* l'absence de peur. C'est faire la *chose significative*, malgré nos peurs, lorsque c'est la meilleure chose à faire pour nous-mêmes et pour les autres. Une chose importante après l'autre, c'est exactement ce à quoi ressemble la vie de notre vocation :

$$Signification + Confiance = Le\ courage\ de\ vivre\ notre\ vocation$$

Signification

Nous obtenons un sens en distinguant le « bruit » de l'action obligatoire du « signal » de notre *être*. Lorsqu'incarné et connecté au désir, *être* se produit naturellement. Le but et le sens de notre travail sont corrélés à une plus grande congruence et à un plus grand attachement à notre profession et à notre organisation (Cardador et coll., 2011; Dames, 2018a). Le sens et le but sont des caractéristiques de l'épanouissement. Munn a décrit cet engagement comme suit :

> *L'appréciation de son travail par rapport à l'obligation de faire son travail pour obtenir un salaire est également susceptible d'être influencée par la culture organisationnelle dans laquelle l'individu travaille et peut montrer sa véritable personnalité. Par exemple, les employés ont-ils la liberté d'être eux-mêmes? La liberté d'être soi-même dans l'environnement où nous passons au moins un quart de notre journée a une incidence importante sur nos réactions, non seulement au travail, mais aussi sur la façon dont nous gérons le monde.* (Munn, 2013, p. 409)

Confiance

Renforcer notre confiance en soi demande du temps et une pratique intentionnelle. Dans cet ouvrage, le mot confiance est utilisé pour décrire l'autoefficacité. L'*autoefficacité* est la confiance et la croyance en notre capacité à atteindre nos objectifs.

Des théories importantes telles que la théorie de la fixation des objectifs et la théorie sociale cognitive reconnaissent toutes deux que l'autoefficacité et la fixation consciente des objectifs sont impératives pour augmenter la probabilité d'atteindre nos objectifs (Bandura, 1997; Locke, 1996). Lorsque nous atteignons nos objectifs, nous nous sentons plus forts. En conséquence, cela reprogramme notre subconscient pour continuer à créer des objectifs, en ajustant nos actions pour progresser vers la réalisation (Bandura, 1997).

En associant l'autoefficacité au sentiment de cohérence, les personnes qui ont un sentiment de cohérence plus élevé sont souvent plus engagées et donc plus susceptibles d'atteindre leurs objectifs en matière de santé physique et mentale (Andersen & Berg, 2001; Avey et coll., 2010; Garrosa et coll., 2011; Judge & Bono, 2001; Lo, 2002; Luthans & Jensen, 2005; Xanthopoulou et coll., 2007). De même, les personnes ayant une plus grande efficacité personnelle sont plus engagées, utilisent de meilleures stratégies pour atteindre leurs objectifs et réagissent plus positivement aux commentaires négatifs que les personnes ayant une plus faible efficacité personnelle (Locke & Latham, 1990; Seijts & Latham, 2001). Zimmerman et coll. (1992) ont constaté que la croyance en soi et l'efficacité personnelle favorisent la capacité à fixer des objectifs ambitieux et à se les approprier, et qu'elles alimentent notre désir de contrôler et d'atteindre nos objectifs. Enfin, les personnes qui ont un niveau élevé d'autoefficacité ont également tendance à avoir des niveaux plus élevés de satisfaction au travail, de performance au travail et de réalisation des objectifs (Binswanger, 1991).

L'autoefficacité et la réalisation des objectifs qui en découle sont liées à la théorie de la congruence de Rogers (1959). Il a suggéré que pour réussir à se fixer des objectifs, il faut qu'il y ait congruence entre notre moi « réel » et notre moi « idéal » afin que nous nous sentions concernés et que nous ayons envie d'atteindre nos objectifs. Se fixer des objectifs « idéaux » qui ne sont pas soutenus inconsciemment par le « vrai » moi se retournera probablement contre nous, car nous n'aurons pas le désir et l'engagement nécessaires pour atteindre nos objectifs (Zimmerman et coll., 1992). Par conséquent, la fixation d'objectifs soutient la notion selon laquelle les personnes qui agissent dans un état d'esprit plus congruent et plus accompli auront plus de chances d'atteindre leurs objectifs et d'acquérir plus d'efficacité personnelle au cours du processus.

Exercice de renforcement
Accepter la rétroaction

Le degré de congruence (capacité à être authentique) et le sens de la cohérence (orientation confiante et optimiste de la vie) déterminent souvent la manière dont nous réagissons aux commentaires. Lorsque nous ne nous sentons pas en sécurité et en confiance, la menace d'une critique peut facilement nous sembler personnelle; elle active le système nerveux et nous met en état de lutte, de fuite, d'immobilisation ou d'affaiblissement. En creusant un peu plus profondément sous le « bruit » du système nerveux, vous trouverez souvent un besoin primaire qui se sent menacé. Par exemple, notre besoin de nous sentir acceptés ou d'appartenir au groupe dominant. Il s'agit de besoins humains primaires qui semblent essentiels à notre survie.

Le *détachement rationnel* est une forme de non-attachement caractérisée par la capacité à ne pas prendre personnellement les comportements des autres. Lorsque nous utilisons cette compétence acquise, nous pouvons reconnaître que les comportements des autres sont généralement des projections de leurs expériences passées. De ce point de vue, nous pouvons garder les choses en perspective sans nous enfermer dans nos propres hypothèses et nos propres peurs. Parce qu'elle n'est pas personnelle, elle n'est pas non plus aussi menaçante pour le système nerveux. Lorsque nous sommes ancrés dans cette position de non-attachement, nous pouvons déplacer notre attention de ce qui ne va pas vers ce qui peut être fait.

Pouvez-vous vous souvenir d'une situation à l'école, au travail ou à la maison où vous attendiez de la rétroaction de la part d'une figure d'autorité (enseignant, employeur, mentor, parent)? Quel besoin non satisfait se cache derrière la peur? Quels sont les environnements ou les relations qui vous permettraient de considérer la rétroaction comme une occasion? Avez-vous une idée de ce qui compte pour vous (le signal) au point de pouvoir le distinguer des projections et des préférences des autres (le bruit)? Quels sont les avantages à cultiver la capacité à distinguer le signal du bruit? Comment cela pourrait-il modifier votre façon de recevoir de la rétroaction?

Cultiver la confiance avec des rôles significatifs dans la vie en dehors du travail

Les rôles significatifs dans la vie en dehors du travail favorisent la capacité à gérer les facteurs de stress sur le lieu de travail (Dames, 2018a). Le fait de s'identifier à plus d'un rôle dans la vie diversifie notre sentiment d'identité et nous empêche de mettre tous nos œufs dans le même panier. Il existe une corrélation positive avec notre efficacité personnelle globale, notre réussite dans d'autres rôles de la vie et le sens que nous donnons à notre vie. Le sens du travail est la perception subjective que notre travail est important, qu'il favorise le développement personnel et qu'il contribue à une plus grande cause (Steger et coll., 2012). Le travail peut être une source importante de sens dans la vie des gens, mais d'autres sources d'influence peuvent ajouter ou retrancher à notre évaluation globale de notre capacité à mener une vie pleine de sens (Allan et coll., 2015).

Il existe un lien significatif entre notre capacité à donner un sens à nos rôles au travail et en dehors du travail, notre degré de satisfaction dans l'un ayant un impact direct sur notre degré de satisfaction dans l'autre (Duffy et coll., 2013). Lorsque les rôles dans la vie et au travail sont équilibrés, nous sommes plus susceptibles de donner plus de sens à ces deux rôles (Dames, 2018a).

Authenticité contre assimilation

Nous compromettons souvent notre manière authentique d'être pour nous adapter au groupe, ce qui peut être une habitude apprise dans notre enfance ou le résultat d'une vie dans des cultures homogénéisantes. Lorsque nous compromettons ce que nous sommes pour le bien du groupe, nous entrons dans une relation dont les conditions sont perçues comme telles. Ces conditions perçues favorisent l'incongruité (un besoin ressenti de se conformer à un « idéal » plutôt que de se laisser aller à la « réalité »). Plus nous vivons avec cette orientation centrée sur « l'autre », plus l'incongruité est grande et plus la honte qui en découle est importante.

Lorsque des équipes animées des mêmes intentions s'efforcent de refléter une attitude positive inconditionnelle, les choses commencent à devenir « réelles ». Le fait d'être « réel » sur le lieu de travail minimise la pression exercée pour que l'on s'assimile à une façon d'être prescrite. Le sentiment de pouvoir s'exprimer de manière authentique sur le lieu de travail atténue les pressions extérieures visant à nous assimiler à une manière d'être prescrite, ce qui favorise la congruence.

La honte, une émotion consciente de soi, est l'un des facteurs de motivation et de déstabilisation les plus puissants de l'expérience humaine… Dans la honte, on recherche la perfection; soit on est parfait, soit on est un échec total, on ne connaît rien entre les deux. (Bond, 2009, p. 134)

Il n'est pas rare que les environnements de soins soient aussi homogènes que les autres lieux de travail. Les idéaux professionnels n'offrent que peu de souplesse pour la diversité des personnalités et des modes de vie. Le besoin humain fondamental d'appartenir, d'être accepté et d'être aimé crée un besoin d'assimilation, malgré les dissonances qui en résultent. Lorsque les « idéaux » sont prioritaires, le perfectionnisme se déchaîne généralement.

Le perfectionnisme alimente l'incongruité et les sentiments de honte et naît du besoin de souscrire à l'« idéal » social. Bien que le perfectionnisme présente des avantages, dans ses formes les plus extrêmes, il entraîne des normes irréalisables pour soi-même et pour les autres, des pensées rigides et un risque élevé de recours à des substances ou à des activités pour faire face au stress qui en découle. Les professionnels très perfectionnistes perpétuent l'hostilité de leurs collègues. Les normes élevées que nous nous imposons et la honte que nous ressentons lorsque nous ne les respectons pas se répercutent souvent sur les autres.

Pratique d'harmonisation
Une rencontre avec votre futur moi

Vous trouverez en ligne de nombreuses versions de méditations sur le « moi futur »; adaptez la pratique à votre goût, en veillant à ce que les images et les questions résonnent en vous. Cet exercice exige de se laisser aller, de passer de l'esprit pensant au sens ressenti. Pour faciliter ce changement, vous devrez vous faire lire ce texte ou vous pouvez vous enregistrer en train de le lire. Il s'agit d'un exercice utile d'ancrage et d'adaptation, qui permet de prendre des décisions conformes à l'essence et à la vocation de chacun. J'ai adapté l'exercice suivant à partir des ressources fournies par High Performance Habits (Marshall, 2019) :

Installez-vous confortablement en vous asseyant par terre ou sur une chaise. Fermez les yeux. Portez votre attention sur votre respiration, observez-la lorsqu'elle entre et sort de votre corps. Concentrez-vous sur l'expiration, en remarquant que chaque respiration approfondit votre état de relaxation. Lorsque votre attention est détournée, ramenez-la sur votre respiration et, à chaque fois, laissez-vous plonger plus profondément dans la relaxation. Que chaque bruit extérieur nous rappelle le don du monde intérieur : nous pouvons laisser derrière nous le bruit et le stress du monde extérieur en continuant à cultiver un sens profond de la tranquillité intérieure.

PAUSE

En redressant votre colonne vertébrale, imaginez qu'il s'agit d'une corde qui vous relie au centre de la Terre. Imaginez que cette corde est votre ancre, qu'elle vous permet de rester connecté à la Terre, quel que soit l'endroit où votre voyage intérieur vous mène. Continuez à laisser votre respiration approfondir votre sentiment de détente en expirant les tensions qui se manifestent.

PAUSE

Imaginez un lac paisible. Imaginez-vous en train de vous pencher et de ramasser un caillou près de vos pieds. Lancez le caillou dans l'eau et remarquez les ondulations qui s'étendent vers l'extérieur, l'une après l'autre, jusqu'à ce qu'elles se dissipent et redeviennent calmes. Imaginez que votre corps est cette étendue d'eau. Déposez un souffle, comme un caillou, dans votre plan d'eau. Au fur et à mesure que vous faites descendre chaque respiration dans votre corps, vous pouvez sentir les vagues de relaxation se propager vers l'extérieur. Des ondes de relaxation circulent dans tout votre corps, de votre colonne vertébrale à votre poitrine puis votre dos, et descendent le long de vos jambes pour se dissiper vers la terre. Laissez les ondes se propager dans tous les muscles de votre dos, à travers votre cou et vos épaules, jusqu'à votre mâchoire et aux muscles de votre visage. Sentez vos yeux et votre cuir chevelu se détendre à chaque respiration. À chaque respiration, vous accueillez les vagues de détente qui vous envahissent.

PAUSE

Portez votre attention sur l'espace entre vos yeux. Imaginez un faisceau de lumière qui part de cet espace. Suivez le faisceau lorsqu'il quitte ce bâtiment, cette ville et ce pays pour se diriger vers l'espace. Lorsque le faisceau s'étend dans l'espace, remarquez la courbure de la Terre en dessous. En voyageant vers l'extérieur, vous embrassez le calme et la tranquillité de l'espace. Vous pouvez voir la Terre sous vos pieds, entourée d'un univers infini et vibrant. Appréciez le sentiment d'immensité que vous éprouvez ici.

PAUSE

Portez votre attention sur un autre rayon de lumière près de vous. Suivez ce faisceau jusqu'à la courbure de la Terre, qui vous emmène 20 ans dans le futur. Suivez le faisceau et, à mesure que vous vous rapprochez de la fin, remarquez où vous vous trouvez : c'est là que votre futur moi vivra dans 20 ans. À quoi cela ressemble-t-il? Qu'est-ce qui vous entoure? Rapprochez-vous de l'habitation ou du paysage qui entoure la maison de votre futur moi, en remarquant les détails. Que voyez-vous? De l'eau, des arbres, des fleurs? Comment vous sentez-vous ici? Immergez-vous dans ce lieu et faites-vous une idée de ce qu'il représente.

Approchez-vous de la porte de la maison de votre futur moi. Sachez que de l'autre côté de cette porte, votre futur vous attend, impatient de vous accueillir. La porte s'ouvre. Que voyez-vous? Saluez votre futur moi et remarquez comment il vous reçoit, vous accueillant en ce temps et en ce lieu. Prenez connaissance de l'image et faites-vous une idée de votre futur moi. Que remarquez-vous? Quelle est l'expression du visage de votre futur moi? Que porte-t-il? Comment se tient-il? Imprégnez-vous de son essence. Concentrez-vous à nouveau sur le logement : remarquez les couleurs, la sensation qu'il procure. Quel genre de personne vit ici?

PAUSE

Votre futur moi vous offre un rafraîchissement et vous demande de trouver un endroit confortable pour vous asseoir. Installez-vous ici. Mettez-vous à l'aise. Assis l'un en face de l'autre, vous vous posez les questions suivantes :

Vous demandez d'abord : « Au cours des 20 dernières années, de quoi te souviens-tu le plus? ». Puis vous demandez : « Qu'est-ce qui te revient le plus à l'esprit? ». Prenez un moment, en laissant suffisamment d'espace et de calme pour entendre la réponse.

Vous demandez ensuite à votre futur moi : « De quoi dois-je être le plus conscient pour me rendre de l'endroit où je me trouve actuellement à l'endroit où tu te trouves? Que me serait-il le plus utile de savoir? Quelles sont les qualités de mon vrai moi que je peux cultiver et qui m'aideront dans ce voyage? » Prenez un moment, créez un espace en vous penchant pour écouter les réponses.

Maintenant, posez vos propres questions à votre futur moi. Quelles sont vos autres questions?

PAUSE

Vous êtes prêts à partir maintenant. Vous remerciez votre futur moi d'avoir partagé ce lieu et sa sagesse avec vous.

> Vous retrouvez le faisceau de lumière qui vous a amené ici. En suivant le faisceau de lumière jusqu'à l'espace, vous voyez le monde se rétrécir de plus en plus derrière vous. Vous voyez à nouveau la courbure de la Terre, la boule bleue, brune et verte au milieu du vaste univers. Vous remarquez le faisceau de lumière que vous avez suivi initialement, et lorsque vous le croisez, vous vous retournez pour le suivre jusqu'à la Terre, jusqu'au moment présent. Au fur et à mesure que vous descendez, vous remarquez que la Terre devient de plus en plus grande. Vous traversez les nuages, redescendez dans votre pays, dans votre ville, dans ce bâtiment et dans cette pièce.
>
> Vous êtes de retour dans le temps présent, alerte et rafraîchi. Vous savez que vous vous souviendrez de ce que vous devez retenir de ce voyage intérieur. Restez silencieux lorsque vous ouvrez les yeux. Prenez un moment pour réfléchir à ce que vous ressentez. Notez toute nouvelle idée.

Vivre notre vocation en développant des habitudes authentiques

Le perfectionnisme et le sentiment de cohérence sont inversement liés (Rennemark & Hagberg, 1997). Les personnes ayant un faible sentiment de cohérence ont des scores de perfectionnisme plus élevés. Le perfectionnisme est également inversement lié à la congruence et à l'autocompassion, qui requièrent toutes deux la volonté d'être authentique et d'avoir une considération positive inconditionnelle envers soi-même lorsque les pressions sociales en faveur de l'assimilation sont fortes. Par conséquent, l'une des stratégies de lutte contre le perfectionnisme consiste à se concentrer sur le développement d'un sentiment de cohérence et de congruence, ce qui réduira le besoin ressenti d'être parfait.

La création et le maintien d'un changement culturel nécessitent une structure pour soutenir sa croissance. La direction de l'organisation soutient la structure nécessaire à la germination et à la croissance des graines. Le modèle en 12 étapes, qui trouve son origine dans le programme des Alcooliques anonymes de Bill Wilson, a connu des décennies de succès. Il montre comment les structures peuvent soutenir le développement personnel et la guérison de millions de personnes. Bill Wilson et Carl Jung pensaient tous deux que le modèle en 12 étapes était un programme spirituel qui s'appliquait à tous les humains, et pas seulement à ceux qui luttaient contre l'alcoolisme (McCabe, 2015). Dans de nombreux groupes en 12 étapes, les personnes font pour la première fois l'expérience d'une considération positive inconditionnelle. Cette expérience permet ux gens de se sentir aimés et acceptés comme leur « vrai » moi. Par conséquent, les gens ont la possibilité d'orienter ce même amour et cette même acceptation vers l'intérieur. Lorsque nous nous sentons en sécurité, notre monde intérieur s'ouvre, nous accordant à une fréquence plus sûre et nous procurant un doux parfum qui nous apaise. Les principes (Alcooliques Anonymes, 2001) et les slogans des 12 étapes sont les suivants :

- *Nous ne sommes pas seuls ni totalement autosuffisants*
- *Le progrès, pas la perfection : remettre en question le perfectionnisme et faire de la place à l'apprentissage par l'expérience soutenu par des cultures qui célèbrent la diversité et l'apprentissage tout au long de la vie*
- *Le mentorat : les mentors font preuve d'une considération positive inconditionnelle envers les autres, ce qui exige du mentor qu'il fasse preuve d'autocompassion et de cette même considération positive inconditionnelle envers lui-même, de congruence et d'empathie*
- *D'accord pour ne pas être d'accord : célébrer les diverses façons d'être et de penser*
- *Gardez votre côté de la rue propre (faites régulièrement amende honorable auprès de ceux à qui vous avez fait du tort), et*
- *Il ne s'agit pas de croire en une puissance supérieure; il suffit d'être disposé à croire.*

Vivre notre vocation en reconnaissant les anciens récits : est-ce vrai? est-ce personnel?

L'intégrité personnelle, notre capacité à être authentique et à nous sentir entiers, n'a pas de prix. Faire ou dire quoi que ce soit qui érode votre sentiment d'identité, qui vous prive de votre paix intérieure, est trop coûteux.

Les histoires que nous nous racontons sont puissantes. Ce sont des « sorts » qui créent nos réalités lorsque nous croyons ce que les gens nous disent ou ce que nous nous disons à nous-mêmes, indépendamment de ce qui est vrai. Afin de minimiser les faux récits qui ne nous servent plus, nous devons les moderniser. Cette forme de réorientation exige de renommer et de recadrer en utilisant de nouveaux mots qui ne sont pas aussi enchevêtrés dans d'anciens systèmes de croyances inutiles.

Ruiz (1997) propose quatre accords utiles, fondés sur les anciens enseignements toltèques, pour faciliter l'effort de renommage et de recadrage :

1. **Réalisez que vos paroles sont puissantes :**
   - Nous pouvons les utiliser comme des cadeaux pour encourager ou comme des armes pour projeter notre honte et notre douleur sur les autres. Par exemple, l'hostilité sur le lieu de travail s'envenime en projetant la honte à travers les mots et les ragots.
   - Inversement, dire la vérité est un élément essentiel de l'expression de soi, qui renforce l'intégrité et la congruence de l'individu. Lorsque nous disons des choses qui ne correspondent pas à notre « vrai » moi, notre honte augmente et nous érodons notre confiance en nous et notre intégrité.

2. **Reconnaissez que ce n'est pas personnel (*détachement rationnel*) :**
   - Lorsque les mots et les comportements des gens sont blessants, cela vient de leur propre douleur et de leur honte; il s'agit d'une projection subconsciente qui les concerne souvent plus que nous.
   - Lorsque nous supposons qu'il s'agit d'une question personnelle, nous sommes d'accord avec ce qui est dit, sans examiner de manière critique si c'est vrai. Le fait de prendre les projections des autres pour des réalités personnelles nous dépossède de notre pouvoir personnel et diminue notre intégrité.
   - Accepter la projection de la honte d'une autre personne fait de sa douleur votre douleur, cause des souffrances inutiles et perpétue le cycle de la victime et de l'agresseur.

3. **Évitez les hypothèses :**
   - Les hypothèses limitent le choix. Plutôt que de déterminer si une information est vraie, nous prenons les opinions des autres et même nos propres pensées pour des vérités. Cela crée un effet boule de neige sur notre état émotionnel et notre capacité à penser de manière critique et à prendre des décisions objectives.
   - Lorsque nous supposons et prenons les projections des autres personnellement, notre honte augmente, ce qui nous rend plus enclins à l'anxiété et à la dépression.
   - Les malentendus reposent sur des hypothèses erronées et conduisent souvent à des conflits inutiles.

4. **Faites de votre mieux et pratiquez l'autocompassion lorsque vous n'atteignez pas votre « idéal » :**
   - En fonction de votre sentiment de cohérence et du contexte dans lequel vous vous trouvez, vous utiliserez les ressources dont vous disposez pour agir. Comprenez que votre « meilleur » peut changer d'un moment à l'autre et d'un jour à l'autre, en fonction de la congruence que vous ressentez, des émotions qui vont et viennent et des ressources de soutien dont vous disposez.
   - Les trois premières stratégies ne fonctionnent que si vous êtes prêt à faire de votre mieux avec les ressources dont vous disposez (internes et externes).
   - Faire trop d'efforts pour faire de son mieux et souscrire à un idéal irréaliste au lieu de se faire confiance entraîne des comportements incongrus et du perfectionnisme. Le perfectionnisme peut limiter la flexibilité et la capacité d'adaptation et de création, vous empêchant ainsi de donner le meilleur de vous-même.
   - Pour donner le meilleur de soi, il faut être attentif et avoir un désir authentique. Pour donner le meilleur de soi, il faut être en accord avec son « vrai » moi. Agir en fonction des désirs d'autrui, plutôt que des vôtres, est source d'incongruité et empêche de faire de son mieux. De plus, les autres savent reconnaître quand votre cœur n'est pas engagé.

Exercice de déblocage
Filtrer la « météo »

Pour approfondir vos connaissances, utilisez la description des quatre accords ou stratégies de filtrage que nous venons de décrire pour remplir les blancs ci-dessous.

1. Utilisez votre _____ à bon escient.

Pensez à un moment où un collègue a parlé honnêtement ou authentiquement, même si cela a été difficile, et que cela a conduit à un changement positif sur le lieu de travail. Comment les paroles de cette personne ont-elles influencé votre comportement? Comment pourriez-vous appliquer cette stratégie sur votre lieu de travail?

2. Reconnaissez que ce n'est pas _____.

Quel est l'impact de cette stratégie sur vous lorsque vous réfléchissez à vos réactions aux paroles et aux comportements des autres? Comment pouvez-vous appliquer cette stratégie au travail la prochaine fois que vous vous sentirez menacé par les paroles de quelqu'un?

3. Évitez _____.

Pensez à une occasion où vous ou un collègue avez fait une supposition qui s'est avérée erronée. Comment pouvez-vous appliquer cette stratégie la prochaine fois que vous ressentirez une forte émotion liée aux paroles ou aux comportements d'une autre personne?

4. Faites votre _____.

Quels sont les aspects de cette stratégie qui vous touchent? Pouvez-vous vous connecter à un quelconque jugement de soi et, si c'est le cas, êtes-vous capable de pratiquer l'autocompassion? Comment pouvez-vous appliquer cette stratégie dans votre vie quotidienne?

Vivre notre vocation tout en naviguant dans des cultures homogénéisées

Les personnes blessées blessent les autres. (Wilson, 2015)

Les environnements de travail qui privilégient une présentation professionnelle cohérente sont souvent homogénéisants, ce qui se traduit par une incongruité des employés. L'homogénéisation se produit lorsque les cultures font pression sur les gens pour qu'ils s'assimilent à une manière étroite d'être ou à une manifestation émotionnelle prescrite. La prise de conscience de l'homogénéisation nous aide à prendre du recul (non-attachement), ce qui favorise la capacité à reconnaître et à gérer les pressions sociales, et à maintenir notre intégrité personnelle (congruence) au cours du processus. La capacité à rester attaché à notre « vrai » moi malgré les pressions exercées pour nous assimiler à un « idéal » prescrit par la société est une condition de la congruence.

L'homogénéisation des environnements de soins empêche les travailleurs de se sentir émotionnellement en sécurité, ce qui limite leur volonté d'être vulnérables. La vulnérabilité est une condition de l'authenticité (congruence). Pour atteindre la sécurité émotionnelle nécessaire pour agir de manière authentique, nous avons besoin de relations dans lesquelles nous ressentons une considération positive inconditionnelle. Les personnes qui ne bénéficient pas d'une relation de considération positive inconditionnelle sont plus susceptibles de réprimer leurs émotions et leurs opinions en raison du rejet auquel elles seront confrontées si elles s'expriment. En conséquence, elles sont susceptibles de se sentir incongrues et d'éprouver du ressentiment.

Dans les cultures professionnelles homogènes, les personnes qui perturbent le statu quo deviennent souvent elles-mêmes des cibles. La pression exercée pour maintenir le statu quo est une force d'homogénéisation qui maintient les anciennes façons d'être inconscientes, même si elles ne nous servent plus. L'homogénéisation des comportements profite rarement à qui que ce soit. Ceux qui défendent l'acceptation de la diversité deviennent vulnérables à l'examen, et ceux qui se conforment à l'assimilation se sentent souvent déstabilisés et ambigus (incongrus). Un déni chronique de notre « vrai » moi pour s'assimiler à un « idéal » est un obstacle à l'épanouissement (Rogers, 1959). En outre, dans les cultures homogénéisantes, la diversité engendre des craintes implicites de conflit, ce qui repousse les différences dans l'ombre et les rend encore plus conflictuelles. La honte s'envenime dans l'ombre, enflammant le perfectionnisme inadapté, le perfectionnisme prescrit par la société et la violence horizontale.

Lorsque nous sommes entourés de personnes qui nous témoignent une considération positive inconditionnelle, nous sommes plus enclins à refléter cette même acceptation intérieurement (autocompassion) et extérieurement. Si nous faisons preuve d'autocompassion, nous pensons que nous sommes dignes de manifester notre « vrai » moi dans le monde, y compris les émotions et les opinions qui y sont associées. Nous sommes plus dépendants et confiants dans nos racines que dans l'approbation des autres. Parce que nous agissons de manière congruente, nous ne portons pas la honte et nous ne la déversons pas sur les autres. Nous n'éprouvons pas non plus de ressentiment à l'égard des autres, parce que nous répondons à nos propres besoins au lieu de les nier pour faire plaisir aux autres. Par conséquent, lorsque nous faisons preuve d'autocompassion et de congruence, nous sommes beaucoup plus résistants dans les cultures homogénéisantes. La congruence et l'autocompassion nous protègent des sentiments de menace, empêchant les stimuli de devenir des facteurs de stress. En outre, parce que nous avons le sentiment d'être suffisamment bons, sans condition, nous sommes moins enclins à tomber dans le perfectionnisme.

Pour inverser la tendance culturelle, il faut un leadership à la fois formel et informel. En tant que communauté, nous pouvons articuler des facteurs de stress communs, en travaillant à des priorités organisationnelles qui soutiennent des façons authentiques d'être et qui célèbrent la diversité. Le maintien de communautés congruentes et pacifiques, où chacun peut s'épanouir au mieux de ses capacités, nécessite un changement systémique dans la manière dont nous nous percevons les uns les autres. Plutôt que de se jauger les uns les autres comme nous avons appris à le faire, les membres bien intentionnés peuvent faire évoluer un groupe en reflétant un regard positif inconditionnel.

La paix n'est pas…

L'instauration d'un sentiment de paix au sein de cultures en voie d'homogénéisation diffère grandement des méthodes habituelles d'apprentissage du « maintien de la paix ». Dans l'ouvrage *Peace and Power : A Handbook of Transformative Group Process* :

> *Il est important de reconnaître et d'abandonner les anciennes méthodes qui créent le malaise et la méfiance. La paix n'est pas :*
>
> - *Laisser aller les choses au nom de l'amitié*
> - *Faire tout ce qui est nécessaire pour rester en bons termes*
> - *Critiquer les gens dans leur dos*
> - *Se taire lors d'une réunion pour ensuite fulminer*
> - *Laisser les choses empirer si elles ne vous affectent pas personnellement*
> - *Faire preuve de prudence afin d'éviter la confrontation*
> - *Manipuler quelqu'un pour éviter un conflit*
> - *Contraindre quelqu'un à faire ce que vous voulez*
> - *Entendre des déformations de la vérité sans les réfuter*
> - *Être indulgent à l'égard du comportement destructeur de quelqu'un*
> - *Cacher des informations pour protéger quelqu'un d'autre.* (Chinn, 2018)

En d'autres termes, le fait de se renier pour « maintenir la paix » ne fait que favoriser la discorde et l'hostilité au sein des organisations. Les organisations florissantes favorisent l'expression authentique, en encourageant les personnes à accorder leurs passions et aptitudes uniques à leur rôle professionnel. Un autre facteur qui favorise la confiance et donc l'assurance de se mettre en avant, en s'alignant sur notre « vrai » moi plutôt que sur un « idéal » qui nous est prescrit, est la croyance en une puissance supérieure à nous-mêmes.

Spiritualité et vocation

Même si nous avons des opinions différentes sur les éléments qui font qu'une personne est « spirituelle », nous pouvons tous faire référence à l'effet placebo. L'effet placebo a une influence positive sur notre santé physique et mentale parce qu'il est lié à nos croyances, et nos croyances ont un effet puissant sur les résultats en matière de santé. La méditation nous permet de tirer parti de ces effets placebo, car elle réoriente notre système de croyances. Les personnes qui méditent dans une optique spirituelle (par exemple, les adeptes de la méditation transcendantale) visent à détourner l'esprit des préoccupations physiques pour l'orienter vers l'illumination spirituelle. Par conséquent, ils ont une plus grande capacité à réorienter leurs systèmes de croyances et ont tendance à obtenir des résultats plus positifs de la méditation que ceux qui n'ont pas d'orientation spirituelle (Wachholtz et coll., 2017).

Dans une étude réalisée par Frecska et coll. (2016), les personnes qui priaient pouvaient éviter les effets épuisants du travail émotionnel et de la suppression émotionnelle et avaient une plus grande capacité à éviter la tentation. Ils ont suggéré que la prière était une interaction sociale avec Dieu et que les interactions sociales favorisent les fonctions cognitives, améliorant notre capacité à changer des habitudes moins favorables.

La prière améliore notre intérêt envers les autres, renforce notre capacité à pardonner et favorise la résolution des conflits (Lambert et coll., 2010). Le sentiment d'avoir les ressources nécessaires pour gérer notre monde intérieur et extérieur est une composante du sentiment de cohérence. La croyance en une source spirituelle supérieure favorise deux composantes essentielles du sentiment de cohérence : la capacité à trouver un sens et la capacité à comprendre les événements de la vie. Enfin, la confiance en un esprit bienveillant qui a un plan indépendant de notre volonté peut nous aider à nous ancrer et à nous sécuriser. C'est de ce lieu plus ancré que découlent le pardon, la gratitude, le réconfort, l'acceptation, l'optimisme et l'espoir.

Exercices de renforcement et d'harmonisation
Exercice de renforcement

A. Aller à l'essentiel

Souvenez-vous d'un moment où vous vous êtes senti revigoré par une tâche. Ces moments fournissent des indices sur votre nature, ce que vous aimez et ce qui vous rend unique, indépendamment de l'obligation de *faire*. Chaque fois que nous remarquons ces moments, nous ajoutons à la piste des miettes de pain qui nous ramènent à la maison, au « signal » de qui nous sommes. Le fait de consigner dans un journal les types d'activités qui nous dynamisent et celles qui nous épuisent peut nous aider à y voir plus clair.

Pensez aux fois où vous avez fait quelque chose sous l'effet de l'inspiration et qui a eu une influence sur votre entourage. Quelles sont les qualités personnelles vous ont permis d'émerger dans le monde? S'il est trop difficile de nommer ces caractéristiques en vous, passez à autre chose : d'autres techniques peuvent vous aider à y voir plus clair :

1. Réfléchissez aux caractéristiques que vous admirez le plus chez les autres. Ce que nous admirons le plus chez les autres peut refléter des qualités similaires en nous-mêmes qui n'ont pas encore complètement émergé.
2. Demandez à ceux qui ont eu la chance de vous observer avant l'âge de 7 ans (c'est-à-dire avant que nous ne soyons influencés par le conditionnement social) quelles sont les caractéristiques uniques qu'ils ont remarquées. Qu'est-ce qui semble vous apporter de la joie? Dans quels environnements et activités vous êtes-vous épanoui?

3. Trouvez des photos de vous lorsque vous étiez enfant. Voyez si vous pouvez saisir le sentiment de joie et de liberté qui existait avant l'incongruité. Souvent, nous pouvons même identifier le moment où la joie de vivre s'est estompée. Regardez bien : voyez-vous une différence dans les yeux souriants?

Vous créez une piste de miettes de pain composée des moments du passé qui vous ont frappé, où l'inspiration de *faire* dans le monde a découlé de votre *être* véritable.

Notez les réalisations passées dont vous êtes le plus fier (professionnelles ou personnelles) :

a. Avez-vous remarqué des thèmes ou des modèles émergeant des points 1 et 2? Quelles sont vos valeurs fondamentales? Voyez si vous pouvez remarquer votre tendance à nommer ce que vous « devriez » valoriser. Bien qu'il n'y ait rien de mal à avoir des « idéaux », il s'agit de s'assurer que ce que vous avez identifié est conforme à votre « vrai » moi, et non à une liste de valeurs qui vous ont été prescrites par d'autres ou par la culture. Celles qui sont réelles, qui sont essentielles pour vous, sont les valeurs et les priorités que vous ne pouvez pas mettre de côté; elles font partie de votre essence.

b. Creusez plus profondément dans votre vrai moi, en vous connectant au désir et à l'amour. Quelles sont les valeurs fondamentales qui vous sont chères?
Prenez quelques instants pour reconnaître d'où vous venez et où vous en êtes, en cultivant la gratitude en regardant en arrière plutôt qu'en regardant en avant. Faites le point sur tout ce que vous apprenez au cours de ce voyage. Passez quelques instants à réfléchir à ce dont vous êtes le plus fier dans votre vie. Utilisez-les comme des indices de ce qui est le plus essentiel à propos de qui vous êtes, de ce que vous appréciez et de la voie unique à laquelle vous êtes destiné.

Les objectifs qui correspondent à vos désirs et à vos valeurs ont beaucoup plus de chances d'être atteints. Visez haut! Si des craintes surgissent, rappelez-vous que le courage consiste à ressentir la peur et à agir malgré tout, lorsque c'est la bonne décision pour vous et pour les autres. Connectez-vous à votre désir; ne vous contentez pas de ce qui semble facile. Connectez-vous à ce qui vous passionne, à ce pour quoi vous vous battrez.

c. Fixez-vous un ou deux objectifs à court terme (à réaliser dans les une à trois prochaines années).

d. Fixez un ou deux objectifs à long terme (à atteindre dans plus de trois ans).

Pratique d'harmonisation

B. Les rôles qui nous remplissent et ceux qui nous vident
En réfléchissant à nos expériences personnelles, nous avons l'occasion de prendre conscience et d'accepter les systèmes de croyances, les valeurs et les ressources ou les obstacles uniques qui influencent notre capacité à pratiquer l'autocompassion

et à nous engager dans l'épanouissement. La conscience de soi est une composante de la pleine conscience.

En ce qui concerne les rôles que nous jouons, dans quel ordre diriez-vous que vous donnez « réellement » la priorité aux rôles dans votre vie? Commencez par nommer les rôles que vous jouez à la surface de la vie, y compris celui de veiller à ce que vos besoins humains fondamentaux soient satisfaits (Maslow, 1951). Vos besoins fondamentaux sont de prendre soin de votre corps (nourriture, exercice, chaleur), de vos passions et de votre estime (loisirs, amitiés, etc.).

D'autres types de rôles peuvent inclure la prise en charge de personnes dépendantes, le travail professionnel, le bénévolat, le partenaire de vie, etc.

Vous disposez maintenant d'une liste de rôles. Classez-les par ordre de priorité dans votre journée. Par exemple, au cours d'une journée normale, sans en avoir conscience, je fais souvent passer le travail professionnel et les soins aux personnes dépendantes avant mes besoins humains fondamentaux.

Maintenant, vous avez défini la manière dont vous hiérarchisez ces rôles. En prenant un peu de recul, comment pourriez-vous modifier ces priorités afin d'honorer d'abord vos besoins humains fondamentaux, ce qui aurait pour effet d'influencer les autres rôles dans votre vie.

Cette activité est liée à l'exercice « Travailler avec nos tendances incongrues » du Chapitre 4. Tout comme nous souscrivons souvent à des caractéristiques « idéales », nous faisons de même avec les rôles que nous jouons. La conscience de ces rôles est une composante de la pleine conscience, qui est une condition du non-attachement et qui est nécessaire pour déterminer si ces rôles continuent à nous servir.

- Lorsque vous décrivez qui vous êtes, quelle est votre première réaction?
- Parlez-vous d'emblée de votre travail ou de ce que vous aimez faire? Ou peut-être vous identifiez-vous davantage aux rôles familiaux et sociaux que vous jouez (conjoint, parent, partenaire)? Comment pensez-vous que les autres vous décriraient?

La plupart d'entre nous s'identifient aux rôles qui sont tenus en haute estime par la société et les promeuvent; dans les cultures industrialisées, ce sont les rôles qui apportent la plus grande contribution à la société.

Quels rôles jouez-vous? Êtes-vous capable de déchiffrer les rôles que vous jouez en fonction d'un idéal prescrit par rapport à un rôle qui correspond à ce qui est essentiel ou « réel » en vous? Dressez la liste des rôles qui correspondent à votre « vrai » moi (indice : ceux qui correspondent à notre « vrai » nous absorbent facilement, le temps passe vite, nous avons tendance à gagner de l'énergie). Pouvez-vous identifier la partie de votre rôle qui vous comble? Quels sont les éléments qui vous semblent amusants ou stimulants? Pourquoi ces rôles sont-ils porteurs de sens (par rapport à ceux qui ne le sont pas)? Quelles sont les valeurs fondamentales auxquelles elles correspondent?

Dressez maintenant la liste des rôles qui répondent à un « idéal » prescrit. Si vous avez du mal à déchiffrer la différence, demandez-vous si les rôles que vous jouez correspondent à ce qui est essentiel (vos désirs, vos valeurs, vos objectifs) et si vous trouvez le rôle plus énergisant ou plus épuisant. Les rôles prescrits par la société ont tendance à demander plus d'efforts et brûlent souvent notre énergie. Ou encore, vous ne vous sentez pas concerné par ce rôle, mais il vous prend beaucoup de temps, ce qui vous empêche de jouer le rôle qui vous passionne. Les réponses à ces questions nous éclairent sur notre capacité à vivre notre vocation et, en fin de compte, à prospérer.

Passer trop de temps dans un rôle, en particulier un rôle qui ne vous satisfait pas, peut nuire à votre bien-être. Si les efforts sont constamment supérieurs aux récompenses, vous finirez par épuiser vos réserves d'énergie, ce qui vous exposera à un risque élevé d'épuisement professionnel.

Quels sont les éléments de ces rôles qui ne correspondent pas à vos valeurs ou à votre essence? Déconstruisez le rôle, en vous concentrant sur les qualités qui demandent un effort ou qui provoquent une gêne dans votre corps.

Si vous deviez choisir un rôle ou une activité qui vous prend beaucoup de temps et d'énergie, ou qui ne correspond pas à vos « vraies » valeurs ou à votre essence, quel serait-il?

S'y rendre. Imaginez votre vie sans le rôle ou l'activité que vous venez d'identifier. Imaginez que chaque détail et chaque souci soient pris en charge et que vous en soyez libéré. Quel effet cela ferait-il?

Notre courage vient du fait que nous sommes tellement passionnés par quelque chose que nous sommes prêts à agir malgré nos peurs. Quels sont les obstacles qui vous empêchent de supprimer cette zone incongrue de votre vie? Que craignez-vous si vous supprimez cette activité ou ce rôle de votre vie?

Si vous ne pouvez pas supprimer ce rôle (c'est-à-dire le rôle de parent!), c'est le moment d'accepter ce qui ne peut pas être changé et de chercher des moyens de vous réorienter vers ce rôle (voir Chapitre 7). En faisant ce qu'il faut pour ajuster une qualité du rôle que nous jouons, nous pouvons passer du sentiment d'être victime de ce rôle à celui d'en être le vainqueur.

- Quelles sont les ressources intérieures et extérieures dont vous avez besoin pour vous défaire de ce rôle? S'il est impossible de le supprimer, quelles sont les ressources dont vous avez besoin pour être en mesure de naviguer parmi les qualités qui vous semblent incongrues?

- Quelles actions devez-vous entreprendre afin d'accéder aux ressources nécessaires pour lever le(s) obstacle(s)?
- Allez-vous agir? Si ce n'est pas le cas, pourquoi? Si oui, quand?

Il est normal que cette activité fasse du « bruit » à l'intérieur, suscitant toutes sortes
d'angoisses et d'insécurités. Nous vivons dans un monde conditionné et, la plupart
du temps, nous avons appris à suivre le courant. L'idée même d'aller à l'encontre du
statu quo peut déclencher une réaction de stress. C'est le moment idéal pour cultiver
l'autocompassion. Peut-être pouvez-vous faire quelques exercices d'amour bienveillant, en reconnaissant votre peur et en vous réconfortant comme vous le feriez
avec un ami cher.

C. Explorer son ikigai

Le concept japonais d'ikigai a attiré beaucoup d'attention en Occident, en partie à
cause d'une étude populaire qui suggère qu'il pourrait être associé à la longévité
(Sone et coll., 2008). Ikigai peut être traduit approximativement par « but de la vie »
ou « la raison pour laquelle vous vous levez le matin ». Il est important de reconnaître
que je ne suis pas japonaise et que je ne peux pas parler de ce concept d'un point
de vue culturel; il est donc probable que beaucoup de choses se soient perdues
dans la traduction.

L'interprétation populaire de l'ikigai par Garcia et Miralles (2017) est un outil utile pour
trouver un équilibre entre le désir, l'objectif et le talent dans nos efforts pour gagner
notre vie. Ce modèle démontre la complexité de notre essence et la manière dont
nos désirs et nos valeurs nous permettent de trouver un sens à ce qui pourrait autrement nous sembler être des routines quotidiennes banales.

En Occident, nous avons tendance à travailler pour économiser de l'argent afin de
pouvoir un jour prendre notre retraite, enfin libérés des obligations de *faire*. Toutefois,
à l'instar des nombreux centenaires qui se consacrent à l'ikigai, il y a lieu de croire
que l'harmonisation de tous les domaines de notre vie sur nos passions et notre mission dans le monde est bien plus susceptible d'améliorer notre qualité et notre quantité de vie, aujourd'hui comme à l'heure de la retraite.

Pour trouver son ikigai, il faut se connecter à des activités que l'on aime. Reconnaissez
et exprimez la magie qui est en vous et dont le monde a besoin en ce moment.
Identifiez ce que vous savez faire et comment vous pouvez gagner votre vie grâce à
vos compétences, vos aptitudes et vos passions. Faites un exercice qui vous aide
à vous plonger dans votre ressenti afin de ressentir vos valeurs innées (différentes des valeurs conditionnées), vos compétences, vos aptitudes et vos passions.
L'écoute nous permet de distinguer le « bruit » des obligations culturelles du « signal » de ce que nous sommes et de ce qui nous appelle.

Remplissez chacun des cercles (Figure 11.1). Commencez modestement. Il n'est
pas nécessaire de se fixer de grands objectifs. Ce qui est plus important, c'est de

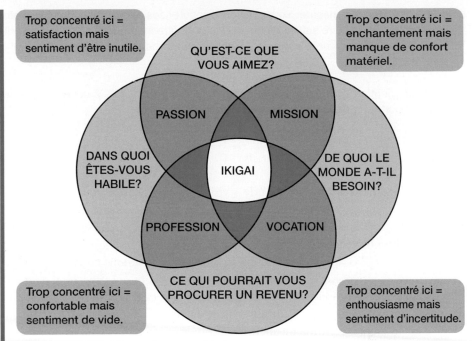

Fig. 11.1 Un modèle utile pour trouver son Ikigai.

rester simple et de faire en sorte que cela soit pertinent pour votre vie, ici et maintenant. Quels sont les domaines les moins clairs? Pouvez-vous décrire les symptômes d'une trop grande concentration dans certains domaines?

Au fur et à mesure que vous gagnerez en congruence, vos réponses changeront probablement. Revenez sans cesse à l'ikigai (ou à un autre outil utile) pour remettre en question vos hypothèses antérieures.

D. Ancrés par les « moyens » de l'appel, propulsés par le « point final » de la vision

La connexion à notre essence nous incite à vivre notre vocation et nous en donne les moyens. Notre vocation est notre point d'ancrage, la lentille à travers laquelle nous voyons le monde. En tant que tel, l'appel se concentre sur les *moyens* pour atteindre nos objectifs finaux. En particulier au début, très peu de personnes auront une idée claire et succincte de leur vocation. Ceux d'entre nous qui ont souscrit à un moi « idéal » au lieu du moi « réel » auront du mal à distinguer ce qui est un véritable appel de l'intérieur (signal) d'un appel prescrit par des influences extérieures (bruit). Forcer une vocation peut vous amener à déclarer une vocation qui n'est pas en phase avec votre « vrai » moi. Dans cette optique, prenez votre temps, jouez avec l'idée, et ne faites pas trop de suppositions. Le travail d'appel est profond et introspectif, et au fur et à mesure que nous gagnons en congruence, il devient plus facile de séparer le signal du bruit. Commencez par les grandes lignes et laissez les détails se mettre en place au fur et à mesure. Soyez ouvert aux surprises et aux changements. Votre vocation écrite doit être suffisamment courte pour être mémorisée et facilement utilisable. Cela agira comme votre étoile polaire, vous permettra d'harmoniser votre *faire* et votre *être*.

Vivre sa vocation est une recette simple : une inspiration vous amène à poser un geste important, puis vous répétez le processus.

Vision

Un terme lié à la vocation est celui de « vision ». Notre vision fournit des orientations et des jalons tangibles pour nous motiver, nous rappeler et nous aider à célébrer le voyage. Les visions sont descriptives et se concentrent sur la réalisation d'objectifs qui nous mènent à un *point final* plutôt que sur les *moyens* pour y parvenir. Nous avons plus de chances d'atteindre nos objectifs si nous nous les approprions, si nous les écrivons et si nous examinons régulièrement nos progrès. Il peut être plus difficile de mémoriser votre vision, car elle est généralement plus longue et plus détaillée. Toutefois, le fait de la conserver dans un endroit que vous visitez fréquemment vous incitera à continuer à aller de l'avant, en particulier face aux défis.

Développer une vocation

Utilisez les exercices précédents (« Aller à l'essentiel » et « Ikigai ») comme une carte au trésor, en notant les modèles qui émergent de ce dont vous êtes le plus fier, de ce dont vous êtes le plus reconnaissant, des valeurs qui vous poussent à aller de l'avant et des objectifs que vous aspirez à atteindre. Mettez en évidence les verbes clés qui signifient une ou deux valeurs fondamentales qui soulignent votre véritable personnalité. Ces exercices fourniront la structure nécessaire à la formulation de votre vocation, que vous commencerez à élaborer en répondant aux questions suivantes :

Quelle(s) valeur(s) mérite(nt) d'être défendue(s)?

_____

_____

_____

Réfléchissez maintenant aux activités qui ont un sens pour vous et qui éveillent en vous des désirs.

_____

_____

_____

Quels sont les valeurs et les principes fondamentaux qui vous attirent vers eux?

_____

_____

_____

Quels sont les domaines que vous pouvez assimiler sans compromettre votre identité (c'est-à-dire en maintenant la congruence)?

_____

_____

_____

Votre essence apparaîtra de diverses manières dans votre vie, vous rappelant qui vous êtes en créant de l'angoisse dans votre corps chaque fois que vous n'êtes pas en phase. Il faut parfois déballer le conditionnement culturel qui l'enveloppe, mais nous possédons tous cette essence unique. Une courte déclaration de vocation peut vous aider à vous rattacher à votre essence et vous permettre de prendre des décisions en accord avec ce que vous êtes. Lorsqu'elle est en accord avec votre « vrai » moi, une déclaration de vocation peut vous aider à prendre des décisions au quotidien et à rester motivé pour atteindre votre objectif.

Définir votre étoile polaire : créer une déclaration de vocation

1. Commencez par un verbe (ce que vous voulez faire).
2. Ajoutez un adjectif (qui vous souhaitez mobiliser).
3. Indiquez le résultat que vous souhaitez obtenir.

Combinez les mots-clés en une phrase courte, comme le montre le schéma ci-dessous. Jouez avec les mots, en recherchant ce qui entre le plus en résonance avec votre ressenti.

Exemple de cadre

Ma vocation est de : (ce que vous voulez faire?) (pour qui voulez-vous le faire?) (le résultat que vous souhaitez obtenir?)

Par exemple, ma vocation est la suivante : (aider) (les gens) (se sentir en sécurité en étant authentique) :

« Ma vocation est d'aider les gens à se sentir en sécurité et à être authentiques. »

Vous n'êtes pas obligé d'utiliser le cadre; vous êtes libre d'utiliser ce qui vous convient et de laisser le reste. Par exemple, ces déclarations sont structurées différemment :

« Permettre aux gens de se sentir connectés aux autres. »
« Inspirer les autres à être plus que ce qu'ils pensaient pouvoir être. »

« Cultiver l'estime de soi chez les femmes. »

« Aider à ma guérison et à celle des autres en pratiquant l'autocompassion et en apportant librement aux autres une considération positive inconditionnelle. »

« Promouvoir la congruence en moi-même et dans les autres en célébrant la diversité. »

Développer une vision

Une vision permet à ces causes de prendre forme, en fournissant une orientation et
un mouvement vers l'avant. Le fait de savoir que le travail difficile est un investissement en vue d'un objectif louable donne la motivation nécessaire pour continuer.
Lorsque la vision s'harmonise à la vocation, la probabilité de rester motivé pour
atteindre nos objectifs est bien plus grande. Des visions claires permettent aux personnes ou aux organisations de prendre des décisions à chaque instant en fonction
de leur vocation ou de l'état futur souhaité. Lorsqu'elles sont ancrées dans des valeurs partagées (vocation), les visions donnent aux employés les moyens et la motivation nécessaires pour maintenir l'élan requis pour atteindre l'état futur souhaité.

Les principes fondamentaux d'une déclaration de vision efficace sont les suivants :

- Faites-vous une image mentale de *votre* vie idéale dans plus de cinq ans.
- Réfléchissez à vos valeurs, à votre essence et à votre vocation.
- Rédigez l'énoncé au présent.

Plongez dans votre monde intérieur, prenez quelques instants pour vous connecter à votre cœur et laissez le monde extérieur passer à l'arrière-plan. Bien que cet
exercice exige que nous soyons en mode réflexion, essayez de revenir autant que possible en mode perception, en vous reconnectant et en veillant à ce que les mots écrits
correspondent à votre essence.

Commencez par noter votre vocation :

Ma vocation est _____.

Revenez à vos valeurs fondamentales. Qu'est-ce qui est important pour vous?
Qu'est-ce que vous ne pouvez pas abandonner ou mettre de côté? Ces éléments
sont directement liés à votre essence et se reflètent souvent dans votre déclaration
de vocation. Maintenant, écrivez quelques mots qui représentent votre vie idéale.
Essayez de ne pas trop réfléchir en assemblant des phrases ou en essayant de trouver
le mot parfait; contentez-vous de mots isolés, d'écrire au hasard et de suivre votre
instinct. Vos paroles commencent-elles à dépeindre une image mentale de votre vie
idéale? Si ce n'est pas le cas, que manque-t-il?

Vous êtes maintenant prêt à imbriquer votre vocation, votre essence et les composantes de votre vie idéale dans une déclaration de vision, qui est l'image mentale
qui vous propulse vers l'avant. Jouez avec les mots, trouvez ceux qui résonnent et
vous motivent. L'utilisation d'un cadre de vision est un excellent moyen de démarrer; nous en avons inclus un ici, mais n'hésitez pas à utiliser le processus qui vous
convient le mieux! Des exemples sont également fournis, mais n'oubliez pas que
cela doit être 100 % vrai pour vous, alors veillez à ne pas laisser les exemples vous

détourner de ce qui est « réel » pour vous. Votre déclaration de vision sera particulièrement puissante si elle reflète *votre* vocation, *votre* essence et *votre* vie idéale. Ne vous bloquez pas en essayant de la rendre parfaite. Votre vision est une déclaration vivante qui peut être modifiée et ajustée aussi souvent que vous le souhaitez.

Exemple de cadre. Dans ma vie quotidienne, je m'efforce d'être/honorer/respecter **(votre/vos valeur(s) fondamentale(s))** dans tout ce que je fais. Je suis comblé par **(insérer ce qui vous passionne, ce qui vous motive)**. Chaque semaine, je m'efforce de progresser vers **(quelle étape/compétence correspond à votre vocation)**. Je suis responsabilisé et enrichi lorsque je me connecte à **(vos super pouvoirs, vos forces)** en faisant **(comment vous appliquez vos forces à votre vie personnelle et à votre vie professionnelle)**. Je travaille continuellement à affiner/développer **(compétences que vous vous efforcez d'améliorer)**, et je m'efforcerai de rester connecté à qui je suis/à mon essence/à ma vocation par **(activité/exercice qui vous permet de vous connecter à votre monde intérieur)**.

Voici quelques exemples de déclarations de vocation (les moyens) suivies de déclarations de vision (la finalité) :

Ma déclaration de vocation. Ma vocation est de cultiver des relations et des environnements de travail qui aident les autres à se sentir en sécurité et à être authentiques.

Ma déclaration de vision. Dans ma vie quotidienne, je m'efforce d'**être authentique** dans tout ce que je fais. Je suis **comblé par une connexion significative et authentique avec moi-même et les autres**. Chaque semaine, je m'efforce de **connaître, faire confiance et agir à partir de l'essence** de qui je suis. Je m'enrichis en me connectant à **ma vocation, en aidant les autres à se sentir en sécurité et à être authentiques**. Je travaille continuellement à **développer mon intégrité**, et je m'efforce de m'aligner sur ma vocation en me **connectant à mon monde intérieur et aux désirs** qui s'y trouvent.

Un autre exemple de déclaration de vocation (contribution de Phillip Dames). Ma vocation est de co-créer des espaces de considération positive inconditionnelle pour ma communauté afin que nous puissions vivre sans obligation. Libre d'ÊTRE.

Déclaration de vision de Phillip. Dans ma vie quotidienne, je m'efforce d'avoir la capacité **de vivre sans obligations. Me connecter à moi-même, à mes proches, à la nature et à la musique me comble.** Chaque semaine, je m'efforce de **passer du temps de qualité dans la nature, et de sortir doucement de mes zones de confort.** Je suis habilité et enrichi lorsque **je suis dans la nature et en cocréant des espaces de considération** positive inconditionnelle. Je m'efforce continuellement d'affiner ma capacité à **élargir ma fenêtre de tolérance** et je **resterai connecté à qui je suis à travers la nature, la musique et l'amitié.**

Visualiser avec les enfants

Visualiser peut également être une activité intéressante à réaliser avec les enfants. Cela les aide à découvrir ce qui les amuse (leurs désirs), leurs superpouvoirs (indices de leur essence) et ce qui les motive (indices de leur vocation). Restez léger et amusez-vous – encore une fois, rien n'est figé et la déclaration peut être modifiée aussi souvent que souhaité. Les enfants ont souvent une idée beaucoup plus claire de leur essence (ce qu'ils aiment, désirent et apprécient) que les adultes. N'hésitez pas à modifier la structure pour la rendre plus conviviale pour les enfants.

Déclaration de vision de Piper, 9 ans (elle a bénéficié de l'aide de ses parents pour la formulation). Chaque jour, j'essaie d'être créative et unique dans tout ce que je fais. J'aime créer de nouvelles choses et les offrir à d'autres. Chaque semaine, je contribue à la vie de mon foyer et je gagne une allocation qui me permet d'acheter des fournitures artistiques et des friandises que j'aime. J'aime faire en sorte que les gens se sentent remarqués, et je reste en contact avec moi-même en écoutant de la musique et en faisant de l'art et de l'artisanat.

Déclaration de vision de Beckett, 8 ans (il a également bénéficié de l'aide de ses parents pour la formulation). Chaque jour, j'essaie d'être honnête avec les autres et de ranger mes affaires. Jouer avec les autres, construire des choses et découvrir de nouveaux endroits me passionne. Chaque semaine, je contribue à mon ménage et je gagne mon argent de poche, ce qui me permet d'acheter des jouets avec lesquels je peux construire. Je montre de l'amour aux autres en les prenant dans mes bras et en prenant le temps de m'occuper d'eux. J'honore qui je suis en exprimant ce qui est vrai pour moi et en faisant ce qui me semble amusant.

Une méditation pour la route
Par Dr Crosbie Watler et Helen Watler

Commençons par nous mettre à l'aise.
Je vous invite à fermer les yeux et à faire les ajustements nécessaires pour vous installer.
Pause.

Respirez profondément…
Et lâchez prise…
Prenez conscience de votre respiration.
Il n'est pas nécessaire de changer quoi que ce soit.
Inspirez et expirez.
Ressentez les mouvements de montée et de descente que votre respiration crée dans votre corps.
Pause.

Restez connectez avec votre respiration.
Détendez votre mâchoire et vos joues, votre visage.
Détendez vos sourcils.
Relâchez vos épaules.
Relâchez la tension dans vos bras. Sentez vos poignets et vos doigts se détendre.

Relâchez votre ventre.
Sentez vos jambes et vos pieds s'alourdir,
Entrer dans le tapis. Laissez-vous porter par le sol.
Sentez votre corps... chaud... détendu... doux.
Pause.

Portez attention aux sensations que vous ressentez dans votre corps,
Toutes les images mentales... les émotions... les pensées...
Laissez-les venir sans jugement, sans résistance.
Ramenez votre attention sur votre respiration.
Inspirez et expirez.
Sentez l'espace dans votre corps.
Remarquez la vivacité de votre corps.
Sentez l'étincelle de vie qui est en vous.
Connectez-vous à cette étincelle, à votre flamme intérieure.
Imaginez votre lumière intérieure...
Quel est son aspect?
Quelle est sa forme?
Quelle est sa couleur?
Émet-elle des sons? Qu'entendez-vous?
A-t-elle une odeur?
Connectez-vous à cette lumière intérieure.
Inspirez, laissez-la devenir plus forte et plus lumineuse.
Sentez-la en vous.
Pause.

Vous êtes en sécurité ici.
Vous pouvez lui faire confiance.
Vous avez tout ce qu'il faut pour cette partie de notre voyage.
La lueur de notre flamme intérieure nous montrera le chemin.
Vous pourrez y revenir, encore et encore.
Pause.

Laissez votre esprit entrer dans un lieu de conscience tranquille.
Immobilité.
Être.
Présence.
Le témoin silencieux.
Votre personnalité authentique.
Rien à faire.
Nulle part où aller.
Juste... être
Pause.

Ici, vous êtes déjà entier.
Pas d'histoires de succès... d'échec... de culpabilité ou de honte.

Simplement « Je suis ».
Une étincelle de lumière pure.
Pause.

Vous êtes ici dans un espace sans frontières.
La conscience sans la pensée.
La conscience.
Connectée à la toile de la vie.
Pause.

Avec gratitude et tranquillité, nous cheminons ensemble.
Pour nous redécouvrir,
Comme si c'était la première fois.
Pour nous souvenir de qui nous sommes.
Intemporel…
Irréfléchi…
Sensible…
Pour ressentir la connexion avec tout ce qui nous entoure.

Lorsque vous êtes dans ce lieu,
Et je suis dans ce lieu,
Nous ne faisons qu'un.

Namaste.

Le défi : la navigation

En considérant le défi de quelqu'un d'autre, ou en travaillant avec quelqu'un d'autre pour considérer le nôtre, nous cultivons le non-attachement. Nous pouvons souvent trouver du réconfort en sachant que nous ne sommes pas seuls et que nous pouvons apprendre les uns des autres. En partant d'un espace plus objectif, nous pouvons prendre du recul, nous réorienter à partir d'une position de force en ayant accès à toutes nos capacités biologiques, intellectuelles et spirituelles. Avec cette orientation bienveillante, nous pouvons affronter les adversités avec confiance, en sachant que nous disposons des ressources et du soutien nécessaires pour relever les défis de la vie.

Revenons à la métaphore de l'arbre. Nous venons d'examiner comment notre orientation influence notre confiance en nos capacités et nos ressources. Lorsque nous en venons à croire que nous sommes inconditionnellement considérés de manière positive, nous avons le courage d'agir de manière authentique, en comblant le fossé entre notre moi « réel » et notre moi « idéal » (congruence). En nous connectant plus profondément à notre « vrai » moi, nous élargissons notre capacité à nous connecter à l'extérieur, en nous rappelant à quel point nous sommes interconnectés les uns avec les autres, avec le monde naturel et avec des forces que nous ressentons, mais que nous ne pouvons pas entièrement comprendre. Plus nous puisons dans cette conscience élargie, plus le bruit quotidien s'estompe par rapport au signal qui palpite en nous. Le signal représente les valeurs, les désirs et les passions qui nous alignent sur notre vocation. Dans cette optique, les forces d'homogénéisation endémiques de la culture occidentale peuvent être considérées pour ce qu'elles sont : des préférences culturelles et non des prescriptions obligatoires. Nous pouvons naviguer stratégiquement dans le temps, non pas par peur, mais plutôt avec un sentiment de confiance renouvelée, nous permettant de créer des ressources avec optimisme, gratitude et compassion.

 Occasion de réflexion et d'adaptation

Que remarquez-vous alors que vous traversez vos journées avec une plus grande conscience de l'alignement et de la vocation? Qu'est-ce qui fonctionne pour vous? Qu'est-ce qui va être déblayé (« bruit »)? Quels sont les domaines que vous souhaitez renforcer?

S'adapter pour le voyage à venir : relier les systèmes racinaires

Nous *apprenons à savoir* comment vivre une vocation en *alignant* nos objectifs et nos actions sur nos désirs et nos valeurs. Nous avons élaboré une déclaration de vocation qui nous ancrera dans notre essence et guidera nos pas vers l'état futur souhaité (vision).

Aujourd'hui, nous nous intéressons à la façon dont nos racines s'entremêlent avec celles des autres. Nous nous *accordons* et nous *alignons* collectivement avec d'autres personnes animées des mêmes intentions. Ceux que nous servons, ceux que nous dirigeons et ceux que nous côtoyons. Nous *renforçons* notre communauté de pratique en établissant une vision commune, renforcée par des stratégies de leadership compatissant.

CHAPITRE 12

S'harmoniser à la communauté : relier les systèmes racinaires

Les relations authentiques et les communautés de soutien nous rappellent qui nous sommes lorsque nous l'oublions. (Demers, 2019)

Jusqu'à présent, nous nous sommes concentrés sur l'établissement de nos racines personnelles (Figure 1.1), mais la gestion des intempéries est tout aussi importante. La séquence est intentionnelle. En ressentant la profondeur et les capacités de nos racines, nous pouvons naviguer avec confiance et optimisme dans les systèmes météorologiques difficiles. En ce qui concerne les systèmes racinaires de nos voisins, le maintien d'une perspective collective nous permet d'accéder aux ressources de la communauté dans son ensemble. En nous enracinant individuellement et en nous étendant aux ressources collectivement, nous pouvons rester calmes dans l'œil du cyclone. Trop se concentrer sur les capacités individuelles sans ressentir le soutien d'une communauté revient à attendre d'un poisson qu'il passe toute sa vie à remonter le courant. Cela peut se produire pendant un certain temps, mais sans élan collectif, l'effort deviendra trop lourd, la motivation s'émoussera et il (et nous) finira par succomber au courant. La meilleure option consiste à maintenir un équilibre sain entre l'autosuffisance et la mutualité. L'inspiration du tout est plus grande que la somme des parties. Il faut une communauté bien intentionnée pour inverser la tendance.

Pour nous sentir connectés, nous avons besoin d'être observés et d'observer les autres dans les moments de vulnérabilité. Il s'agit de nous, reliés par l'esprit, malgré les frontières physiques qui nous séparent. Il s'agit de partager la nature sacrée de notre « vrai » moi. Cela nous permet de nous sentir connectés aux autres. Cette connexion ressentie réécrit l'histoire de la séparation qui vient de *maya* – un terme bouddhiste pour représenter l'*illusion* visuelle de la séparation. Nous établissons la confiance dans le processus de manifestation de notre « vrai » moi dans le monde. Lorsque nous partageons une partie de nous-mêmes qui nous semblait auparavant interdite et que nous sommes reçus avec grâce et compassion (considération positive inconditionnelle), nous apprenons à offrir la même chose à l'intérieur. Une fois que nous nous attachons à l'intérieur de nous-mêmes, en nous syntonisant au « signal » de notre nature, nous pouvons alors partager cette même fréquence de confiance et de compassion avec les autres. Bien que cela commence par une connexion avec une seule personne, cela a un effet domino. En fin de compte, si de plus en plus de personnes adoptent une considération positive inconditionnelle, nous atteindrons le point de bascule nécessaire pour faire évoluer les cultures toxiques.

Nous sommes devenus le changement que nous voulons voir dans le monde. Ce n'est qu'à ce prix que nous atteindrons notre objectif le plus élevé.
Crosbie Watler, M.D., FRCPC

Lorsqu'elles sont informées des besoins individuels et collectifs de la communauté, les structures organisationnelles peuvent soutenir des démocraties saines et autonomes. Les personnes occupant des postes d'autorité officiels donnent le ton et fixent les normes nécessaires pour soutenir les démocraties qui établissent une vision commune de la communauté tout en célébrant les différences individuelles. Cela est nécessaire pour que les membres individuels puissent diriger selon leur vocation unique, en relation avec une mosaïque d'autres personnes animées des mêmes intentions. Pour permettre aux soignants de devenir des leaders, nous devons modifier les structures de pouvoir oppressives. Ces structures de pouvoir sont évidentes dans les hiérarchies chargées de pouvoir et les forces culturelles homogénéisantes. Pour ce faire, nous nous détournons des modèles fondés sur la peur et la honte pour nous tourner vers des communautés de pratique qui permettent à chacun de s'exprimer, honorent la transparence et partagent le leadership. En clair, les hiérarchies ont leur place dans l'amélioration de l'efficacité, l'établissement de voies de communication et la limitation du stress résultant de l'ambiguïté. Nous pouvons bénéficier de l'ordre que procurent les structures hiérarchiques sans pour autant adopter un comportement qui prive d'autonomie ceux qui ont moins de pouvoir. La différence entre les hiérarchies utiles et non utiles réside dans le fait que les employés au bas de l'échelle ont ou non une voix influente dans le système global. Si la seule façon de se sentir écouté est de gravir les échelons de la hiérarchie, la structure de l'organisation est chargée de pouvoir. La dynamique organisationnelle nécessite un modèle de leadership partagé, soutenu par une vision ambitieuse et pertinente sur le plan pratique. Les porteurs de flambeau de cette vision sont les dirigeants, les mentors et les éducateurs qui donnent l'exemple d'une communication respectueuse et d'une considération positive inconditionnelle. C'est à partir de là qu'émergent des leaders compatissants, qui inspirent des équipes compatissantes qui, à leur tour, sont inspirées pour prodiguer des soins compatissants.

Le défi : l'orientation

En considérant le défi de quelqu'un d'autre, ou en travaillant avec quelqu'un d'autre pour qu'il considère le nôtre, nous cultivons le non-attachement. Nous pouvons souvent trouver du réconfort en sachant que nous ne sommes pas seuls et que nous pouvons apprendre les uns des autres. En travaillant à partir de cet espace plus objectif, nous atténuons la réponse au stress. Nous pouvons alors nous réorienter à partir de cette position de force, améliorant ainsi notre capacité à utiliser toutes nos capacités biologiques, intellectuelles et spirituelles. Avec cette orientation bienveillante, nous pouvons faire face aux adversités avec confiance, en sachant que nous disposons des ressources et du soutien nécessaires pour relever les défis de la vie.

Entraînons-nous avec Rachel et Todd. Rachel et Todd travaillent comme pairs soignants dans un établissement de santé mentale tertiaire. La tension entre eux est palpable et provient d'un malentendu passé qui a fait croire à Rachel que Todd s'était plaint d'elle auprès de leur directeur.

Lorsque Rachel voit Todd, elle est activée, ce qui la fait passer en mode combat. Bien qu'elle fasse attention à ce qu'elle dit, elle n'hésite pas à communiquer sa désapprobation de manière subtile. Elle soupire fréquemment lorsque Todd parle et critique souvent son travail, manifestant ainsi clairement son irritation.

Todd est intimidé par Rachel, qui est une membre de l'équipe de direction et une leader. Lorsque Todd voit Rachel, il est activé, ce qui le met en mode « fuite ». Il fait de son mieux pour l'éviter, ainsi que les collègues qui semblent se rallier à ses comportements hostiles. Mais étant donné la proximité de leur lieu de travail, il se retrouve constamment à regarder par-dessus son épaule. Pour lui, cela ressemble à de l'« intimidation », mais Rachel est si subtile qu'il ne pense pas pouvoir dénoncer son comportement sans aggraver sa propre situation. Todd a des enfants à charge. Il a besoin de ce travail. Rachel a manifestement une dent contre lui et dispose du **capital social** et de l'ancienneté nécessaires pour le faire sentir mal.

Récemment, Todd a trouvé un patient dont il s'occupait, allongé sur le sol. Il s'est précipité pour s'occuper du patient, et Rachel et deux autres collègues étaient juste derrière lui. Rachel, qui se tient avec ses deux amies collègues, a pointé du doigt Todd en lui demandant pourquoi les barrières de lit n'étaient pas relevées. Todd s'est senti accusé à tort, car il n'était pas nécessaire que les barrières du lit soient relevées pour ce patient. Cependant, il se rend compte aujourd'hui que cela aurait peut-être dû être le cas. Il est impatient de fuir la situation, car il se sent agressé et coupable d'avoir manqué cette mesure de sécurité.

Selon vous, comment Todd devrait-il relever ce défi?

Pensez à une situation passée ou présente dans laquelle vous pourriez vous identifier à Rachel (c'est-à-dire que vous vous êtes senti trahi au point de ne pas pouvoir contenir votre hostilité). Quel besoin primaire alimente le ressentiment de Rachel? Comment pourrait-elle se réorienter par rapport à Todd?

Pensez à une relation passée ou présente dans laquelle vous pouvez vous identifier à Todd (par exemple, vous avez subi de l'intimidation sur une base fréquente, mais vous vous êtes senti impuissant à y mettre fin). Quel besoin primaire alimente le sentiment de menace de Todd? Comment pourrait-il se réorienter de manière à relever ce défi?

Renverser la vapeur avec des communautés de pratique similaires

Une communauté de pratique représente un groupe animé des mêmes intentions et travaillant dans le cadre d'une vision commune. Reportez-vous au Chapitre 6, où nous avons exploré le « signal » par rapport au « bruit », le « signal » représentant les incitations du corps spirituel et le « bruit » représentant les distractions et les pressions extérieures ainsi que le stress intérieur. Lorsque nous vivons dans des communautés où la considération positive est *conditionnelle* et non *inconditionnelle*, nous connaissons des conflits entre nos mondes intérieur et extérieur. Nous nous abandonnerons au monde intérieur, au monde extérieur ou, selon nos compétences en matière de navigation, nous oscillerons prudemment entre les deux.

L'abandon aux attentes des autres nous conduit à ignorer les incitations du corps spirituel afin de pouvoir dire « oui » aux autres. En conséquence, nous atteignons l'aisance sociale. Mais il y a un prix à payer : nous devenons incongrus à ce moment-là, ce qui alimente la honte et érode la confiance en soi. Dans ce cas, le bruit du monde extérieur se transforme en bruit dans le monde intérieur (ressentiment). Nous nous sentons alors plus en sécurité dans le monde extérieur et moins en sécurité avec nous-mêmes. Lorsque le *soi* (« signal ») est habituellement mis en veilleuse, au profit du « bruit », notre subconscient se *met* en branle, obligeant les mécanismes primitifs à prendre le siège du conducteur. Il s'agit de combattre, de fuir, de s'immobiliser et de se soumettre.

S'abandonner aux sollicitations de notre monde intérieur signifie que nous nous montrons authentiques, exprimant notre « vrai » moi (y compris nos désirs et nos valeurs) avec les autres. En conséquence, nous disons « oui » au corps spirituel malgré les bruits extérieurs. Nous devenons alors congruents à ce moment-là, ce qui favorise l'autocompassion et la confiance en soi. Toutefois, ce scénario peut conduire à un *malaise* social et nous faire sentir moins en sécurité avec les autres, en fonction de nos systèmes de soutien. Lorsque nous nous sentons trop vulnérables dans le monde, nous pouvons nous sentir poussés au-delà de notre fenêtre de tolérance au stress, ce qui entraîne une réaction de lutte, de fuite, de gel ou de soumission.

Étant donné que les deux choix peuvent nous plonger dans un état d'insécurité, nous rendant enclins à l'activation du système nerveux, comment pouvons-nous naviguer sur ce terrain? Une chose est sûre : nous ne pouvons pas agir seuls dans ce monde bruyant. Plutôt que de prétendre que nous pouvons nager à contre-courant sans nous attendre à nous fatiguer, et finir par céder au courant culturel, nous pouvons nous ancrer dans une communauté d'autres personnes animées des mêmes intentions. Ensemble, nous renversons la vapeur. Il s'agit du flux de groupe, qui s'harmonise à la théorie polyvagale sur la façon dont les êtres humains se régulent les uns les autres (Flores & Porges, 2017). Ceux qui connaissent notre « signal » peuvent nous rappeler qui nous sommes lorsque nous l'oublions. Ils alimentent notre sentiment de sens et de sécurité dans le monde. C'est à partir de ce lieu de connexion que nous avons le courage de suivre notre vocation (« signal ») malgré le « bruit ».

La chose *significative* représente l'action que nous sommes appelés à entreprendre à tout moment et qui correspond à notre « signal », malgré les distractions bruyantes et les pressions sociales. Ancrés dans une communauté de pratique sécurisée, caractérisée par une considération positive inconditionnelle, nous entreprenons une action significative à la fois. C'est ainsi que nous prospérons. C'est en passant d'un moment prospère à l'autre que nous apprenons à vivre une vocation.

Connexion aux autres : des racines qui s'entremêlent

Dans l'utérus, nous sommes en relation physique constante avec un autre être. À la naissance, nous faisons l'expérience d'une séparation physique, c'est la fin de notre espace et le début de celui des autres. Dans la mort, lorsque notre esprit se libère du vaisseau qui l'héberge, nous nous connectons à nouveau à tout ce qui est. Entre la naissance et la mort, notre séparation physique et les histoires qui en découlent façonnent notre vie, même si nous restons énergétiquement connectés à tout ce qui existe tout au long de notre vie. Bien que nous ne soyons pas seuls, nous pouvons avoir l'impression de l'être. Par conséquent, par peur du rejet, nous marchons souvent seuls, craignant de montrer les parties de nous-mêmes qui pourraient entraîner une séparation supplémentaire. Cependant, lorsque nous entrons dans la lumière, en exposant notre nature spirituelle, notre moi profond, nous plantons le drapeau de ce que nous sommes dans le sol commun. Lorsque nous montrons notre « vrai » moi aux autres, nous partageons la douleur née de la séparation, ressentie comme une honte dans notre forme physique. C'est au sein de la communauté que nous libérons la honte qui s'enracine dans l'isolement. Lorsqu'il est reçu avec une considération positive inconditionnelle, le « vrai » moi est vu, accepté et aimé. Nous nous souvenons de notre lien avec toutes les choses, malgré nos frontières physiques, nous, en tant qu'*êtres* humains, sommes dans le même bateau.

Une approche holistique de la santé mentale

Par Crosbie Watler, M.D., FRCPC, psychiatre et leader d'opinion canadien

Le nouveau-né est totalement immergé dans la conscience de son moi authentique – simplement *je suis* sans condition, sans illusion de séparation. Dans le même instant, rien et tout. Peut-être revenons-nous à cette conscience de l'esprit, de l'*être* lorsque nous nous débarrassons de notre manteau de mortel. Mieux vaut ne pas attendre. La conscience de soi sous forme humaine est une force redoutable. Des alliés visibles et invisibles vous soutiendront. Vous ne pourrez jamais *prouver cela* aux sceptiques parmi vous, alors n'essayez même pas. Il y a une qualité *noétique* – vous *sentez* profondément que c'est vrai, et le flux constant de coïncidences et d'heureux hasards divins le confirme.

Une grande partie de ce texte s'est concentrée sur l'apprentissage de la richesse de nos mondes intérieurs, en développant notre conscience de nos natures spirituelles (essence) et notre capacité à répondre à nos sens ressentis. Lorsque nous sommes ancrés et dotés de ressources de cette manière, nous forgeons des racines plus profondes, ce qui améliore notre capacité à gérer les stimuli avant qu'ils ne se transforment en facteurs de stress. Nous pouvons nous détendre en période de stress. En conséquence, notre *faire* découle d'un *être* inspiré. En peu de temps, une action *significative* après l'autre, nous constatons que nous vivons notre vocation. Cependant, nos racines partagent le sol avec d'autres, s'entrelacent et se synchronisent, servent et sont servies. Cette imbrication est impérative, surtout en période de pénurie. En travaillant collectivement, nous pouvons mettre en commun nos forces et nos ressources, ce qui nous permet de continuer à progresser. Nous ne prenons que ce dont nous avons besoin et nous apportons ce que nous pouvons. Il s'agit d'une connexion au sein de la communauté. Si l'on peut aller plus vite seul, on va beaucoup plus loin ensemble.

C'est ainsi que nous avons évolué pour vivre en communauté, avec un objectif et des liens. Dans notre monde moderne, nous nous sommes égarés. Cette situation est au cœur de la crise de la santé mentale et de la toxicomanie. Nous devons chercher des solutions au bon endroit. Le simple fait d'injecter de nouveaux fonds dans les soins de santé mentale est une expérience ratée. Lorsque nous sommes soutenus pour vivre de la manière dont nous avons été conçus, tout guérit.

Dr Crosbie Watler, M.D., FRCPC

La théorie polyvagale (Flores & Porges, 2017; Porges, 2011), présentée au Chapitre 1, souligne le rôle de la connexion et de la communauté dans le processus de guérison. Lorsque nous sommes en contact avec d'autres personnes animées des mêmes intentions et qui peuvent se témoigner une considération positive inconditionnelle, nous calmons et même réorganisons notre système nerveux. Lorsque nous sommes connectés dans ce vaisseau sécurisé, le « bruit » en nous s'apaise, ce qui nous permet de nous syntoniser et d'exprimer le « signal » de qui nous sommes vraiment. Nous apprenons à nous voir les uns les autres, indépendamment des réactions du système nerveux et du conditionnement culturel. Dans cette vision, nous gagnons le courage nécessaire pour manifester notre moi authentique dans le monde.

Dans une revue de 148 études réunissant plus de 300 000 participants, Holt-Lunstad et coll. (2010) ont constaté une augmentation de 50 % de la probabilité de survie chez les personnes ayant de fortes relations sociales. En d'autres termes, si la moitié des membres d'une communauté meurt, ceux qui survivent sont plus susceptibles d'avoir des relations sociales fortes, tandis que ceux qui meurent ont plus de chances d'avoir des liens sociaux plus faibles. Les relations sociales de soutien améliorent également notre sentiment de cohérence, qui prédit toute une série de résultats positifs en matière de santé physique et mentale. En ce qui concerne la santé des organisations, des recherches menées depuis plusieurs décennies ont montré que les personnes qui se sentent plus proches les unes des autres au travail font preuve de plus d'empathie et de confiance envers les autres, et sont également plus susceptibles de coopérer (House et coll., 1988). Les personnes qui se sentent connectées, qui croient que les autres ont une considération positive inconditionnelle à leur égard, sont plus susceptibles de contribuer à un lieu de travail positif que celles qui ne se sentent pas connectées.

Le lien social n'a rien à voir avec le nombre d'amis que nous avons – il s'agit de notre sentiment de connexion authentique et inconditionnelle avec au moins une personne. Les personnes introverties peuvent n'avoir qu'une seule personne avec laquelle elles se sentent en contact, alors que les extravertis préfèrent avoir de nombreux contacts sociaux. Certains découvrent ce lien avec les animaux. Cela fonctionne aussi! Nous ne pouvons pas nous sentir connectés au niveau de l'esprit pensant. La capacité à bénéficier de ces avantages est en corrélation avec notre expérience de la connexion au sens propre du terme. La conviction que nous sommes connectés, que nous disposons de ressources au-delà de nos limites physiques, est une composante du sentiment de cohérence (notre orientation dans la vie). Lorsque nous puisons dans les ressources abondantes de la collectivité, nous gagnons en sécurité grâce à la stabilité de nos systèmes racinaires bien pourvus en ressources. À partir de cette orientation, nous pouvons gérer en toute confiance les stimuli avant qu'ils ne se transforment en facteurs de stress déstabilisants. Comme l'illustre la Figure 1.1, les systèmes racinaires profonds et stables sont moins susceptibles d'être menacés par les intempéries.

La qualité est bien plus importante que la quantité. Une personne qui a un ami dont elle ressent une considération positive inconditionnelle en retirera plus de bénéfices qu'une personne qui a de nombreuses amitiés conditionnelles. De la même manière, les relations sur le lieu de travail caractérisées par une considération positive inconditionnelle, qui favorisent la connexion et le sentiment d'appartenance, sont exactement ce qu'il faut pour transformer les modes de vie compétitifs auxquels beaucoup d'entre nous se sont habitués.

Dans une étude sur la résilience des soignants novices, Jessica, une soignante nouvellement diplômée et participante à la recherche, fait écho à ce sentiment, en montrant comment le fait de se sentir soutenue et en sécurité au travail a réorienté sa perspective et sa capacité à faire face au stress professionnel :

> *Je m'absentais souvent... parce que je redoutais d'aller au travail. J'ai été mis en probation à cause de cela. L'environnement n'était pas encourageant. J'étais très stressée et épuisée. Il n'y avait pas de soutien. Il n'y avait pas de travail d'équipe. Il n'y avait pas de ressources ou d'infirmiers/ères expérimenté(e)s pour poser des questions. Maintenant que je suis à l'étage [#], je me sens en sécurité et c'est tellement mieux. Quoi qu'il arrive, je peux appeler à l'aide et quelqu'un sera là pour m'aider. Je ne m'absente plus maintenant. Je me sens soutenue et enthousiaste à l'idée d'aller travailler maintenant. (Dames, 2018a)*

Les relations qui favorisent la connexion tout en encourageant l'expression authentique sont essentielles pour nous permettre d'intérioriser (incarner) la considération positive inconditionnelle des autres. Une fois que nous nous sommes mis au diapason de ce sentiment, nous pouvons le transmettre à d'autres, en leur offrant cette manière plus sûre d'être. En cultivant un sentiment de connexion avec les autres, nous renforçons les deux facteurs qui déterminent notre résilience. Premièrement, nous gagnons en congruence en nous montrant authentiquement dans le monde. Deuxièmement, nous améliorons notre sens de la cohérence en prenant confiance en nos ressources collectives intérieures, ce qui favorise une plus grande capacité à relever les défis de la vie sans se sentir chroniquement menacé par eux.

La codépendance et l'interdépendance

Les relations fondées sur l'acceptation conditionnelle, dans lesquelles les proches doivent se conformer aux normes sociales pour obtenir l'approbation, caractérisent la codépendance. À l'instar de ce qui se passe dans les cultures homogénéisantes, nous continuons à alimenter la codépendance en nous imposant inconsciemment l'uniformité. Cette façon d'être résulte souvent de l'observation et de l'intériorisation des habitudes prises pendant l'enfance. Nous n'avons pas choisi consciemment de vivre de cette manière; nous avons été conditionnés à le faire. Nous avons laissé ce conditionnement prendre le dessus parce que nous pensions que notre survie en dépendait. Pour ceux qui luttent pour survivre dans une culture individualiste, il est naturel de s'attacher anxieusement aux autres ou de les éviter. Beaucoup d'entre nous ont fait l'expérience de la codépendance, qui a commencé dans l'enfance et s'est perpétuée à l'âge adulte par le biais de l'incongruité, de l'habitude et de la familiarité. Il peut être difficile de se défaire de ses habitudes de codépendance, surtout lorsqu'on n'en est pas conscient. En cheminant vers la congruence, nous prenons conscience de la codépendance, ce qui nous met mal à l'aise. Nous ne pouvons pas rester codépendants et gagner en congruence. La codépendance est un obstacle majeur à l'expression authentique. Ce nouvel inconfort est normal et c'est le signe que nous sommes sur la bonne voie, que nous nous laissons aller à l'inconfort de la naissance de notre moi authentique.

Quels sont les signes communs de la codépendance?

- Idées arrêtées; se sentir jugé ou juger les actions des autres comme bonnes ou mauvaises sur la base d'attentes rigides (perfectionnisme).
- Évitement des conflits; résistance à l'acceptation par les autres
- Éviter d'exprimer ses véritables opinions et désirs par peur d'être rejeté, et
- Se plier à une façon d'être prescrite pour éviter de faire des vagues.

Lorsque la codépendance sévit dans des cultures professionnelles caractérisées par la pression exercée pour que l'on s'assimile à une façon étroite d'être (par le biais de la honte), il en résulte une incongruité. Une fois que nous devenons incongrus, la honte que nous ressentons à l'intérieur devient trop lourde à porter, ce qui conduit finalement à la désincarnation. Nous perdons notre connexion avec nous-mêmes et avec tout ce qui est. Nous ne pouvons pas nous épanouir dans cet état de déconnexion. Dans cet état de peur, nous contribuerons probablement davantage aux forces d'homogénéisation qui nous ont conduits là où nous sommes.

D'autre part, l'interdépendance est un équilibre entre la reconnaissance de notre dépendance à l'égard des autres et le respect de notre indépendance en tant qu'individu unique. Il existe une tension innée entre la dépendance et l'indépendance. Il y a des hauts et des bas, ce qui est normal dans toute relation saine. Des conflits ne manqueront pas de surgir au sein de cette tension. En fait, le conflit est un signe de santé! Il nous rappelle que nous sommes à la fois uniques et identiques. Nous apprenons à honorer les besoins et les désirs uniques de chacun dans un contexte caractérisé par la connexion. Le conflit nous permet de résoudre les tensions entre dépendance et indépendance, en redéfinissant où s'arrêtent nos limites et où commencent celles des autres. Nous apprenons à accepter ce que nous ne pouvons pas changer et que nous n'avons pas besoin d'être identique pour avoir un sentiment d'appartenance au monde. À partir de ce lieu sûr, nous pouvons accepter d'être en désaccord sans menacer notre sécurité dans la mosaïque humaine plus large.

Tester les eaux

Dans les relations d'interdépendance, le conflit n'est pas aussi menaçant parce qu'il ne nous oblige pas à changer ce que nous sommes pour être aimés. Nous donnons et recevons une considération positive inconditionnelle. Si des problèmes surviennent, il existe un espace sûr pour en discuter, voire pour les tester afin de réaffirmer la nature sûre de la relation. Cette mise à l'épreuve est nécessaire pour l'intérioriser, pour croire en sa nature inconditionnelle. Pour récolter les bénéfices de cette manière sûre d'*être*, nous devons croire qu'elle est inconditionnelle. Pour y croire, il faut en faire l'expérience. La mise à l'épreuve se produit lorsque nous nous exprimons de manière authentique, en veillant à ce que toutes les parties de notre « vrai » moi soient acceptées comme faisant partie de l'ensemble des caractéristiques qui font de nous ce que nous sommes. L'ensemble de ce que nous sommes reçoit une considération positive inconditionnelle. Pour être clair, cela ne signifie pas que tout le monde aimera toutes les parties de nous. Il ne fait aucun doute que nous irriterons les autres (et que les autres nous irriteront). Cependant, même nos parties « impopulaires » seront acceptées comme telles : des parties d'un ensemble beaucoup plus vaste et considéré positivement. En outre, lorsque nous sommes en état de menace, ce n'est souvent pas le « vrai » moi qui émerge, mais plutôt notre forme désincarnée, qui est pilotée par le système nerveux et largement déconnectée de notre « vrai » moi. Pour refléter une considération positive inconditionnelle dans ces moments difficiles, nous devons être capables de détecter le « signal » le plus profond sous le « bruit » de surface.

Lorsque nous sommes interdépendants, nous pouvons honorer les différences et les comportements moins favorables des autres sans nous sentir menacés par eux. Les communautés de pratique ne s'épanouissent que lorsque de telles relations d'interdépendance sont cultivées. Nous devenons des *êtres* uniques, soudés par la création d'une vision commune, soulignant les priorités qui promeuvent l'authenticité à travers des relations de considération positive inconditionnelle. C'est ce lien authentique entre les individus qui permet de faire face aux conflits et aux défis sans déstabiliser l'ensemble du collectif. C'est ainsi que nous évitons, en tant que soignants, de nous sentir isolés et menacés lorsque les opinions et les façons d'être diffèrent entre nous.

Nous trouverons un terrain d'entente dans notre humanité commune. Nous sommes tous confrontés à l'incongruité, à la tension liée à la nécessité de faire des compromis pour nous sentir en sécurité dans le monde. Dans ces expériences humaines communes, nous pouvons nous réconforter en pensant que nous ne sommes pas seuls. Pour illustrer cela, prenons l'exemple d'une étude récente dans laquelle deux soignantes novices et participantes à la recherche, Candice et Jessica, se sont senties habilitées pendant la période turbulente où elles franchissaient le seuil de la pratique professionnelle. Elles ont trouvé du réconfort en sachant qu'elles ne souffraient pas seules, que ce qu'elles vivaient était tout à fait normal au sein de leur groupe de pairs (Dames, 2018a) : « Le simple fait d'en être conscient et de le voir par écrit et de faire de l'autoexploration m'a vraiment aidé à y faire face… cela m'a vraiment aidé à grandir » (Candice). « Il est bon de savoir que je ne suis pas la seule à être confrontée à ces problèmes » (Jessica).

Vision organisationnelle

Vivre une vocation nous amène à dépasser nos désirs individuels, en cultivant notre désir de contribuer à une cause plus grande que nous. Cette vocation nous ancre, enracine nos racines et nous fournit la lentille à travers laquelle nous voyons le monde. Il nous rappelle qui nous sommes et ce qui compte pour nous. Il représente le « moyen » par lequel nous vivons nos moments. Nous pouvons avoir une vocation individuelle et une vocation collective. En revanche, les visions partagées sont plus descriptives et se concentrent sur le « point final » plutôt que sur les moyens d'y parvenir. Lorsque les organisations s'accordent sur une vision commune, les objectifs et les actions prennent forme, fournissant l'orientation, l'inspiration et l'élan nécessaires pour travailler à la réalisation d'objectifs communs. Les visions efficaces permettent à la collectivité de savoir que lorsque le travail est difficile, l'effort en vaut la peine. Elle fournit la motivation collective nécessaire pour franchir les étapes délicates du voyage, car la destination en vaut la peine.

Lorsqu'elles sont ancrées dans des visions collectives claires, les personnes ou les organisations sont habilitées et motivées à prendre des décisions à chaque instant en fonction de la manière dont elles correspondent à la vocation de la personne ou de l'organisation et à l'état futur souhaité. La vision organisationnelle comporte trois étapes (NHS Improvement, 2018) :

1. Les dirigeants officiels définissent les paramètres de la vision.
2. Un petit groupe crée les principales caractéristiques de la vision, en représentant les personnes concernées par l'avenir.
3. La vision est largement partagée et expliquée au niveau local.

Les six caractéristiques clés de la vision de John Kotter permettent d'éclairer davantage le processus de développement. Elles sont les suivantes :

1. Imaginable : elle donne une image claire de l'avenir.
2. Souhaitable : elle répond à l'intérêt à long terme des personnes concernées.
3. Réalisable : elle est réaliste et réalisable.
4. Focalisée : elle est suffisamment claire pour guider la prise de décision.
5. Flexible : elle permet l'initiative individuelle et des réponses alternatives lorsque les conditions changent.
6. Communicable : elle est facile à communiquer et pet être expliquée rapidement. (NHS Improvement, 2018)

Vision d'un lieu de travail empreint de compassion et tenant compte des traumatismes

La compassion est un antidote à la honte omniprésente qui perpétue la domination sociale et érode le moral au travail.

Les mouvements sociaux ont besoin d'une structure pour soutenir leur croissance. Les dirigeants de l'organisation soutiennent cette structure. Compte tenu de l'état de la culture des soins de santé, le passage à une vision plus compatissante nécessite un entretien constant, soutenu et motivé par une vision commune des dirigeants. Pour que le changement soit durable, il faut que les dirigeants fassent preuve d'autocompassion, qu'ils incarnent la compassion et qu'ils la transmettent aux autres, soulignant ainsi la vision au jour le jour. Michael West (2020), un acteur clé du processus d'amélioration du NHS, a décrit les caractéristiques d'un leadership compatissant :

- Participer : prêter attention au personnel – « écouter avec fascination ».
- Comprendre : trouver une compréhension commune de la situation à laquelle ils sont confrontés
- Faire preuve d'empathie, et
- Aider : prendre des mesures intelligentes pour aider.

La recherche montre que le facteur le plus puissant influençant la culture est le leadership. (NHS Improvement, 2017)

Les environnements de travail empreints de compassion sont soutenus par des dirigeants congruents et compatissants, qui bénéficient d'une structure organisationnelle favorable et d'une vision commune. Les dirigeants compatissants modèlent et promeuvent des relations de considération positive inconditionnelle, ce qui se traduit par des lieux de travail qui célèbrent l'authenticité et la diversité. Comme nous l'avons vu précédemment, les personnes qui ont un niveau élevé d'autocompassion sont plus susceptibles de projeter la même considération positive inconditionnelle vers l'extérieur. Après que le National Health Service d'Angleterre a investi dans un vaste effort de promotion du leadership compassionnel, son programme de recherche a montré des améliorations significatives de la culture des soins et des résultats des soins aux patients. La recherche montre que lorsque les organisations incarnent la compassion, avec le soutien et l'appui de leurs dirigeants, elles sont en mesure de :

- Fournir des soins de haute qualité et optimiser les ressources tout en soutenant une main-d'œuvre saine et engagée
- Permettre au personnel de faire preuve de compassion, de s'exprimer, de s'améliorer continuellement et de créer un environnement où il n'y a pas d'intimidation et où il y a de l'apprentissage, de la qualité et la nécessité d'un leadership du système, et
- Contribuer à la sécurité culturelle, en améliorant les efforts et les résultats en matière de diversité. (NHS Improvement, 2017, p. 3)

Les lieux de travail peuvent être considérés comme des communautés de pratique, car ils sont unis par des intentions communes pour atteindre des objectifs communs. De la même manière, ces intentions peuvent s'étendre à d'autres priorités et valeurs communes. Par exemple, pour cocréer un espace relationnel qui soit informé des traumatismes, la communauté doit suivre les principes de sécurité, de fiabilité, de choix, de collaboration et d'autonomisation (Vickers & Moyer, 2020). Il est important d'établir cet espace de sécurité, car lorsque nous nous montrons plus authentiques avec les autres, cela peut activer des peurs intenses et souvent débilitantes du rejet. Si nous manquons de sécurité dans notre environnement relationnel lorsque ces sentiments surgissent, nous risquons de réagir en nous protégeant du danger potentiel. Par conséquent, une vulnérabilité trop importante et trop rapide peut nous amener à nous fermer émotionnellement ou à nous « figer ». À l'inverse, nous serons beaucoup plus enclins à tolérer la vulnérabilité si nous avançons au rythme de la confiance. Petit a petit, à mesure que nous croyons que nous sommes inconditionnellement considérés de manière positive, nous pouvons mettre une autre partie « réelle » de nous-mêmes sur la table collective. Il s'agit du processus de « test » décrit précédemment. Par conséquent, pour cocréer ce type de communauté de pratique, nous dcvons, individuellement et collectivement, cultiver la croyance envers une considération positive inconditionnelle. Une fois cette croyance intériorisée puis incarnée (manifestée dans le monde physique), nous pouvons adopter des modes de vie qui (1) favorisent un meilleur alignement intérieur et une expression plus authentique (congruence) et (2) nous permettent de ressentir l'autonomie et la confiance nécessaires pour relever avec succès les défis de la vie (sentiment de cohérence).

Leadership : la modélisation des rôles d'une nouvelle manière

Dans le contexte actuel de forte stimulation et d'évolution rapide des soins de santé, les soignants ont besoin de dirigeants qui soient prêts à jouer un rôle de modèle pour aller de l'avant. Chaque prestataire de soins de santé est un leader capable de s'épanouir là où il se trouve, mais le sol dans lequel il est planté doit être en mesure de soutenir sa croissance et son développement. Lorsque c'est le cas, ces *êtres* florissants porteront des fruits, ce qui leur permettra de partager leur abondance avec l'ensemble de la communauté.

Nous assumons un rôle de leader informel dès que nous franchissons le seuil de la pratique professionnelle. Notre capacité en tant que leaders et agents de changement a une influence importante sur notre culture de travail. Malgré les attentes implicites des soignants d'agir en tant qu'agents de changement, nombre d'entre eux déclarent ne pas se sentir préparés à leur rôle; cette constatation souligne la nécessité pour les organisations de fournir davantage de soutien au développement du leadership (Sherman et coll., 2011). Les éléments fondamentaux qui encourageront les employés à sortir de leur zone de confort et les aideront à tracer leur voie en tant que leaders sont la culture de la confiance, l'engagement dans une communication respectueuse et la normalisation des conflits dans le cadre d'une culture de considération positive inconditionnelle.

La recherche montre que la *dignité* est associée à des niveaux élevés d'ocytocine, une hormone et un neurotransmetteur qui améliorent l'empathie, le comportement prosocial, l'engagement organisationnel et le travail d'équipe (Zak, 2018). Les organisations où la confiance est élevée ont tendance à avoir des taux de satisfaction des employés plus élevés, un meilleur moral et un meilleur travail d'équipe que les organisations où la confiance est faible. La fiabilité des dirigeants fournit le schéma relationnel qui informe sur la manière dont l'équipe va *être* ensemble. Ceux qui agissent de manière digne de confiance – en privilégiant la transparence, l'ouverture, la sincérité et les relations empathiques – donnent le ton sur le lieu de travail. Comme l'ont démontré les neurosciences, ces qualités contribuent de manière significative à la santé des employés et de l'organisation dans son ensemble (Zak, 2018).

Les modèles de communication directe et *respectueuse* créent un environnement dans lequel les employés se sentent en sécurité et s'expriment de manière authentique et assertive. Malheureusement, la communication triangulée est la norme dans de nombreux environnements de soins, ce qui érode la confiance et la sécurité relationnelles. La triangulation se produit lorsque nous évitons d'aborder le conflit avec la personne qui nous menace. Au lieu de cela, nous faisons part de notre désapprobation à nos pairs ou à notre supérieur, laissant la personne avec laquelle nous sommes en désaccord (ou que nous désapprouvons) en dehors de la conversation, tandis que nous construisons des alliances dans son dos. Si la constitution d'alliances avec les pairs et la direction peut sembler plus sûre — elle nous permet d'éviter la confrontation directe et minimise donc le risque de rejet —, elle alimente en fin de compte l'hostilité et peut causer des dommages relationnels irréparables. Lorsque ce scénario se répète à l'infini dans les équipes de soignants, les relations deviennent très volatiles et hostiles. En outre, la communication triangulée exacerbe souvent les malentendus et les conflits, en impliquant davantage de personnes et en ajoutant des insultes à la blessure initiale. Cette stratégie de gestion des conflits est une forme de violence horizontale qui sévit dans de nombreuses cultures de soins.

Normaliser le conflit

Les conflits sont fréquents dans de nombreux environnements de soins en raison de la nature très stimulante et rapide du travail. La pression du rendement est une source de stress pour beaucoup, entraînant une activation fréquente du système nerveux. Comme les tâches sont dictées par les besoins des clients, qui sont en constante évolution, complexes et souvent imprévisibles, la prise de décision est fréquente et souvent urgente (Sherman & Pross, 2010). D'une part, les opinions divergentes offrent un buffet d'options, ce qui favorise la créativité et la flexibilité des équipes. En revanche, si nous considérons le conflit comme une menace, les opinions divergentes seront une source permanente de stress, ce qui entraînera davantage de tension et d'hostilité. Notre capacité à résoudre les conflits dépend de notre compréhension de leur déroulement habituel. Il est également utile de reconnaître les tendances défensives (combat, fuite, vol, soumission) que nous et nos collègues adoptons par défaut. Lorsque nous reconnaissons les schémas défensifs, nous avons plus de chances d'interrompre et de désamorcer la réaction de stress. Par exemple, considérons les réactions qui se produisent lorsqu'un collègue évitant les conflits a un accrochage émotionnel avec un collègue qui a tendance à se battre lorsqu'il est activé, ou lorsque deux collègues qui se battent par défaut s'engagent dans un conflit.

Les conflits sous l'angle des besoins non satisfaits

La majeure partie des conflits et de leur résolution se produit de manière inconsciente. Lors d'un conflit, la personne en position de force, ou celle qui a traditionnellement pris le rôle dominant, dirige souvent l'issue du conflit. Lorsque ces positions de pouvoir orientent les résultats, les deux parties se sentent menacées. Les tendances du système nerveux déterminent la façon dont les membres réagissent, avec des combinaisons variées de combat, de fuite, de gel et de soumission. Si les deux personnes se battent, celle qui est poussée par le besoin le plus primaire dominera souvent le conflit, car elle est poussée par un plus grand sentiment de menace (c'est-à-dire qu'elle se bat pour sa survie). Celui qui a la certitude que ses besoins primaires sont satisfaits se rendra souvent compte (inconsciemment) que l'autre n'a pas le choix de reculer. Il s'agit d'une nécessité ressentie qui perdurera probablement malgré la raison. En conséquence, deux personnes en position de combat entrent en collision. Lorsque l'inconfort est extrême, celui qui peut prendre du recul le fait. Dans un autre scénario, il peut y avoir une combinaison de fuite et de gel, ce qui permet d'éviter complètement le conflit. Ou bien l'un des deux se bat tandis que l'autre fuit ou se fige, ce qui permet à celui qui se bat de ressentir un plus grand sentiment de résolution que l'autre. Par conséquent, la personne qui a fui ou s'est figée est plus susceptible de conserver la tension non résolue dans son corps, ce qui entraîne du ressentiment, qui se manifeste par de l'hostilité sur le lieu de travail.

Comme vous pouvez le constater, les conflits se déroulent souvent en dessous du niveau de notre conscience. En outre, ils nous concernent rarement. C'est dans ces moments-là que la capacité à incarner le *détachement rationnel* avec les autres s'avérera être une compétence importante. Cette forme de non-attachement, présentée pour la première fois au Chapitre 3, se caractérise par une capacité à ne pas prendre personnellement les comportements des autres. Dans cette perspective, nous reconnaissons que les comportements hostiles des autres sont moins liés à nous qu'aux blessures non résolues des autres (ou des nôtres) dans le passé, qui sont projetées dans la situation actuelle. De ce point de vue, nous pouvons garder les choses en perspective sans nous enfermer dans nos propres hypothèses et nos propres peurs. Comme cela n'est pas personnel, cela ne menace pas non plus le système nerveux. Lorsque nous sommes ancrés dans cette position de non-attachement, nous pouvons déplacer notre attention de ce qui ne va pas vers ce qui peut être fait.

En cultivant le détachement rationnel, les deux parties peuvent prendre du recul par rapport à la menace, car elles comprennent toutes deux qu'il ne s'agit pas d'une affaire personnelle. Lorsqu'il s'agit d'une affaire personnelle, le « bruit » du moment obscurcit notre capacité à voir ce qui se passe sous la surface (notre « signal »). Le fait de garder les choses en perspective interrompt le système nerveux et nous permet de passer des réactions aux actions plus conscientes et objectives. Il peut s'avérer nécessaire de prendre un peu de recul pour que les émotions liées à la peur se dissipent. Si nous ne parvenons pas à cultiver le non-attachement par nous-mêmes, un ami ou un professionnel peut nous aider à atteindre l'objectivité nécessaire pour naviguer dans le conflit de manière plus consciente. Le programme WITS, décrit dans la section suivante, est un exemple de modèle qui peut aider à cultiver l'espace et les ressources objectives.

Naviguer dans les conflits avec le WITS

Le programme WITS est un programme d'études qui vise à promouvoir des relations sûres et saines dans les écoles et les communautés. Des études montrent l'influence positive de l'aide apportée aux enfants (et à leurs familles) pour gérer les conflits dans le respect des différentes façons d'être. Cela renforce la compétence sociale de la communauté au sens large (Leadbeater et Sukhawathanakul, 2011). WITS signifie « walk away, ignore, talk it out, seek help » (s'éloigner, ignorer, parler et chercher de l'aide) (https://witsprogram.ca). Cet acronyme simple est facilement mémorisable et fournit un langage commun et une intention partagée claire. Lorsque notre système nerveux est activé, le fait de détourner notre attention vers l'acronyme nous donne une plus grande capacité à répondre par un choix conscient, au lieu de réagir par défaut de manière subconsciente. En prenant du recul, nous devenons l'observateur plutôt que la victime d'une menace imminente.

Les deux premières étapes – s'éloigner et ignorer – nous donnent l'espace nécessaire pour permettre aux émotions de s'apaiser. Ces deux étapes nous aident à ressentir puis à évacuer les émotions que nous ressentons, ce qui évite qu'elles ne s'accumulent en tant que « bruit » dans le corps. Il est plus sain de laisser les émotions aller et venir que d'y résister. Si nous leur résistons, elles risquent de rester bloquées dans le corps. Avec le temps, ces émotions émergeront probablement sous la forme d'une projection subconsciente, et nous n'avons que peu ou pas d'influence sur le moment où cela se produira. En revanche, si nous laissons le système nerveux s'apaiser, nous pouvons revenir plus efficacement en arrière pour résoudre la tension, ce qui nous permet d'apporter les soins relationnels nécessaires pour que les deux parties se sentent en sécurité. Sans cet espace entre nous et le conflit, nous resterons dans une position défensive. Si nous ne parvenons pas à désamorcer la réaction de menace, nous resterons attachés à notre version des faits. Cet attachement conduit à une perspective étroite, nous empêchant de voir le conflit des deux côtés et limitant notre capacité à reconnaître les besoins de l'autre. Lorsque cela se produit, lorsque nous ne pouvons pas prendre du recul pour discuter, nous pouvons faire appel à la communauté au sens large. Solliciter l'aide d'autres personnes plus objectives nous aide à gérer le conflit d'une manière qui soit bénéfique pour les deux parties.

Reconnaître les schémas permet de cultiver le choix

En réalité, il n'est pas utile de simplifier à l'extrême ou de compartimenter les processus relationnels. Cependant, en reconnaissant et en explorant les tendances, nous pouvons apprendre à reconnaître les schémas à un stade précoce, avant de nous laisser entraîner dans des états de stress dont nous ne pouvons pas nous défaire. Si nous apprenons à connaître les indices qui conduisent à un état de stress, nous pouvons interrompre la réponse au stress, ce qui nous permet de prendre du recul avant de nous perdre dans une spirale subjective. À partir de là, nous sommes plus à même de garder le sens des proportions, ce qui nous permet de mieux relever les défis courants. C'est pourquoi il est important de comprendre comment les conflits se déroulent généralement.

Les conflits se déroulent généralement en plusieurs phases distinctes. Ils commencent souvent par la frustration, passent à la conceptualisation puis à l'action et se terminent par des résultats (Thomas, 1992). Connaître les phases d'un conflit peut nous aider à cultiver le non-attachement, car nous nous rendons compte que ce que nous vivons est un aspect normal de l'être humain. Ces sentiments ne nous définissent pas et, comme d'autres défis humains courants, nous pouvons apprendre à les gérer. Lorsque nous pouvons comprendre la phase de conflit dans laquelle nous nous trouvons, cela nous aide également à comprendre (et à faire preuve de grâce) la situation dans laquelle se trouvent les autres personnes. Plutôt que d'attendre qu'elles soient là où nous sommes, nous pouvons les rencontrer là où elles sont.

Il existe cinq approches distinctes pour résoudre les conflits. Chaque approche est liée au degré d'assurance et de coopération que nous ressentons dans un scénario donné. Selon les préférences et les habitudes, nous pouvons employer un mélange d'approches (Barsky, 2016; Thomas, 1992). Les cinq approches sont les suivantes :

- Collaborer : assertif, créatif et coopératif
- Se faire concurrence : agressif, pas coopératif
- Faire des compromis : négocier avec assertivité et coopération
- Accommoder : passif mais coopératif,
- Éviter : passif, non coopératif.

C'est le bon moment pour élargir votre conscience en réfléchissant à la manière dont ces informations sont liées à vos propres tendances en cas de conflit. Utilisez les exercices d'harmonisation et de renforcement ci-dessous pour explorer votre style de conflit et évaluer votre efficacité à résoudre les conflits.

Pratiques d'harmonisation et de renforcement
Pratique d'harmonisation

A. Autoévaluation des conflits
Directives : lisez chacune des affirmations suivantes. Évaluez si vous avez souvent tendance à agir de la même manière en cas de conflit au travail, en stage clinique ou à l'école. Inscrivez le numéro de la réponse la plus appropriée dans l'espace prévu à cet effet en face de chaque affirmation. Inscrivez « 1 » si le comportement n'est jamais typique de votre façon d'agir pendant un conflit, « 2 » s'il est rarement

typique, « 3 » s'il est occasionnellement typique, « 4 » s'il est fréquemment typique, ou « 5" s'il est très typique de votre façon d'agir pendant un conflit.

_____ 1. Créer de nouvelles possibilités pour répondre à toutes les préoccupations importantes.

_____ 2. Persuader les autres de voir ou de faire les choses à ma façon.

_____ 3. Convenir d'une sorte d'accord donnant-donnant.

_____ 4. Laisser les autres agir à leur guise.

_____ 5. Attendre et laisser le conflit se régler de lui-même.

_____ 6. Trouver des moyens pour que tout le monde puisse gagner.

_____ 7. Utiliser tout le pouvoir dont je dispose pour obtenir ce que je veux.

_____ 8. Trouver un compromis acceptable pour les personnes concernées.

_____ 9. Céder pour que les autres obtiennent ce qu'ils pensent être important.

_____ 10. Se retirer de la situation.

_____ 11. Coopérer avec assurance jusqu'à ce que les besoins de chacun soient satisfaits.

_____ 12. Se faire concurrence jusqu'à ce que je gagne ou perde.

_____ 13. Participer à des négociations de type « donner un peu et obtenir un peu ».

_____ 14. Permettre que les besoins des autres soient satisfaits plus que mes propres besoins.

_____ 15. Éviter de prendre des mesures aussi longtemps que possible.

_____ 16. S'associer avec d'autres pour trouver la solution la plus inclusive.

_____ 17. Mettre son pied à terre avec assurance pour obtenir une solution rapide.

_____ 18. Négocier ce que toutes les parties apprécient et ce dont elles peuvent se passer.

_____ 19. Accepter les souhaits des autres pour créer l'harmonie.

_____ 20. Rester aussi loin que possible des autres personnes impliquées.

_____ 21. Tenir sa position pour obtenir les priorités les plus élevées de chacun.

_____ 22. Argumenter et débattre sur la meilleure façon de procéder.

_____ 23. Créer une position intermédiaire sur laquelle tout le monde est d'accord.

_____ 24. Mettre mes priorités en dessous de celles des autres.

_____ 25. Espérer que le problème ne se posera plus.

_____ 26. Collaborer avec d'autres pour atteindre ensemble nos objectifs.

_____ 27. Entrer en concurrence avec d'autres pour obtenir des ressources rares.

_____ 28. Mettre l'accent sur les compromis et les mesures de compensation.

_____ 29. Calmer le jeu en laissant les autres agir à leur manière.

_____ 30. Changer de sujet pour éviter les disputes.

Outil de notation de l'autoévaluation des conflits : regardez les chiffres que vous avez placés dans les espaces vides de l'évaluation des conflits. Inscrivez le chiffre que vous avez placé dans chaque case sur la ligne appropriée ci-dessous. Additionnez le total de chaque colonne et inscrivez-le sur la ligne appropriée. Plus votre total est élevé pour chaque approche, plus vous avez tendance à utiliser cette approche en cas de conflit au travail. Plus le total est bas, moins vous avez tendance à utiliser cette approche en cas de conflit au travail.

Collaborer	Faire concurrence	Faire des compromis	Être accommodant(e)	Éviter
1. _____	2. _____	3. _____	4. _____	5. _____
6. _____	7. _____	8. _____	9. _____	10. _____
11. _____	12. _____	13. _____	14. _____	15. _____
16. _____	17. _____	18. _____	19. _____	20. _____
21. _____	22. _____	23. _____	24. _____	25. _____
26. _____	27. _____	28. _____	29. _____	30. _____
Total _____	Total _____	Total _____	Total _____	Total _____

Adapté de Hurst, J. B. (1993). *Autoévaluation des conflits*. Université de Toledo; Dames, S. (2019). Understanding and resolving conflict. Dans P. Yoder-Wise, J. Waddell, & N. Walton (Eds.), *Yoder-Wise's leading and managing in Canadian nursing* (2e éd., pp. 433-451). Elsevier.

Exercice de renforcement

Ce deuxième exercice de renforcement est conçu pour évaluer et réfléchir à la qualité des décisions et des relations qui influencent le résultat des efforts de résolution des conflits.

B. Un cadre pour évaluer la résolution des conflits

1. Qualité des décisions
   a. Quelle est la créativité des efforts de planification?
   b. Dans quelle mesure les objectifs sont-ils pratiques et réalistes?
   c. Les objectifs visés ont-ils été atteints?
   d. Quels résultats surprenants ont été obtenus?
2. Qualité des relations
   a. Comment les efforts déployés ont-ils contribué à cultiver la compréhension?
   b. Comment les efforts déployés ont-ils influé sur la volonté des gens de travailler ensemble?
   c. Comment le respect mutuel, la considération positive inconditionnelle et la coopération ont-ils été générés?

Adapté de Hurst, J., & Kinney, M. (1989). *L'autonomisation de soi et des autres*. Université de Toledo.

Dans une culture de considération positive inconditionnelle, la collaboration et le compromis sont les méthodes préférées de résolution des conflits parce qu'elles favorisent toutes deux l'affirmation de soi et l'expression authentique. Si nous partageons une vision commune, renforcée et soulignée par un respect inconditionnel de tous les membres de l'équipe, les opinions divergentes sont une occasion de créativité et de croissance plutôt qu'une menace culturelle. Lorsque nous dirigeons avec cette orientation, nous minimisons la peur qui tend à conduire à des comportements compétitifs ou d'évitement. Par conséquent, les gens sont plus enclins à aborder les conflits avant qu'ils ne s'enveniment et ne deviennent des insultes personnelles.

La culture des soins sera modifiée par des efforts systémiques qui s'attaquent aux anciennes façons d'être et utilisent de nouveaux outils et de nouvelles techniques pour soutenir une nouvelle vision commune. Cela donnera l'élan nécessaire pour créer un changement durable. Pour illustrer la valeur de l'investissement dans une vision partagée, Ceravolo et coll. (2012) ont mené une étude faisant appel à un système de santé aux États-Unis qui était bien connu pour la présence violence horizontale parmi les soignants. Les auteurs ont passé trois ans à organiser des ateliers visant à renforcer les méthodes de communication sur le lieu de travail. Ils ont dispensé le programme à plus de 4 000 infirmiers/ères et à plus de 1 000 étudiants en soins infirmiers. En conséquence, ils ont enregistré une diminution de 14 % des cas de violence horizontale et une baisse significative des taux de vacance et de rotation.

Pour forger de nouvelles habitudes culturelles qui nous permettent, en tant que soignants, d'aborder les conflits de manière respectueuse et productive, il faut une vision commune et des outils communs pour atteindre cette vision. Par exemple, si la vision commune propose des relations empreintes de compassion, les collègues pratiqueront collectivement et intentionnellement l'écoute active et les dialogues ouverts qui favorisent les différents points de vue. Au fur et à mesure que ces outils se concrétisent sur le lieu de travail, les employés restent motivés pour continuer à s'investir dans l'effort. Outre les outils partagés, la modélisation des rôles est tout aussi importante. Les dirigeants organisationnels qui modèlent ces comportements ont une influence importante sur la culture du lieu de travail; c'est le cœur du leadership.

Des mentors efficaces : il ne s'agit pas de perfection

Le concept de mentorat a été défini de différentes manières. En ce qui nous concerne, le mentorat est une relation entre deux personnes, dans laquelle une personne investit ses ressources (temps, connaissances, énergie) pour aider une autre personne à grandir et à se développer pour devenir ce qu'elle a de meilleur, de plus authentique. Le mentorat s'actualise par le coaching, la modélisation des rôles et la collaboration (Henry-Noel et coll., 2019).

Au niveau du ressenti, les mentors efficaces – ceux qui inspirent et soutiennent leur protégé par une considération positive inconditionnelle – se concentrent sur le progrès et non sur la perfection. Ils favorisent le sentiment de sécurité. Les mentors qui sont congruents refléteront une considération positive inconditionnelle, offrant l'empathie et la sécurité nécessaires pour encourager des manières d'être authentiques (et donc vulnérables). Ces qualités de mentorat correspondent aux travaux de Rogers (1959), selon lesquels les relations de considération positive inconditionnelle améliorent la congruence entre le soi « réel » et le soi « idéal ». Cette congruence permet alors d'éviter le sentiment de honte, qui est le sentiment typique qui émerge lorsque nous pensons que nous n'avons pas rempli les conditions fixées par les autres. Candice, Mary et Sarah, trois nouvelles aide-soignantes diplômées et participantes à la recherche (Dames, 2018a), ont partagé leurs réflexions sur leurs expériences de mentorat :

> *Le fait d'avoir une figure d'autorité [comme mentor] qui voit vraiment qui je suis, qui m'accepte et qui m'encourage, a [vraiment] favorisé ma croissance. (Candice)*

> *Sans [mon mentor], je ne serais pas là où je suis aujourd'hui. (Marie)*

> *J'ai découvert que le simple fait d'avoir un mentor ou quelqu'un à qui s'adresser est utile, ne serait-ce que pour se défouler… ne serait-ce que pour poser des questions que l'on ne se sent peut-être pas à l'aise de poser. (Sarah)*

Les mentors qui offrent une considération positive inconditionnelle, malgré les lacunes évidentes d'un mentoré, offrent un espace émotionnellement sûr pour faire des erreurs, poser des questions et résoudre des zones de dissonance qui pourraient autrement ne pas être abordées. En plus d'encourager l'authenticité, un mentor doté d'un capital social (un degré élevé de respect sur le lieu de travail) favorise une plus grande capacité à assumer les rôles de défenseur plus vulnérables qui sont nécessaires pour remettre en question les conditions sociales défavorables (Dames, 2018b). Les mentors qui soutiennent l'authenticité favorisent l'autoefficacité et la réalisation des objectifs (Zimmerman et coll., 1992). Les taux de rétention sont en corrélation positive avec l'attribution d'un mentor formel aux nouveaux soignants, les avantages étant d'autant plus importants si les mentors sont disponibles long-temps (Salt et coll., 2008; Scott et coll., 2008). En outre, les systèmes de soutien qui offrent un espace de dialogue permettant d'être vulnérable renforcent les sentiments de sécurité et d'appartenance (Brown, 2010; Rogers, 1959). La familiar-ité, l'acceptation et le sentiment d'appartenance à l'équipe sont d'autres facteurs qui favorisent l'épanouissement, ce qui nécessite une cohérence relationnelle et environnementale.

Les éducateurs en tant qu'assistants de semences culturelles

> *L'enseignement… émerge de l'intériorité, pour le meilleur et pour le pire. Lorsque j'enseigne, je projette l'état de mon âme sur mes élèves, sur ma matière et sur notre façon d'être ensemble. Les enchevêtrements dont je fais l'expérience en classe ne sont souvent ni plus ni moins que les circonvolutions de ma vie intérieure. Vu sous cet angle, l'enseignement est un miroir de l'âme. Si je suis prêt à me regarder dans ce miroir et à ne pas fuir ce que je vois, j'ai une chance d'acquérir une connaissance de soi — et la connaissance de soi est aussi cruciale pour un bon enseignement que la connaissance de mes étudiants et de ma matière. (Palmer, 2007)*

En donnant la parole aux individus et en affirmant les valeurs collectives, les éducateurs favorisent l'épanouissement des stagiaires là où leur carrière les mène. Dans ce contexte, les éducateurs comprennent les enseignants de premier cycle, les superviseurs sur le lieu de travail et les prestataires expérimentés qui encadrent les novices dans leur domaine de pratique. Ces éducateurs ont une influence considérable sur les conditions et le conditionnement qui influencent la croissance des aide-soignants novices.

Les éducateurs sont les premiers à s'engager dans la culture des soins de santé. Ils peuvent utiliser leur pouvoir soit pour maintenir le statu quo, soit pour le remettre en question.

Nous devons changer notre façon de penser collectivement pour réussir à changer la culture. Actuellement, en particulier en Occident, il y a plus de pression pour s'assimiler que pour se montrer authentique. Pour changer notre culture, nous avons besoin d'une interruption qui aborde et déconstruit les conditions sociales perfectionnistes et rigides dans lesquelles nous nous trouvons. Le perfectionnisme est souvent aggravé dans le cadre de l'enseignement postsecondaire, en particulier chez les personnes qui n'ont pas bénéficié d'une considération positive inconditionnelle dans leur éducation (ce qui accroît l'incongruité). La recherche suggère que les facteurs de stress menant à l'épuisement professionnel peuvent commencer pendant les études de premier cycle. Ceux qui éprouvent des sentiments d'épuisement professionnel avant d'entrer dans la profession risquent davantage de quitter leur poste après seulement 10 à 15 mois (Rudman & Gustavsson, 2012). La socialisation des soignants détermine leur capacité à être congruents, à harmoniser leurs valeurs « réelles » aux « idéaux » professionnels. Lorsque la pratique consistant à être ce que l'on devrait être plutôt que ce que l'on est réellement devient un mode de vie bien établi, ces aidants « ne peuvent plus compter sur leurs émotions pour leur donner une idée précise de leurs véritables attitudes, valeurs et sentiments à l'égard d'autres personnes ou d'autres événements. Ils ont appris à se tromper eux-mêmes et ne savent plus qui ils sont vraiment » (Bergquist, 1993, pp. 72-73). Le sentiment d'ambiguïté par rapport à nous-mêmes, à ce que nous ressentons et aux valeurs qui nous animent nous empêche de résoudre les tensions émotionnelles. Inversement, dans les cultures qui encouragent et célèbrent la diversité des façons d'être, de penser et d'agir, il est probable que les soignants expriment leurs traits de personnalité et leurs valeurs personnelles dans leur rôle professionnel.

O'Callaghan (2013) a décrit un programme caché dans la culture des soins de santé qui favorise l'incongruence émotionnelle. Lorsque les étudiants évoluent dans un environnement d'intimidation et de honte pendant leur formation, l'incongruité émotionnelle est probable. Ils sont alors enclins à adopter les mêmes comportements incongrus sur leur lieu de travail et à l'égard de leurs clients. Le programme implicite façonne l'identité de l'étudiant et informe sur le type de personne qu'il sera en tant que soignant professionnel. Les éléments implicites qui constituent le programme caché comprennent la culture, les coutumes, les rituels et la manière dont les gens sont en relation les uns avec les autres.

> *La forme d'amour la plus élevée est celle qui permet l'intimité sans l'annihilation de la différence. (Palmer, 2007)*

Palmer (1998), un auteur important dans le domaine de l'éducation, a décrit la nécessité de développer le cœur des éducateurs. Ce faisant, nous pouvons atteindre les nouveaux membres à un stade précoce du développement de leurs habitudes, ce qui est impératif pour cultiver et maintenir des cultures florissantes. Une culture plus centrée sur le cœur favorise la congruence entre le cœur, l'esprit et les émotions des enseignants et des apprenants. L'accent mis sur les habitudes du cœur ouvre la voie à une démocratie saine. À partir de ce cadre, la voie à suivre est plus claire, car elle est guidée par une vision commune de la création d'une culture du travail nourrissante. Une vision commune des éducateurs en soins de santé, fondée sur la valeur collective de nourrir et de soigner les membres les plus récents, favorisera l'enracinement (congruence et sens de la cohérence) afin que les soignants puissent s'épanouir dans les environnements de travail actuels, où les stimuli sont nombreux :

> *Nous devons comprendre que nous sommes tous dans le même bateau.*
> *Nous devons développer une appréciation de la valeur de l'altérité.*
> *Nous devons cultiver la capacité de maintenir la tension de manière à ce qu'elle soit source de vie.*
> *Nous devons créer un sentiment de voix et d'action personnelle.*
> *Nous devons renforcer notre capacité à créer une communauté. (Palmer, 1998, pp. 44-45)*

Diriger avec cœur et authenticité signifie permettre aux individus de vivre librement leur vocation, ce qui contribue à la réalisation de la vision collective. Les dirigeants et les éducateurs authentiques qui reflètent une considération positive inconditionnelle dans leurs relations créent l'environnement sûr et sécurisé nécessaire pour attirer d'autres personnes animées des mêmes intentions vers leur vision commune. Ce processus de visualisation permet aux membres de formuler des valeurs communes telles que la diversité et l'authenticité. Ces valeurs partagées sont le ciment des démocraties saines et protègent les cultures des tendances à l'homogénéisation. Les démocraties saines sont soutenues par des membres qui peuvent vivre avec les tensions qui émergent dans les organisations qui encouragent la diversité, ce qui permet que les membres aient la capacité de gérer leurs émotions et ont une conscience et une acceptation des émotions des autres (Taylor & Cranton, 2012). Ce respect réciproque de nos propres émotions et de celles des autres telles qu'elles sont (en minimisant l'action de surface) nécessite un certain degré de congruence culturelle individuelle et collective. Ces habitudes culturelles constituent un terreau fertile qui permet aux individus de s'épanouir là où ils se trouvent.

Les éducateurs étant en position d'autorité, leurs actions et leurs comportements ont de puissants effets d'entraînement. Ils ont donc la possibilité de modeler et de perpétuer l'empathie et la congruence, en promouvant des environnements où les relations de considération positive inconditionnelle peuvent s'épanouir. La modélisation permet un effet de miroir (transfert de miroir), inspirant les autres à s'accorder à la même fréquence. Grâce au processus d'harmonisation, la modélisation de la congruence émotionnelle favorise les comportements réciproques, qui à leur tour encouragent les manifestations authentiques d'émotions et perpétuent les comportements nourriciers et respectueux entre les collègues et les clients.

Par exemple, lorsque nous enseignons aux étudiants ce que signifie prendre soin de soi, nous ne devons pas nous contenter d'en parler; cela doit être implicitement intégré dans nos façons d'être en tant que soignants. Dans une étude qualitative récente menée auprès de soignants novices (Dames, 2018a), Mary, participante à l'étude, a constaté que la quantité de travail du programme ne concordait pas avec les soins personnels : « On n'avait pas l'impression qu'on pouvait réussir le programme et prendre le temps de s'occuper de soi. » Sarah, une autre participante à l'étude, a appris à prendre soin d'elle-même grâce à des modèles :

> Mon [mentor clinique] disait : « Sont-ils malades? Est-ce que cela peut attendre? Oui, cela peut attendre. Va prendre ta pause! » J'ai toujours pensé qu'il était préférable de pratiquer davantage, car cela permet d'appliquer ce que l'on apprend, y compris les soins personnels. C'est l'application qui fait la différence. (Dames, 2018a)

La modélisation est la forme la plus puissante d'enseignement. Elle encourage les comportements acquis qui favorisent la congruence ou l'incongruence des soignants et des cultures de travail des soignants. Cependant, si les éducateurs ne se sentent pas congruents ou ne travaillent pas eux-mêmes à la congruence, ils ne peuvent pas encadrer les étudiants et les prestataires novices pour qu'ils fassent de même.

Pratiques d'harmonisation et de renforcement
Pratique d'harmonisation

A. Adaptation au travail
- Pouvez-vous vous souvenir de certains éléments de la vision des organisations pour lesquelles vous avez travaillé? Quelles sont les valeurs implicites (« réelles ») qui se reflètent dans la culture de votre lieu de travail?
- Ces valeurs sont-elles en accord avec votre vocation et les valeurs qui la soutiennent?
- Existe-t-il des facteurs sur le lieu de travail qui encouragent une manière d'être authentique, où vous sentez que vous pouvez être vulnérable, créatif et enjoué (*être* ou *faire*) au travail?

- Quels sont les éléments de votre vie professionnelle qui font que vous ne vous sentez pas en sécurité sur le plan émotionnel ou que vous n'êtes pas en mesure d'être vous-même? Si vous pouvez repérer des moments précis où des sentiments de menace apparaissent, prenez-en note. Quels schémas de pensée ces sentiments désagréables représentent-ils?

Les sentiments de menace sont souvent moins liés à ce qui se passe dans le moment présent qu'à un événement antérieur non résolu. Lorsque nous ne nous sommes pas sentis suffisamment en sécurité pour ressentir une émotion difficile dans le passé, cela peut conduire à une supposition de menace dans l'esprit pensant et à une énergie bloquée dans le corps. Cette hypothèse et l'énergie ressentie dans le corps émergent lorsqu'un événement présent nous amène à penser que nous pourrions être confrontés au même défi (avec un manque de ressources similaire). Mais en réalité, l'événement actuel n'est peut-être pas une menace réelle. Ces événements non résolus et les énergies bloquées qui en résultent sont *somatisés* (tensions psychologiques exprimées dans le corps) sous forme de traumatismes, qui continueront à se manifester jusqu'à ce que l'énergie puisse être libérée. La prise de conscience de l'énergie émotionnelle, qu'elle soit la nôtre ou celle des autres, nous aide à reconnaître l'existence d'un transfert. Le transfert se produit lorsque vous ressentez l'émotion d'une autre personne ou qu'elle ressent l'une de vos émotions. La façon dont nous traitons l'énergie émotionnelle qui surgit en nous est souvent différente de la façon dont nous gérons l'énergie émotionnelle qui nous parvient. Toutes deux émergent de notre système d'alerte interne, où nos messages émotionnels nous incitent à faire attention, mais la façon dont nous les résolvons peut être très différente. Par exemple, si quelqu'un vit une émotion intense et que nous nous retrouvons activés en conséquence, nous pouvons apaiser notre corps en créant un espace physique ou au moins énergétique, en nous rappelant où les émotions de cette personne se terminent et où les nôtres commencent. Cependant, si la source d'énergie surgit en nous, que ce soit à cause d'une menace actuelle ou passée, il est nécessaire de ressentir et d'entretenir l'énergie pour la libérer.

- Quels sont les événements au travail qui ont tendance à déclencher chez vous des émotions fortes (que ces émotions proviennent de vous ou d'une autre personne)?
- En quoi le transfert émotionnel peut-il être un facteur?
- Comment ces activations peuvent-elles être liées à votre expérience d'événements passés qui n'ont peut-être pas été résolus?

Exercice de renforcement

B. Revenir en arrière pour aller de l'avant

« Vivre une vocation » est une façon d'*être* dans laquelle nous restons connectés au moment présent, en accord avec notre moi authentique tout en créant et en avançant vers une vision plus large. Bien que les moyens d'y parvenir soient importants, il est nécessaire d'avoir un point d'arrivée à l'esprit pour maintenir l'élan vers l'avant. C'est là qu'intervient la vision. Avant de commencer, rappelez-vous que l'objectif de l'exercice est le progrès et non la perfection. Si vous restez bloqué dans le mécontentement, cultivez une attitude de gratitude en réfléchissant au chemin parcouru. N'oubliez pas que la pratique crée des habitudes; c'est un processus. Avec le temps, des habitudes se créent, mais il faut les répéter. Les habitudes finissent par devenir une réponse intuitive, nous permettant de passer de l'effort à la facilité. Investir dans leur développement en vaut la peine si cela nous rapproche de notre vision.

Au début, la réorientation peut demander un effort considérable : effort pour rester concentré, effort pour se connecter à notre voix intérieure, effort pour se pencher sur les doux murmures qui montent de l'intérieur. Dans un premier temps, nous n'avons pas la confiance nécessaire pour nous investir dans le ressenti de l'inconfort lorsqu'il se présente. Pour gérer ce malaise, nous pouvons travailler avec le système nerveux, en apaisant le sentiment de menace à l'origine de notre malaise. Lorsque nous sommes à nouveau calmes et incarnés, nous continuons à avancer. Lorsque le corps dit stop, nous l'écoutons. Ce faisant, nous gagnons en confiance dans le processus au niveau du corps. Alors que l'esprit pensant peut vouloir aller de l'avant jusqu'à la fin, nous devons donner la priorité au ressenti, en choisissant d'avancer au rythme de la confiance dans le corps.

En fin de compte, nous devons nous sentir suffisamment en sécurité pour accepter d'être vulnérables, de vivre avec les questions que le processus suscite et d'avancer à un rythme qui nous permette de rester incarnés. Si nous ne le faisons pas, l'esprit pensant se détachera du vaisseau de notre esprit et notre guérison sera retardée.

Le défi : la navigation

En considérant le défi de quelqu'un d'autre, ou en travaillant avec quelqu'un d'autre pour qu'il considère le nôtre, nous cultivons le non-attachement. Nous pouvons souvent trouver du réconfort en sachant que nous ne sommes pas seuls et que nous pouvons apprendre les uns des autres. En partant d'un espace plus objectif, nous pouvons prendre du recul et nous réorienter à partir d'une position de force, en ayant accès à toutes nos capacités biologiques, intellectuelles et spirituelles. Avec cette orientation bienveillante, nous pouvons faire face aux adversités avec confiance, en sachant que nous disposons des ressources et du soutien nécessaires pour relever les défis de la vie.

Revenons au défi de Todd et Rachel, qui consiste à explorer la source de leur conflit et à trouver une solution potentielle. Dans cette situation, les besoins de Todd sont de satisfaire les besoins physiologiques de base de sa famille et de ressentir un sentiment d'approbation (estime prescrite) de la part de la figure d'autorité qui lui permet de répondre aux besoins de sa famille. Bien qu'il puisse vouloir s'affirmer face à la situation, ce qui répondra à son besoin secondaire, son besoin primaire en tant que principal pourvoyeur de sa famille continuera d'avoir priorité. Il craint probablement que le fait d'utiliser sa voix pour se protéger ne menace la sécurité des personnes dont il se sent responsable. Il est donc raisonnable de penser qu'il restera bloqué jusqu'à ce que la menace principale se dissipe.

Pour Rachel, le fait que Todd soit passé au-dessus d'elle pour parler à leur directeur a mis en péril son sentiment de sécurité dans leur relation. Elle s'est sentie blessée qu'il ne soit pas venu la voir en premier. Aujourd'hui, elle ne se sent pas en sécurité avec lui, craignant que si elle commet une erreur, il puisse recommencer. Plutôt que de s'adresser directement à Todd, afin que l'énergie émotionnelle puisse être ressentie, communiquée et libérée, elle a évité la situation et cette énergie est restée bloquée dans son corps. En conséquence, l'énergie émotionnelle s'est transformée en ressentiment, qui s'exprime en surface par de l'hostilité.

Comme on peut le voir, Rachel et Todd se sentent tous deux menacés, ce qui les pousse respectivement à se battre et à fuir. Aucune des parties n'est intrinsèquement bonne ou mauvaise, juste ou fausse. Lorsque les deux parties sont fusionnées – par exemple, lorsque Rachel accuse Todd de négligence – le cadre du WITS peut les aider à relever le défi. Si la sécurité du patient n'était pas prise en compte, alors *s'éloigner* aurait pu convenir à l'une ou l'autre des parties, voire aux deux. Cependant, étant donné l'urgence de la situation, Todd pourrait alors *ignorer* les commentaires de Rachel, ce qui lui permettrait de s'occuper du patient et de son système nerveux en même temps. Les deux premières réponses créent un espace, interrompant la réponse routinière. Une fois leur système nerveux apaisé, ils peuvent *en discuter* avec plus d'objectivité. Parce que leur situation est plus qu'une simple tension entre deux parties, ils seraient bien avisés de chercher de l'aide auprès d'un tiers objectif et congruent. Cela leur permettrait de créer un espace sûr pour ressentir, exprimer et finalement libérer l'énergie hostile qui circule entre eux.

Regarder en arrière pour aller de l'avant

Réfléchissez à vos progrès dans ce parcours, qui a commencé bien avant que vous ne preniez ce livre. Avant de le faire, il convient d'éliminer toutes les distractions extérieures en s'installant dans un espace à faible stimulus. Utilisez certains des outils d'atténuation du stress que vous avez appris pour vous occuper de votre angoisse intérieure et la dissiper. Ressentez l'espace de votre cœur. À partir de ce lieu plus spacieux, vous serez plus à même de ressentir votre valeur inhérente, indépendamment des conditions de valeur.

- Comment vos intentions personnelles et professionnelles (les moyens d'y parvenir) et vos objectifs (la finalité souhaitée) ont-ils changé?
- Qu'en est-il de votre conscience et de votre ressenti du lien entre l'esprit, le corps et l'âme?

Le progrès prend de nombreuses formes, telles que la pleine conscience, le non-attachement et la sensibilisation, ainsi que de nouvelles façons d'être en relation avec soi-même. Si vous vous surprenez à mesurer votre valeur par rapport à des « idéaux » construits, revenez aux pratiques d'ancrage et de déblocage que vous avez utilisées.

Réfléchissez à ce que la congruence signifie pour vous, en observant les pensées et les émotions qui surgissent lorsque vous recherchez la sécurité dans des « idéaux » prescrits. Parlez à ces émotions comme à des amis chers, en les laissant venir et en les laissant partir tout aussi facilement.

Pensez aux moments où vous vous êtes senti le plus connecté au désir, où vous vous êtes senti le plus vivant. Quelle qualité de ces moments vous a interpellé?

Quels sont les exercices qui vous ont semblé gratifiants? Qu'est-ce qui vous aide à passer de *faire* à *être*? Quels sont les exercices que vous garderez à l'esprit tout au long de votre parcours?

Ces moments sont le reflet de l'épanouissement. Remarquez ce que vous remarquez. Comme des miettes de pain, ces indices vous ramènent au corps et aux inspirations spirituelles que vous y ressentez. Chaque fil d'Ariane est comme un trésor sur le chemin, qui donne le courage et l'envie de continuer, malgré les défis qui se présentent. En continuant à faire les choses importantes, celles qui nous interpellent, nous régulent et nous responsabilisent, nous puisons dans l'abondante boîte aux trésors de notre moi intérieur. C'est vous, en plein essor.

Ancrez-vous à votre monde intérieur (le ressenti du corps); levez les yeux vers votre étoile polaire (la vocation); tracez un chemin intentionnel qui vous propulse vers une bonne cause (la vision). C'est vous qui vous épanouissez.

L'invitation par Oriah « Mountain Dreamer » House
Ce que vous faites dans la vie ne m'intéresse pas.
Je veux savoir de quoi vous souffrez
et si vous osez rêver de rencontrer le désir de votre cœur.

Votre âge ne m'intéresse pas.
Je veux savoir si vous êtes prêt à prendre le risque de passer pour un imbécile
par amour
pour votre rêve
pour l'aventure de la vie.

Les planètes qui sont au carré de votre lune ne m'intéressent pas…
Je veux savoir si vous avez touché le centre de votre propre chagrin
si vous avez été ouvert par les trahisons de la vie
ou si vous vous êtes refermé sur vous-même
de peur de souffrir davantage.

Je veux savoir si vous pouvez vous asseoir avec la douleur
la mienne ou la vôtre
sans bouger pour la cacher
ou l'estomper
ou la réparer.

Je veux savoir si vous pouvez être avec la joie
la mienne ou la vôtre
si vous pouvez danser avec la sauvagerie
et laissez l'extase vous envahir jusqu'au bout des doigts et des orteils
sans nous mettre en garde
d'être prudent
d'être réaliste
de nous rappeler les limites de l'être humain.

Cela ne m'intéresse pas si l'histoire que vous me racontez
est vraie.
Je veux savoir si vous pouvez

décevoir une autre personne
pour être fidèle à vous-même.
Si vous pouvez supporter l'accusation de trahison
et ne pas trahir votre propre âme.
Si vous pouvez être infidèle
et donc digne de confiance.

Je veux savoir si vous pouvez voir la beauté
même quand ce n'est pas beau
tous les jours.
Et si vous pouvez trouver votre propre vie
en sa présence.

Je veux savoir si vous pouvez vivre avec l'échec
le vôtre et le mien
et vous tenir immobile au bord du lac
et crier à l'argent de la pleine lune,
« Oui. »

Cela ne m'intéresse pas
de savoir où vous vivez ou combien d'argent vous avez.
Je veux savoir si vous pouvez vous lever
après une nuit de chagrin et de désespoir
fatigués et meurtris jusqu'à l'os
et faire ce qui doit être fait
pour nourrir vos enfants.

Les personnes que vous connaissez ne m'intéressent pas,
ni comment vous êtes arrivés ici.
Je veux savoir si vous vous tiendrez debout

au centre du feu
avec moi
et que vous ne reculerez pas.

Cela ne m'intéresse pas de savoir où, quoi ou avec qui
vous avez étudié
Je veux savoir ce qui vous soutient
de l'intérieur
lorsque tout le reste s'écroule.

Je veux savoir si vous pouvez être seul
avec vous-même
et si vous aimez vraiment la compagnie que vous gardez
dans les moments vides.

Source : Oriah « Mountain Dreamer » House : Oriah « Mountain Dreamer » House. Extrait de L'Invitation. © 1999. HarperONE. Tous droits réservés. Présenté avec l'autorisation de l'auteur. www.oriah.org.

Synthèse

Ce livre présente plusieurs outils destinés à nourrir nos systèmes racinaires, à les encourager à se développer en profondeur afin que nous puissions nous sentir en sécurité lorsque des facteurs de stress externes, ou des systèmes « météorologiques », se manifestent. Ces sentiments de sécurité nous permettent de cultiver le sens, le désir et la confiance. Nous développons des systèmes racinaires solides, apprenons à nous épanouir et à surmonter les difficultés afin qu'elles n'activent pas notre système nerveux. Nous détournons notre attention de l'esprit en ébullition pour la porter sur le sens ressenti, sur la *connaissance*. Nous devenons harmonieux au sein de l'écosystème âme-corps-esprit Nous nous éloignons de la *maladie*. Nous cultivons la congruence en faisant preuve d'autocompassion – je ne serai jamais parfait pour *faire*, mais je suis déjà entier. Nous naviguons dans les « intempéries » avec des pratiques d'ancrage et de déblocage. Nous soutenons notre sens de la cohérence grâce à la pleine conscience. Nous cultivons les sols de notre enfance, en les réparant au fur et à mesure. Nous nous réorientons vers les traumatismes à partir d'un lieu de résilience et de conscience de soi. Les « intempéries » non résolues de notre passé se dissipent. Nous recadrons les histoires qui nous ont rendus petits. Nous ne sommes plus impuissants, nous devenons ancrés, maintenus. Nous apprenons à vivre notre vocation. Nous apprenons à faire confiance à nos systèmes de racines connectées, à diriger au sein de communautés connectées et autonomes. Nous sommes en train de devenir une tribu avec une vision et une intention communes, dans un champ énergétique de considération positive inconditionnelle.

Dernières paroles

Aucun d'entre nous ne peut y parvenir seul. Le parcours nécessite un sentiment de considération positive inconditionnelle, et nous ne pouvons pas générer cette fréquence par nous-mêmes. Nous la recevons de ceux qui l'ont reçue avant nous. Mon plus grand espoir est que vous puissiez syntoniser cette fréquence qui vous enracine et vous donne du pouvoir, et que vous la reflétiez pour les autres afin qu'ils puissent faire de même. C'est ainsi que nous guérissons en tant qu'individus, en tant que soignants, en tant qu'organisations, en tant que communautés, en tant que cultures – nous le faisons ensemble.

Individuellement et collectivement, nous sommes appelés à *intervenir*. Appelés à vivre la vie pour laquelle nous sommes nés. Apprenez à connaître votre monde intérieur. Ce que l'on ressent. Ce qu'il souhaite. Ce qu'elle craint. Les personnes avec lesquelles il se sent en sécurité. Comment il est apaisé. Comme il veut être aimé. Ce qui l'appelle chaque jour à sortir de l'ombre.

Des ressources à profusion! Trouvez les rituels qui vous ramènent à *être*, ceux qui vous ancrent solidement à votre essence. À partir de ce lieu incarné, que votre *faire* soit inspiré par le sens et renforcé par la connexion à tout ce qui est. Lorsque vous le ferez, vous trouverez tout le courage nécessaire pour accepter l'invitation, pour faire la*chose importante* qui vous propulsera dans votre vocation. Ainsi, je vous souhaite des racines plus profondes.

Se ressourcer avec des racines profondes

Sens de la cohérence (Orientation vers le monde)	Congruence (Orientation vers soi-même)
Accroître le non-attachement/l'objectivité par la pleine conscience	Cultiver des relations saines, un sentiment d'appartenance et un lien avec la communauté, la terre et la culture
Se sentir en confiance pour relever les défis avant qu'ils ne deviennent insurmontables	Approfondir la considération positive inconditionnelle à l'intérieur (autocompassion) et à l'extérieur
Permettre à la gratitude et à l'optimisme de réorienter notre perspective	Utiliser des outils et des exercices pour s'ancrer, se réguler, se libérer, s'apaiser, s'introspecter
Équilibrer l'ordre et le chaos; cultiver l'acceptation et l'inspiration	Cultiver notre sens de la plénitude, de l'objectif de vie, des valeurs, de la beauté, de la spiritualité
Répondre de manière créative à la vocation de notre vie en réponse aux besoins du monde	Travailler avec notre corps et notre physiologie; réguler la réponse au stress
S'appuyer sur les sens internes (par exemple, l'intuition) et externes (par exemple, le visuel) pour donner un sens à la vie	Se demander : « Qui suis-je? » Devenir un être authentique, poursuivre sa vocation

Le sens de la cohérence est centré sur notre orientation de la vie : notre sens que nous y donnons, notre compréhension, notre prévisibilité, notre confiance et notre autoefficacité. Le développement de la confiance et de la conscience de nos ressources par le biais de la pleine conscience favorise le sentiment de cohérence.

La congruence est centrée sur notre orientation vers le soi. C'est l'harmonisation entre notre moi « réel » (actuel) et notre moi « idéal » (potentiel). L'approfondissement des relations de considération positive inconditionnelle et d'autocompassion favorise la congruence.

Lorsqu'ils sont combinés, la congruence et le sentiment de cohérence nous permettent de nous épanouir. *Les racines épanouies* sont profondément enracinées dans l'authenticité personnelle et dans la connexion avec le monde. À partir de ce point d'ancrage, nous pouvons vivre en pleine conscience avec un but, de la joie, du courage et de la compassion.

Comment la pratique favorise le sentiment de cohérence et le développement de la congruence

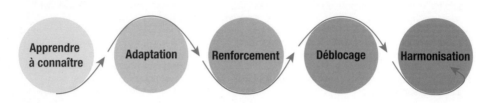

Apprendre à connaître — Adaptation — Renforcement — Déblocage — Harmonisation

Les objectifs de ce livre sont atteints grâce à un processus par lequel **nous apprenons à connaître** le cœur de nos identités :

- **S'adaptant** aux ressources personnelles et collectives. Il s'agit notamment de se plonger dans son corps et dans son monde intérieur, de se mettre au diapason de son moi authentique (valeurs, vocation, spiritualité) et à ses capacités sensorielles intérieures et extérieures (intuition, perspicacité, sens physiques). Au fur et à mesure que nous nous adaptons, nous pouvons distinguer les empreintes du conditionnement social et des comportements habituels de survie et de stress. Il s'agit également de se mettre à l'écoute d'un soutien relationnel sain : la sagesse, la compassion, le témoignage et le reflet d'une considération positive inconditionnelle.
- **Renforcer** notre relation avec nous-mêmes et les autres et notre confiance dans nos capacités de ressourcement. Nous y parvenons en cultivant la pleine conscience, en comprenant la « météo » de nos environnements de travail et les traumatismes, le stress et le processus de rétablissement. Nous nous engageons dans des exercices qui nous aident à rester incarnés, à réguler notre système nerveux et à nous connecter intérieurement et extérieurement.
- **Effacer** en travaillant sur les événements non résolus (traumatismes) du passé et en abandonnant les stratégies d'adaptation qui ne nous servent plus grâce à l'autocompassion, à la perspicacité, au travail sur les ombres et à la libération de la honte.
- **Harmoniser** nos identités personnelles et professionnelles avec notre « vrai » moi et vivre une vocation significative qui correspond à nos valeurs, nos talents et nos désirs.

Les objectifs du parcours

Objectif	Théorie/Concept	Exemples d'exercices
Renforcer votre sens de la cohérence et de la congruence	• Apprendre à connaître la **congruence et le sens de la cohérence**; **osciller** entre la conscience intérieure et extérieure (orientation vers soi et vers le monde)	• Pleine conscience de base • Marche consciente (oscillante) • Réorientation en faisant appel à la gratitude et à l'optimisme stratégique
Renforcer l'autocompassion et mieux comprendre le sens et la valeur des relations de considération positive inconditionnelle avec les autres	• Définir l'autocompassion et la considération positive inconditionnelle • Les **intempéries** des soins de santé/la culture et le contexte social • Harmonisation du moi **réel** et du **moi idéal** (y compris la programmation sociale, le racisme, les parties « sombres » ou reniées) • **Préjudice moral** • **Honte**	• Exercices d'amour bienveillant • Pardon • Exercices d'effacement • Expression authentique
Apprendre à se mettre à l'écoute de son monde intérieur afin de renforcer ses ressources intérieures et pouvoir s'y aligner	• **La spiritualité** en tant qu'**authenticité**, valeurs, création de sens, plénitude, interconnexion • **Amour bienveillant**	• Remarquer ce qu'on remarque • S'immerger dans le sens ressenti • Pleine conscience • Exercices d'amour bienveillant
Apprendre à connaître et à renforcer les outils et les stratégies de gestion du stress afin de mieux gérer les facteurs de stress actuels et de faciliter la guérison des adversités passées	• **Stress** concernant la perception et la création de sens du stimulus; processus physiologique • **Traumatisme** • Travailler avec les réponses combat-fuite-gel-soumission • **Traumatisme** et **projection par procuration** • Travailler avec les **émotions** • **Cultiver le choix**; améliorer votre capacité à *agir* plutôt qu'à *réagir* dans les moments de stress	• Réfléchir à vos ressources • Exercices de respiration • RAIN • Technique de libération émotionnelle (TLE) • Écouter de la musique • Se connecter à la nature • Travail de groupe : exercice de compte rendu, établir la sécurité (normes de groupe), expression émotionnelle, prise de conscience de soi et des autres
S'adapter et s'harmoniser à une déclaration de vocation, vous guidant dans votre parcours	• **Vocation** comme « étoile polaire »; réponse créative et authentique aux besoins du monde • **Profiter de la vie (vivre dans la joie)**	• Explorer ses désirs, ses préférences et ses tendances • Travailler avec des cadres holistiques pour trouver sa vision et sa vocation • Être témoin de l'incarnation et de l'expression de votre personnalité authentique

Glossaire

Action (ou chose) significative : Ce qui illustre notre façon d'*être* telle qu'elle découle naturellement de ce qu'est notre *être*. C'est souvent ce qui rend ces choses « *significatives* », en ce qu'elles nous donnent du pouvoir, nous décoincent, et nous font passer d'un rôle de victime à un rôle de vainqueur. Comment reconnaître ces choses significatives? À mesure que nous nous habituons à la façon dont le « signal » des désirs et de la connaissance intérieure résonne dans le corps, cela devient plus évident. Chaque instant est différent. Ce qui constitue une chose significative à un moment donné peut se révéler différent à un autre. Cependant, si nous omettons de faire telle chose significative, nous continuerons souvent d'entendre son appel jusqu'à ce que nous la fassions.

Acupuncture : L'acupuncture suppose l'insertion d'aiguilles fines dans diverses parties du corps. Les aiguilles sont ensuite stimulées à l'aide des mains ou d'impulsions électriques.

Agentivité : La mesure dans laquelle une personne se sent la force d'agir de manière congruente, selon ses valeurs, croyances et préférences authentiques.

Amorçage : Une technique qui vise à reproduire subliminalement ou explicitement les sentiments propres à un attachement solide. Il a été démontré que développer et favoriser des signaux d'attachement solide grâce à l'amorçage réduisait les tendances à l'évitement et à l'anxiété.

Approche à double perspective : La capacité de « voir d'un œil avec les forces des modes de connaissance autochtones, et de l'autre, avec les forces des modes de connaissance occidentaux, et de combiner ensemble ces deux perspectives » (Bartlett et coll., 2012, p. 335).

Aromathérapie : L'aromathérapie consiste à sentir des composés aromatiques fabriqués à partir de sources naturelles pour calmer le système limbique, de sorte à favoriser la relaxation et réduire le stress.

Attachement : L'attachement est le degré de solidité avec lequel nous sommes enracinés dans notre « vrai » moi (congruence) ainsi que le degré de confiance avec laquelle nous naviguons à travers les défis de la vie (sens de la cohérence).

Authentique : L'authenticité est liée à la congruence : nous sommes plus authentiques lorsque notre façon de « *faire* » dans le monde découle d'un état inspiré de ce qu'est notre « *être* ». Dans cet état, la conscience de soi est mise en veilleuse. La façon dont nous nous manifestons dans le monde extérieur est une expression naturelle des valeurs, des désirs et des émotions qui émergent de notre monde intérieur.

Autocompassion (Neff, 2016) : L'autocompassion est de la compassion tournée vers l'intérieur. Ce terme décrit la façon dont nous nous traitons lorsque nous souffrons ou vivons des moments où nous nous percevons comme inadéquats. Il se compose de trois composantes : (1) gentillesse plutôt que jugement envers soi-même, (2) humanité commune plutôt qu'isolement, et (3) pleine conscience plutôt que suridentification.

Autoefficacité : L'autoefficacité est la confiance et la croyance en notre capacité à atteindre nos objectifs.

Bain de forêt : Le bain de forêt, traduction française de la pratique japonaise du « shinrin yoku » (森林浴), exige de passer du temps contemplatif en immersion dans la nature, à un rythme tranquille, en accordant une attention particulière à l'expérience sensorielle. Aussi appelé « sylvothérapie », le bain de forêt est efficace pour réduire l'anxiété, la dépression et la colère, tout en stimulant et en augmentant la vigueur du système immunitaire, et les bienfaits qu'il apporte se prolongent même après la fin de l'expérience d'immersion.

Battements binauraux : Un outil auditif qui utilise deux fréquences de battements ou deux tonalités différentes dans chaque oreille. Cette technique peut modifier les ondes cérébrales, de sorte à permettre aux gens d'entrer dans des états d'ondes cérébrales spécifiques. Les battements binauraux peuvent être utilisés pour améliorer la flexibilité cognitive et la concentration, réduire l'anxiété, et promouvoir la capacité d'entrer dans des états de détente ou méditatifs.

Blessure morale : Il y a blessure morale lorsqu'une personne agit d'une manière qui ne correspond pas à ses valeurs et croyances personnelles. Lorsqu'elles ne sont pas résolues, les blessures morales alimentent la honte.

Bruit : Dans ce livre, le terme « bruit » réfère à ce qui nous distrait du « signal » de notre *être*. Cela peut provenir de notre environnement, qu'il s'agisse de stimuli tangibles ou de transfert énergétique des autres. Cela peut également provenir de l'intérieur de nous-mêmes, comme l'angoisse créée par un système nerveux menacé.

Capital social : La capacité des gens à influencer ceux qui les entourent. Ceux qui ont plus de capital social fixent l'étiquette et les règles quant à la façade émotionnelle à afficher dans les groupes ou dans les unités sociales dont ils font partie.

Combat-fuite-gel-soumission : Les réponses combat-fuite-gel-soumission sont autant de types de « réponses au stress ». Ces réponses physiologiques ont évolué il y a des millions d'années pour permettre aux humains de détecter les menaces et les dangers et d'y réagir. Elles sont contrôlées par le système nerveux autonome du cerveau et font partie du système limbique.

Communauté de pratique : Une communauté de pratique est un groupe de personnes qui partagent une intention pour quelque chose qu'elles font ensemble et qui apprennent à l'intégrer dans leur vie quotidienne, tout en apprenant à mieux le faire en interagissant régulièrement (Wenger-Trayner et Wenger-Trayner, 2015). Dans le contexte de ce livre, « communauté de pratique » décrit un groupe de personnes ayant une intention commune de cultiver un espace de considération positive inconditionnelle, visant à minimiser le stress et d'autres obstacles à l'épanouissement ainsi qu'à maximiser la capacité à s'épanouir individuellement et en communauté. En tant que groupe, elles facilitent la capacité de fonctionner à partir de cet état d'esprit dans leur vie quotidienne grâce à des relations et des pratiques qui accroissent la sensibilisation et favorisent l'autorégulation ou l'atténuation du stress, des relations sincères, et une capacité à vivre sa vocation.

Congruence (Rogers, 1959) : La congruence représente notre orientation par rapport à notre moi. C'est l'harmonisation entre notre moi « réel » (actuel) et notre moi « idéal » (potentiel). L'approfondissement de l'autocompassion est la clé du développement de la congruence.

Considération positive inconditionnelle : L'acte de s'accepter soi-même et les uns les autres pour ce que nous sommes. Ceci signifie continuer d'accorder un respect positif à une personne même si elle commet une erreur ou si elle se présente d'une manière irritante. Il ne s'agit pas pour les deux personnes d'en arriver à s'aimer ou d'accepter tous les comportements. Il s'agit de se respecter mutuellement en tant qu'êtres humains dotés de libre arbitre, et de fonctionner en supposant que nous faisons tous de notre mieux avec les outils dont nous disposons. Dans des environnements de considération positive inconditionnelle, nous pouvons sentir que nous sommes acceptés tels que nous sommes, avec nos bizarreries et nos blessures; nous avons la capacité de voir notre valeur humaine inhérente ainsi que celle des autres, indépendamment des comportements et des accomplissements; et nous avons aussi la capacité de fixer avec assurance et gentillesse des limites qui honorent nos besoins et nos désirs, ce qui prévient également l'hostilité ou le ressentiment. Dans un tel environnement et un tel état, les gens se sentent plus libres d'essayer des choses en dépit de la vulnérabilité ressentie et du risque de faux pas.

Cycle victime-agresseur : Le cycle victime-agresseur décrit ce qui se passe lorsqu'une personne (l'agresseur) se sentant opprimée, et subissant donc une atteinte à son sentiment de pouvoir personnel, tente inconsciemment de reprendre son pouvoir en exerçant une domination sur une autre (la victime). Le cycle victime-agresseur décrit l'oscillation entre ces deux rôles.

Dissociation versus non-attachement : La dissociation est une réaction subconsciente à la peur. Le non-attachement est le fait pour une personne de prendre du recul par rapport à ses émotions afin de pouvoir travailler avec elles objectivement. La dissociation se produit inconsciemment et conduit à des réactions impulsives et involontaires. Le non-attachement quant à lui est conscient, ce qui permet une action délibérée qui cultive la capacité de choisir. Agir délibérément permet aux émotions d'aller et venir, sans que nous nous sentions attachés ou menacés par elles.

Dissociation : Lorsque nous nous sentons menacés ou stressés, le système nerveux monte inconsciemment une réponse défensive (combat-fuite-gel-soumission). La dissociation est une forme de réponse de type « gel ». Elle se produit lorsque nous réagissons en nous détachant de notre sens ressenti, y compris de nos émotions.

Lorsque nous sommes dissociés, notre capacité à penser de manière créative et à nous ressourcer est limitée.

Détachement rationnel : Une forme de non-attachement caractérisée par la capacité de ne pas prendre personnellement les comportements des autres. Cet état nous permet de reconnaître que les comportements des autres sont généralement des projections de leurs expériences passées. De ce point de vue, nous pouvons garder les choses en perspective et ne pas rester confinés à nos propres suppositions et peurs. Comme les comportements des autres à notre égard n'ont rien de personnel, notre système nerveux n'a pas à y réagir comme s'ils étaient une menace. Lorsque nous sommes ancrés dans cet état de non-attachement, nous pouvons centrer notre attention sur ce qui peut être fait plutôt que sur ce qui ne va pas.

Détresse : La détresse survient lorsque notre expérience du stress s'étend au-delà de l'événement menaçant ou dépasse notre capacité à nous adapter.

Éducation centrée sur l'enfant : L'éducation d'un enfant est dite centrée sur lui lorsqu'elle est axée sur ses qualités uniques et ses besoins de développement, de sorte à favoriser sa confiance et son autonomie dans le processus. Une considération positive inconditionnelle permet à l'enfant de s'actualiser en fonction de ses préférences et de ses talents naturels, par opposition à ceux prescrits par les parents ou la culture en général. Cela ne doit pas être confondu avec une éducation permissive. Parce que des limites et des attentes claires qui favorisent le respect et la responsabilité sont nécessaires pour que les enfants s'épanouissent, elles sont des éléments essentiels d'une éducation centrée sur l'enfant.

Empathie : La capacité de se mettre à la place d'autrui, surtout en période de souffrance. Nous cultivons l'empathie en imaginant ce qu'une autre personne ressent ou en imaginant que nous pouvons ressentir ce qu'une autre personne ressent, en éprouvant le sentiment comme s'il s'agissait du nôtre.

Épuisement professionnel : L'épuisement professionnel résulte d'un stress en milieu de travail n'ayant pas été géré avec succès. Il comporte trois composantes : (1) épuisement émotionnel; (2) dépersonnalisation (détachement du « vrai » soi); (3) affaiblissement de l'efficacité professionnelle et du sentiment d'accomplissement (Maslach et Jackson, 1986; Organisation mondiale de la Santé, 2019).

Essence : Notre nature. La partie de nous qui reste constante de la naissance à la mort. Notre « vrai » moi, distinct de nos comportements et de notre conditionnement culturel.

Gel : Une réponse primitive au stress qui se produit lorsque le système nerveux parasympathique reste activé, provoquant une forme d'immobilité cognitive.

Granularisation : La granularisation est notre tendance subconsciente à organiser les stimuli ou l'information en motifs qui représentent un tout significatif. Les réactions et les tendances émergent en fonction de la façon dont le cerveau organise, ou granularise, les données en systèmes de croyance. La granularisation nous permet d'agir rapidement à partir de ces systèmes de croyances et de ces suppositions, souvent avant que toute pensée consciente se produise.

Homogénéisation : Processus consistant à rendre les choses uniformes. L'homogénéisation et le perfectionnisme sont cycliques et se renforcent mutuellement. Les formes extrêmes de perfectionnisme prennent naissance dans des cultures homogénéisantes où nous apprenons à voir le monde à travers une lentille en noir et blanc, n'ayant que peu de tolérance pour les nuances de gris. De façon similaire, l'homogénéisation culturelle est alimentée par des individus perfectionnistes qui ont appris à prescrire leurs attentes irréalistes (« idéaux ») aux autres.

Honte : Les sentiments douloureux que nous éprouvons lorsque nous prenons conscience de comportements qui sont incompatibles avec nos croyances et nos valeurs fondamentales.

Incarnation : Incarner la guérison requiert d'exprimer ou de manifester la guérison d'une manière tangible, au niveau du sens ressenti. Par exemple, cela peut se produire au moyen d'une expression émotionnelle ou d'un changement dans notre façon d'être et notre comportement.

Incongruence : L'incongruence, émergée d'un concept développé par Carl Rogers (1959), est la honte qui résulte chez une personne lorsque son moi réel ne correspond pas à son moi idéal. Plus l'écart est grand, plus la honte ressentie est grande.

Intelligence émotionnelle : L'intelligence émotionnelle est notre degré de conscience de nos émotions et notre capacité à les contrôler. Lorsque nous sommes émotionnellement intelligents, nous sommes mieux en mesure d'exprimer nos émotions et de naviguer à travers les émotions des autres avec discernement et compassion.

Intégration neuro-émotionnelle par les mouvements oculaires (EMDR) : L'intégration neuro-émotionnelle par les mouvements oculaires, ou EMDR (de l'anglais « Eye Movement Desensitization and Reprocessing ») propose une variété de techniques qui dirigent les yeux d'une personne d'avant en arrière pendant qu'ils réimaginent un événement activant.

Intégrité de soi : Une qualité qui se développe lorsque nous agissons de manière congruente, ce qui signifie vivre selon ses valeurs, croyances et préférences authentiques. L'intégrité de soi découle de l'autocompassion. Le perfectionnisme quant à lui découle de la peur. Il y a intégrité quand notre façon de *faire*, ce que nous faisons, découle de notre *être*, plutôt que l'inverse. Lorsque nous agissons de manière congruente, nous maintenons notre intégrité de nous-mêmes.

Liminalité : La liminalité représente le seuil entre ce qui est connu et le mystère de ce qui reste à venir. C'est dans cet espace que la plupart de nos transformations incarnées significatives émergent. Il est essentiel de maintenir en continu nos transformations incarnées dans cet espace pour passer d'une façon d'être à une autre. Ceci requiert de naviguer dans le chaos ressenti qui surgit dans « l'espace entre les deux », plutôt que de chercher à le bloquer.

Méditation : Une pleine conscience soutenue, ou en d'autres mots, s'occuper consciemment de notre état d'*être* pendant des périodes prolongées. Bien que le terme « pleine conscience » semble laisser entendre que la méditation est une forme de pensée, c'est en fait le contraire. Le terme *conscience* par lui-même pourrait en fait être plus précis pour cet état que *pleine conscience*, car celui-ci ne se limite pas à l'esprit pensant. Nous pouvons observer l'esprit pensant, de la même manière que nous pouvons observer nos émotions, nos perceptions sensorielles et notre intuition, en sentant activement et en remarquant des choses à la fois intérieurement et extérieurement.

Neuroception : Notre capacité subconsciente à détecter les menaces potentielles. Le radar intérieur qui vise à nous protéger et à nous garder en sécurité (Flores et Porges, 2017).

Neurorétroaction : L'utilisation de dispositifs tels que les bandeaux d'électroencéphalogramme (EEG) pour fournir une rétroaction instantanée sur l'activité électrique du cerveau. La théorie derrière l'utilisation de la neurorétroaction, similaire à la biorétroaction, est qu'en reliant les états de notre cerveau à des activités et des états de sentiments spécifiques, nous sommes plus susceptibles d'entrer dans nos états souhaités rapidement et avec confiance.

Non-attachement : La capacité de prendre du recul par rapport aux émotions afin de pouvoir travailler avec elles objectivement. Faire ceci nous permet d'observer les stimuli sans nous y attacher ni nous y identifier, et ensuite de puiser dans nos ressources intérieures nécessaires pour naviguer dans les défis et nous ancrer.

Optimisme : L'inclination à voir les intentions, les événements, les comportements et les résultats dans une optique positive. Les métaphores optimistes courantes incluent la capacité de voir le « bon côté » des choses ou de « voir la vie en rose ». Pour recadrer avec optimisme son orientation relativement à un scénario difficile, il faut rechercher les aspects positifs de la situation afin qu'elle puisse être considérée d'un point de vue plus positif.

Perfectionnisme : La poursuite sans relâche de l'impeccabilité, où tout ce qui n'est pas parfait est considéré comme insatisfaisant. Cet état d'esprit favorise souvent une vision irréaliste et critique de soi-même et des autres.

Pleine conscience : Le processus consistant à prendre du recul par rapport aux pensées et aux émotions passagères pour cultiver le non-attachement. Ce faisant, nous pouvons évaluer les stimuli objectivement, ce qui les empêche de paraître stressants ou menaçants.

Projection : Les projections émotionnelles sont un mécanisme d'adaptation subconscient et défensif qui se produit à la suite d'adversités non résolues (blessures passées). Quand une personne ressent des émotions qui sont trop difficiles à assumer et à gérer, elle est encline à blâmer inconsciemment les autres pour ces sentiments indésirables.

Préjugé de négativité : Avoir un préjugé de négativité signifie que les événements négatifs ont un plus grand impact émotionnel sur nous que les événements positifs, faisant que l'effet des événements négatifs persiste plus longtemps que celui des événements positifs. Les personnes ayant un préjugé de négativité sont plus susceptibles d'être touchées par la peur et la tristesse que par les émotions agréables.

Reiki : Une forme de thérapie s'avérant prometteuse comme stratégie pour favoriser la relaxation et réduire le stress. Les praticiens du Reiki placent doucement leurs mains à une certaine distance au-dessus ou directement sur le corps et utilisent divers mouvements des mains pour travailler avec l'énergie du corps.

Reparentage : Un processus partant d'une disposition de non-attachement suffisant et bien ressourcée, qui consiste à diriger un regard positif inconditionnel vers l'intérieur afin de fonctionner *avec* le moi blessé plutôt que *comme* le moi blessé.

Réflexologie : Une technique non invasive par laquelle les praticiens appliquent une pression sur les points sur les pieds et les mains qui sont en corrélation avec les organes internes et d'autres parties du corps.

Résilience : La résilience signifie incarner une façon d'être qui voit les défis avec optimisme, comme des occasions d'adapter, de renforcer, de clarifier et d'harmoniser. La résilience favorise une capacité d'adaptation face à l'adversité, émergeant d'une orientation bienveillante et d'un sentiment de confiance que nous avons les ressources et le système de soutien nécessaires pour relever les défis à mesure qu'ils se présentent.

Sens de la cohérence (Antonovsky, 1979) : Le sens de la cohérence représente notre orientation par rapport à la vie : le sens que nous y donnons, notre compréhension, notre prévisibilité, notre confiance et notre autoefficacité. La pratique de la pleine conscience est essentielle pour développer notre sens de la cohérence.

Signal : Dans ce livre, un « signal » est ce qui découle de notre essence inconditionnée. Cela peut se présenter comme une action *significative* que nous sommes appelés à faire, ou comme une émotion vers laquelle nous sommes appelés à tendre. C'est l'inspiration intérieure née du désir et de la compassion.

Somatisation : Le processus de tensions psychologiques s'exprimant dans le sens ressenti du corps.

Stigmatisation : Une construction complexe qui peut provenir d'une variété de sources, y compris soi-même. Cela se produit lorsque certaines circonstances ou caractéristiques de personnes sont marquées de réprobation. Bien que la stigmatisation commence comme un phénomène social, elle peut rapidement devenir autoattribuée.

Stimuli : Les événements, les interactions qui bougent et changent autour de nous, ainsi que les pensées et les sentiments qui en résultent à propos des événements qui se produisent ensuite en nous. Les stimuli en eux-mêmes ne causent pas de stress : c'est l'interprétation des stimuli, soit les pensées et les sentiments connexes, qui provoque la réponse au stress.

Stress : Le stress peut être défini de deux manières : comme facteur de stress (source externe de « mauvais temps »), ou comme l'expérience de la détresse. Dans ce livre, nous distinguons la *source* du stress de l'*expérience* du stress. Une combinaison de facteurs extrinsèques et intrinsèques active la perception d'une menace. Les facteurs extrinsèques sont des choses qui se produisent en dehors de nos rouages intérieurs (les « conditions météorologiques »), alors que les facteurs intrinsèques viennent de l'intérieur (les « racines », soit la congruence et le sens de la cohérence). Nous avons peu de contrôle sur les facteurs extrinsèques, mais les personnes qui ont des facteurs intrinsèques bien développés sont moins susceptibles de se sentir intimidées et menacées par des « conditions météorologiques » imprévisibles et souvent difficiles. En présence de facteurs extrinsèques donnant l'effet d'être menaçants, celles qui ont des racines solides auront plus de confiance pour résoudre ces menaces avant que celles-ci ne deviennent des facteurs de stress chronique.

Technique de libération émotionnelle (TLE) : Une technique qui consiste à appuyer sur divers points d'énergie du corps tout en répétant un mantra en corrélation avec un état émotionnel souhaité. Au cours du processus, la personne aborde un facteur de stress actuel ou évoque un souvenir stressant du passé (à la racine du facteur de stress) avec une conscience compatissante tout en appuyant sur les points d'acupression.

Tendances d'attachement : Les tendances d'attachement relationnel de l'adulte vont de la dépendance et de l'anxiété d'une part jusqu'à l'évitement de l'autre, selon la vision que la personne a d'elle-même et des autres. Lorsque notre style relationnel adulte en est un d'attachement anxieux, cela indique un besoin de chercher chez d'autres un apaisement à une insécurité relative à notre moi. Lorsque notre style relationnel en est un d'évitement, la vulnérabilité des autres ou la nôtre même en présence d'autrui éveille chez nous de l'insécurité, ce qui nous amène à fuir émotionnellement ou à figer lorsqu'une autre personne cherche une plus grande intimité. L'attachement solide se produit lorsque deux personnes forment un lien sincère découlant d'un sentiment de plénitude envers elles-mêmes, faisant qu'elles n'ont pas de besoin à faire combler par l'autre et ne cherchent pas à éviter la vulnérabilité avec elle.

Théorie polyvagale (Porges, 2009) : La théorie polyvagale décrit comment le système nerveux autonome interagit avec le lien entre le visage et le cœur, de sorte à faciliter un système d'engagement social, et à permettre ensuite aux interactions sociales de réguler les états viscéraux.

Thérapie cognitivocomportementale (TCC) : Une approche thérapeutique qui amène à prendre conscience de la relation entre les pensées (les croyances fondamentales conscientes, automatiques et sous-jacentes) et les comportements. Cette technique vise à changer les comportements par le contrôle de soi, l'établissement d'un calendrier, et l'exposition avec prévention de la réponse.

Thérapie comportementale dialectique (TCD) : Une version modifiée de la TCC qui combine la régulation émotionnelle, la mise à l'essai dans la réalité, la pleine conscience, l'acceptation, et la tolérance au stress.

Transfert en miroir : Le transfert en miroir est le fait d'accomplir pour une personne une fonction qu'elle n'est pas encore en mesure de remplir elle-même. Ceci permet à l'autre personne de s'accorder avec le sens ressenti et, par conséquent, de diriger ce même sens ressenti intérieurement vers elle-même et extérieurement vers les autres.

Transfert émotionnel : La redirection subconsciente de sentiments d'une personne à une autre. Cela se produit également lorsque les stimuli présents nous rappellent une blessure non cicatrisée du passé, ce qui nous amène à projeter sur le moment présent la menace ressentie de besoins non satisfaits du passé.

Traumatisme indirect : Un traumatisme indirect se produit lorsque l'expérience traumatique d'une autre personne a un impact négatif sur l'identité et les croyances d'un prestataire de soins. Lorsqu'elle n'est pas résolue, l'expérience d'un traumatisme indirect peut mener au cynisme et au désespoir (McCann et Pearlman, 1990 ; Pearlman et Saakvitne, 1995).

Traumatisme : Un besoin non satisfait ou une blessure non cicatrisée du passé. Si nous ne parvenons pas à intégrer les adversités passées en permettant aux émotions connexes d'être exprimées et à la création de sens de se produire, les émotions se retrouvent piégées. Résultat, lorsqu'un événement nous rappelle inconsciemment cette adversité passée non résolue, nous projetons inconsciemment l'énergie émotionnelle piégée sur le moment présent. L'expérience d'un traumatisme présente une occasion de reconnaître une blessure non cicatrisée du passé afin que, lorsque nous nous sentons prêts (c.-à-d. dotés de ressources adéquates), nous puissions travailler sur ce besoin non satisfait.

Travail émotionnel (Hochschild, 2012) : Le travail émotionnel est le fait de modifier l'apparence de ses émotions et d'afficher des émotions ne correspondant pas à celles que l'on ressent.

Trouble de stress post-traumatique (TSPT) complexe : Le TSPT complexe diffère du TSPT en ce sens que le premier découle d'un sentiment d'incapacité à échapper à des événements traumatisants qui continuent d'être rencontrés, tels que la violence et la négligence chroniques (National Health Service, 2018). Ses symptômes sont semblables à ceux du TSPT, mais ils peuvent aussi comprendre des sentiments de honte ou de culpabilité, de la difficulté à contrôler les émotions, de la dissociation, de l'isolement, des difficultés relationnelles, des comportements à risque, de l'automutilation et des pensées suicidaires.

Trouble de stress post-traumatique (TSPT) : Le trouble de stress post-traumatique est caractérisé par le fait de revivre dans l'immédiat une menace relative à un événement passé, ce qui provoque l'activation du système nerveux et l'évitement émotionnel. Par conséquent, les personnes souffrant de TSPT ont tendance à être hypervigilantes et à se sentir facilement menacées. Les critères de diagnostic comprennent les symptômes qui reflètent le fait de revivre une expérience traumatisante, l'évitement, la réactivité, ainsi que les impacts sur la cognition et l'humeur (National Institute of Mental Health, 2019b).

Violence horizontale : Comportement hostile et souvent nuisible envers un ou une collègue.

Références

Adamson, J., & Clark, H. A. (1999). In *Scenes of shame: Psychoanalysis, shame, and writing.* State University of New York Press.

Ahmad, R., Naqvi, A. A., Al-Bukhaytan, H. M., et al. (2019). Evaluation of aromatherapy with lavender oil on academic stress: A randomized placebo controlled clinical trial. *Contemporary Clinical Trials Communications, 14,* 100–346. https://doi.org/10.1016/j.conctc.2019.100346.

Ainsworth, M. D. (1964). Patterns of attachment behavior shown by the infant in interaction with his mother. *Merrill–Palmer Quarterly of Behavior and Development, 10*(1), 51–58.

Alcoholics Anonymous (2001). In *Alcoholics anonymous* (4th ed.). A.A. World Services.

Aldao, A., Nolen-Hoeksema, S., & Schweizer, S. (2010). Emotion regulation strategies across psychopathology: A meta-analysis. *Clinical Psychology Review, 30,* 217–237. https://doi.org/10.1016/j.cpr.2009.11.004.

Allan, B. A., Duffy, R. D., & Douglass, R. (2015). Meaning in life and work: A developmental perspective. *The Journal of Positive Psychology, 10*(4), 323–331. https://doi.org/10.1080/17439760.2014.950180.

Amato, P. R., & Kane, J. B. (2011). Life-course pathways and the psychosocial adjustment of young adult women. *Journal of Marriage and Family, 73*(1), 279–295. https://doi.org/10.1111/j.1741-3737.2010.00804.x.

American Association of Colleges of Nurses. (2020). *Fact sheet: Nursing shortage.* https://www.aacnnursing.org/Portals/42/News/Factsheets/Nursing-Shortage-Factsheet.pdf.

American Psychiatric Association (1980). In *Diagnostic and statistical manual of mental disorders* (3rd ed.). Author.

Anand, H. (2014). Effect of meditation ("OM" chanting) on alpha EEG and galvanic skin response: Measurement of an altered state of consciousness. *Indian Journal of Positive Psychology, 5*(3), 255.

Andersen, S., & Berg, J. E. (2001). The use of a sense of coherence test to predict drop-out and mortality after residential treatment of substance abuse. *Addiction Research & Theory, 9*(3), 239–251. https://doi.org/10.3109/16066350109141752.

Antonovsky, A. (1979). In *Health, stress and coping.* Jossey-Bass.

Antonovsky, A. (1987). In *Unraveling the mystery of health: How people manage stress and stay well.* Jossey-Bass.

Aspy, D. J., & Proeve, M. (2017). Mindfulness and loving-kindness meditation. *Psychological Reports, 120*(1), 102–117. https://doi.org/10.1177/0033294116685867.

Avey, J. B., Luthans, F., Smith, R. M., et al. (2010). Impact of positive psychological capital on employee's well-being over time. *Journal of Occupational Health Psychology, 15*(1), 17–28. https://doi.org/10.1037/a0016998.

Bakker, A., Killmer, C., Siegrist, J., et al. (2000). Effort–reward imbalance and burnout among nurses. *Journal of Advanced Nursing, 31*(4), 884–891. https://doi.org/10.1046/j.1365-2648.2000.01361.x.

Baldwin, C., Linnea, A., & Wheatley, M. J. (2010). In *The circle way: A leader in every chair.* Berrett-Koehler Publishers.

Bandura, A. (1997). In *Self-efficacy: The exercise of control.* Freeman.

Barnett, L. A. (2007). The nature of playfulness in young adults. *Personality and Individual Differences, 43,* 949–958. https://doi.org/10.1016/j.paid.2007.02.018.

Barsky, A. (2016). In *Conflict resolution for the helping profession: Negotiation, mediation, advocacy, facilitation, and restorative justice* (3rd ed.). Oxford University Press.

Bartels, J. B. (2014). The pause. *Critical Care Nurse, 34*(1), 74–75. https://doi.org/10.4037/ccn2014962.

Bartlett, C., Marshall, M., & Marshall, A. (2012). Two-Eyed Seeing and other lessons learned within a co-learning journey of bringing together indigenous and mainstream knowledges and ways of knowing. *Journal of Environmental Studies and Sciences, 2,* 331–340.

Bartlett, M. Y., & DeSteno, D. (2006). Gratitude and prosocial behavior. *Psychology Science, 17*(4), 319–325. https://doi.org/10.1111/j.1467-9280.2006.01705.x.

Basso, J. C., & Suzuki, W. A. (2017). The effects of acute exercise on mood, cognition, neurophysiology, and neurochemical pathways: A review. *Brain Plasticity, 2*(2), 127–152. https://doi.org/10.3233/BPL-160040.

Baum, A., Cohen, L., & Hall, M. (1993). Control and intrusive memories as possible determinants of chronic stress. *Psychosomatic Medicine, 55*(3), 274–286. https://doi.org/10.1097/00006842-199305000-00005.

Baumeister, R. F., & Leary, M. R. (1995). The need to belong: Desire for interpersonal attachments as a fundamental human motivation. *Psychological Bulletin, 117*(3), 497–529. https://doi.org/10.1037/0033-2909.117.3.497.

B.C. Ministry of Health. (2014). *Setting priorities for the B.C. Health System.* https://www.health.gov.bc.ca/library/publications/year/2014/Setting-priorities-BC-Health-Feb14.pdf.

Beck, A. T. (1970). Cognitive therapy: Nature and relation to behavior therapy. *Behavior Therapy, 1*(2), 184–200.

Beecroft, P. C., Dorey, F., & Wenten, M. (2008). Turnover intention in new graduate nurses: A multivariate analyses. *Journal of Advanced Nursing, 61*(1), 41–52. https://doi.org/10.1111/j.1365-2648.2007.04570.x.

Beecroft, P. C., Kunzman, L., & Krozek, C. (2001). RN internship: Outcomes of a one-year pilot program. *Journal of Nursing Administration, 31*(12), 575–576. https://doi.org/10.1097/00005110-200112000-00008.

Belgers, M., Leenaars, M., Homberg, J. R., et al. (2016). Ibogaine and addiction in the animal model, a systematic review and meta-analysis. *Translational Psychiatry, 6*(5), e826. https://doi.org/10.1038/tp.2016.71.

Benard, B. (2004). In *Resiliency: What we have learned.* WestEd.

Benner, P., Sutphen, M., Leonard, V., et al. (2010). In *Educating nurses: A call for radical transformation.* Jossey-Bass.

Berceli, D., Salmon, M., Bonifas, R., et al. (2014). Effects of self-induced unclassified therapeutic tremors on quality of life among non-professional caregivers: A pilot study. *Global Advances in Health and Medicine, 3*(5), 45–48. https://doi.org/10.7453/gahmj.2014.032.

Bergh, H., Baigi, A., Fridlund, B., et al. (2006). Life events, social support and sense of coherence among frequent attenders in primary health care. *Public Health, 120*(3), 229–236. https://doi.org/10.1016/j.puhe.2005.08.020.

Bergquist, W. (1993). In *The postmodern organization: Mastering the art of invisible change.* Jossey-Bass.

Berkovich-Ohana, A., Glicksohn, J., & Goldstein, A. (2012). Mindfulness-induced changes in gamma band activity—Implications for the default mode network, self-reference and attention. *Clinical Neurophysiology, 123*(4), 700–710. https://doi.org/10.1016/j.clinph.2011.07.048.

Besen, E., Matz-Costa, C., Brown, M., et al. (2013). Job characteristics, core self-evaluations, and job satisfaction: What's age got to do with it? *The International Journal of Aging and Human Development, 76*(4), 269–295. https://doi.org/10.2190/AG.76.4.a.

Beyer, K. M. M., Kaltenbach, A., Szabo, A., et al. (2014). Exposure to neighbourhood green space and mental health: Evidence from the survey of the health of Wisconsin. *International Journal of Environmental Research and Public Health, 11*, 3453–3472. https://doi.org/10.3390/ijerph110303453.

Bianchi, R., Schonfeld, I. S., & Laurent, E. (2015). Is burnout separable from depression in cluster analysis? A longitudinal study. *Social Psychiatry and Psychiatric Epidemiology, 50*(6), 1005–1011. https://doi.org/10.1007/s00127-014-0996-8.

Binswanger, H. (1991). Volition as cognitive self-regulation. *Organizational Behavior and Human Decision Processes, 50*, 154–178. https://doi.org/10.1016/0749-5978(91)90019-P.

Bisson, J. I., Ehlers, A., Matthews, R., et al. (2007). Psychological treatments for chronic post-traumatic stress disorder: Systematic review and meta-analysis. *The British Journal of Psychiatry, 190*(2), 97–104. https://doi.org/10.1192/bjp.bp.106.021402.

Blatchford, C. (2019). In *Rolling with the waves.* Lorian Press.

Blatz, W. E. (1967). In *Human security: Some reflections.* University of Toronto Press.

Bluth, K., Campo, R. A., Futch, W. S., & Gaylord, S. A. (2017). Age and gender differences in the associations of self-compassion and emotional well-being in a large adolescent sample. *Journal of Youth and Adolescence, 46*(4), 840–853. https://doi.org/10.1007/s10964-016-0567-2.

Bly, R. (1989). In *A little book on the human shadow.* Harper & Row.

BMG Research (2013). In *NHS Wales staff survey 2013—National overview.* Author.

Boamah, S. A., & Laschinger, H. (2016). The influence of areas of worklife fit and worklife interference on burnout and turnover intentions among new graduate nurses. *Journal of Nursing Management, 24*(2), E164–E174. https://doi.org/10.1111/jonm.12318.

Bodenheimer, T., & Sinsky, C. (2014). From triple to quadruple aim: Care of the patient requires care of the provider. *Annals of Family Medicine, 12*(6), 573–576. https://doi.org/10.1370/afm.1713.

Bond, M. E. (2009). Exposing shame and its effect on clinical nursing education. *The Journal of Nursing Education, 48*(3), 132–140. https://doi.org/10.3928/01484834-20090301-02.

Bowden, D., Goddard, L., & Gruzelier, J. (2010). A randomised controlled single-blind trial of the effects of reiki and positive imagery on well-being and salivary cortisol. *Brain Research Bulletin, 81*(1), 66–72. https://doi.org/10.1016/j.brainresbull.2009.10.002.

Bowlby, J. (2012). In *A secure base.* Taylor & Francis.

Brach, T. (2013). *The RAIN of self-compassion.* https://www.tarabrach.com/selfcompassion1/.

Brach, T. (2016, February 6). *How to meditate FAQ: A definitive guide for a gratifying practice!* https://www.tarabrach.com/faq-for-meditation-2/.

Brady, M. J., Peterman, A. H., Fitchett, G., et al. (1999). A case for including spirituality in quality of life measurement in oncology. *Psycho-Oncology, 8*(5), 417–428. https://doi.org/10.1002/(SICI)1099-1611(199909/10)8:5%3C417::AID-PON398%3E3.0.CO;2-4.

Breslau, N., Chilcoat, H. D., Kessler, R. C., et al. (1999). Previous exposure to trauma and PTSD effects of subsequent trauma: Results from the Detroit area survey of trauma. *American Journal of Psychiatry, 156*(6), 902–907. https://doi.org/10.1176/ajp.156.6.902.

Bretherton, I., & Munholland, K. A. (1999). Internal working models in attachment relationships: A construct revisited. In J. Cassidy & P. R. Shaver (Eds.), *Handbook of attachment: Theory, research, and clinical applications* (pp. 89–111). The Guilford Press.

British Columbia Nurses' Union. (2019). *BCNU applauds government decision to include nurses in mental injury presumption legislation.* https://www.bcnu.org/news-and-events/news/2019/bcnu-applauds-government-decision-to-include-nurses-in-mental-injury-presumption-legislation.

Brotheridge, C. M., & Grandey, A. A. (2002). Emotional labor and burnout: Comparing two perspectives of 'people work'. *Journal of Vocational Behavior, 60*(1), 17–39. https://doi.org/10.1006/jvbe.2001.1815.

Brown, B. (2006). Shame resilience theory: A grounded theory study on women and shame. *Families in Society, 87*(1), 43–52. https://doi.org/10.1606/1044-3894.3483.

Brown, B. (2010). In *The gifts of imperfection: Let go of who you think you're supposed to be and embrace who you are.* Hazelden Publishing.

Bruskas, D., & Tessin, D. H. (2013). Adverse childhood experiences and psychosocial well-being of women who were in foster care as children. *The Permanente Journal, 17*(3), e131–e141. https://doi.org/10.7812/TPP/12-121.

Bryant, R. A., & Foord, R. (2016). Activating attachments reduces memories of traumatic images. *PLoS One, 11*(9), e0162550. https://doi.org/10.1371/journal.pone.0162550.

Bryant, R. A., & Hutanamon, T. (2018). Activating attachments enhances heart rate variability. *PLoS One, 13*(2), e0151747. https://doi.org/10.1371/journal.pone.0151747.

Buffone, A. E. K., Poulin, M., DeLury, S., et al. (2017). Don't walk in her shoes! Different forms of perspective taking affect stress physiology. *Journal of Experimental Social Psychology, 72*, 161–168. https://doi.org/10.1016/j.jesp.2017.04.001.

Campbell, D. G., Felker, B. L., Liu, C. F., et al. (2007). Prevalence of depression–PTSD comorbidity: Implications for clinical practice guidelines and primary care-based interventions. *Journal of General Internal Medicine, 22*(6), 711–718. https://doi.org/10.1007/s11606-006-0101-4.

Canadian Institute for Health Information. (2015). *Registered nurses: Backgrounder.* https://www.cihi.ca/en/nurses_2014_background_en.pdf.

Canadian Institute for Health Information. (2018). *Nursing in Canada, 2018: A lens on supply and workforce.* https://www.cihi.ca/sites/default/files/document/regulated-nurses-2018-report-en-web.pdf.

Canadian Mental Health Association. (2020). *Fast facts about mental health and mental illness.* https://cmha.ca/fast-facts-about-mental-illness.

Cardador, M. T., Dane, E., & Pratt, M. G. (2011). Linking calling orientations to organizational attachment via organizational instrumentality. *Journal of Vocational Behavior, 79*(2), 367–378. https://doi.org/10.1016/j.jvb.2011.03.009.

Carnelley, K. B., Bejinaru, M., Otway, L., et al. (2018). Effects of repeated attachment security priming in outpatients with primary depressive disorders. *Journal of Affective Disorders, 234*, 201–206. https://doi.org/10.1016/j.jad.2018.02.040.

Carter-Scott, C. (1998). In *If life is a game, these are the rules.* Dell Publishing Group.

Carvalho, F., Weires, K., Ebling, M., et al. (2013). Effects of acupuncture on the symptoms of anxiety and depression caused by premenstrual dysphoric disorder. *Acupuncture in Medicine, 31*(4), 358–363. https://doi.org/10.1136/acupmed-2013-010394.

Castle, S., Wilkins, S., Heck, E., et al. (1995). Depression in caregivers of demented patients is associated with altered immunity: Impaired proliferative capacity, increased CD8, and a decline in lymphocytes with surface signal transduction molecules (CD38+) and a cytotoxicity marker (CD56+, CD8+). *Clinical and Experimental Immunology, 101*(3), 487–493. https://doi.org/10.1111/j.1365-2249.1995.tb03139.x.

Cavanagh, J. F., Eisenberg, I., Guitart-Masip, M., et al. (2013). Frontal theta overrides Pavlovian learning biases. *Journal of Neuroscience, 33*(19), 8541–8548. https://doi.org/10.1523/Jneurosci.5754-12.2013.

Cebolla, A., Campos, D., Galiana, L., et al. (2017). Exploring relations among mindfulness facets and various meditation practices: Do they work in different ways? *Consciousness and Cognition, 49*, 172–180. https://doi.org/10.1016/j.concog.2017.01.012.

Center for Addiction and Mental Health. (2017). *Moral injury.* https://www.camh.ca/en/camh-news-and-stories/moral-injury.

Center for Addiction and Mental Health. (2019). *The crisis is real.* https://www.camh.ca/en/driving-change/the-crisis-is-real.

Centers for Disease Control and Prevention. (2014). About the study. https://web.archive.org/web/20151221202610/http://www.cdc.gov/violenceprevention/acestudy/about.html.

Ceravolo, D. J., Schwartz, D. G., Foltz-Ramos, K. M., et al. (2012). Strengthening communication to overcome lateral violence. *Journal of Nursing Management, 20*(5), 599–606. https://doi.org/10.1111/j.1365-2834.2012.01402.x.

Chachula, K. M., Myrick, F., & Yonge, O. (2015). Letting go: How newly graduated registered nurses in Western Canada decide to exit the nursing profession. *Nurse Education Today, 35*(7), 912–918. https://doi.org/10.1016/j.nedt.2015.02.024.

Chaieb, L., Wilpert, E. C., Hoppe, C., et al. (2017). The impact of monaural beat stimulation on anxiety and cognition. *Frontiers in Human Neuroscience, 11*, 251. https://doi.org/10.3389/fnhum.2017.00251.

Chandler, G. E. (2012). Succeeding in the first year of practice: Heed the wisdom of novice nurses. *Journal for Nurses in Staff Development, 28*(3), 103–107. https://doi.org/10.1097/NND.0b013e31825514ee.

Chang, Y. (2012). The relationship between maladaptive perfectionism with burnout: Testing mediating effect of emotion-focused coping. *Personality and Individual Differences, 53*(5), 635–639. https://doi.org/10.1016/j.paid.2012.05.002.

Chao, S., & Chen, P. (2013). The reliability and validity of the Chinese version of the nonattachment scale: Reliability, validity, and its relationship with mental health. *Bulletin of Educational Psychology, 45*(1), 121–139.

Chekroud, S. R., Gueorguieva, R., Zheutlin, A. B., et al. (2018). Association between physical exercise and mental health in 1.2 million individuals in the USA between 2011 and 2015: A cross-sectional study. *Lancet Psychiatry, 5*(9), 739–746. https://doi.org/10.1016/S2215-0366(18)30227-x.

Chen, P., Chou, C., Yang, L., et al. (2017). Effects of aromatherapy massage on pregnant women's stress and immune function: A longitudinal, prospective, randomized controlled trial. *The Journal of Alternative and Complementary Medicine, 23*(10), 778–786. https://doi.org/10.1089/acm.2016.0426.

Chikovani, G., Babuadze, L., Iashvili, N., et al. (2015). Empathy costs: Negative emotional bias in high empathisers. *Psychiatry Research, 229*(1), 340–346. https://doi.org/10.1016/j.psychres.2015.07.001.

Chinn, P. L. (2018). Peace. In *Peace and power: A handbook of transformative group process* (pp. 3–5). https://peaceandpowerblog.files.wordpress.com/2017/11/2018-handbook.pdf.

Chiu, M., Lebenbaum, M., Cheng, J., et al. (2017). The direct healthcare costs associated with psychological distress and major depression: A population-based cohort study in Ontario, Canada. *PLoS One, 12*(9), e0184268. https://doi.org/10.1371/journal.pone.0184268.

Cho, J., Laschinger, H. K. S., & Wong, C. (2006). Workplace empowerment, work engagement and organizational commitment of new graduate nurses. *Canadian Journal Nursing Leadership, 19*(3), 43–60. https://doi.org/10.12927/cjnl.2006.18368.

Chopra, D. (2004). In *The seven spiritual laws of success.* Amber-Allen Publishing/New World.

Chozen Bays, J. (2009). In *Mindful eating: A guide to rediscovering a healthy and joyful relationship with food.* Shambhala.

Church, D., Hawk, C., Brooks, A. J., et al. (2013). Psychological trauma symptom improvement in veterans using emotional freedom techniques: A randomized controlled trial. *The Journal of Nervous and Mental Disease, 201*(2), 153–160. https://doi.org/10.1097/NMD.0b013e31827f6351.

Cilliers, F., & Coetzee, F. C. (2003). The theoretical–empirical fit between three psychological wellness constructs: Sense of coherence, learned resourcefulness and self-actualization. *South African Journal of Labor Relations, 27*(1), 4–24. https://www.researchgate.net/publication/280482583_The_theoreticalempirical_fit_between_three_psychological_wellness_constructs_sense_of_coherence_learned_resourcefulness_and_self-actualisation.

Clark, L. A., & Watson, D. (1999). Temperament: A new paradigm for trait psychology. In L. A. Pervin & O. P. John (Eds.), *Handbook of personality: Theory and research* (2nd ed., pp. 399–423). The Guilford Press.

Clark, P. K., Leddy, K., Drain, M., et al. (2007). State nursing shortages and patient satisfaction: More RNs—Better patient experiences. *Journal of Nursing Care Quality, 22*(2), 128–129. https://doi.org/10.1097/01.NCQ.0000263101.29181.aa.

Clond, M. (2016). Emotional freedom techniques for anxiety: A systematic review with meta-analysis. *The Journal of Nervous and Mental Disease, 204*(5), 388–395. https://doi.org/10.1097/NMD.0000000000000483.

Colier, N. (2018). *Choosing love over fear: Responding from love not reacting from fear.* http://nancycolier.com/choosing-love-fear-responding-love-not-reacting-fear/

Cooke, M., Holzhauser, K., Jones, M., et al. (2007). The effect of aromatherapy massage with music on the stress and anxiety levels of emergency nurses: Comparison between summer and winter. *Journal of Clinical Nursing, 16*(9), 1695–1703. https://doi.org/10.1111/j.1365-2702.2007.01709.x.

Corey, S. M., Epel, E., Schembri, M., et al. (2014). Effect of restorative yoga vs. stretching on diurnal cortisol dynamics and psychosocial outcomes in individuals with the metabolic syndrome: The PRYSMS randomized controlled trial. *Psychoneuroendocrinology, 49,* 260–271. https://doi.org/10.1016/j.psyneuen.2014.07.012.

Corey, T. P., Shoup-Knox, M. L., Gordis, E. B., et al. (2012). Changes in physiology before, during, and after yawning. *Frontiers in Evolutionary Neuroscience, 3,* 7. https://doi.org/10.3389/fnevo.2011.00007.

Corroon, J., James, M., Mischley, L. K., et al. (2017). Cannabis as a substitute for prescription drugs—A cross-sectional study. *Journal of Pain Research, 10,* 989–998. https://doi.org/10.2147/JPR.S134330.

Costa, D. K., & Moss, M. (2018). The cost of caring: Emotion, burnout, and psychological distress in critical care clinicians. *Annals of the American Thoracic Society, 15*(7), 787–790. https://doi.org/10.1513/AnnalsATS.201804-269PS.

Cowin, L. S., & Hengstberger-Sims, C. (2006). New graduate nurse self-concept and retention: A longitudinal survey. *International Journal of Nursing Studies, 43*(1), 59–70. https://doi.org/10.1016/j.ijnurstu.2005.03.004.

Cruceanu, V. D., & Rotarescu, V. S. (2013). Alpha brainwave entrainment as cognitive performance activator. *Cognition, Brain, Behavior, 17*(3), 249–261. https://www.researchgate.net/publication/289030858_Alpha_brainwave_entrainment_as_a_cognitive_performance_activator.

Curran, T., & Hill, A. P. (2019). Perfectionism is increasing over time: A meta-analysis of birth cohort differences from 1989 to 2016. *Psychological Bulletin, 145*(4), 410–429. https://doi.org/10.1037/bul0000138.

Currie, E. J., & Carr Hill, R. A. (2012). What are the reasons for high turnover in nursing? A discussion of presumed causal factors and remedies. *International Journal of Nursing Studies, 49*(9), 1180–1189. https://doi.org/10.1016/j.ijnurstu.2012.01.001.

Curtis, R., Zeh, D., Miller, M., et al. (2004). Examining the validity of a computerized chakra measuring instrument: A pilot. *Subtle Energies & Energy Medicine, 15*(3), 209–223. http://journals.sfu.ca/seemj/index.php/seemj/article/viewFile/387/349.

Dahl, C. J., Lutz, A., & Davidson, R. J. (2015). Reconstructing and deconstructing the self: Cognitive mechanisms in meditation practice. *Trends in Cognitive Sciences, 19*(9), 515–523. https://doi.org/10.1016/j.tics.2015.07.001.

Dames, S. (2018a). In *A study of the interplay between new graduate life experience, context, and the experience of stress in the workplace: Exploring factors towards self-actualizing as a novice nurse.* University of Calgary. [Unpublished doctoral thesis].

Dames, S. (2018b). THRIVEable work environments: A study of interplaying factors that enable novice nurses to thrive. *The Journal of Nursing Management, 26*(6), 567–574. https://doi.org/10.1111/jonm.12712.

Dames, S. (2019). Understanding and resolving conflict. In P. Yoder-Wise, J. Waddell, & N. Walton (Eds.), *Yoder-Wise's leading and managing in Canadian nursing* (2nd ed., Chap. 24) Elsevier Inc.

Dames, S. (2020, July 15). Suffering to bliss: Transforming trauma to grit. *Roots to Thrive.* https://rootstothrive.com/2020/07/15/suffering-to-bliss-transforming-trauma-to-grit/.

Dames, S., & Hunter, K. (2020, August 30). Turning to the trees. *Roots to Thrive.* https://rootstothrive.com/2020/08/30/turning-to-the-trees/.

Dames, S., & Javorski, S. (2018). Sense of coherence, a worthy factor toward nursing student and new graduate satisfaction with nursing, goal setting affinities, and coping tendencies. *Quality Advancement in Nursing Education, 4*(1). https://doi.org/10.17483/2368-6669.1108.

Deary, I., Watson, R., & Hogston, R. (2003). A longitudinal cohort study of burnout and attrition in nursing students. *Journal of Advanced Nursing, 43*(1), 71–81. https://doi.org/10.1046/j.1365-2648.2003.02674.x.

Delli Pizzi, S., Padulo, C., Brancucci, A., et al. (2016). GABA content within the ventromedial prefrontal cortex is related to trait anxiety. *Social Cognitive and Affective Neuroscience, 11*(5), 758–766. https://doi.org/10.1093/scan/nsv155.

Demers, L., & Roper, M. (2018). In *A pause for grounding and connection.* Vancouver Island Health Authority [Unpublished manuscript].

Dev, V., Fernando, A. T., Lim, A. G., et al. (2018). Does self-compassion mitigate the relationship between burnout and barriers to compassion? A cross-sectional quantitative study of 799 nurses. *International Journal of Nursing Studies, 81,* 81–88. https://doi.org/10.1016/j.ijnurstu.2018.02.003.

Dickerson, S. S., Gruenewald, T. L., & Kemeny, M. E. (2009). Psychobiological responses to social self-threat: Functional or detrimental? *Self and Identity, 8*(2), 270–285. https://doi.org/10.1080/15298860802505186.

Dickerson, S. S., Kemeny, M. E., Aziz, N., et al. (2004). Immunological effects of induced shame and guilt. *Psychosomatic Medicine, 66*(1), 124–131. https://doi.org/10.1097/01.PSY.0000097338.75454.29.

Dispenza, J. (2012). In *Breaking the habit of being yourself: How to lose your mind and create a new one.* Hay House Publishing.

Dixon-Woods, M., Baker, R., Charles, K., et al. (2013). Culture and behavior in the English National Health Service: Overview of lessons from a large multimethod study. *British Medical Journal Quality and Safety, 23*, 106–115. https://doi.org/10.1136/bmjqs-2013-001947.

Drake, D., Ocampo, E., Donaldson, J., et al. (2017). The effect of aromatherapy on anxiety experienced by hospital nurses. *MedSurg Nursing, 26*(3), 201.

Drapkin, J., McClintock, C., Lau, E., et al. (2016). Spiritual development through the chakra progression. *Open Theology, 2*(1), 605–620. https://doi.org/10.1515/opth-2016-0048.

Dückers, M. L., Alisic, E., & Brewin, C. R. (2016). A vulnerability paradox in the cross-national prevalence of post-traumatic stress disorder. *The British Journal of Psychiatry, 209*(4), 300–305. https://doi.org/10.1192/bjp.bp.115.176628.

Duffy, R. D., Allan, B. A., Autin, K. L., et al. (2013). Calling and life satisfaction: It's not about having it, it's about living it. *Journal of Counseling Psychology, 60*(1), 42. https://doi.org/10.1037/a0030635.

Dunn, C., Haubenreiser, M., Johnson, M., et al. (2018). Mindfulness approaches and weight loss, weight maintenance, and weight regain. *Current Obesity Reports, 7*(1), 37–49. https://doi.org/10.1007/s13679-018-0299-6.

Dyrbye, L. N., Shanafelt, T. D., Johnson, P. O., et al. (2019). A cross-sectional study exploring the relationship between burnout, absenteeism, and job performance among American nurses. *BMC Nursing, 18*(1), 57. https://doi.org/10.1186/s12912-019-0382-7.

Dzurec, L. C., Kennison, M., & Gillen, P. (2017). The incongruity of workplace bullying victimization and inclusive excellence. *Nursing Outlook, 65*(5), 588–596. https://doi.org/10.1016/j.outlook.2017.01.012.

Eda, N., Ito, H., Shimizu, K., et al. (2018). Yoga stretching for improving salivary immune function and mental stress in middle-aged and older adults. *Journal of Women & Aging, 30*(3), 227–241. https://doi.org/10.1080/08952841.2017.1295689.

Electris, A. C. (2013). *Vicarious trauma: A relationship between emotional empathy and emotional overidentification in mid-career trauma clinicians* (Publication No. 3536157) [Doctoral dissertation, Long Island University]. ProQuest Dissertations & Theses Global.

Ellis, A. (1962). In *Reason and emotion in psychotherapy*. Lyle Stuart.

Ellis, A. (2002). The role of irrational beliefs in perfectionism. In G. L. Flett & P. L. Hewitt (Eds.), *Perfectionism: Theory, research, and treatment* (pp. 217–229). American Psychological Association. https://doi.org/10.1037/10458-000.

Embong, N. H., Soh, Y. C., Ming, L. C., et al. (2015). Revisiting reflexology: Concept, evidence, current practice, and practitioner training. *Journal of Traditional and Complementary Medicine, 5*(4), 197–206. https://doi.org/10.1016/j.jtcme.2015.08.008.

Emet, J. (2012). Calming the mind: A meditation exercise. In *Buddha's book of sleep* (pp. 98–104). https://www.gaiam.com/blogs/discover/calming-the-mind-a-meditation-exercise.

Emmons, R. A., & Stern, R. (2013). Gratitude as a psychotherapeutic intervention. *Journal of Clinical Psychology, 69*(8), 846–855. https://doi.org/10.1002/jclp.22020.

Encyclopaedia Britannica. (2020, May 6). Spiritualism. In *Britannica.com encyclopedia*. https://www.britannica.com/topic/spiritualism-philosophy.

Erickson, R., & Grove, W. (2007). Why emotions matter: Age, agitation, and burnout among registered nurses. *Online Journal of Issues in Nursing, 13*(1). https://doi.org/10.3912/OJIN.Vol13No01PPT01.

Eriksson, M., & Lindström, B. (2005). Validity of Antonovsky's sense of coherence scale: A systematic review. *Journal of Epidemiology and Community Health, 59*(6), 460–466. https://doi.org/10.1136/jech.2003.018085.

Eriksson, M., & Lindström, B. (2006). Antonovsky's sense of coherence scale and the relation with health: A systematic review. *Journal of Epidemiology and Community Health, 60*(5), 376–381. https://doi.org/10.1136/jech.2005.041616.

Eriksson, M., & Lindström, B. (2007). Antonovsky's sense of coherence scale and its relation with quality of life: A systematic review. *Journal of Epidemiology and Community Health, 61*(11), 938–944. https://doi.org/10.1136/jech.2006.056028.

Erim, Y., Tagay, S., Beckmann, M., et al. (2010). Depression and protective factors of mental health in people with hepatitis C: A questionnaire survey. *International Journal of Nursing, 47*(3), 342–349. https://doi.org/10.1016/j.ijnurstu.2009.08.002.

Erol, R. Y., & Orth, U. (2011). Self-esteem development from age 14 to 30 years: A longitudinal study. *Journal of Personality and Social Psychology, 101*(3), 607–619. https://doi.org/10.1037/a0024299.

Eshkevari, L., Permaul, E., & Mulroney, S. E. (2013). Acupuncture blocks cold stress-induced increases in the hypothalamus–pituitary–adrenal axis in the rat. *Journal of Endocrinology, 217*(1), 95–104. https://doi.org/10.1530/JOE-12-0404.

Feigenbaum, K. D., & Smith, R. A. (2019). Historical narratives: Abraham Maslow and Blackfoot interpretations. *The Humanistic Psychologist, 48*(3), 232–243. https://doi.org/10.1037/hum0000145.

Feldt, T., Kokko, K., Kinnunen, U., et al. (2005). The role of family background, school success, and career orientation in the development of sense of coherence. *European Psychologist, 10*(4), 298–308. https://doi.org/10.1027/1016-9040.10.4.298.

Fergusson, D. M., & Horwood, L. J. (2003). Resilience to childhood adversity: Results of a 21-year study. In S. S. Luthar (Ed.), *Resilience and vulnerability: Adaptation in the context of childhood adversities* (pp. 130–155). Cambridge University Press.

Finegood, E., Rarick, J., & Blair, C. (2017). Exploring longitudinal associations between neighborhood disadvantage and cortisol levels in early childhood. *Development and Psychopathology, 29*(5), 1649–1662. https://doi.org/10.1017/S0954579417001304.

Fischer, R., Colzato, L. S., Hommel, B., et al. (2016). High-frequency binaural beats increase cognitive flexibility: Evidence from dual-task crosstalk. *Frontiers in Psychology, 7*, 1287. https://doi.org/10.3389/fpsyg.2016.01287.

Fitts, P. M., & Posner, M. I. (1967). In *Human performance*. Brooks/Cole Publishing.

Flett, G. L., Madorsky, D., Hewitt, P. L., et al. (2002). Perfectionism cognitions, rumination, and psychological distress. *Journal of Rational-Emotive and Cognitive-Behavior Therapy, 20*(1), 33–47. https://doi.org/10.1023/A:1015128904007.

Flores, P. J., & Porges, S. W. (2017). Group psychotherapy as a neural exercise: Bridging polyvagal theory and attachment theory. *International Journal of Group Psychotherapy, 26*, 1–21. https://doi.org/10.1080/00207284.2016.1263544.

Flory, J. D., & Yehuda, R. (2015). Comorbidity between post-traumatic stress disorder and major depressive disorder: Alternative explanations and treatment considerations. *Dialogues in Clinical Neuroscience, 17*(2), 141. https://doi.org/10.31887/dcns.2015.17.2/jflory.

Fossion, P., Leys, C., Kempenaers, C., et al. (2014). Psychological and socio-demographic data contributing to the resilience of Holocaust survivors. *The Journal of Psychology: Interdisciplinary and Applied, 148*(6), 641–657. https://doi.org/10.1080/00223980.2013.819793.

Fournier, J. C., DeRubeis, R. J., Hollon, S. D., et al. (2010). Antidepressant drug effects and depression severity: A patient-level meta-analysis. *The Journal of the American Medical Association, 303*(1), 47–53. https://doi.org/10.1001/jama.2009.1943.

Frecska, E., Bokor, P., & Winkelman, M. (2016). The therapeutic potentials of ayahuasca: Possible effects against various diseases of civilization. *Frontiers in Pharmacology, 7*, 35. https://doi.org/10.3389/fphar.2016.00035.

Freud, A. (1937). In *The ego and the mechanisms of defence*. Hogarth Press and Institute of Psycho-Analysis.

Freud, S. (1926). *Inhibitions, symptoms, and anxiety. The Psychoanalytic Quarterly, 5*(1), 1–28. https://doi.org/10.1080/21674086.1936.11925270.

Friese, M., Schweizer, L., Arnoux, A., et al. (2014). Personal prayer counteracts self-control depletion. *Consciousness and Cognition, 29*, 90–95. https://doi.org/10.1016/j.concog.2014.08.016.

Frost, R. O., Marten, P., Lahart, C., et al. (1990). The dimensions of perfectionism. *Cognitive Therapy and Research, 14*, 449–468. https://doi.org/10.1007/BF01172967.

Fujimaru, C., Okamura, H., Kawasaki, M., et al. (2012). Self-perceived work-related stress and its relation to salivary IgA, cortisol and 3-methoxy-4-hydroxyphenyl glycol levels among neonatal intensive care nurses. *Stress and Health, 28*(2), 171–174. https://doi.org/10.1002/smi.1414.

Gallace, A., Torta, D. M. E., Moseley, G. L., et al. (2011). The analgesic effect of crossing the arms. *Pain, 152*(6), 1418–1423. https://doi.org/10.1016/j.pain.2011.02.029.

Garcia, H., & Miralles, F. (2017). In *Ikigai: The Japanese secret to a long and happy life*. Penguin Books.

Gardner, B., Lally, P., & Wardle, J. (2012). Making health habitual: The psychology of "habit formation" and general practice. *The British Journal of General Practice, 62*(605), 664–666. https://doi.org/10.3399/bjgp12X659466.

Garrosa, E., Moreno-Jiménez, B., Rodríguez-Muñoz, A., et al. (2011). Role stress and personal resources in nursing: A cross-sectional study of burnout and engagement. *International Journal of Nursing Studies, 48*(4), 479–489. https://doi.org/10.1016/j.ijnurstu.2010.08.004.

Gates, D. M., Gillespie, G. L., & Succop, P. (2011). Violence against nurses and its impact on stress and productivity. *Nursing Economics, 29*(2), 59–67.

Geuens, N., Braspenning, M., Van Bogaert, P., et al. (2015). Individual vulnerability to burnout in nurses: The role of type D personality within different nursing specialty areas. *Burnout Research, 2*(2–3), 80–86. https://doi.org/10.1016/j.burn.2015.05.003.

Gillespie, B. M., Chaboyer, W., & Wallis, M. (2007). Development of a theoretically derived model of resilience through concept analysis. *Contemporary Nurse, 25*(1–2), 124–135. https://doi.org/10.5172/conu.2007.25.1-2.124.

Goetz, J. L., Keltner, D., & Simon-Thomas, E. (2010). Compassion: An evolutionary analysis and empirical review. *Psychological Bulletin, 136*(3), 351–374. https://doi.org/10.1037/a0018807.

Goleman, D. (1996). In *Emotional intelligence: Why it can matter more than IQ*. Bantam Books.

Gollan, J. K., Hoxha, D., Hunnicutt-Ferguson, K., et al. (2016). Twice the negativity bias and half the positivity offset: Evaluative responses to emotional information in depression. *Journal of Behavior Therapy and Experimental Psychiatry, 52*, 166170. https://doi.org/10.1016/j.jbtep.2015.09.005.

Gong, Y., Han, T., Yin, X., et al. (2014). Prevalence of depressive symptoms and work-related risk factors among nurses in public hospitals in southern China: A cross-sectional study. *Scientific Reports, 4*, 7109. https://doi.org/10.1038/srep07109.

Gould, D., Tuffey, S., Udry, E., et al. (1996). Burnout in competitive junior tennis players: I. A quantitative psychological assessment. *Sport Psychologist, 10*, 322–340.

Gouveia, M. J., Carona, C., Canavarro, M. C., et al. (2016). Self-compassion and dispositional mindfulness are associated with parenting styles and parenting stress: The mediating role of mindful parenting. *Mindfulness, 7*(3), 700–712. https://doi.org/10.1007/s12671-016-0507-y.

Grady, D. (2020). *Where is the medicine?* [Conference presentation]. Psychedelic Psychotherapy Forum, Vancouver Island Conference Centre, Nanaimo, BC, Canada.

Gray, B. (2009). The emotional labor of nursing—Defining and managing emotions in nursing work. *Nurse Education Today, 29*(2), 168–175. https://doi.org/10.1016/j.nedt.2008.08.003.

Green, B. (2013). Post-traumatic stress disorder: New directions in pharmacotherapy. *Advances in Psychiatric Treatment, 19*(3), 181–190. https://doi.org/10.1192/apt.bp.111.010041.

Green, B. L., Goodman, L. A., Krupnick, J. L., et al. (2000). Outcomes of single versus multiple trauma exposure in a screening sample. *Journal of Traumatic Stress, 13*(2), 271–286. https://doi.org/10.1023/A:1007758711939.

Grevenstein, D., Aguilar-Raab, C., & Bluemke, M. (2018). Mindful and resilient? Incremental validity of sense of coherence over mindfulness and Big Five personality factors for quality of life outcomes. *Journal of Happiness Studies, 19*(7), 1883–1902. https://doi.org/10.1007/s10902-017-9901-y.

Griffin, M. (2004). Teaching cognitive rehearsal as a shield for lateral violence: An intervention for newly licensed nurses. *Journal of Continuing Education in Nursing, 35*(6), 257. https://doi.org/10.3928/0022-0124-20041101-07.

Griffiths, R. R., Johnson, M. W., Carducci, M. A., et al. (2016). Psilocybin produces substantial and sustained decreases in depression and anxiety in patients with life-threatening cancer: A randomized double-blind trial. *Journal of Psychopharmacology, 30*(12), 1181–1197. https://doi.org/10.1177/0269881116675513.

Gruzelier, J. (2014). EEG-neurofeedback for optimising performance. I: A review of cognitive and affective outcome in healthy participants. *Neuroscience and Biobehavioral Reviews, 44*, 124–141. https://doi.org/10.1016/j.neubiorev.2013.09.015.

Gunnell, K. E., Mosewich, A. D., McEwen, C. E., et al. (2017). Don't be so hard on yourself! Changes in self-compassion during the first year of university are associated with changes in well-being. *Personality and Individual Differences, 107*(2017), 43–48. https://doi.org/10.1016/j.paid.2016.11.032.

Hakanen, J. J., & Bakker, A. B. (2016). Born and bred to burn out: A life-course view and reflections on job burnout. *Journal of Occupational Health Psychology, 22*(3), 354–364. https://doi.org/10.1037/ocp0000053.

Hall, L. (2019). *Chakra healing guided meditation*. https://www.the-guided-meditation-site.com/.

Hammarlund, R. A., Crapanzano, K. A., Luce, L., et al. (2018). Review of the effects of self-stigma and perceived social stigma on the treatment-seeking decisions of individuals with drug- and alcohol-use disorders. *Substance Abuse and Rehabilitation, 9*, 115–136. https://doi.org/10.2147/sar.s183256.

Harari, D., Swider, B. W., Steed, L. B., et al. (2018). Is perfect good? A meta-analysis of perfectionism in the workplace. *The Journal of Applied Psychology, 103*(10), 1121–1144. https://doi.org/10.1037/apl0000324.

Harmon-Jones, E., & Peterson, C. K. (2009). Supine body position reduces neural response to anger evocation. *Psychological Science, 20*(10), 1209–1210. https://doi.org/10.1111/j.1467-9280.2009.02416.x.

Harne, B. P., & Hiwale, A. S. (2018). EEG spectral analysis on OM mantra meditation: A pilot study. *Applied Psychophysiology and Biofeedback, 43*(2), 123–129. https://doi.org/10.1007/s10484-018-9391-7.

Hassmén, P., Koivula, N., & Uutela, A. (2000). Physical exercise and psychological well-being: A population study in Finland. *Preventive Medicine, 30*(1), 17–25. https://doi.org/10.1006/pmed.1999.0597.

Heavy Head, R. (2018, March 28). *Naamitapiikoan Blackfoot influences on Abraham Maslow* [Video]. https://www.youtube.com/watch?v=WTO34FLv5a8.

Helali, A. (2016). *The effects of daily self-reiki practice on nurses' level of burnout*. (Publication No. 10259455) [Doctoral dissertation, University of Phoenix]. ProQuest Dissertations & Theses Global.

Helliwell, J., Layard, R., & Sachs, J. (2017). In *World happiness report 2017*. Sustainable Development Solutions Network.

Henry-Noel, N., Bishop, M., Gwede, C. K., et al. (2019). Mentorship in medicine and other health professions. *Journal of Cancer Education, 34*, 629–637. https://doi.org/10.1007/s13187-018-1360-6.

Hess, U., Kafetsios, K., Mauersberger, H., et al. (2016). Signal and noise in the perception of facial emotion expressions: From labs to life. *Personality and Social Psychology Bulletin, 42*(8), 1092–1110. https://doi.org/10.1177/0146167216651851.

Hewitt, P. L., & Flett, G. L. (1993). Dimensions of perfectionism, daily stress, and depression: A test of the specific vulnerability hypothesis. *Journal of Abnormal Psychology, 102*, 58–65. https://doi.org/10.1037/0021-843X.102.1.58.

Heyman, M., Dill, J., & Douglas, R. (2018). In *Ruderman white paper on mental health and suicide of first responders*. Ruderman Family Foundation. https://dir.nv.gov/uploadedFiles/dirnvgov/content/WCS/TrainingDocs/First%20Responder%20White%20Paper_Final%20(2).pdf.

Higgins, E. T., Klein, R., & Strauman, T. (1985). Self-concept discrepancy theory: A psychological model for distinguishing among different aspects of depression and anxiety. *Social Cognition, 3*, 51–76. https://doi.org/10.1521/soco.1985.3.1.51.

Hochschild, A. R. (2012). In *The managed heart: Commercialization of human feeling*. University of California Press.

Hoge, C. W., Grossman, S. H., Auchterlonie, J. L., et al. (2014). PTSD treatment for soldiers after combat deployment: Low utilization of mental health care and reasons for dropout. *Psychiatric Services, 65*(8), 997–1004. https://doi.org/10.1176/appi.ps.201300307.

Holt-Lunstad, J., Smith, T. B., & Layton, J. B. (2010). Social relationships and mortality risk: A meta-analytic review. *PLoS Med, 7*(7), e1000316. https://doi.org/10.1371/journal.pmed.1000316.

Hölzel, B. K., Carmody, J., Vangel, M., et al. (2011). Mindfulness practice leads to increases in regional brain gray matter density. *Psychiatry Research, 191*(1), 36–43. https://doi.org/10.1016/j.pscychresns.2010.08.006.

Homan, K. J., & Sirois, F. M. (2017). Self-compassion and physical health: Exploring the roles of perceived stress and health-promoting behaviors. *Health Psychology Open, 4*(2). https://doi.org/10.1177/2055102917729542.

Hoskins, M., Pearce, J., Bethell, A., et al. (2015). Pharmacotherapy for post-traumatic stress disorder: Systematic review and meta-analysis. *The British Journal of Psychiatry, 206*(2), 93–100. https://doi.org/10.1192/bjp.bp.114.148551.

House, J. S., Landis, K. R., & Umberson, D. (1988). Social relationships and health. *Science, 241*(4865), 540–545. https://doi.org/10.1126/science.3399889.

Houston, J. (1992). In *Godseed: The journey of Christ*. Quest Books.

Hurst, J. B. (1993). In *Conflict self-assessment*. University of Toledo.

Hurst, J., & Kinncy, M. (1989). In *Empowering self and others*. University of Toledo.

Hurst, Y., & Fukuda, H. (2018). Effects of changes in eating speed on obesity in patients with diabetes: A secondary analysis of longitudinal health check-up data. *BMJ Open, 8*, e019589. https://doi.org/10.1136/bmjopen-2017-019589.

Hutcherson, C. A., Seppala, E. M., & Gross, J. J. (2008). Loving-kindness meditation increases social connectedness. *Emotion, 8*(5), 720–724. https://doi.org/10.1037/a0013237.

Hwang, S., Kim, G., Yang, J., et al. (2016). The moderating effects of age on the relationships of self-compassion, self-esteem, and mental health: Self-compassion and age. *Japanese Psychological Research, 58*(2), 194–205. https://doi.org/10.1111/jpr.12109.

Iranmanesh, S., Tirgari, B., & Bardsiri, H. S. (2013). Post-traumatic stress disorder among paramedic and hospital emergency personnel in south-east Iran. *World Journal of Emergency Medicine, 4*(1), 26–31. https://doi.org/10.5847/wjem.j.issn.1920-8642.2013.01.005.

Jackson, D., Clare, J., & Mannix, J. (2002). Who would want to be a nurse? Violence in the workplace—A factor in recruitment and retention. *Journal of Nursing Management, 10*(1), 13–20. https://doi.org/10.1046/j.0966-0429.2001.00262.x.

Jacobs, D., & Kyzer, S. (2010). Upstate AHEC lateral violence among nurses project. *South Carolina Nurse, 17*(1), 1–3. https://cdn.ymaws.com/www.scnurses.org/resource/resmgr/imported/JacobsLateralViolenceProjectSCNurse0Articlfinal.pdf.

Jahromi, F. G., Naziri, G., & Barzegar, M. (2012). The relationship between socially prescribed perfectionism and depression: The mediating role of maladaptive cognitive schemas. *Social and Behavioral Sciences, 32*, 141–147. https://doi.org/10.1016/j.sbspro.2012.01.023.

Jakobsen, J. C., Gluud, C., & Kirsch, I. (2020). Should antidepressants be used for major depressive disorder? *BMJ Evidence-Based Medicine, 25*(4), 130. https://doi.org/10.1136/bmjebm-2019-111238.

Jesse, M. T., Abouljoud, M. S., Hogan, K., et al. (2015). Burnout in transplant nurses. *Progress in Transplantation, 25*(3), 196–202. https://doi.org/10.7182/pit2015213.

Jirakittayakorn, N., & Wongsawat, Y. (2017). Brain responses to a 6-Hz binaural beat: Effects on general theta rhythm and frontal midline theta activity. *Frontiers in Neuroscience, 11*, 365. https://doi.org/10.3389/fnins.2017.00365.

Johnston, L., Miles, L., & Macrae, C. N. (2010). Why are you smiling at me? Social functions of enjoyment and non-enjoyment smiles. *The British Journal of Social Psychology, 49*(1), 107–127. https://doi.org/10.1348/0144 66609X412476.

Judge, T. A., & Bono, J. E. (2001). Relationship of core self-evaluations traits—self-esteem, generalized self-efficacy, locus of control, and emotional stability—with job satisfaction and job performance: A meta-analysis. *Journal of Applied Psychology, 86*(1), 80–92. http://citeseerx.ist.psu.edu/viewdoc/download?doi=10.1.1.705.77 6&rep=rep1&type=pdf.

Jung, C. G. (1954). In *The collected works of C.G. Jung. Volume 17: The development of personality*. Princeton University Press.

Jung, C. G. (1970). In *The collected works of C.G. Jung. Volume 17: Mysterium coniunctionis*. Princeton University Press.

Katie, B., & Mitchell, S. (2003). In *Loving what is: Four questions that can change your life*. Harmony Books.

Katzman, M. A., Bleau, P., Blier, P., et al. (2014). Canadian clinical practice guidelines for the management of anxiety, posttraumatic stress and obsessive-compulsive disorders. *BMC Psychiatry, 14*, S1.

Keane, T. M., Caddell, J. M., & Taylor, K. L. (1988). Mississippi Scale for combat-related posttraumatic stress: Three studies in reliability and validity. *Journal of Consulting and Clinical Psychology, 56*, 85–90. https://doi.org/10.1037//0022-006x.56.1.85.

Kearney, D. J., Malte, C. A., McManus, C., et al. (2013). Loving-kindness meditation for posttraumatic stress disorder: A pilot study. *Journal of Traumatic Stress, 26*(4), 426–434. https://doi.org/10.1002/jts.21832.

Kelly, J. (2018). Forgiveness: A key resiliency builder. *Clinical Orthopaedics and Related Research, 476*(2), 203–204. https://doi.org/10.1007/s11999.0000000000000024.

Kelly, A. C., Vimalakanthan, K., & Miller, K. E. (2014). Self-compassion moderates the relationship between body mass index and both eating disorder pathology and body image flexibility. *Body Image, 11*(4), 446–453. https://doi.org/10.1016/j.bodyim.2014.07.005.

Kemp, A. (2019). *The Quantum K2 experience*. https://quantumk.co.uk/quantum-k2/.

Khalid, A., Kim, B. S., Seo, B. A., et al. (2016). Gamma oscillation in functional brain networks is involved in the spontaneous remission of depressive behavior induced by chronic restraint stress in mice. *BMC Neuroscience, 17*(1), 4. https://doi.org/10.1186/s12868-016-0239-x.

Khan, A., Faucett, J., Lichtenberg, P., et al. (2012). A systematic review of comparative efficacy of treatments and controls for depression. *PLoS One, 7*(7), e41778. https://doi.org/10.1371/journal.pone.0041778.

Khan, A. M., Dar, S., Ahmed, R., et al. (2018). Cognitive behavioral therapy versus eye movement desensitization and reprocessing in patients with post-traumatic stress disorder: Systematic review and meta-analysis of randomized clinical trials. *Cureus, 10*(9), e3250. https://doi.org/10.7759/cureus.3250.

Kiecolt-Glaser, J. K., McGuire, L., Robles, T. F., et al. (2002). Psychoneuroimmunology: Psychological influences on immune function and health. *Journal of Consulting and Clinical Psychology, 70*(3), 537–547. https://doi.org/10.1037//0022-006X.70.3.537.

Killingsworth, M. A., & Gilbert, D. T. (2010). A wandering mind is an unhappy mind. *Science, 330*(6006), 932. https://doi.org/10.1126/science.1192439.

Kious, B. M., Sabic, H., Sung, Y., et al. (2017). An open-label pilot study of combined augmentation with creatine monohydrate and 5-hydroxytryptophan for selective serotonin reuptake inhibitor- or serotonin–norepinephrine reuptake inhibitor-resistant depression in adult women. *Journal of Clinical Psychopharmacology, 37*(5), 578–583. https://doi.org/10.1097/JCP.0000000000000754.

Kohut, H. (1984). In *How does analysis cure?* University of Chicago Press.

Kornfield, J. (2008). In *The art of forgiveness, lovingkindness, and peace*. Bantam Dell.

Kovner, C. T., Brewer, C. S., Greene, W., et al. (2009). Understanding new nurses' intent to stay at their jobs. *Nursing Economics, 27*(2), 81–98.

Kovner, C. T., Fairchild, S., Poornima, H., et al. (2007). Newly licensed RNs' characteristics, work attitudes, and intentions to work. *The American Journal of Nursing, 107*(9), 58–70. http://www.rwjf.org/content/dam/farm/articles/journal_articles/2007/rwjf13494.

Kozlowska, K., Walker, P., McLean, L., & Carrive, P. (2015). Fear and the defense cascade: Clinical implications and management. *Harvard Review of Psychiatry, 23*(4), 263–287. https://doi.org/10.1097/HRP.0000000000000065.

Kral, T. R. A., Schuyler, B. S., Mumford, J. A., et al. (2018). Impact of short- and long-term mindfulness meditation training on amygdala reactivity to emotional stimuli. *NeuroImage, 181*, 301–313. https://doi.org/10.1016/j.neuroimage.2018.07.013.

Kyu, H. H., Bachman, V. F., Alexander, L. T., et al. (2016). Physical activity and risk of breast cancer, colon cancer, diabetes, ischemic heart disease, and ischemic stroke events: Systematic review and dose–response meta-analysis for the Global Burden of Disease Study. *British Medical Journal, 354*. https://doi.org/10.1136/bmj.i3857.

Lacey, B. C., & Lacey, J. I. (1974). Studies of heart rate and other bodily processes in sensorimotor behavior. In P. A. Obrist, A. H. Black, J. Brener, & L. V. DiCara (Eds.), *Cardiovascular psychophysiology* (pp. 538–564). Aldine.

Lai, J., Ma, S., Wang, Y., et al. (2020). Factors associated with mental health outcomes among health care workers exposed to coronavirus disease 2019. *JAMA Network Open, 3*(3), e203976. https://doi.org/10.1001/jamanetworkopen.2020.3976.

Lally, P., van Jaarsveld, C. H. M., Potts, H. H. W., et al. (2010). How are habits formed: Modelling habit formation in the real world. *European Journal of Social Psychology, 40*, 998–1009. https://doi.org/10.1002/ejsp.674.

Lambert, N. M., Fincham, F. D., Stillman, T. F., et al. (2010). Motivating change in relationships: Can prayer increase forgiveness. *Psychological Science, 21*(1), 126–132. https://doi.org/10.1177/0956797609355634.

Lamott, A. (1999). In *Traveling mercies: Some thoughts on faith*. Pantheon.

Lampariello, L. R., Cortelazzo, A., Guerranti, R., et al. (2012). The magic velvet bean of *Mucuna pruriens*. *Journal of Traditional and Complementary Medicine, 2*(4), 331–339. https://doi.org/10.1016/s2225-4110(16)30119-5.

Lane, P. (2019). Indigenous wisdom for compassionate living and unified action [Online course]. https://theshiftnetwork.com/course/13371.

Laneri, D., Schuster, V., Dietsche, B., et al. (2016). Effects of long-term mindfulness meditation on brain's white matter mictrostructure and the aging. *Frontiers in Aging Neuroscience, 7*, 254. https://doi.org/10.3389/fnagi.2015.00254.

Laposa, J. M., Alden, L. E., & Fullerton, L. M. (2003). Work stress and posttraumatic stress disorder in ED nurses/personnel (CE). *Journal of Emergency Nursing, 29*(1), 23–28. https://doi.org/10.1067/men.2003.7.

Larm, P., Åslund, C., Starrin, B., et al. (2016). How are social capital and sense of coherence associated with hazardous alcohol use? Findings from a large population-based Swedish sample of adults. *Scandinavian Journal of Public Health, 44*(5), 525. https://doi.org/10.1177/1403494816645221.

Laschinger, H. K., Grau, A. L., Finegan, J., et al. (2010). New graduate nurses' experiences of bullying and burnout in hospital settings. *Journal of Advanced Nursing, 66*(12), 2732–2742. https://doi.org/10.1111/j.1365-2648.2010.05420.x.

Laschinger, H. K. S., Borgogni, L., Consiglio, C., et al. (2015). The effects of authentic leadership, six areas of work life, and occupational coping self-efficacy on new graduate nurses' burnout and mental health: A cross-sectional study. *International Journal of Nursing Studies, 52*(6), 1080–1089. https://doi.org/10.1016/j.ijnurstu.2015.03.002.

Laschinger, H. K. S., Grau, A. L., Finegan, J., et al. (2012). Predictors of new graduate nurses' workplace wellbeing: Testing the job demands–Resources model. *Health Care Management Review, 37*(2), 175–186. https://doi.org/10.1097/HMR.0b013e31822aa456.

Lea, J., & Cruickshank, M. T. (2017). The role of rural nurse managers in supporting new graduate nurses in rural practice. *Journal of Nursing Management, 25*(3), 176–183. https://doi.org/10.1111/jonm.12453.

Leadbeater, B., & Sukhawathanakul, P. (2011). Multicomponent programs for reducing peer victimization in early elementary school: A longitudinal evaluation of the WITS primary program. *Journal of Community Psychology, 39*(5), 606–620. https://doi.org/10.1002/jcop.20447.

Lee, L., James, P., Zevon, E., et al. (2019). Optimism is associated with exceptional longevity in 2 epidemiologic cohorts of men and women. *Proceedings of the National Academy of Sciences of the United States of America, 116*(37), 18357–18362. https://doi.org/10.1073/pnas.1900712116.

Lee, Y-J., Kim, H-G., Cheon, E-J., et al. (2019). The analysis of electroencephalography changes before and after a single neurofeedback alpha/theta training session in university students. *Applied Psychophysiology and Biofeedback, 44*(3), 173–184. https://doi.org/10.1007/s10484-019-09432-4.

Leininger, M. (1994). The tribes of nursing in the USA culture of nursing. *Journal of Transcultural Nursing, 6*(1), 18–22. https://doi.org/10.1177/104365969400600104.

Leiter, M. P., Jackson, N. J., & Shaughnessy, K. (2009). Contrasting burnout, turnover intention, control, value congruence and knowledge sharing between Baby Boomers and Generation X. *Journal of Nursing Management, 17*(1), 100–109. https://doi.org/10.1111/j.1365-2834.2008.00884.x.

Leiter, M. P., Price, S. L., & Laschinger, H. K. S. (2010). Generational differences in distress, attitudes and incivility among nurses: Generational differences among nurses. *Journal of Nursing Management, 18*(8), 970–980. https://doi.org/10.1111/j.1365-2834.2010.01168.x.

Letvak, S., Ruhm, C. J., & McCoy, T. (2012). Depression in hospital-employed nurses. *Clinical Nurse Specialist, 26*(3), 177–182. https://doi.org/10.1097/nur.0b013e3182503ef0.

Leung, M., Chan, C. C. H., Yin, J., et al. (2013). Increased gray matter volume in the right angular and posterior parahippocampal gyri in loving-kindness meditators. *Social Cognitive and Affective Neuroscience, 8*(1), 34–39. https://doi.org/10.1093/scan/nss076.

Levine, P. A. (2010). In *In an unspoken voice: How the body releases trauma and restores goodness*. North Atlantic Books.

Lewig, K. A., & Dollard, M. F. (2003). Emotional dissonance, emotional exhaustion and job satisfaction in call center workers. *European Journal of Work and Organizational Psychology, 12*(4), 366–392. https://doi.org/10.1080/13594320344000200.

Li, C-Y., Chen, S-C., Li, C-Y., et al. (2011). Randomised controlled trial of the effectiveness of using foot reflexology to improve quality of sleep amongst Taiwanese postpartum women. *Midwifery, 27*(2), 181–186. https://doi.org/10.1016/j.midw.2009.04.005.

Li, Q. (2010). Effect of forest bathing trips on human immune function. *Environmental Health and Preventive Medicine, 15*(1), 9–17. https://doi.org/10.1007/s12199-008-0068-3.

Li, X., Ma, R., Pang, L., et al. (2017). Delta coherence in resting-state EEG predicts the reduction in cigarette craving after hypnotic aversion suggestions. *Scientific Reports, 7*(1), 2430. https://doi.org/10.1038/s41598-017-01373-4.

Li, Y., & Jones, C. B. (2012). A literature review of nursing turnover costs. *Journal of Nursing Management, 21*, 405–418. https://doi.org/10.1111/j.1365-2834.2012.01411.x.

Lighthall, N., Gorlick, M., & Schoeke, A. (2013). Stress modulates reinforcement learning in younger and older adults. *Psychology and Aging, 28*(1), 35–46. https://doi.org/10.1037/a0029823.

Lin, W., Hu, J., & Gong, Y. (2015). Is it helpful for individuals with minor depression to keep smiling? An event-related potentials analysis. *Social Behavior and Personality, 43*(3), 383–396. https://doi.org/10.2224/sbp.2015.43.3.383.

Lindmark, U., Stenström, U., Wärnberg-Gerdin, E., et al. (2010). The distribution of "sense of coherence" among Swedish adults: A quantitative cross-sectional population study. *Scandinavian Journal of Public Health, 38*(1), 1. https://doi.org/10.1177/1403494809351654.

Lindmark, Y., Hakebearg, M., & Hugoson, A. (2001). Sense of coherence and its relationship with oral health-related behavior and knowledge of and attitudes towards oral health. *Community Dentistry and oral Epidemiology, 39*, 542–553. https://doi.org/10.1111/j.1600-0528.2011.00627.x.

Linehan, M. M., Dimeff, L., Koerner, K., et al. (2016). *Research on DBT: Summary of non-RCT studies*. https://behavioraltech.org/downloads/Research-on-DBT_Summary-of-Data-to-Date.pdf.

Liu, Y.-Z., Wang, Y.-X., & Jiang, C.-L. (2017). Inflammation: The common pathway of stress-related diseases. *Frontiers in Human Neuroscience, 11*, 316. https://doi.org/10.3389/fnhum.2017.00316.

Lively, K. J. (2000). Reciprocal emotion management: Working together to maintain stratification in private law firms. *Work and Occupations, 27*(1), 32–63. http://isites.harvard.edu/fs/docs/icb.topic155590.files/Lively_ReciprocalEmotionManagement.pdf.

Lo, R. (2002). A longitudinal study of perceived level of stress, coping and self-esteem of undergraduate nursing students: An Australian case study. *Journal of Advanced Nursing, 39*(2), 119–126. https://doi.org/10.1046/j.1365-2648.2000.02251.x.

Locke, E. A. (1996). Motivation through conscious goal setting. *Applied and Preventive Psychology, 5*(2), 117–124. https://doi.org/10.1016/S0962-1849(96)80005-9.

Locke, E., & Latham, G. P. (2002). Building a practically useful theory of goal setting and task motivation: A 35-year odyssey. *American Psychologist, 57*(9), 705–717. https://doi.org/10.1037/0003-066X.57.9.705.

Loeb, S. J., Penrod, J., Falkenstern, S., et al. (2003). Supporting older adults living with multiple chronic conditions. *Western Journal of Nursing Research, 25*(1), 8–29. https://doi.org/10.1177/0193945902238830.

Lund, I., Yu, L-C., Uvnas-Moberg, K., et al. (2002). Repeated massage-like stimulation induces long-term effects on nociception: Contribution of oxytocinergic mechanisms. *European Journal of Neuroscience, 16*, 330–338. https://doi.org/10.1046/j.1460-9568.2002.02087.x.

Luthans, K. W., & Jensen, S. M. (2005). The linkage between psychological capital and commitment to organization mission: A study of nurses. *Journal of Nursing Administration, 35*(6), 304–310. https://doi.org/10.1097/00005110-200506000-00007.

Lutz, A., Brefczynski-Lewis, J., Johnstone, T., et al. (2008). Regulation of the neural circuitry of emotion by compassion meditation: Effects of meditative expertise. *PLoS One, 3*(3). https://doi.org/10.1371/journal.pone.0001897.

Lutz, A., Greischar, L. L., Rawlings, N. B., et al. (2004). Long-term meditators self-induce high-amplitude gamma synchrony during mental practice. *Proceedings of the National Academy of Sciences of the United States of America, 101*(46), 16369–16373. https://doi.org/10.1073/pnas.0407401101.

Ly, C., Greb, A. C., Cameron, L. P., et al. (2018). Psychedelics promote structural and functional neural plasticity. *Cell Reports, 23*(11), 3170–3182. https://doi.org/10.1016/j.celrep.2018.05.022.

Ma, X., Yue, Z.-Q., Gong, Z.-Q., et al. (2017). The effect of diaphragmatic breathing on attention, negative affect and stress in healthy adults. *Frontiers in Psychology, 8*, 874. https://doi.org/10.3389/fpsyg.2017.00874.

MacDonald, D. A., & Friedman, H. L. (2020). Growing up and waking up: A conversation with Ken Wilber about leaving transpersonal to form integral psychology. *Journal of Humanistic Psychology*. https://doi.org/10.1177/0022167820902287.

Magnuson, C. D., & Barnett, L. A. (2013). The playful advantage: How playfulness enhances coping with stress. *Leisure Sciences, 35*(2), 129–144. https://doi.org/10.1080/01490400.2013.761905.

Mahli, J. (2013). *Horizontal violence in the nursing profession* [Unpublished master's thesis]. The University of British Columbia. https://doi.org/10.14288/1.0073751.

Mahipalan, M., & Sheena, S. (2018). Workplace spirituality and subjective happiness among high school teachers: Gratitude as A moderator. *Explore, 15*(2), 107–114. https://doi.org/10.1016/j.explore.2018.07.002.

Manczak, E. M., DeLongis, A., & Chen, E. (2016). Does empathy have a cost? Diverging psychological and physiological effects within families. *Health Psychology, 35*(3), 211–218. https://doi.org/10.1037/hea0000281.

Manitoba Nurses' Union. (2015). *Helping Manitoba's wounded healers: Post-traumatic stress disorder in the nursing profession*. https://manitobanurses.ca/system/files/MNU-%20PTSD%20Report%20-%20Web%20Version.pdf.

Marshall, D. (2019). *High performance habits: Future self—Becoming a new story leader*. http://www.highperformancehabits.com.au/meditation/Future%20Self%20Meditation.pdf.

Maslach, C., & Jackson, S. E. (1986). In *Maslach burnout inventory manual* (2nd ed.). Consulting Psychologists Press.

Maslach, C., Jackson, S. E., Leiter, M. P., et al. (1996). In *Maslach burnout inventory* (3rd ed.). Consulting Psychologists Press.

Maslow, A. H. (1943). A theory of human motivation. *Psychological Review, 50*(4), 370–396. https://doi.org/10.1037/h0054346.

Maslow, A. H. (1954). In *A preface to motivation theory*. Harper & Row.

Maslow, A. H. (1968). In *Toward a psychology of being*. D. Van Nostrand Company.

Maslow, A. H. (1971). In *The farther reaches of human nature*. Viking.

Matthews, B. (2006). In *Engaging education: Developing emotional literacy, equity and co-education*. Open University Press.

McCabe, I. (2015). In *Carl Jung and Alcoholics Anonymous: The twelve steps as a spiritual journey of individuation*. Karnac Books.

McCann, L. I., & Pearlman, L. A. (1990). Vicarious traumatization: A framework for understanding the psychological effects of working with victims. *Journal of Traumatic Stress, 3*(1), 131–149. https://doi.org/10.1002/jts.2490030110.

McCraty, R. (2015). In *Science of the heart: Exploring the role of the heart in human performance*. (Vol. 2). HeartMath Institute. https://www.heartmath.org/research/science-of-the-heart/.

McCraty, R. (2017). New frontiers in heart rate variability and social coherence research: Techniques, technologies, and implications for improving group dynamics and outcomes. *Frontier in Public Health, 5*, 267. https://doi.org/10.3389/fpubh.2017.00267.

McCraty, R., Atkinson, M., Tomasino, D., et al. (2009). The coherent heart: Heart–brain interactions, psychophysiological coherence, and the emergence of system-wide order. *Integral Review, 5*(2). https://www.integral-review.org/issues/vol_5_no_2_mccraty_et_al_the_coherent_heart.pdf.

McCraty, R., & Childre, D. (2010). Coherence: Bridging personal, social and global health. *Alternative Therapies in Health and Medicine, 16*(4), 10–24. https://www.heartmath.org/assets/uploads/2015/01/coherence-bridging-personal-social-global-health.pdf.

McKenna, L., & Newton, J. M. (2007). After the graduate year: A phenomenological exploration of how new nurses develop their knowledge and skill over the first 18 months following graduation. *Australian Journal of Advanced Nursing, 25*(4), 9–15. http://www.ajan.com.au/Vol25/Vol_25-4_McKenna.pdf.

McKinley, S. (2020, April 16). Canadian healthcare workers on COVID-19 front line say they need mental health support, poll indicates. *Toronto Star*. https://www.thestar.com/news/canada/2020/04/16/canadian-health-workers-on-covid-19-front-line-say-they-need-mental-health-support-poll-indicates.html.

McManus, D. E. (2017). Reiki is better than placebo and has broad potential as a complementary health therapy. *Journal of Evidence-Based Complementary and Alternative Medicine, 22*(4), 1051–1057. https://doi.org/10.1177/2156587217728644.

Meesters, A., den Bosch-Meevissen, Y. M. C. I., Weijzen, C. A. H., et al. (2017). The effect of mindfulness-based stress reduction on wound healing: A preliminary study. *Journal of Behavioral Medicine*. https://doi.org/10.1007/s10865-017-9901-8.

Melander, H., Ahlqvist-Rastad, J., Meijer, G., et al. (2003). Evidence b(i)ased medicine—selective reporting from studies sponsored by pharmaceutical industry: Review of studies in new drug applications. *British Medical Journal, 326*(7400), 1171–1173. https://doi.org/10.1136/bmj.326.7400.1171.

Melrose, S. (2011). Perfectionism and depression: Vulnerabilities nurses need to understand. *Nursing Research and Practice, 2011*, 858497. https://doi.org/10.1155/2011/858497.

Mental Health Commission of Canada. (2018). *Caring for healthcare workers; the National Standard for Psychological Health and Safety in Healthcare.* https://healthstandards.org/leading-practice/caring-healthcare-workers-national-standard-psychological-health-safety-healthcare/.

Merakou, K., Xefteri, E., & Barbouni, A. (2016). Sense of coherence in religious Christian orthodox women in Greece. *Community Mental Health Journal, 53*, 353–357. https://doi.org/10.1007/s10597-016-0051-1.

Mesmer-Magnus, J. R., DeChurch, L. A., & Wax, A. (2012). Moving emotional labor beyond surface and deep acting: A discordance–congruence perspective. *Organizational Psychology Review, 2*(1), 6–53. https://doi.org/10.1177/2041386611417746.

Miller, T. Q., Smith, T. W., Turner, C. W., et al. (1996). Meta-analytic review of research on hostility and physical health. *Psychology Bulletin, 119*(2), 322–348. https://doi.org/10.1037/0033-2909.119.2.322.

Mitchell, M. (2010). Ingratitude and the death of freedom. In Adam Bellow (Ed.), *New threats to freedom* (pp. 181–188). Templeton Press.

Mitchell, A., Ahmed, A., & Szabo, C. (2014). Workplace violence among nurses, why are we still discussing this? Literature review. *Journal of Nursing Education and Practice, 4*(4), 147–150. https://doi.org/10.5430/jnep.v4n4p147.

Miyata, S., Kumagaya, R., Kakizaki, T., et al. (2019). Loss of glutamate decarboxylase 67 in somatostatin-expressing neurons leads to anxiety-like behavior and alteration in the Akt/GSK3β signaling pathway. *Frontiers in Behavioral Neuroscience, 13*, 131. https://doi.org/10.3389/fnbeh.2019.00131.

Modi, S., Rana, P., Kaur, P., et al. (2014). Glutamate level in anterior cingulate predicts anxiety in healthy humans: A magnetic resonance spectroscopy study. *Psychiatry Research: Neuroimaging, 224*(1), 34–41. https://doi.org/10.1016/j.pscychresns.2014.03.001.

Montero-Marin, J., Zubjaga, F., Cereceda, M., et al. (2016). Burnout subtypes and absence of self-compassion in primary healthcare professionals: A cross-sectional study. *PLoS One, 11*(6), e0157499. https://doi.org/10.1371/journal.pone.0157499.

Morina, N., Schnyder, U., Schick, M., et al. (2016). Attachment style and interpersonal trauma in refugees. *Australian & New Zealand Journal of Psychiatry, 50*(12), 1161–1168. https://doi.org/10.1177/0004867416631432.

Mortier, A. V., Vlerick, P., & Clays, E. (2016). Authentic leadership and thriving among nurses: The mediating role of empathy. *Journal of Nursing Management, 24*(3), 357–365. https://doi.org/10.1111/jonm.12329.

Munn, S. L. (2013). Unveiling the work–life system: The influence of work–life balance on meaningful work. *Advances in Developing Human Resources, 15*(4), 401–417. https://doi.org/10.1177/1523422313498567.

Myrin, B., & Lagerström, M. (2006). Health behavior and sense of coherence among pupils aged 14–15. *Scandinavian Journal of Caring Sciences, 20*(3), 339–346. https://doi.org/10.1111/j.1471-6712.2006.00413.x.

Nahlén, C., & Saboonchi, F. (2009). Coping, sense of coherence, and the dimensions of affect in patients with chronic heart failure. *European Journal of Cardiovascular Nursing, 9*(2), 118–125. https://doi.org/10.1016/j.ejcnurse.2009.11.006.

Najavits, L. (2015). The problem of dropout from "gold standard" PTSD therapies. *F1000Prime Reports, 7*(43). https://doi.org/10.12703/P7-43.

National Health Service. (2018). *Complex PTSD—Post-traumatic stress disorder.* https://www.nhs.uk/conditions/post-traumatic-stress-disorder-ptsd/complex/.

National Institute of Mental Health. (2019a). *Generalized anxiety disorder: When Worry Gets Out of Control.* https://www.nimh.nih.gov/health/publications/generalized-anxiety-disorder-gad/index.shtml.

National Institute of Mental Health. (2019b). *Post-traumatic stress disorder.* https://www.nimh.nih.gov/health/topics/post-traumatic-stress-disorder-ptsd/index.shtml.

National Institute of Mental Health. (2020). *Post-traumatic stress disorder.* https://www.nimh.nih.gov/health/publications/post-traumatic-stress-disorder-ptsd

Navarro-Gil, M., Escolano Marco, C., Montero-Marín, J., et al. (2018). Efficacy of neurofeedback on the increase of mindfulness-related capacities in healthy individuals: A controlled trial. *Mindfulness, 9*(1), 303–311. https://doi.org/10.1007/s12671-017-0775-1.

Neath, I., & Surprenant, A. M. (2003). In *Human memory: An introduction to research, data, and theory* (2nd ed.). Wadsworth.

Neff, K. D. (2016). The Self-Compassion Scale is a valid and theoretically coherent measure of self-compassion. *Mindfulness, 7*, 264–274. https://doi.org/10.1007/s12671-015-0479-3.

Neff, K.D. (2018). *Definition of self-compassion.* http://self-compassion.org/the-three-elements-of-self-compassion-2/.

Neff, K.D. (2019). *Exercise 2: Self-compassion break.* https://self-compassion.org/exercise-2-self-compassion-break/

Neff, K. D., & Germer, C. (2018). In *The mindful self-compassion workbook: A proven way to accept yourself, build inner strength, and thrive.* The Guildford Press.

Nett, R. J., Witte, T. K., Holzbauer, S. M., et al. (2015). Risk factors for suicide, attitudes toward mental illness, and practice-related stressors among US veterinarians. *Journal of the American Veterinary Medical Association, 247*(8), 945–955. https://doi.org/10.2460/javma.247.8.945.

Neuman, B. (1995). In *The Neuman systems model* (3rd ed.). Appleton & Lange.

Newson, J. J., & Thiagarajan, T. C. (2019). EEG frequency bands in psychiatric disorders: A review of resting state studies. *Frontiers in Human Neuroscience, 12*, 521. https://doi.org/10.3389/fnhum.2018.00521.

Nguyen Van, H., Dinh Le, M., Nguyen Van, T., et al. (2018). A systematic review of effort–reward imbalance among health workers. *The International Journal of Health Planning and Management, 33*(3), e674–e695. https://doi.org/10.1002/hpm.2541.

NHS Improvement. (2017). *Culture and leadership program, phase I: Discover.* https://www.england.nhs.uk/culture/culture-leadership-programme/discovery-phase/.

NHS Improvement. (2018). *Culture and leadership program, phase II: Design.* https://www.england.nhs.uk/culture/culture-leadership-programme/design-phase/.

Niemiec, R. M. (2014). In *Mindfulness and character strengths: A practical guide to flourishing.* Hogrefe.

Nowrouzi, B., Giddens, E., Gohar, B., et al. (2016). The quality of work life of registered nurses in Canada and the United States: A comprehensive literature review. *International Journal of Occupational and Environmental Health, 22*(4), 341–358. https://doi.org/10.1080/10773525.2016.1241920.

Nursing Solutions Inc. (2018). *2018 National healthcare retention & RN staffing report.* https://pdf4pro.com/view/2018-national-health-care-retention-amp-rn-staffing-1292b3.html.

O'Brien-Pallas, L., Murphy, G. T., Shamian, J., et al. (2010). Impact and determinants of nurse turnover: A Pan-Canadian study. *Journal of Nursing Management, 18*(8), 1073–1086. https://doi.org/10.1111/j.1365-2834.2010.01167.x.

O'Brien-Pallas, L., Tomblin Murphy, G., & Shamian, J. (2008). In *Understanding the costs and outcomes of nurses' turnover in Canadian hospitals.* University of Toronto: Nursing Health Services Research Unit.

O'Callaghan, A. (2013). Emotional congruence in learning and health encounters in medicine: Addressing an aspect of the hidden curriculum. *Advances in Health Sciences Education, 18*(2), 305–317. https://doi.org/10.1007/s10459-012-9353-4.

Odland, L.-V., Sneltvedt, T., & Sorlie, V. (2014). Responsible but unprepared: Experiences of newly educated nurses in hospital care. *Nurse Education in Practice, 14*(5), 538–543. https://doi.org/10.1016/j.nepr.2014.05.005.

O'Leary, O. F., Dinan, T. G., & Cryan, J. F. (2015). Faster, better, stronger: Towards new antidepressant therapeutic strategies. *European Journal of Pharmacology, 753*, 32–50. https://doi.org/10.1016/j.ejphar.2014.07.046.

Olson, M. A., Kemper, K. J., & Mahan, J. D. (2015). What factors promote resilience and protect against burnout in first year pediatric and medicine-pediatric residents? *Journal of Evidence-Based and Complementary Alternative Medicine, 20*(3), 192–198. https://doi.org/10.1177/2156587214568894.

O'Malley, D., Dowd, D., Brungardt, H., & Cox, K. (2015). Changing the game for population health. *Health Progress, 96*(2), 31. https://doi.org/10.1016/j.nepr.2014.05.005.

Oriah "Mountain Dreamer" (1999). In *The invitation* (1st ed.). HarperOne. http://www.oriahmountaindreamer.com.

Palhano-Fontes, F., Barreto, D., Onias, H., et al. (2019). Rapid antidepressant effects of the psychedelic ayahuasca in treatment-resistant depression: A randomized placebo-controlled trial. *Psychological Medicine, 49*(4), 655–663. https://doi.org/10.1017/S0033291718001356.

Pallant, J. F., & Lae, L. (2002). Sense of coherence, well-being, coping and personality factors: Further evaluation of the sense of coherence scale. *Personality and Individual Differences, 33*(1), 39–48. https://doi.org/10.1016/S0191-8869(01)00134-9.

Palmer, P. J. (1998). In *The courage to teach: Exploring the inner landscape of a teacher's life* (1st ed.). Jossey-Bass.

Palmer, P. J. (2000). In *Let your life speak: Listening for the voice of vocation.* Jossey-Bass.

Palmer, P. J. (2004). In *A hidden wholeness: The journey toward an undivided life.* Jossey-Bass.

Palmer, P. J. (2007). In *The courage to teach: Exploring the inner landscape of a teacher's life* (10th ed.). Wiley.

Palmer, P. J., Zajonc, A., & Scribner, M. (2010). In *The heart of higher education: A call to renewal* (1st ed.). Jossey-Bass.

Paris, J. (2015). In *The intelligent clinician's guide to the DSM-5.* Oxford University Press.

Park, A. T., Leonard, J. A., Saxler, P., et al. (2018). Amygdala–medial prefrontal connectivity relates to stress and mental health in early childhood. *Social Cognitive and Affective Neuroscience, 13*(4), 430–439. https://doi.org/10.1093/scan/nsy017.

Park, B. J., Tsunetsugu, Y., Kasetani, T., et al. (2007). Physiological effects of Shinrin-yoku (taking in the atmosphere of the forest)—Using salivary cortisol and cerebral activity as indicators. *Journal of Physiological Anthropology, 26*, 123–128. https://doi.org/10.2114/jpa2.26.123.

Parker, V., Giles, M., Lantry, G., et al. (2014). New graduate nurses' experiences in their first year of practice. *Nurse Education Today, 34*(1), 150–156. https://doi.org/10.1016/j.nedt.2012.07.003.

Pearlman, L. A., & Mac Ian, P. S. (1995). Vicarious traumatization: An empirical study of the effects of trauma work on trauma therapists. *Professional Psychology: Research and Practice, 26*(6), 558–565. https://doi.org/10.1037/0735-7028.26.6.558.

Pearlman, L. A., & Saakvitne, K. W. (1995). In *Trauma and the therapist: Countertransference and vicarious traumatization in psychotherapy with incest survivors*. W.W. Norton & Company.

Pemberton, E., & Turpin, P. G. (2008). The effect of essential oils on work-related stress in intensive care unit nurses. *Holistic Nursing Practice, 22*(2), 97–102. https://doi.org/10.1097/01.HNP.0000312658.13890.28.

Perciavalle, V., Blandini, M., Fecarotta, P., et al. (2017). The role of deep breathing on stress. *Neurological Sciences, 38*(3), 451–458. https://doi.org/10.1007/s10072-016-2790-8.

Perret, J. L., Best, C. O., Coe, J. B., et al. (2020). Prevalence of mental health outcomes among Canadian veterinarians. *Journal of the American Veterinary Medical Association, 256*(3), 365–375. https://doi.org/10.2460/javma.256.3.365.

Perry, B. D., Pollard, R. A., Blakley, T. L., et al. (1995). Childhood trauma, the neurobiology of adaptation, and "use-dependent" development of the brain: How "states" become "traits". *Infant Mental Health Journal, 16*(4), 271–291. https://doi.org/10.1002/1097-0355(199524)16:4%3C271::AID-IMHJ2280160404%3E3.0.CO;2-B.

Perry, G. S., Presley-Cantrell, L. R., & Dhingra, S. (2012). Guest editorial: Addressing mental health promotion in chronic disease prevention and health promotion. *Public Health Reviews, 34*(2), 1–7. http://www.publichealthreviews.eu/upload/pdf_files/12/00_Perry.pdf.

Petersson, S., Perseius, K., & Johnsson, P. (2014). Perfectionism and sense of coherence among patients with eating disorders. *Nordic Journal of Psychiatry, 68*(6), 409–415. https://doi.org/10.3109/08039488.2013.851738.

Porath, C. L., & Pearson, C. M. (2012). Emotional and behavioral responses to workplace incivility and the impact of hierarchical status. *Journal of Applied Social Psychology, 42*, 326–357. https://doi.org/10.1111/j.1559-1816.2012.01020.x.

Porath, C., Spreitzer, G., Gibson, C., et al. (2012). Thriving at work: Toward its measurement, construct validation, and theoretical refinement. *Journal of Organizational Behavior, 33*(2), 250–275. https://doi.org/10.1002/job.756.

Porges, S. W. (2009). The polyvagal theory: New insights into adaptive reactions of the autonomic nervous system. *Cleveland Clinic Journal of Medicine, 76*(Suppl 2), S86–S90. https://doi.org/10.3949/ccjm.76.s2.17.

Porges, S. W. (2011). In *The polyvagal theory: Neurophysiological foundations of emotions, attachment, communication, and self-regulation*. W.W. Norton & Company.

Pratt, L. A., Brody, D. J., & Gu, Q. (2017). In *Antidepressant use among persons aged 12 and over: United States, 2011–2014*. National Center for Health Statistics NCHS Data Brief No. 283.

Providence Health. (2019, April 26). *B.C. extends presumptive PTSD coverage to dispatchers, nurses, healthcare aids*. http://www.providencehealthcare.org/news/20190426/bc-extends-presumptive-ptsd-coverage-dispatchers-nurses-health-care-aids.

Proyer, R. T. (2013). The well-being of playful adults: Adult playfulness, subjective well-being, physical well-being, and the pursuit of enjoyable activities. *European Journal of Humour Research, 1*, 84–98. https://doi.org/10.7592/EJHR2013.1.1.proyer.

Proyer, R. T., Gander, F., Bertenshaw, E. J., et al. (2018). The positive relationships of playfulness with indicators of health, activity, and physical fitness. *Frontiers in Psychology, 9*, 1440. https://doi.org/10.3389/fpsyg.2018.01440.

PTSD United. (2020). *PTSD statistics*. https://ptsdunited.org/ptsd-statistics-2/.

Public Health Agency of Canada (2020). In *Federal Framework on Posttraumatic Stress Disorder*. https://www.canada.ca/en/public-health/services/publications/healthy-living/federal-framework-post-traumatic-stress-disorder.html.

Rabb, K. (2014). Mindfulness, self-compassion and empathy, among health care professionals: A review of the literature. *Journal of Health Care Chaplaincy, 20*, 95–108. https://doi.org/10.1080/08854726.2014.913876.

Rains, M., & McClinn, K. (2013). *Resilience questionnaire*. https://www.trauma-treatment-info.com/resilience-in-the-face-of-trauma/.

Rebadomia, F. M. L., Amparo, J. S. M. G., Reyes, J. P., et al. (2019). Effect of music with brainwave synchronizer on the performance of collegiate throwing athletes. *Sport Mont, 17*(2), 17–22. https://doi.org/10.26773/smj.190603.

Reiner, M., Rozengurt, R., & Barnea, A. (2014). Better than sleep: Theta neurofeedback training accelerates memory consolidation. *Biological Psychology, 95*, 45–53. https://doi.org/10.1016/j.biopsycho.2013.10.010.

Reinhold, M., Bürkner, P., & Holling, H. (2018). Effects of expressive writing on depressive symptoms—A meta-analysis. *Clinical Psychology: Science and Practice, 25*(1), e12224. https://doi.org/10.1111/cpsp.12224.

Ren, J., Friedmann, D., Xiong, J., et al. (2018). Anatomically defined and functionally distinct dorsal raphe serotonin sub-systems. *Cell, 175*(2), 472–487. https://doi.org/10.1016/j.cell.2018.07.043.

Rennemark, M., & Hagberg, B. (1997). Sense of coherence among the elderly in relation to their perceived life history in an Eriksonian perspective. *Aging & Mental Health, 1*(3), 221–229. https://doi.org/10.1080/13607869757100.

Rhéaume, A., Clément, L., & LeBel, N. (2011). Understanding intention to leave amongst new graduate Canadian nurses: A repeated cross-sectional survey. *International Journal of Nursing Studies, 48*(4), 490–500. https://doi.org/10.1016/j.ijnurstu.2010.08.005.

Rizvi, S. J., Grima, E., Tan, M., et al. (2014). Treatment-resistant depression in primary care across Canada. *The Canadian Journal of Psychiatry, 59*(7), 349–357.

Roche, M., Diers, D., Duffield, C., et al. (2010). Violence toward nurses, the work environment, and patient outcomes. *Journal of Nursing Scholarship, 2*(1), 13–22. https://doi.org/10.1111/j.1547-5069.2009.01321.x.

Rogers, C. R. (1959). A theory of therapy, personality and interpersonal relationships as developed in the client-centered framework. In S. Koch (Ed.), *Psychology: A study of a science. Vol. 3. Formulations of the person and the social context* (pp. 184–256). McGraw Hill.

Rogers, C. R. (1968). Interpersonal relationships. *The Journal of Applied Behavioral Science, 4*(3), 265–280. https://doi.org/10.1177/002188636800400301.

Rogers, C. (1986). In *Carl Rogers on personal power*. Constable & Robinson.

Rogers, F. (2019). In *The World According to Mister Rogers: Important Things to Remember*. (Revised ed.). Hachette Books.

Rogers, A. E., Hwang, W., & Scott, L. D. (2004). The effects of work breaks on staff nurse performance. *The Journal of Nursing Administration, 34*(11), 512–519. https://doi.org/10.1097/00005110-200411000-00007.

Rohr, R. (1999). In *Everything belongs: The gift of contemplative prayer*. The Crossroad Publishing Company.

Rosen, C. S., Matthieu, M. M., Stirman, S. W., et al. (2016). A review of studies on the system-wide implementation of evidence-based psychotherapies for posttraumatic stress disorder in the Veterans Health Administration. *Administration and Policy in Mental Health and Mental Health Services Research, 43*(6), 957–977. https://doi.org/10.1007/s10488-016-0755-0.

Roth, G. (2008). Perceived parental conditional regard and autonomy support as predictors of young adults' self-versus other-oriented prosocial tendencies. *Journal of Personality, 76*(3), 513–534. https://doi.org/10.1111/j.1467-6494.2008.00494.x.

Rowan, J. (2015). Self-actualization and individuation. *Self & Society, 43*(3), 231. https://doi.org/10.1080/03060497.2015.1092332.

Rozman, R., Whitaker, T., & Beckman, D. (1996). A pilot intervention program which reduces psychological symptomatology in individuals with human immunodeficiency virus. *Complementary Therapies in Medicine, 4*(4), 226–232.

Rnic, K., Dozois, D. J. A., & Martin, R. A. (2016). Cognitive distortions, humor styles, and depression. *Europe's Journal of Psychology, 12*(3), 348–362. https://doi.org/10.5964/ejop.v12i3.1118.

Rudman, A., & Gustavsson, J. P. (2012). Burnout during nursing education predicts lower occupational preparedness and future clinical performance: A longitudinal study. *International Journal of Nursing Studies, 49*(8), 988–1001. https://doi.org/10.1016/j.ijnurstu.2012.03.010.

Rudman, A., Gustavsson, J. P., & Hultell, D. (2014). A prospective study of nurses' intentions to leave the profession during their first five years of practice in Sweden. *International Journal Nursing Studies, 51*(4), 612–624. https://doi.org/10.1016/j.ijnurstu.2013.09.012.

Ruiz, D. M. (1997). In *The four agreements: A practical guide to personal freedom*. Amber Allen.

Rumi, (1997). *The essential Rumi* (C. Barks, Trans.). Castle Books.

Ruotsalainen, J. H., Verbeek, J. H., Mariné, A., et al. (2016). Preventing occupational stress in healthcare workers. *Sao Paulo Medical Journal, 134*. https://doi.org/10.1590/1516-3180.20161341T1.

Rush, K. L., Adamack, M., & Gordon, J. (2013). In *Expanding the evidence for new graduate nurse transition best practices*. Michael Smith Foundation for Health Research. http://www.msfhr.org/sites/default/files/Expanding_the_Evidence_for_New_Graduate_Nurse_Transition_Best_Practices.pdf.

Russ, V. (1998). Behind and beyond Kolb's learning cycle. *Journal of Management Education, 22*(3), 304–319. https://www.scribd.com/document/177429865/Vince-Russ-Behind-and-Beyond-Kolb-s-Learning-Cycle-1998-pdf.

Saakvitne, K. W., & Pearlman, L. A. (1996). In *Transforming the pain: A workbook on vicarious traumatization*. W.W. Norton & Company.

Sabo Mordechay, D., Nir, B., & Eviatar, Z. (2019). Expressive writing—Who is it good for? Individual differences in the improvement of mental health resulting from expressive writing. *Complementary Therapies in Clinical Practice, 37*, 115–121. https://doi.org/10.1016/j.ctcp.2019.101064.

Salt, J., Cummings, G. G., & Profetto-McGrath, J. (2008). Increasing retention of new graduate nurses: A systematic review of interventions by healthcare organizations. *Journal of Nursing Administration, 38*(6), 287–296. https://doi.org/10.1097/01.NNA.0000312788.88093.2e.

Sanches, R. F., de Lima Osório, F., Dos Santos, R. G., et al. (2016). Antidepressant effects of a single dose of ayahuasca in patients with recurrent depression: A SPECT study. *Journal of Clinical Psychopharmacology, 36*(1), 77–81. https://doi.org/10.1097/JCP.0000000000000436.

Sanderson, C. (2015). In *Counselling skills for working with shame.* Jessica Kingsley Publishers.

Sarabia-Cobo, C. M. (2015). Heart coherence: A new tool in the management of stress on professionals and family caregivers of patients with dementia. *Applied Psychophysiology Biofeedback, 40*(2), 75–83. https://doi.org/10.1007/s10484-015-9276-y.

Sardo, S. S. (2004). Learning to display emotional intelligence. *Business Strategy Review, 15*(1), 14–17. https://doi.org/10.1111/j.0955-6419.2004.00295.x.

Savage, B. M., Lujan, H. L., Thipparthi, R. R., et al. (2017). Humor, laughter, learning, and health! A brief review. *Advances in Physiology Education, 41*(3), 341–347. https://doi.org/10.1152/advan.00030.2017.

Schaufeli, W., & Buunk, B.P. (2003). Burnout: An overview of 25 years of research and theorizing. In M. J. Schabracq, J. A. M. Winnubst, & C. L. Cooper (Eds.), *Handbook of work and health psychology* (pp. 383–425). https://doi.org/10.1002/0470013400.ch19.

Schmidt, A., & Miller, J. J. (2004). Healing trauma with meditation. *The Buddhist Review: Tricycle, 1*(14). https://tricycle.org/magazine/healing-trauma-meditation/.

Schwabe, L., & Wolf, O. T. (2013). Stress and multiple memory systems: From "thinking" to "doing.". *Trends Cognitive Science, 17*, 60–68. https://doi.org/10.1016/j.tics.2012.12.001.

Schwartz, J., & Gladding, R. (2011). In *You are not your brain: The 4-step solution for changing bad habits, ending unhealthy thinking, and taking control of your life.* Avery.

Scott, E. S., Keehner Engelke, M., & Swanson, M. (2008). New graduate nurse transitioning: Necessary or nice? *Applied Nursing Research, 21*(2), 75–83. https://doi.org/10.1016/j.apnr.2006.12.002.

Seifi Ala, T., Ahmadi-Pajouh, M. A., & Nasrabadi, A. M. (2018). Cumulative effects of theta binaural beats on brain power and functional connectivity. *Biomedical Signal Processing and Control, 42*, 242–252. https://doi.org/10.1016/j.bspc.2018.01.022.

Seijts, G. H., & Latham, G. P. (2001). The effect of learning, outcome, and proximal goals on a moderately complex task. *Journal of Organizational Behavior, 22*, 291–307. https://doi.org/10.1002/job.70.

Sevlever, M., & Rice, K. (2010). Perfectionism, depression, anxiety and academic performance in premedical students. *Canadian Medical Education Journal, 1*(2), 96–104. https://doi.org/10.1155/2011/858497.

Shafran, R., Cooper, Z., & Fairburn, C. G. (2002). Clinical perfectionism: A cognitive–behavioural analysis. *Behaviour Research and Therapy, 40*(7), 773–791. https://doi.org/10.1016/S0005-7967(01)00059-6.

Shapiro, F. (2017). In *Eye movement desensitization and reprocessing (EMDR) therapy: Basic principles, protocols and procedures* (3rd ed.). The Guilford Press.

Sherman, R., & Pross, E. (2010). Growing future nurse leaders to build and sustain healthy work environments at the unit level. *The Online Journal of Issues in Nursing, 15*(1). https://doi.org/10.3912/OJIN.Vol15No01Man01.

Sherman, R., Schwarzkopf, R., & Kiger, A. J. (2011). Charge nurse perspectives on frontline leadership in acute care environments. *International Scholarly Research Network Nursing, 2011*, 164052. https://doi.org/10.5402/2011/164052.

Shier, M. L., & Graham, J. R. (2015). Subjective well-being, social work, and the environment: The impact of the socio-political context of practice on social worker happiness. *Journal of Social Work, 15*(1), 3–23.

Siebert, D. C. (2006). Personal and occupational factors in burnout among practicing social workers. *Journal of Social Service Research, 32*(2), 25–44. https://doi.org/10.1300/J079v32n02_02.

Sifton, E. (1998). The serenity prayer. *Yale Review, 86*(1), 16. https://doi.org/10.1111/0044-0124.00193.

Silver, N. (2012). In *The signal and the noise: Why so many predictions fail—but some don't.* Penguin Press.

Simard, S. W., Asay, A. K., Beiler, K. J., et al. (2015). Resource transfer between plants through ectomycorrhizal networks. In T. R. Horton (Ed.), *Mycorrhizal networks.* Springer.

Simon, C., & McFadden, T. (2017). *National Physician Health Survey: The process, preliminary data, and future directions* [Conference session]. Canadian Conference on Physician Health 2017, The Westin, Ottawa, ON, Canada.

Sloan, D. M., & Marx, B. P. (2018). Maximizing outcomes associated with expressive writing. *Clinical Psychology: Science and Practice, 25*(1), e12231. https://doi.org/10.1111/cpsp.12231.

Slomski, A. (2018). MDMA-assisted psychotherapy for PTSD. *The Journal of the American Medical Association, 319*(24), 2470. https://doi.org/10.1001/jama.2018.8168.

Slutsky, J., Rahl, H., Lindsay, E. K., & Creswell, J. D. (2016). Mindfulness, emotion regulation, and social threat. In J. C. Karremans & E. K. Papies (Eds.), *Mindfulness in social psychology.* Routledge.

Smallwood, J., & Schooler, J. W. (2015). The science of mind wandering: Empirically navigating the stream of consciousness. *Annual Review of Psychology, 66*(1), 487–518. https://doi.org/10.1146/annurev-psych-010814-015331.

Smith, B. S., & Zautra, A. J. (2002). The role of personality in exposure and reactivity to interpersonal stress in relation to arthritis disease activity and negative affect in women. *Health Psychology, 21*(1), 81–88. https://doi.org/10.1037//0278-6133.21.1.81.

Smyth, J. M., Johnson, J. A., Auer, B. J., et al. (2018). Online positive affect journaling in the improvement of mental distress and well-being in general medical patients with elevated anxiety symptoms: A preliminary randomized controlled trial. *JMIR Mental Health, 5*(4), e11290. https://doi.org/10.2196/11290.

Soares, V. P., & Campos, A. C. (2017). Evidences for the anti-panic actions of cannabidiol. *Current Neuropharmacology, 15*(2), 291–299. https://doi.org/10.2174/1570159X14666160509123955.

Soler, J., Cebolla, A., Feliu-Soler, A., et al. (2014). Relationship between meditative practice and self-reported mindfulness: The MINDSENS composite index. *PLoS One, 9*(1), e86622. https://doi.org/10.1371/journal.pone.0086622.

Solberg Nes, L. S., & Segerstrom, S. C. (2006). Dispositional optimism and coping: A meta-analytic review. *Personality and Social Psychology Review, 10*, 235–251. https://doi.org/10.1207/s15327957pspr1003_3.

Some, S. (2009). The seen and the unseen: Spirituality among the Dagara people. *Cultural Survival Quarterly Magazine.* https://www.culturalsurvival.org/publications/cultural-survival-quarterly/seen-and-unseen-spirituality-among-dagara-people.

Song, Y. Y., Simard, S. W., Caroll, A., et al. (2015). Defoliation of interior Douglas-fir elicits carbon transfer and defense signaling to ponderosa pine neighbors through ectomycorrhizal networks. *Scientific Reports, 5*(8495), 1–9.

Sone, T., Nakaya, N., Ohmori, K., et al. (2008). Sense of life worth living (ikigai) and mortality in Japan: Ohsaki study. *Psychosomatic Medicine, 70*(6), 709–715. https://doi.org/10.1097/PSY.0b013e31817e7e64.

Sounds True. (2018, July 24). *Father Greg Boyle: The answer to every question is compassion* [Podcast]. https://www.resources.soundstrue.com/podcast/father-greg-boyle-the-answer-to-every-question-is-compassion/.

Starcher, R. L. (2006). The new global system: Lessons for institutions of Christian higher education. *Christian Education Journal, 3*(1), 92–100. https://doi.org/10.1177/073989130600300107.

Statistics Canada. (2014). *Perceived life stress, 2014.* https://www150.statcan.gc.ca/n1/pub/82-625-x/2015001/article/14188-eng.htm.

Steege, L. M., & Rainbow, J. G. (2017). Fatigue in hospital nurses—'Supernurse' culture is a barrier to addressing problems: A qualitative interview study. *International Journal of Nursing Studies, 67*, 20–28. https://doi.org/10.1016/j.ijnurstu.2016.11.014.

Steger, M. F., Dik, B. J., & Duffy, R. D. (2012). Measuring meaningful work: The work and meaning inventory (WAMI). *Journal of Career Assessment, 20*, 322–337. https://doi.org/10.1177/1069072711436160.

Steger, M. F., Kashdan, T. B., & Oishi, S. (2008). Being good by doing good: Daily eudaimonic activity and well-being. *Journal of Research in Personality, 42*, 22–42. https://doi.org/10.1016/j.jrp.2007.03.004.

Stelnicki, A. M., & Carleton, R. N. (2020). Mental disorder symptoms among nurses in Canada. *Canadian Federation of Nurses Unions.* https://doi.org/10.1177/0844562120961894.

Stelnicki, A. M., Carleton, R. N., & Reichert, C. (2020). Nurses' mental health and well-being: COVID-19 impacts. *Canadian Journal of Nursing Research, 52*(3), 237–239. https://doi.org/10.1177/0844562120931623.

Stern, R., & Divecha, D. (2015). The empathy trap. *Psychology Today.* https://www.psychologytoday.com/ca/articles/201505/the-empathy-trap.

Stolovitch, H. D., & Keeps, E. J. (2011). In *Telling ain't training* (2nd ed.). American Society for Training & Development, Workplace Learning and Performance.

Streb, M., Häller, P., & Michael, T. (2014). PTSD in paramedics: Resilience and sense of coherence. *Behavioral and Cognitive Psychotherapy, 42*(4), 452–463. https://doi.org/10.1017/S1352465813000337.

Sturgeon, J. A., & Zautra, A. J. (2015). Social pain and physical pain: Shared paths to resilience. *Pain Management, 6*(1), 63–74. https://doi.org/10.2217/pmt.15.56.

Sufi Healing Order. (2018). *The 5 element breath.* http://sufihealingorder.info/international-training-course/homework-seminar-1/five-element-breath/.

Sullivan, S., Mkabile, S. G., Fincham, D. S., et al. (2009). The cumulative effect of multiple trauma on symptoms of posttraumatic stress disorder, anxiety, and depression in adolescents. *Comprehensive Psychiatry, 50*(2), 121–127. https://doi.org/10.1016/j.comppsych.2008.06.006.

Sunderland, A., & Findlay, L. C. (2013). In *Perceived need for mental health care in Canada: Results from the 2012 Canadian Community Health Survey–Mental Health* (pp. 3–9). Statistics Canada.

Super, A., Wagemakers, M. A. E., Picavet, H. S. J., et al. (2016). Strengthening sense of coherence: Opportunities for theory building in health promotion. *Health Promotion International, 31*, 869–878. https://doi.org/10.1093/heapro/dav071.

Superle, M. (2016). The United Nations convention on the rights of the child: At the core of a child-centered critical approach to children's literature. *The Lion and the Unicorn, 40*(2), 144–162. https://doi.org/10.1353/uni.2016.0017.

Suzuki, E., Tagaya, A., Ota, K., et al. (2010). Factors affecting turnover of Japanese novice nurses in university hospitals in early and later periods of employment. *Journal of Nursing Management, 18*(2), 194–204. https://doi.org/10.1111/j.1365-2834.2010.01054.x.

Swider, B. W., & Zimmerman, R. D. (2010). Born to burnout: A meta-analytic path model of personality, job burnout, and work outcomes. *Journal of Vocational Behavior, 76*(3), 487–506. https://doi.org/10.1016/j.jvb.2010.01.003.

Swift, J. K., & Greenberg, R. P. (2012). Premature discontinuation in adult psychotherapy: A meta-analysis. *Journal of Consulting and Clinical Psychology, 80*(4), 547. https://doi.org/10.1037/a0028226.

Tanzi, R. E., & Chopra, D. (2013). In *Super brain: Unleashing the explosive power of your mind to maximize health, happiness, and spiritual well-being.* Harmony.

Taylor, C., & Dell'Oro, R. (2006). In *Health and human flourishing: Religion, medicine, and moral Anthropology* (pp. 93–95). Georgetown University Press.

Taylor, E., & Cranton, P. (2012). In *The handbook of transformational learning: Theory, research, and practice.* Jossey-Bass.

The Circle Way, (2019). *About.* https://www.thecircleway.net/about.

Thomas, K. W. (1992). Conflict and conflict management: Reflections and update. *Journal of Organizational Behavior, 13*(3), 265–274. https://doi.org/10.1002/job.4030130306.

Thomas, S., & Burk, R. (2009). Junior nursing students' experiences of vertical violence during clinical rotations. *Nursing Outlook, 57*(4), 226–231. https://doi.org/10.1016/j.outlook.2008.08.004.

Thunman, E. (2012). Burnout as a social pathology of self-realization. *Scandinavian Journal of Social Theory, 13*(1), 43. https://doi.org/10.1080/1600910X.2012.648744.

Tolle, E. (2005). In *A new earth: Awakening to your life's purpose.* Plume.

Tonarelli, A., Cosentino, C., Tomasoni, C., et al. (2018). Expressive writing. A tool to help health workers of palliative care. *Acta bio-medica: Atenei Parmensis, 89*(Suppl 6), 35–42. https://doi.org/10.23750/abm.v89i6-S.7452.

Toussaint, L. L., Worthington, E. L. Jr., & Williams, D. R. (Eds.), (2015). *Forgiveness and health: Scientific evidence and theories relating forgiveness to better health.* Springer.

Tracy, S. J. (2005). Locking up emotion: Moving beyond dissonance for understanding emotion labor discomfort. *Communication Monographs, 72*(3), 261–283. https://doi.org/10.1080/03637750500206474.

Travis, F. (2019). Temporal and spatial characteristics of meditation EEG. *Psychological Trauma: Theory, Research, Practice and Policy, 12*(2), 111–115. https://doi.org/10.1037/tra0000488.

Troy, A. S. (2015). Reappraisal and resilience to stress: Context must be considered. *The Behavioral and Brain Sciences, 38*, e123. https://doi.org/10.1017/S0140525X1400171X.

Troy, A. S., Wilhelm, F. H., Shallcross, A. J., et al. (2010). Seeing the silver lining: Cognitive reappraisal ability moderates the relationship between stress and depressive symptoms. *Emotion, 10*, 783–795. https://doi.org/10.1037/a0020262.

Tsamakis, K., Rizos, E., Manolis, A. J., et al. (2020). COVID-19 pandemic and its impact on mental health of healthcare professionals. *Experimental and Therapeutic Medicine.* https://doi.org/10.3892/etm.2020.8646.

Tuck, N. L., Adams, K. S., Pressman, S. D., et al. (2017). Greater ability to express positive emotion is associated with lower projected cardiovascular disease risk. *Journal of Behavioral Medicine, 40*(6), 855–863. https://doi.org/10.1007/s10865-017-9852-0.

Turner, K. A. (2010). In *Spontaneous remission of cancer: Theories from healers, physicians, and cancer survivors.* ProQuest Dissertations & Theses Global [Doctoral dissertation, University of California, Berkeley] (Publication No. 3444696).

Turner, E. H., Matthews, A. M., Linardatos, E., et al. (2008). Selective publication of antidepressant trials and its influence on apparent efficacy. *New England Journal of Medicine, 358*(3), 252–260. https://doi.org/10.1056/NEJMsa065779.

Unitarian Universalist Association. (2005). *Singing the journey.* https://www.uua.org/worship/music/hymnals/journey.

University of California, Berkeley (2019). In *Raisin meditation: Why to try it. Greater Good Science Center.* https://ggia.berkeley.edu/practice/raisin_meditation.

Uvnäs-Moberg, K., & Petersson, M. (2010). Role of oxytocin and oxytocin-related effects in manual therapies. In H. H. King, W. Jänig, & M. M. Patterson (Eds.), *The science and clinical application of manual therapy* (pp. 147–162). Elsevier.

van Oyen Witvliet, C., Ludwig, T. E., & Vander Laan, K. (2001). Granting forgiveness or harboring grudges: Implications for emotion, physiology, and health. *Psychological Science, 12*(2), 117–123. https://doi.org/10.1111/1467-9280.00320.

Vasiliadis, H. M., Dezetter, A., Latimer, E., et al. (2017). Assessing the costs and benefits of insuring psychological services as part of Medicare for depression in Canada. *Psychiatric Services, 68*(9), 899–906. https://doi.org/10.1176/appi.ps.201600395.

Venise, B. D., Lindo, J., Anderson-Johnson, P., & Weaver, S. (2015). Using Carl Rogers' person-centered model to explain interpersonal relationships at a school of nursing. *Journal of Professional Nursing, 31*(2), 141. https://doi.org/10.1016/j.profnurs.2014.07.003.

Vessey, J. A., Demarco, R., & DiFazio, R. (2010). Bullying, harassment, and horizontal violence in the nursing workforce: The state of the science. *Annual Review of Nursing Research, 28*(1), 133–157. https://doi.org/10.1891/0739-6686.28.133.

Vestergaard-Poulsen, P., van Beek, M., Skewes, J., et al. (2009). Long-term meditation is associated with increased gray matter density in the brain stem. *Neuroreport, 20*(2), 170–174. https://doi.org/10.1097/WNR.0b013e328320012a.

Vickers, P., & Moyers, R. (2020). Healing complex trauma 1: A unity of minds, hearts, and culture. *Journal of Indigenous Well-Being, 5*(1). https://journalindigenouswellbeing.com/media/2020/05/126.139.Healing-Complex-Trauma-1-A-unity-of-minds-hearts-and-Culture.pdf.

Vitale, J., & Len, H. (2008). In *Zero limits: The secret Hawaiian system for wealth, health, peace, and more*. Wiley.

Vlemincx, E., Van Diest, I., & Van den Bergh, O. (2016). A sigh of relief or a sigh to relieve: The psychological and physiological relief effect of deep breaths. *Physiological Behavior, 165*, 127–135. https://doi.org/10.1016/j.physbeh.2016.07.004.

Wachholtz, A. B., Malone, C. D., & Pargament, K. I. (2017). Effect of different meditation types on migraine headache medication use. *Behavioral Medicine, 43*(1), 1–8. https://doi.org/10.1080/08964289.2015.1024601.

Wagamese, R. (2016). In *Embers: One Ojibway's meditations*. Douglas & McIntyre.

Wang, S., Wong, Y., & Yeh, K. (2015). Relationship harmony, dialectical coping, and nonattachment: Chinese indigenous well-being and mental health. *The Counselling Psychologist, 44*(1), 78–108. https://doi.org/10.1177/0011000015616463.

Watkins, P. C., Emmons, R. A., Greaves, M. R., et al. (2018). Joy is a distinct positive emotion: Assessment of joy and relationship to gratitude and well-being. *The Journal of Positive Psychology, 13*(5), 522–539. https://doi.org/10.1080/17439760.2017.1414298.

Watkins, L. E., Sprang, K. R., & Rothbaum, B. O. (2018). Treating PTSD: A review of evidence-based psychotherapy interventions. *Frontiers in Behavioral Neuroscience, 12*, 258. https://doi.org/10.3389/fnbeh.2018.00258.

Watson, J. (1988). In *Nursing: Human science and human care: A theory of nursing*. National League for Nursing.

Watson, J. (2003). Love and caring. Ethics of face and hand—An invitation to return to the heart and soul of nursing and our deep humanity. *Nursing Administration Quarterly, 27*, 197–202.

Wei, M., Russell, D. W., Mallinckrodt, B., et al. (2007). The experiences in close relationship scale (ECR)-short form: Reliability, validity, and factor structure. *Journal of Personality Assessment, 88*, 187–204. https://doi.org/10.1080/00223890701268041.

Welsh, D. (2009). Predictors of depressive symptoms in female medical–surgical hospital nurses. *Issues in Mental Health Nursing, 30*(5), 320–326. https://doi.org/10.1080/01612840902754537.

Wenger-Trayner, E., & Wenger-Trayner, B. (2015). *Communities of practice: A brief introduction*. https://wenger-trayner.com/wp-content/uploads/2015/04/07-Brief-introduction-to-communities-of-practice.pdf.

West, M. A. (2020). Compassionate and collective leadership for cultures of high-quality care. In A. Montgomery, M. van der Doef, E. Panagopoulou, & M. P. Leiter (Eds.), *Connecting healthcare worker well-being, patient safety and organisational change: Aligning perspectives on health, safety and well-being* (pp. 207–225). Springer. https://doi.org/10.1007/978-3-030-60998-6_13.

Whitaker, R., & Cosgrove, L. (2015). In *Psychiatry under the influence: Institutional corruption, social injury, and prescriptions for reform*. Springer.

Wieck, K. L., Dols, J., & Landrum, P. (2010). Retention priorities for the intergenerational nurse workforce. *Nursing Forum, 45*(1), 7–17. https://doi.org/10.1111/j.1744-6198.2009.00159.x.

Wijk, C. H., & Waters, A. H. (2008). Positive psychology made practical: A case study with naval specialists. *Military Medicine, 173*(5), 488–492. https://doi.org/10.7205/MILMED.173.5.488.

Wilber, K. (2001). In *A theory of everything: An integral vision for business, politics, science, and spirituality*. Shambhala.

Wilkinson, H., Whittington, R., Perry, L., & Eames, C. (2017). Examining the relationship between burnout and empathy in healthcare professionals: A systematic review. *Burnout Research, 6*, 18–29. https://doi.org/10.1016/j.burn.2017.06.003.

Williams, M. T., & Leins, C. (2016). Race-based trauma: The challenge and promise of MDMA-assisted psychotherapy. *Multidisciplinary Association for Psychedelic Studies, 26*(1), 32–37. https://s3-us-west-1.amazonaws.com/mapscontent/news-letters/v26n1/v26n1_p32-37.pdf.

Wilson, S. D. (2015). In *Hurt people hurt people: Hope and healing for yourself and your relationships*. Discovery House Publishers.

Wood, A. M., Joseph, S., Lloyd, J., et al. (2009). Gratitude influences sleep through the mechanism of pre-sleep cognitions. *Journal of Psychosomatic Research, 66*(1), 43–48.

Wood, A. M., & Maltby, J. J. (2009). Gratitude predicts psychological well-being above the Big Five facets. *Personality and Individual Differences, 46*(4), 443–447. https://doi-org.ezproxy.viu.ca/10.1016/J.PAID.2008.11.012.

WorkSafeBC. (2018). *Healthy workplaces.* https://www2.gov.bc.ca/gov/content/health/keeping-bc-healthy-safe/healthy-communities/healthy-workplaces.

World Health Organization. (2019, May 28). *Burn-out an "occupational phenomenon": International Classification of Diseases.* https://www.who.int/mental_health/evidence/burn-out/en/.

Worthington, E. L., & Scherer, M. (2004). Forgiveness is an emotion-focused coping strategy that can reduce health risks and promote health resilience: Theory, review, and hypotheses. *Psychological Health, 19*, 385–405. https://doi.org/10.1080/0887044042000196674.

Xanthopoulou, D., Bakker, A. B., Demerouti, E., et al. (2007). The role of personal resources in the job demands-resources model. *International Journal of Stress Management, 14*(2), 121–141. https://doi.org/10.1037/1072-5245.14.2.121.

Yang, C., Barrós-Loscertales, A., Pinazo, D., et al. (2016). State and training effects of mindfulness meditation on brain networks reflect neuronal mechanisms of its antidepressant effect. *Neural Plasticity, 2016*, 1–14. https://doi.org/10.1155/2016/9504642.

Yates, J. (2015). In *The mind illuminated: A complete meditation guide integrating Buddhist wisdom and brain science* (p. 6). Dharma Treasure Press.

Young, S. (2016a). In *The science of mindfulness: How meditation works.* Sounds True.

Young, S. (2016b). *The icky-sticky creepy-crawly it-doesn't-really-hurt-but-I-can't-stand-it feeling.* https://www.shinzen.org/wp-content/uploads/2016/12/art_ickysticky.pdf

Yount, G., Church, D., Rachlin, K., et al. (2019). Do noncoding RNAs mediate the efficacy of energy psychology? *Global Advances in Health and Medicine, 8.* https://doi.org/10.1177/2164956119832500.

Zak, P. J. (2018). The neuroscience of high-trust organizations. *Consulting Psychology Journal: Practice and Research, 70*(1), 45–58. https://doi.org/10.1037/cpb0000076.

Zarrindast, M-R., & Khakpai, F. (2015). The modulatory role of dopamine in anxiety-like behavior. *Archives of Iranian Medicine, 18*(9), 591–603.

Zarshenas, L., Sharif, F., Molazem, Z., et al. (2014). Professional socialization in nursing: A qualitative content analysis. *Iranian Journal of Nursing and Midwifery Research, 19*(4), 432.

Zimmerman, B., Bandura, A., & Martinez-Pons, M. (1992). Self-motivation for academic attainment: The role of self-efficacy beliefs and personal goal setting. *American Educational Research Journal, 29*(3), 663–676. https://www.uky.edu/~eushe2/Bandura/Bandura1992AERJ.pdf.

Zuardi, A. W., Rodrigues, N. P., Silva, A. L., et al. (2017). Inverted U-shaped dose–response curve of the anxiolytic effect of cannabidiol during public speaking in real life. *Frontiers in Pharmacology, 8*, 259. https://doi.org/10.3389/fphar.2017.00259.

Zukav, G. (2014). In *Seat of the soul.* Simon & Schuster.

Zurmehly, J., Martin, P. A., & Fitzpatrick, J. J. (2009). Registered nurse empowerment and intent to leave current position and/or profession. *Journal of Nursing Management, 17*(3), 383–391. https://doi.org/10.1111/j.1365-2834.2008.00940.x.

Index

Les numéros de page suivis de « *f* » indiquent des figures; de « *t* », des tableaux; et de « *b* », des encadrés.

Tourner son regard vers le passé et le futur : Une remarque personnelle de l'autrice

Lorsque je repense à mon enfance, j'ai beau essayer de la mettre en valeur, je ne peux échapper à la triste réalité : j'ai passé mes années formatrices à tâtonner dans l'obscurité. Mon enfance a été vécue comme une lutte pour la survie, avec un manque de sécurité sur tous les plans. Même si les gens savaient ce qui se passait et voyaient les blessures de guerre, personne n'est venu me chercher. *Pourquoi personne n'est venu me chercher?* À travers mes yeux d'enfant, la seule histoire qui avait un sens pour moi était que, d'une manière ou d'une autre, pour une raison ou une autre, je ne méritais pas mieux. J'entends et je vois les effets de ce même système de croyances chez d'innombrables personnes.

Ce ne sont pas les blessures superficielles qui m'ont fait le plus mal, ce n'est pas ce qui a brisé mon esprit. Ce qui m'a brisée, c'est la conviction profonde que je n'étais pas aimée et protégée comme les autres enfants l'étaient parce que je n'en étais pas digne. Si j'avais été digne, quelqu'un aurait certainement tiré la sonnette d'alarme. Mais personne ne l'a fait. Enfant, j'interprétais le manque d'effort des autres comme une confirmation de la lettre écarlate que je porterais toute ma vie.

À partir de là, j'ai dû être à la fois parent et enfant, tuteur et personne à charge. Les exigences de la survie ont toujours pris le pas sur la confiance et le jeu, provoquant un besoin hypervigilant, voire névrotique, d'atténuer les menaces qui tourbillonnaient autour de moi. Cela a créé une statique assourdissante à la surface et un bruit intolérable à l'intérieur. Mon cerveau a appris non seulement à réagir aux menaces réelles, mais aussi à prévoir toutes les menaces futures possibles. Ainsi, en me fixant au niveau de l'esprit, je serais sûre de ne jamais être surprise, ce qui atténuerait les risques et minimiscrait les marges d'erreur potentielles. Après tout, quand on n'a jamais su que surveiller ses arrières, c'est tout ce qu'on sait faire : Vivre avec un œil ouvert en permanence.

En réalité, il était trop douloureux de le ressentir à ce moment-là et c'est souvent encore le cas aujourd'hui. C'était trop dur de ne pas faire une pause dans l'intensité de tout cela. Mon esprit tourbillonnant et mes tripes contractées sont devenus une force obsédante qui consume chaque instant. Je ne pouvais plus me retenir. C'est ainsi que j'ai cédé. Et même aujourd'hui, quand c'est trop, je le fais encore. À l'époque, éteindre le bruit intérieur était un acte de miséricorde. Le monde extérieur n'était pas un endroit sûr pour l'émergence du bruit. Me séparer des désirs de mon cœur et de la lampe témoin qui alimente le sens et la passion dans le monde a été comme une fissure dans les fondations de mon âme. Je me suis adaptée pour survivre à ce qui m'était donné. Était-ce un choix? Sûrement pas! C'était un mécanisme de défense inconscient. Mon esprit et mon corps ont pris les choses en main, enfermant mon esprit, protégeant mes parties les plus vulnérables quand personne d'autre ne pouvait le faire.

Le fait est qu'après avoir passé des années à rechercher avec hypervigilance une place plus sûre dans le monde, je me suis rendue compte qu'en essayant de me souvenir des événements passés, je prenais conscience de la fissure, mais je ne la comblais pas. De cette fissure – une blessure née de la séparation – et malgré tous mes efforts, toutes sortes de distorsions, d'attachements désespérés et de comportements autodestructeurs ont continué à colorer la surface de ma vie. Il n'y avait pas de choix dans cet espace, juste des réactions réflexes qui creusaient des ornières comportementales profondes dont il me semblait impossible de sortir.

Pour moi, la chose la plus importante n'a pas découlé d'années d'efforts d'autoassistance. Non. À chaque retour en arrière, la honte s'accroît et l'histoire de la lettre écarlate est renforcée par le « sens du ressenti ». La chose la plus importante – la seule qui semble combler la fissure dans mes fondations – a été la prise de conscience « ressentie » que *je suis digne d'être aimée*. Mais je n'ai pas pu l'apprendre par des livres, des recherches, des groupes en 12 étapes, la religion ou même un doctorat sur le sujet. Je n'ai pas pu apprendre cela au niveau de l'esprit. Je devais avancer à la vitesse de ma capacité à faire confiance. Faire confiance à la capacité du monde à contenir le vrai moi. J'ai confiance en ma capacité à contenir mon moi entier et non fragmenté. J'ai dû le ressentir petit à petit, en élargissant ma fenêtre de tolérance, une rencontre relationnelle honnête à la fois.

Ce qui m'a manqué en grandissant, je l'ai trouvé à profusion au cours de ce voyage. Voyez-vous, mes parents ne pouvaient pas recevoir d'amour ni transmettre ce qu'ils ne pouvaient pas tenir. C'est là que le miracle se produit : J'apprends à recevoir de l'amour pour la toute première fois, pour moi et pour eux, comme tant d'entre nous ici. Je ne peux pas toujours tenir longtemps, mais mes muscles amoureux se développent petit à petit. La lumière est venue combler la fissure. Ainsi, la vieille histoire de la séparation est en train de changer pour moi, de se transformer grâce à la connexion et de se répercuter sur mes enfants et ma communauté.

Il n'y a pas longtemps, un ami m'a rappelé qui j'étais quand j'avais oublié. Elle a dit : « Quand je vois la fissure dont tu parles, je ne vois pas un espace vide ou un vide. Je la vois remplie de belles pierres et de pierres précieuses, placées intentionnellement après des années de collecte. Remplie de plantes et de fleurs qui ont poussé dans l'espace au fil du temps. Toutes ces pierres, pierres précieuses, plantes et fleurs relient l'espace, le rendant plus fort qu'il ne l'était auparavant et plus vivant et plus beau que les simples fondations en ciment qui l'entourent ». Mon amie a vu la beauté dans ma douleur, et parce qu'elle me l'a reflétée, je la vois maintenant aussi.

Une femme qui connaît la nature des fissures dont je parle m'a rappelé une autre vérité. C'est une compagne de voyage qui, comme moi, sait ce que c'est que de porter une lettre écarlate et qui a navigué dans l'obscurité pendant de nombreuses années. Elle a parlé de la simplicité de tout cela en racontant qu'elle se perd encore dans les intempéries. Que fait-elle alors ? Elle se sent proche de son peuple et retrouve sa place. Depuis ce lieu sûr, elle est convaincue que sa lampe témoin intérieure lui indiquera le chemin à suivre pour rentrer chez elle.

Vous voyez, c'est peut-être ca la chose la plus importante : c'est de réaliser que je ne suis plus seule. Que j'ai ma place quelque part. Que peut-être, juste peut-être, ce monde a des bras assez grands pour m'accueillir aussi. J'ai toute une communauté qui m'accompagne dans ce voyage et, comme l'a dit un jour le grand Ram Dass, nous revenons tous ensemble à la maison.

Shannon Dames